Verlag Hans Huber
**Programmbereich Gesundheit**

# Bücher aus verwandten Sachgebieten

Kompis
**Audiologie**
2004. ISBN 3-456-84061-6


Böhme/Welzl-Müller
**Audiometrie**
4. A. 1998. ISBN 3-456-82972-8

Weitere Informationen über unsere Neuerscheinungen finden Sie im Internet unter: http://verlag.hanshuber.com.

Gerhard Friedrich
Wolfgang Bigenzahn
Patrick Zorowka

# Phoniatrie und Pädaudiologie

Einführung in die medizinischen, psychologischen und linguistischen Grundlagen von Stimme, Sprache und Gehör

**Unter Mitarbeit von:**
Elke Brunner
Doris-Maria Denk
Gabriele Diendorfer-Radner
Elisabeth Fertl
Heribert Höfler
Doris Nekahm-Heis

3., vollständig überarbeitete Auflage

Verlag Hans Huber
Bern · Göttingen · Toronto · Seattle

Lektorat: Dr. med. Klaus Reinhardt
Herstellung: Peter E. Wüthrich
Umschlaggrafik: Harald Schröder, Wiesbaden
Umschlag: Atelier Mühlberg, Basel
Druckvorstufe: Konkordia GmbH, Bühl
Druck und buchbinderische Verarbeitung: Druckhaus Beltz, Hemsbach
Printed in Germany

*Bibliografische Information der Deutschen Bibliothek*
Die Deutsche Bibliothek verzeichnet diese Publikation in der Deutschen Nationalbibliografie;
detaillierte bibliografische Daten sind im Internet über http://dnb.ddb.de abrufbar.

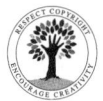

*Anregungen und Zuschriften bitte an:*
Verlag Hans Huber
Lektorat: Medizin
Länggass-Strasse 76
CH-3000 Bern 9
Tel: 0041 (0)31 300 4500
Fax: 0041 (0)31 300 4593
E-Mail: verlag@hanshuber.com
Internet: http://verlag.hanshuber.com

3., vollständig überarbeitete Auflage 2005
© 1994/2000/2005 by Verlag Hans Huber, Hogrefe AG, Bern
ISBN 3-456-84029-2

# Inhaltsübersicht

# Inhalt

# Autorinnen und Autoren

Friedrich, Gerhard, Dr. med., Universitätsprofessor, Leiter der Klinischen Abteilung für Phoniatrie der Univ.-HNO-Klinik Graz; ärztlicher und wissenschaftlicher Leiter der Akademie für den logo-pädisch-phoniatrisch-audiologischen Dienst am LKH Graz; Auenbruggerplatz 26–28, A-8036 Graz

Bigenzahn, Wolfgang, Dr. med., Dr. phil., Universitätsprofessor, Leiter der Klinischen Abteilung Phoniatrie-Logopädie der Univ.-HNO-Klinik Wien; Währinger Gürtel 18–20, A-1090 Wien

Zorowka, Patrick, Dr. med., O. Universitätsprofessor, Leiter der Klinischen Abteilung für Hör-, Stimm- und Sprachstörungen, Vorstand der Univ.-HNO-Klinik Innsbruck; ärztlicher und wissenschaftlicher Leiter der Akademie für den logopädisch-phoniatrisch-audiologischen Dienst am Ausbildungszentrum West für Gesundheitsberufe der TILAK; Anichstraße 35, A-6020 Innsbruck

Brunner, Elke, Mag. phil., Linguistin und Dipl. Logopädin an der Klinischen Abteilung für Phoniatrie der Univ.-HNO-Klinik Graz; Auenbruggerplatz 26–28, A-8036 Graz

Denk, Doris-Maria, Dr. med., ao. Universitätsprofessorin, stv. Leiterin der Klinischen Abteilung Phoniatrie-Logopädie der Univ.-HNO-Klinik Wien, stv. ärztliche und wissenschaftliche Leiterin der Akademie für den logopädisch-phoniatrisch-audiologischen Dienst am AKH der Stadt Wien; Währinger Gürtel 18–20, A-1090 Wien

Diendorfer-Radner, Gabriele, Dr. phil., Psychologin an der Klinischen Abteilung Phoniatrie-Logopädie der Univ.-HNO-Klinik Wien; Währinger Gürtel 18–20, A-1090 Wien

Fertl, Elisabeth, Dr. med., Oberärztin an der Univ.Klinik für Neurologie; Währinger Gürtel 18–20, A-1090 Wien

Höfler, Heribert, Dr. med., Universitätsdozent, Primarius, Leiter der HNO-Abteilung am Krankenhaus der Barmherzigen Brüder; Große Mohrengasse 9, A-1021 Wien

Nekahm-Heis, Doris, Dr. med., Ass. Professorin, stv. Leiterin der Klinischen Abteilung für Hör-, Stimm- und Sprachstörungen der Univ.-HNO-Klinik Innsbruck, Anichstrasse 35, A-6020 Innsbruck

# Vorwort zur 1. Auflage

Die Phoniatrie – Stimm- und Sprachheilkunde – versteht sich als medizinische Disziplin, welche sich mit den Ursachen, der Diagnostik und Therapie von Stimm-, Sprech- und Sprachstörungen sowohl klinisch als auch wissenschaftlich beschäftigt.

Stimme und Sprache stehen als spezifisch menschliche Eigenschaften im Zentrum des Interesses verschiedener Berufsgruppen. Aus der Komplexität und Vielschichtigkeit des Phänomens «Stimme und Sprache» ergeben sich unterschiedliche Sichtweisen, Zugänge, aber auch Probleme in der interdisziplinären Kommunikation.

Um dieser Thematik annähernd gerecht zu werden, will das vorliegende Buch nicht nur die medizinischen Grundlagen von Stimme und Sprache sowie deren Störungen vermitteln, sondern darüber hinaus die psychologischen, linguistischen und akustischen Aspekte berücksichtigen.

Ausgangspunkt war die umfangreiche Lehr- und Fortbildungstätigkeit der Autoren an Akademien für den logopädisch-phoniatrisch-audiologischen Dienst, Pädagogischen Akademien, Hochschulen für Musik und darstellende Kunst, Medizinischen und Geisteswissenschaftlichen Fakultäten sowie in der ärztlichen Aus-, Fort- und Weiterbildung.

Die Kapitel des Buches folgen einer stufenweisen, didaktischen Systematik. Nach Darstellung von Aufbau und Funktion der einzelnen Organsysteme des Stimm- und Sprachapparates in fünf Grundlagenkapiteln werden jeweils die entsprechenden Störungsbilder abgehandelt, wobei vor allem klinisch-praktische Gesichtspunkte Beachtung fanden.

Um dieses Buch einem möglichst großen Leserkreis zugänglich zu machen, wurde auf Fachterminologie im Text weitgehend verzichtet bzw. diese allgemeinverständlich definiert und in einem Glossar abgehandelt. Im Anschluss an die einzelnen Kapitel folgen spezielle Literaturhinweise; Standardwerke und Übersichtsarbeiten sind in einem allgemeinen Literaturverzeichnis zusammengefasst.

Zielgruppen sind all jene Berufe, die sich mit normaler und gestörter Stimme und Sprache beschäftigen: Stimm- und Sprachtherapeuten, Logopäden, Pädagogen, Psychologen, Linguisten, Schauspieler, Sänger, Stimm- und Sprecherzieher sowie Ärzte, die in ihrer Ausbildung bzw. klinisch-praktischen Tätigkeit mit derartigen Problemen konfrontiert werden. Aber auch für interessierte Laien sollte das Buch lesbar sein.

Mit dieser «Einführung in die Grundlagen von Stimme und Sprache» wurde der Versuch unternommen, auch einen Beitrag zur Vereinheitlichung der Terminologie und Verbesserung der interdisziplinären Kommunikation zu leisten.

Graz/Wien, Juni 1994                                          Gerhard Friedrich
                                                             Wolfgang Bigenzahn

# Vorwort zur 3. Auflage

Die Phoniatrie und Pädaudiologie ist ein modernes, dynamisches und funk-
tionell-orientiertes Fach. Wie auch in anderen Bereichen der Medizin bedarf es
einer stetigen Aktualisierung des Wissens und der Lehrmeinungen. Die vorliegende 3. Auflage bot die Gelegenheit, sämtliche Kapitel gründlich zu überarbeiten
und zu modifizieren. So wurde beispielsweise das Kapitel «Dyslalien» den modernen linguistischen Erkenntnissen angepasst und neu gestaltet. Überdies wurden
die Literaturverzeichnisse aktualisiert und ergänzt.

Es wird in diesem Buch weiterhin auf den Versuch verzichtet, geschlechts-
neutrale Formulierungen zu verwenden, um eine möglichst gute Lesbarkeit zu
gewährleisten.

Unser Dank gebührt dem Verlag Hans Huber, der bereitwillig und mit Verständnis alle unsere Änderungswünsche berücksichtigte.

Graz, Wien, Innsbruck, im Juni 2004                                    Gerhard Friedrich,
                                                                       Wolfgang Bigenzahn,
                                                                       Patrick Zorowka

# 1. Grundlagen I: Physiologie von Stimme und Sprechen

## 1.1 Einleitung

### 1.1.1 Sprache, Sprechen, Artikulation, Phonation

Die *Sprache* stellt die übergeordnete Leistung des menschlichen Verhaltens bei der verbalen Kommunikation dar und ermöglicht das Sprachsystem, die allgemeine Sprachfähigkeit (Kompetenz nach Chomsky), die innere Sprache, die individuelle Sprachverwendung (Performanz nach Chomsky) sowie die Anwendung der Sprache bei der Artikulation und Phonation. Sie umfasst auch das Lesen und die Schriftsprache und ist in dieser Form nicht zwingend an die Lautsprache gebunden. Das Phänomen «Sprache» ist integraler Bestandteil aller Aspekte der menschlichen Natur und entzieht sich somit einer einfachen oder einheitlichen Definition.

*Sprechen* ist die äußere Form der Sprache und dieser untergeordnet. Das Sprechen stellt die Fähigkeit dar, Gedanken durch hörbare Worte mittels der Sprech- und Stimmorgane auszudrücken. Als *Artikulation* bezeichnet man die Bewegungen der peripheren Sprechorgane, um die Lautsprache zu formen.

Unter *Phonation* (Stimmproduktion) versteht man das mit Hilfe des Stimmapparates hervorgebrachte Schallereignis als Grundlage der Stimm- und Sprachproduktion.

### 1.1.2 Der Hör-Sprach-Kreis

Voraussetzung für einen normalen Spracherwerb und für eine sinnvolle Verwendung der Sprache ist ein funktionsfähiger «Hör-Sprach-Kreis» (Abb. 1.1). Dabei zeigt sich eine fast völlige Symmetrie zwischen der expressiven und der impressiven Seite, d. h. zwischen der Sprechtätigkeit einerseits und dem Prozess des Sprachverständnisses andererseits. Die Tätigkeiten des Sprechens und Verstehens stellen gegliederte psycho-physiologische Prozesse dar.

*Sprechen (expressiver Schenkel):* Am Beginn steht ein psychisches Erlebnis, ein vorsprachlicher Gedanke, dessen Entstehung das Ergebnis globaler und daher

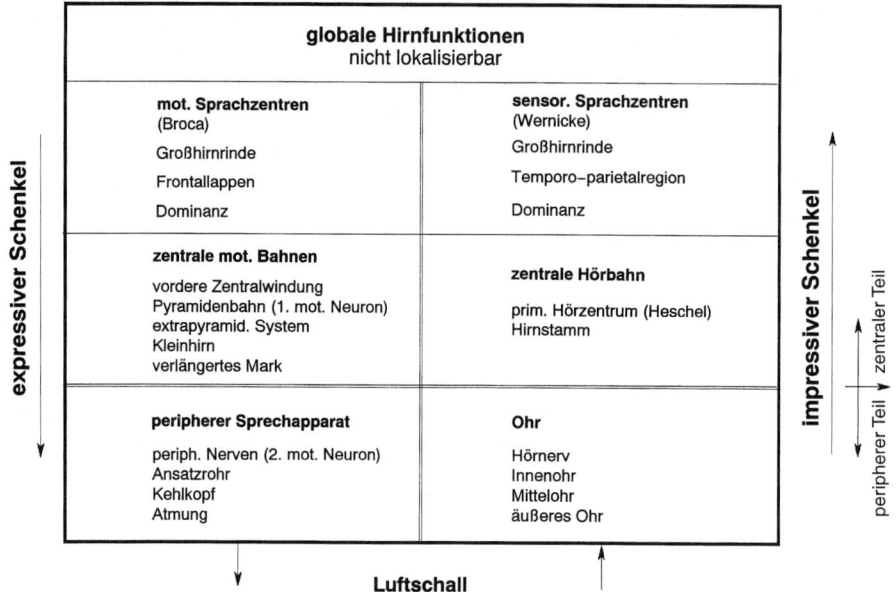

**Abbildung 1.1:** Übersicht über den «Hör-Sprach-Kreis».

auch nicht lokalisierbarer Hirnfunktionen ist. Dieser zunächst unstrukturierte vorsprachliche Gedanke erfährt eine sprachliche Umsetzung (Verbalisation) in den Sprachregionen der Großhirnrinde. Diese nur beim Menschen vorhandenen und in der dominanten Hemisphäre lokalisierten Hirnareale sind entscheidende Schaltstellen, jedoch nicht die einzigen an der Sprachbildung beteiligten Hirnregionen. Nach der zentralen Vorbereitung – dem psychischen Prozess – treten unter zentraler Steuerung die peripheren Phonations- und Artikulationsorgane in Tätigkeit. In einem physiologischen Vorgang wird durch Muskeltätigkeit die Luft in Schwingungen versetzt und ein physikalisch-akustischer Prozess ausgelöst, bei dem die erzeugten Klänge und Geräusche Symbolfunktion übernehmen.

*Verstehen (impressiver Schenkel):* In einem physikalisch-akustischen Prozess erfolgt die Weiterleitung der Schallwellen an das Innenohr, wo sie nach ihren Frequenzen aufgetrennt werden. Im Cortischen Organ wird die mechanische Energie in bioelektrische umgewandelt und der Reiz auf physiologischer Ebene über den Hörnerv in das Zentralnervensystem (ZNS) weitergeleitet. In einem psychischen Prozess erfolgt die «Empfindung» des Höreindruckes in den primären Hörzentren und weiter in den sekundären Rindenfeldern bzw. dem sensorischen Sprachzentrum die «Wahrnehmung», d. h. die Analyse, Identifikation, Erkennung und Dekodierung der akustischen Reize.

Sowohl auf der expressiven als auch auf der impressiven Seite des Hör-Sprach-Kreises unterscheidet man einen *peripheren* und einen *zentralen* Abschnitt, wobei die auftretenden Phänomene – von peripher nach zentral – mit physikalischen, physiologischen und letztlich psychologischen Methoden beschreibbar sind.

Der menschliche Stimm- und Sprechapparat wird häufig mit den entsprechenden Funktionen eines Musikinstrumentes verglichen **(Abb. 1.2)**. Auffällig ist die weitgehende Analogie zum Aufbau der Orgel mit den drei sowohl anatomisch als auch funktionell getrennten Teilen *Blasbalg/Atmung, Zungenwerk/Kehlkopf* und *Orgelpfeife/Ansatzrohr*. Diese Darstellung verdeutlicht die Integration verschiedener, primär unabhängiger Organsysteme zur Produktion von Stimme und Sprache als sog. Sekundärfunktion. Erst durch die *zentrale (zentralnervöse) Steuerung und Koordination* werden die einzelnen Organe zu einer Funktionseinheit zusammengefügt. Der Stimm- und Sprechapparat muss in seiner normalen und gestörten Funktion als Einheit aus peripheren Stimmorganen und zentraler Steuerung verstanden werden.

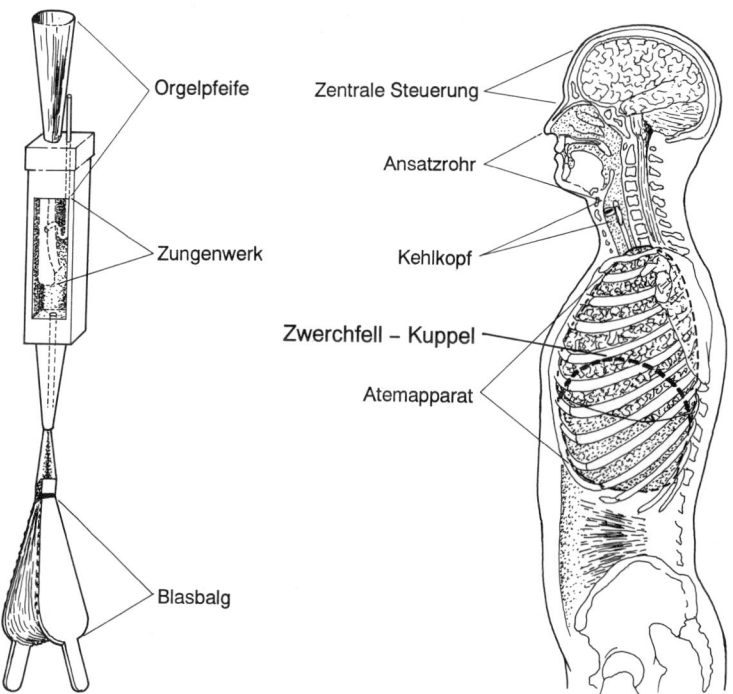

Orgelpfeife

Zungenwerk

Blasbalg

Zentrale Steuerung

Ansatzrohr

Kehlkopf

Zwerchfell – Kuppel

Atemapparat

**Abbildung 1.2:** Der menschliche Stimmapparat im Vergleich mit einer Orgel (nach Habermann 1978, modifiziert).

## 1.1.3 Primär- und Sekundärfunktionen

In der Entwicklungsgeschichte der Lebewesen (Phylogenese) wurden zahlreiche, für das Überleben in der Umwelt notwendige Organe bzw. Organsysteme, wie Atmungsapparat, Verdauungsapparat, Bewegungsapparat, Sinnesorgane usw., angelegt. Diese Organsysteme erfüllen für das Überleben des Individuums *vitale* Funktionen. Sie bestehen aus den peripheren Organen mit der dazugehörigen zentralen Steuerung bzw. kortikalen Repräsentanz. *Primäre* Hirnfunktionen sind in beiden Hirnhälften lokalisiert, haben ein eigenes Rindenareal und ein zugehöriges Ausführungssystem. Im Gegensatz zu diesen phylogenetisch alten Primärfunktionen ist die Sprache eine relativ junge evolutionäre Entwicklung (man nimmt an vor etwa 100 000 bis 200 000 Jahren). Diese neue Funktion des Sprechens und der Sprache wurde sekundär (*Sekundärfunktionen*) in das fertige Gerüst der vorhandenen Organsysteme und Hirnfunktionen eingebaut. Die sekundären Hirnfunktionen unterscheiden sich in ihrer funktionalen Organisation grundlegend von den primären (Tab. 1.1); so kommt es nur in einer Hemisphäre zur Ausbildung der Sprachzentren und zur Dominanzbildung.

Die Dichotomie zwischen primären vitalen sowie sekundären stimm- und sprachlichen Funktionen zeigt sich nicht nur in der funktionellen Organisation des zentralen Nervensystems, sondern lässt sich auch in den peripheren Stimm- und Sprechwerkzeugen nachweisen, bei denen es als Voraussetzung bzw. Begleiterscheinung des Erwerbs der Lautsprache zu tiefgreifenden anatomischen und funktionellen Veränderungen gekommen ist.

**Tabelle 1.1:** Primäre und sekundäre Hirnfunktionen (nach Leischner 1979).

| Unterschiede in den Hirnfunktionen | |
| --- | --- |
| **Primäre** | **Sekundäre** |
| im Gehirn präformiert | im Gehirn nicht präformiert |
| besitzen eine eigene umschriebene zerebrale Lokalisation | besitzen nur eine relative Lokalisation nach ihren Grundelementen |
| Lokalisation neurohistologisch in der Felderstruktur erkennbar | Lokalisation neurohistologisch nicht in der Felderstruktur erkennbar |
| unterliegen nicht der Dominanz | unterliegen der Dominanz |
| besitzen ein eigenes Organsystem als Ausführungssystem | besitzen kein eigenes Organsystem als Ausführungssystem |
| können von Menschen ohne fremde Hilfe in der frühkindlichen Entwicklung erlernt werden | können vom Menschen nicht ohne fremde Hilfe, also ohne Erziehung, erlernt werden |

# 1.2 Atmung

> Die primäre Aufgabe der Atmung ist der Gasaustausch (Zutransport von Sauerstoff und Abtransport von Kohlendioxid). Sekundär wird der Ausatmungsstrom zur Stimmerzeugung benutzt. Dies stellt die sog. Windkesselfunktion der Lungen für die Stimmproduktion dar.

## 1.2.1 Aufbau und Funktion des Atemapparates

Die paarig angelegten *Lungen* sind das eigentliche Atmungsorgan. Sie sind in den Brustraum (*Thorax*) eingebettet, der vom Brustkorb gebildet wird. Sein Gerüst besteht aus der Wirbelsäule, den zwölf Rippenpaaren und dem Brustbein. Die Räume zwischen den Rippen werden von den Zwischenrippen-(Interkostal-)muskeln ausgefüllt. Die untere Brustkorböffnung wird durch eine nach oben gewölbte Muskelplatte, das Zwerchfell (Diaphragma), gegen den Bauchraum (Abdomen) abgeschlossen.

Das Lungengewebe besteht überwiegend aus kleinen Bläschen (*Lungenbläschen*, Alveolen), die von feinen Blutgefäßen umsponnen und in elastisches Stützgewebe eingelagert sind. Die Lunge selbst ist zu keinen aktiven Bewegungen fähig. Infolge ihrer elastischen Elemente hat sie jedoch die Tendenz, sich zusammenzuziehen. Die Atemluft wird durch die *Luftröhre* (Trachea), die Bronchien und deren baumartige Verzweigungen (Bronchialbaum) zu den Alveolen geführt. An der Oberfläche sind die Lungen von einer zarten Haut, dem *Lungenfell* (Pleura visceralis), überzogen. Der Brustkorb ist an seiner Innenfläche vom *Rippenfell* (Pleura parietalis) ausgekleidet. Zwischen Lungenfell und Rippenfell – im sog. *Pleuraspalt* – liegt ein Unterdruck vor. Beide Strukturen sind mit einer Flüssigkeitsschicht aneinandergekoppelt, sodass die Lungen den Thoraxbewegungen während der Atmung folgen.

Die *Zwischenrippenmuskulatur* und das *Zwerchfell* sind die eigentlichen Atemmuskeln (Eigenmuskeln des Thorax). Ihre Kontraktion bewirkt eine Erweiterung des Brustkorbes und damit die Einatmung (Inspiration) (Abb. 1.3). Zusätzlich beeinflussen Bauch- und Rückenmuskulatur sowie die als *Atemhilfsmuskulatur* bezeichneten Muskeln des Schultergürtels und des Halses Stellung und Bewegung der Brustwand.

Die Steuerung der Atmung erfolgt hauptsächlich durch das *Atemzentrum* im Hirnstamm über Rezeptoren, die auf den Kohlendioxidgehalt des Blutes reagieren.

Die *Atemfrequenz* Erwachsener bei Ruheatmung beträgt 10 bis 20 Atemzüge pro Minute, die des Neugeborenen 60 bis 70 pro Minute.

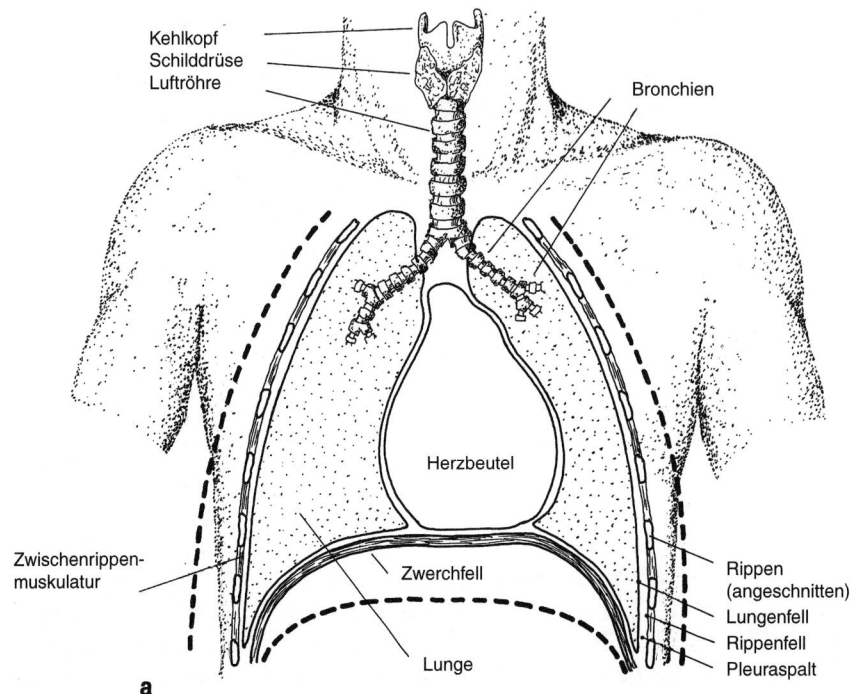

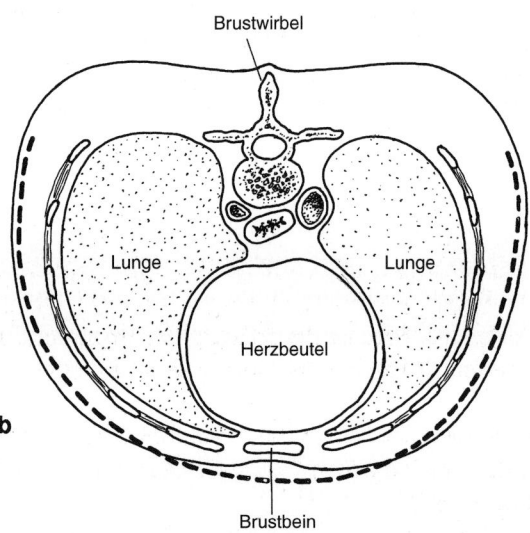

**Abbildung 1.3:** Brustraum frontal (a) und horizontal (b). Inspirationsstellung strichliert angedeutet.

## 1.2.2 Atemformen

Die Atemform gibt an, welche Körperabschnitte bei der Atmung die stärksten Bewegungen ausführen. In der klinischen Routine kann die Atemform durch Inspektion und Palpation bestimmt werden.

*Bauch-(Abdominal-) oder Zwerchfell-(Diaphragmal-)Atmung:* Die Kontraktion der Muskelfasern des Zwerchfells bewirken ein Abflachen und Tiefertreten des Diaphragmas, wobei sich die Baucheingeweide nach vorne verlagern und sich die Bauchdecke hebt. In Ruhe bewegt das Zwerchfell etwa zwei Drittel des Atemvolumens.

*Brust-(Thorakal-) oder Rippen-(Kostal-)Atmung:* Die Kontraktion der Zwischenrippenmuskulatur führt zu einer Hebung der Rippen und damit zu einer Erweiterung des Brustraumes. Bei der Flankenatmung kommt es vor allem durch die Exkursionen der unteren Rippen zu einer seitlichen Brustraumerweiterung.

Die *physiologische Atemform* ist die gemischte, kosto-abdominale (Zwerchfell-flanken-)Atmung. Diese Atemform ist sowohl für die Ruhe- als auch Sprechatmung physiologisch, da sie eine optimale Ökonomie der Atmung und Anpassung des Atemstromes an die Kehlkopffunktion gewährleistet. Sie besteht aus überwiegender Bauchatmung mit mehr oder weniger deutlicher Brustatmungskomponente (Flankenatmung). Diese Atemform wird auch als Tiefatmung bezeichnet und als solche der häufigsten *pathologischen Atemform*, der Hochatmung (kosto-klavikuläre Atmung), gegenübergestellt. Diese ist gekennzeichnet durch eine Brustatmung in Kombination mit einer Hebung des Schultergürtels (Schulteratmung, Schlüsselbeinatmung, klavikuläre Atmung) durch Hilfsatemmuskeln. Als Komponente der gemischten Atmung ist die Brustatmung physiologisch, in Kombination mit der Schulter- oder Schlüsselbeinatmung pathologisch. Eine leistungsfähige Atmung wird erst durch eine richtige Haltung ermöglicht.

## 1.2.3 Lungenvolumina (Abb. 1.4)

Das *Atemruhevolumen* (*Atemzugsvolumen*) ist diejenige Luftmenge, die bei ruhiger Atmung ein- und ausgeatmet wird. Es beträgt etwa 0,5 l. Die Einatmung geht von der Atemruhelage aus. Dies ist die Stellung der Brust- und Bauchwand bei vollständig entspannter Körperhaltung und entspricht einer lockeren Ausatmungsstellung.

Das *inspiratorische Reservevolumen* (Ergänzungsluft, ca. 1,5 l) wird bei maximaler Einatmung, das *exspiratorische Reservevolumen* (Reserveluft, ca. 1,5 l) bei maximaler Ausatmung erzielt.

Die *Vitalkapazität* (ca. 3,5 l) setzt sich aus Atemruhevolumen, inspiratorischem und exspiratorischem Reservevolumen zusammen.

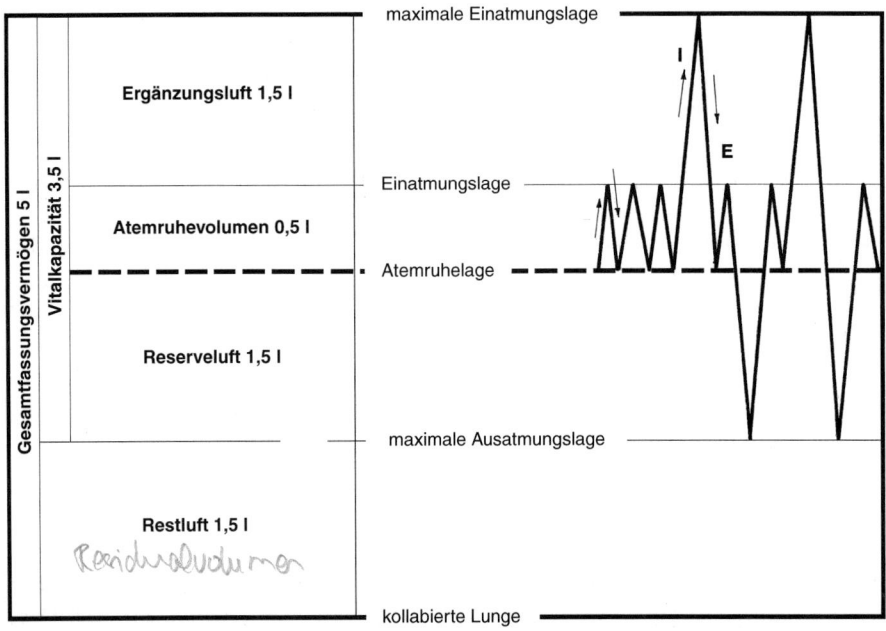

**Abbildung 1.4:** Lungenvolumina. I: Inspiration, E: Exspiration. Die Volumenangaben sind Durchschnittswerte. Die Normwerte schwanken individuell stark und sind von Alter, Größe, Gewicht und Geschlecht abhängig.

Diejenige Restluft, die auch nach maximaler Ausatmung in der Lunge zurückbleibt, wird als *Residualvolumen* (ca. 1,5 l) bezeichnet. Das Residualvolumen ist vorhanden, da sich die Lunge im Brustraum nicht vollständig zusammenziehen kann. Es entweicht erst nach einem «Kollaps» der Lunge (etwa durch eine Brustverletzung).

Als *Totalkapazität* wird die Summe von Vitalkapazität und Residualvolumen bezeichnet.

### 1.2.4  Ruheatmung und Sprechatmung

*Ruheatmung:* Bei der Inspiration (Einatmung) wird, ausgehend von der Atemruhelage, der Brustkorb durch die Eigenmuskeln aktiv erweitert. Dadurch kommt es zu einer passiven Mitbewegung der Lunge, in der der Druck absinkt und die Einatmungsluft gleichsam «eingesaugt» wird. Am Ende der Einatmungsphase erschlaffen die Eigenmuskeln, und der Brustkorb sinkt infolge der eigenelastischen Kräfte passiv in die Atemruhelage zurück. Die Luft strömt entsprechend der Exspiration (Ausatmung) aus der Lunge (Abb. 1.5).

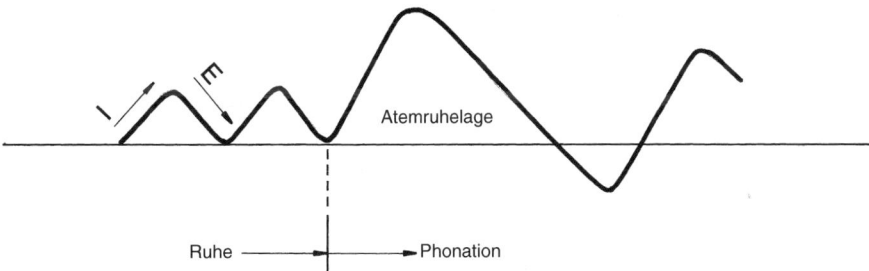

**Abbildung 1.5:** Ruhe- und Stimmatmung. I: Inspiration, E: Exspiration.

*Sprech- und Stimmatmung (Phonationsatmung):* Diese Atmung ist durch eine für die lautsprachliche Kommunikation erforderliche starke Verlängerung der Ausatmungsphase gegenüber der Einatmungsphase charakterisiert. Während die Exspiration bei der Ruheatmung ein vorwiegend passiver Vorgang ist, ist sie bei der Phonationsatmung ein aktiver. Das Verhältnis von Inspirations- und Exspirationsdauer beträgt bei der Ruheatmung etwa 1 : 1,2 (1,1–1,9), bei der Sprechatmung 1 : 3 bis 4 (bis 8); beim Singen kann dieses Verhältnis 1 : 50 erreichen. Die Verlängerung der Ausatmungsphase wird durch eine vertiefte Inspiration, durch eine bewusste aktive Abschwächung und Führung des Ausatemstromes und durch ein Ausatmen bis unter die Atemruhelage ermöglicht (Abb. 1.5).

Das aktive Führen der Ausatmung wird als *Atemstütze* (*Appoggio*) bezeichnet. Sie ist derjenige Halt, den die Einatmungsmuskulatur dem Zusammensinken des Atembehälters entgegensetzt, um eine optimale Dosierung der Luftabgabe zu erzielen.

## 1.2.5 Atemstörungen

Atemstörungen können organische und/oder funktionelle Ursachen haben. Von einer *Dyspnoe* spricht man, wenn die gestörte Atmung mit dem Gefühl der Atemnot einhergeht.

Bei den *organischen* Atemstörungen kann entweder eine Erhöhung des Strömungswiderstandes in den Atemwegen (obstruktive Atemwegserkrankungen) vorliegen, wie dies z. B. bei Asthma bronchiale, Einengung der Luftwege durch Entzündungen oder Tumoren der Fall ist, oder sog. restriktive Atemwegserkrankungen führen zu einer Verminderung des Lungenvolumens, wie z. B. bei Lungenentzündung oder Lungenemphysem.

Bei *funktionellen* Atemstörungen ist kein krankhafter Organbefund erhebbar. Sie sind häufig Symptom und Mitursache zahlreicher Stimm-, Sprech- und Sprachstörungen (z. B. bei funktioneller Dysphonie, Stottern). Man findet folgende funktionelle Abweichungen:

- Hochatmung, verbunden mit erhöhter Atemfrequenz (sog. Schnappatmung) oder extreme Tiefatmung mit überzogener Ausatmung
- Beibehalten der inspiratorischen Atemlage, d. h., der Thorax kehrt nach der Ausatmung nicht in die Atemruhelage zurück
- einseitige Betonung oder irreguläres Bewegungsverhältnis zwischen Brust- und Bauchatmung bis hin zur sog. paradoxen Atmung, bei der es zu gegenläufigen Atemkurven der Brust- und Bauchwandbewegungen kommt.

In der Praxis findet man vielfach Übergänge oder Kombinationen mehrerer Störungen.

# 1.3 Kehlkopf

> Die Primärfunktion des Kehlkopfes ist die Sicherung der unteren Luftwege vor Fremdkörpern. Als Sekundärfunktion dient die Glottis der Stimmerzeugung.

Beim *Schlucken* wird der Kehlkopf reflektorisch verschlossen. Auf die Stimmlippen gelangte Partikel werden nach Pressverschluss der Stimmritze (Glottis) und Sprengung dieses Verschlusses während der Ausatmung herausgeschleudert (*Hustenstoss*).

## 1.3.1 Aufbau

*Knorpelgerüst* (Abb. 1.6)

*Schildknorpel (Thyroid)*[1]: Besteht aus zwei Schildknorpelplatten, die vorne V-förmig zusammenstoßen. Der Winkel zwischen den beiden Platten ist beim Mann etwa rechtwinklig und bildet den sog. Adamsapfel. Bei der Frau bleibt er wie beim Kind mit etwa 120° stumpfwinkelig (vgl. Abb. 3.14, S. 103). Nach hinten ist der Schildknorpel offen.

*Ringknorpel (Cricoid):* siegelringähnlich, mit der Platte nach hinten

*Stellknorpel (Aryknorpel):* pyramidenförmig mit dreieckiger Grundfläche

*Kehldeckel (Epiglottis):* löffelförmig aufgestellt

*Zungenbein (Hyoid):* Knochenspange oberhalb des Kehlkopfes

---

1   Zur Vereinfachung werden anstelle der exakten lateinischen Bezeichnungen der Knorpel und Muskeln wie «Cartilago thyroida» oder «Musculus cricoarytaenoideus posterior» die klinisch üblichen Kurzbezeichnungen wie «Thyroid» oder «Posticus» verwendet (vgl. Glossar).

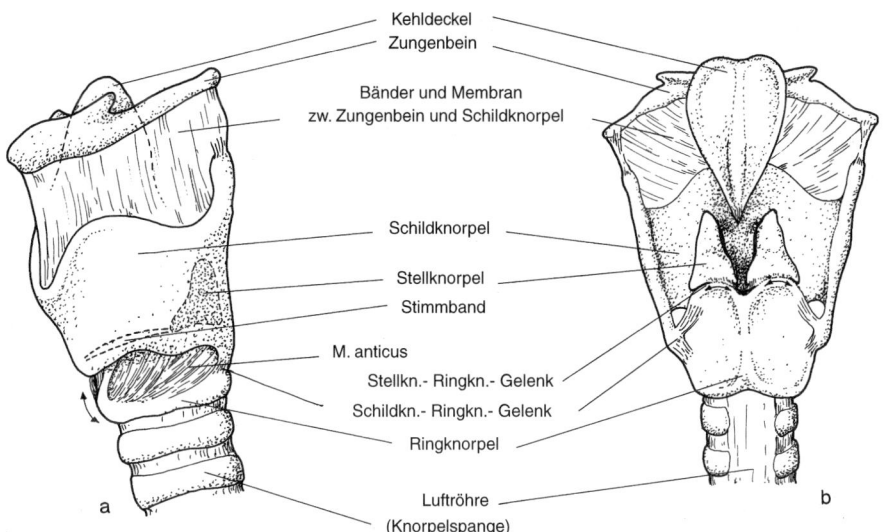

**Abbildung 1.6:** Kehlkopf. Knorpel, Bänder, Gelenke; seitlich (a) und von hinten (b).

*Gelenke und Bandapparat (Abb. 1.6)*

Schild- und Ringknorpel sind miteinander gelenkig verbunden. Die Kippbewegung zwischen Ring- und Schildknorpel dient der Stimmlippenspannung.

Durch die Gelenke zwischen den beiden Stellknorpeln und der Ringknorpelplatte können sich die Stimmlippen öffnen und schließen.

Die Anteile des Kehlkopfskeletts sind durch Bänder und Membranen miteinander verbunden. Von besonderer Bedeutung für die Stimmproduktion sind die elastischen Bindegewebsfasern in der Stimmlippe (= eigentliches *Stimmband*).

*Muskulatur*

Die *äußere* Kehlkopfmuskulatur dient der Hebung, Senkung und Fixierung des Kehlkopfes (z. B. beim Schlucken). Die *innere* Kehlkopfmuskulatur (Abb. 1.7) hat drei Funktionen: *Öffnen* (Abduktion – Respirationsstellung) und *Schließen* (Adduktion – Phonationsstellung) der Glottis sowie *Spannungsregulation* der Stimmlippen.

Als einziger *Öffner* der Glottis dient der Musculus (M.) posticus. *Glottisschließer* sind der M. lateralis, der die vorderen Stimmlippenanteile einander annähert, und der M. transversus, der das hintere Glottisdrittel verschließt. Als *Stimmlippenspanner* dienen der M. vocalis (M. internus), der muskuläre Bestandteil der Stimmlippe, und der M. cricothyroideus (M. anticus), der die Stimmlippen durch eine Kippbewegung des Ringknorpels gegen den Schildknorpel anspannt.

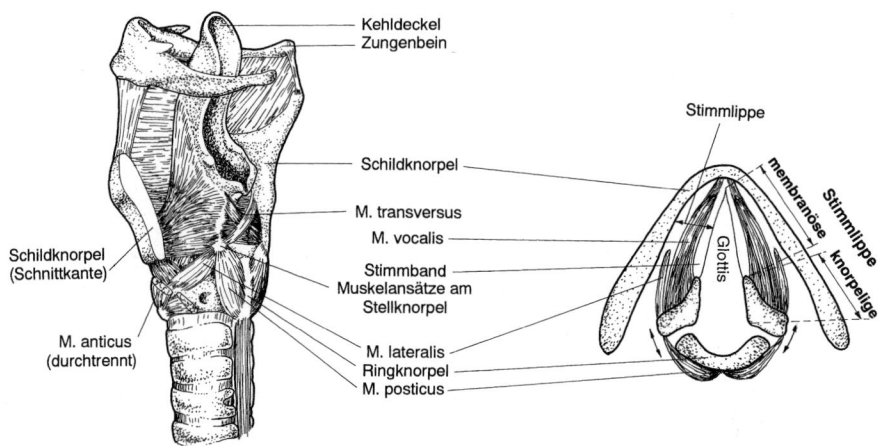

**Abbildung 1.7:** Innere Kehlkopfmuskulatur. Seitenansicht (linke Schildknorpelplatte teilweise entfernt) und Horizontalschnitt in Höhe der Stimmlippen.

Die inneren Kehlkopfmuskeln werden aus dem *Nervus (N.) vagus (X. Hirnnerv)* motorisch innerviert. Der M. anticus wird vom oberen Kehlkopfnerv (N. laryngeus superior), alle übrigen inneren Kehlkopfmuskeln vom N. laryngeus recurrens (N. recurrens) versorgt.

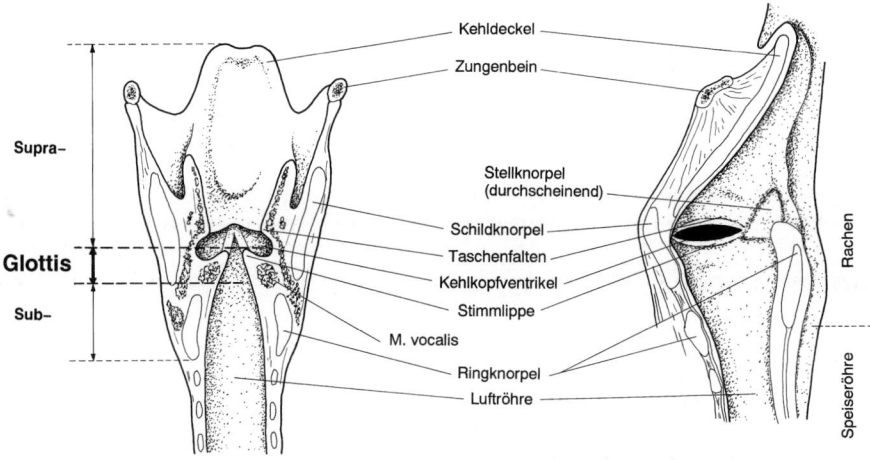

**Abbildung 1.8:** Kehlkopfinneres. Frontalschnitt mit Blick nach vorne und Sagittalschnitt mit Seitenansicht.

*Kehlkopfinneres* (Abb. 1.8)

Das Kehlkopfinnere ist mit Schleimhaut ausgekleidet. Man unterscheidet drei Raume:

- *Glottis (Stimmritze):* Raum zwischen den Stimmlippen. Die Stimmlippen ziehen von der Innenfläche des Schildknorpels zu den Stellknorpeln und bestehen in ihren vorderen zwei Dritteln aus Muskel- und Bindegewebe (membranöser Anteil) und im hinteren Drittel aus Knorpel (knorpeliger Anteil). Durch die inneren Kehlkopfmuskeln kann die Glottis geöffnet und verschlossen werden.
- *Supraglottis:* Raum oberhalb der Glottis. Seitliche Ausbuchtungen unmittelbar oberhalb der Stimmlippen (Kehlkopfventrikel), Taschenfalten (Falten unmittelbar oberhalb des Kehlkopfventrikels parallel zu den Stimmlippen), aryepiglottische Falten, Epiglottis
- *Subglottis:* Raum unterhalb der Glottis bis zum Beginn der Luftröhre.

Bei der Betrachtung des Kehlkopfes von oben, wie man ihn bei der Kehlkopfspiegelung sieht, verkürzen sich die Strukturen perspektivisch. Beim Atmen ist die Glottis geöffnet (*Respirationsstellung*), bei der Stimmgebung während der Ausatmungsphase schließt sich die Glottis (*Phonationsstellung*) (Abb. 1.9).

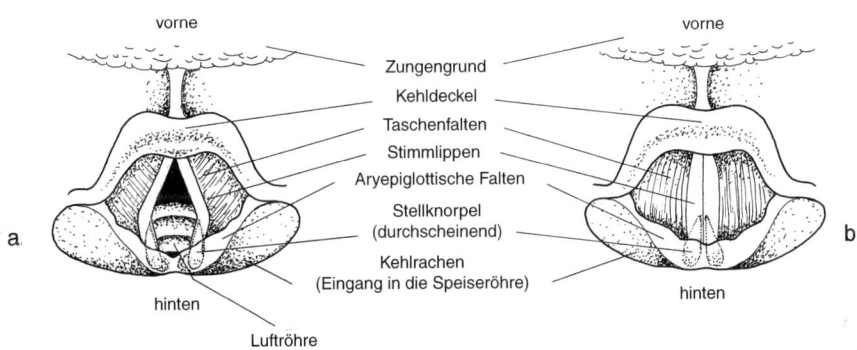

**Abbildung 1.9:** Kehlkopf von oben wie bei der Kehlkopfspiegelung. Respirationsstellung (a), Phonationsstellung (b).

## 1.3.2 Stimmerzeugung im Kehlkopf

Nach der «*myoelastisch-aerodynamischen Theorie*» der Stimmerzeugung werden die Stimmlippenschwingungen durch das Anblasen der adduzierten Stimmlippen mit dem Atemstrom hervorgerufen (Abb. 1.10).

Nachdem die Stimmlippen durch aktive Bewegung der inneren Kehlkopfmuskulatur von der Respirations- in die Phonationsstellung (*respiratorische Stimmlippenbewegung*) gebracht werden, wird dieser Stimmlippenverschluss durch den steigenden Anblasedruck (*subglottischer Druck*) gelöst, und die Luft kann durch die geöffnete Glottis strömen. Durch den darauffolgenden Abfall des subglottischen Druckes überwiegen myoelastische (Rückstellkraft der Kehlkopfmuskeln) und aerodynamische (die schnelle Luftströmung durch die Glottis führt zu einer Sogwirkung auf die Stimmlippen; sog. «Bernoulli-Effekt») Kräfte und führen zu einem Verschluss der Glottis. Dieser Vorgang wiederholt sich in schnellem, regelmäßigem Hin- und Herschwingen (*phonatorische Stimmlippenbewegung*) und führt zu periodischen Verdichtungen und Verdünnungen der durch die Glottis strömenden Luftsäule. Dies entspricht physikalisch einer Schallwelle (*primärer Kehlkopfklang*).

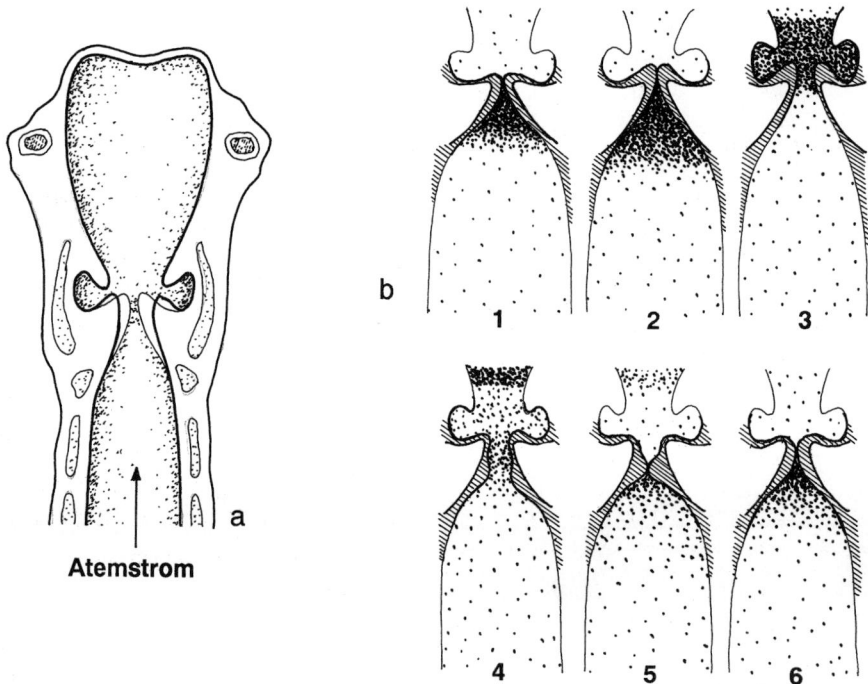

**Abbildung 1.10:** Schwingungsablauf der Stimmlippen. a. Grundbewegung, b. Schleimhautwelle und Entstehung periodischer Luftdruckschwankungen. 1, 2: subglottischer Druckanstieg bei geschlossener Glottis; die Schleimhaut wird nach oben gedrängt. 3, 4: Öffnung der Glottis und subglottischer Druckabfall; Bildung der subglottischen Schleimhautfalte. 5, 6: Glottisschluss primär im Bereich der subglottischen Stimmlippenschleimhaut durch myoelastische und aerodynamische Kräfte.

Die schwingenden Stimmlippen bewegen sich in einer «*Grundbewegung*» hauptsächlich in der Horizontalebene und nur zu einem geringen Ausmaß vertikal, d.h. in Richtung des Luftstromes. Zusätzlich zu dieser Grundbewegung und weitgehend unabhängig von ihr zeigt die Stimmlippenschleimhaut eine komplizierte Eigenbewegung – sog. «*Randkantenverschiebung*». Die Stimmlippenschleimhaut ist mit dem Stimmlippenkörper (M. vocalis und tiefer Anteil des Stimmbandes) nur locker verbunden und rollt über dem Stimmlippenkörper in einer ellipsenförmigen Bewegung ab. Diese funktionelle Struktur der Stimmlippen ist für einen regelrechten und periodischen Ablauf der Stimmlippenschwingungen von entscheidender Bedeutung und muss vor allem bei phonochirurgischen Eingriffen an den Stimmlippen sorgfältig beachtet werden (**Abb. 1.10**).

> Die phonatorischen Stimmlippenbewegungen sind wegen der Schnelle ihrer Schwingungen – im Gegensatz zu den respiratorischen Bewegungen – mit freiem Auge nicht sichtbar.

## 1.4 Ansatzrohr (Vokaltrakt)

> Ansatzrohr oder Vokaltrakt ist ein «funktioneller» Begriff, der unterschiedliche anatomische Strukturen mit vielfältigen Primärfunktionen zusammenfasst. Man bezeichnet damit alle lufthaltigen Räume oberhalb der Glottis, die der Klang- und Lautbildung dienen (**Abb. 1.11**).

*Supraglottis*

Das Ansatzrohr beginnt unmittelbar über den Stimmlippen mit den Kehlkopfventrikeln. Diese stellen Rudimente der bei zahlreichen Säugetieren (z. B. Affen) vorhandenen Brüllsäcke dar und haben beim Menschen Einfluss auf die Klangfülle und Tragfähigkeit der Stimme.

*Rachen (Pharynx)*

Der Rachen wird in drei Etagen unterteilt:

- Nasenrachen = Epipharynx = Nasopharynx
- Mundrachen = Mesopharynx = Oropharynx
- Kehlrachen = Hypopharynx = «Laryngopharynx»

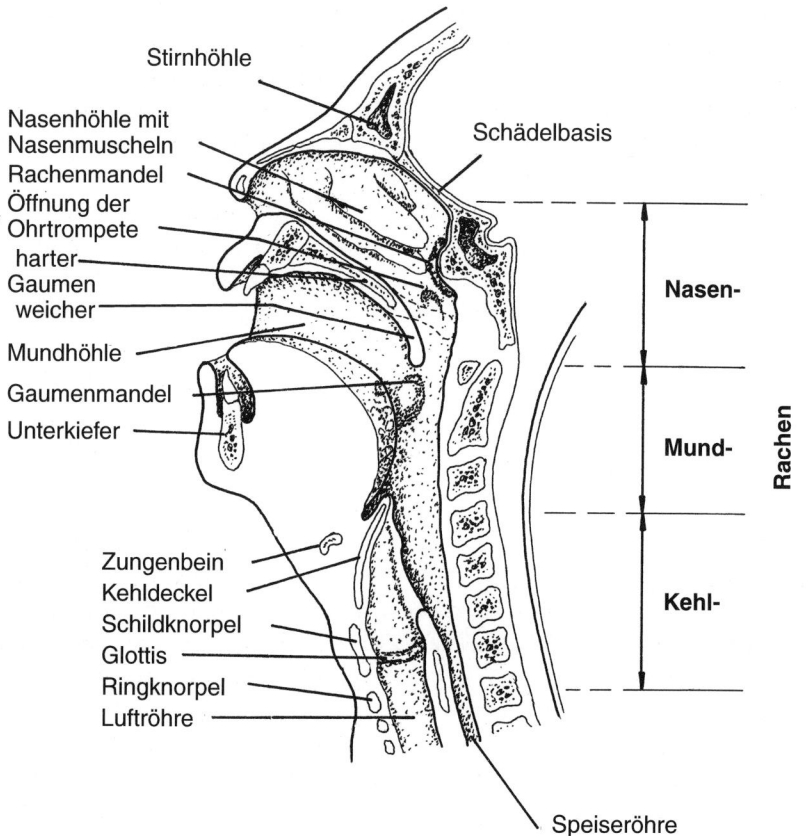

**Abbildung 1.11:** Ansatzrohr und angrenzende Strukturen.

Der *Nasenrachen* liegt über dem Gaumensegel und grenzt vorne mit den Choanen an die Nasenhöhle. Am Dach des Nasenrachens findet sich die Rachenmandel, seitlich die Eingänge in die Ohrtrompeten (Eustachische Röhre, Tuba auditiva, sog. «Tube»), über die die Belüftung der Mittelohrräume erfolgt. Eine Vergrößerung der Rachenmandel (*Adenoide Vegetationen*, sog. «Polypen») führt durch Verlegung der Choanen und Tubeneingänge einerseits zu behinderter Nasenatmung und andererseits zu den häufigen Ohrerkrankungen im Kindesalter: Tubenfunktionsstörung, Tubenmittelohrkatarrh, akute und chronische Mittelohrentzündung (vgl. Kap. 18).

Der *Mundrachen* ist größtenteils direkt einsehbar. Zu ihm gehören die vorderen und hinteren Gaumenbögen mit den dazwischenliegenden *Gaumenmandeln* (Tonsilla palatina). Nach vorne hin am Übergang zur Mundhöhle finden sich

Organstrukturen der *III. Artikulationszone* (Gaumensegel, Zäpfchen, Zungenrücken). Ein geräumiger Mundrachen ist – im Gegensatz zu allen anderen Säugetieren (auch den Primaten) – nur beim Menschen vorhanden. Dieser entsteht
durch den Tiefstand des Kehlkopfes beim Erwachsenen (bei Säuglingen steht er
noch hoch, ähnlich den Säugetieren) und bedingt die akustische Ankoppelung des
Kehlkopfes an die Mundhöhle.

Der *Kehlrachen* ist im Wesentlichen ein von Schleimhaut ausgekleideter Mus-
kelschlauch, der vor der Wirbelsäule liegt. Im unteren Anteil geht er hinter dem
Kehlkopf in die Speiseröhre über. In seinem oberen Anteil kreuzen sich der Speise-
und Atemweg.

## Mundhöhle

Die Mundhöhle wird nach hinten vom Zungengrund und weichen Gaumen
begrenzt. Durch die Alveolarfortsätze des Unter- und Oberkiefers sowie die Zahnreihen wird der Mundvorhof gebildet, dessen vordere Begrenzung die Lippen
sind. Die Mundhöhle dient der Vorbereitung der Speisen auf die Verdauung und
ist Sitz der Geschmacksempfindung. Die *Zunge* ist durch ihre variable Form und
die differenzierte Bewegungsfähigkeit das wichtigste Artikulationsorgan. Erst der
Tiefstand des Kehlkopfes beim Menschen ermöglicht die Verwendung der Mundhöhle als Artikulationsorgan und stellt damit die Voraussetzung für den Aufbau
einer differenzierten Lautsprache dar.

Die *Lippen* sind durch ihre ringförmige Muskulatur stark verformbar. Sie sind
für Kauen, Saugen, Blasen, Pfeifen usw. sowie in sprachlicher Hinsicht für die bilabiale und labiodentale Lautbildung (I. Artikulationszone) von Bedeutung. Als Teil
der mimischen Gesichtsmuskulatur werden sie vom N. facialis (VII. Hirnnerv)
versorgt.

Die *Zunge* ist ein von Schleimhaut überzogener Muskelkörper. Die Muskulatur
ermöglicht eine große Beweglichkeit, die neben der Kau- und Schluckfunktion als
wichtigstes motorisches Element auch der Vokalmodulation und Konsonantbil-
dung dient. Sie wird vom Nervus hypoglossus (XII. Hirnnerv) motorisch innerviert.

Das kindliche *Gebiss* enthält 20 Milchzähne, das bleibende Gebiss umfasst insgesamt 32 Zähne. Für eine richtige Artikulation bilden die korrekte Okklusion
und Bisslage eine wichtige Voraussetzung. Zahnstellungs- und Bissanomalien bzw.
das Fehlen einzelner Zähne sind häufig Teilursachen von Zischlautfehlern.

Der harte *Gaumen* bildet vorne das Dach der Mundhöhle. Der weiche Gaumen, auch Gaumensegel (Velum) genannt, schließt an den harten Gaumen an
und ist eine von Schleimhaut überzogene bewegliche Muskelplatte, die im frei beweglichen Zäpfchen (Uvula) endet. Zwischen den seitlichen Gaumenbögen liegen
die Gaumenmandeln («Tonsillen»). Das Gaumensegel hat primär die Aufgabe,

den Nasenrachen und die Nasenhöhle beim Schlucken gegen den Oropharynx abzuschließen, sodass der Speisebrei in den Hypopharynx gepresst werden kann (Speise- bzw. Flüssigkeitsaustritt durch die Nase bei Gaumensegelfunktionsstörungen). Sekundär – für die Sprachlautproduktion – dient das Gaumensegel der Differenzierung zwischen Oral- und Nasallauten.

*Nase und Nasennebenhöhlen*

Im Inneren wird die Nase durch eine mediane Scheidewand (Nasenseptum) in eine rechte und linke Nasenhöhle unterteilt. Diese beginnen vorne mit den Nasenlöchern und gehen über die Choanen in den Nasenrachenraum über. Von der seitlichen Nasenwand entspringen drei mit Schleimhaut überzogene Leisten (Nasenmuscheln). Die Nase erfüllt drei Organfunktionen: Atmungs-, Riech- und Resonanzfunktion.

Die Nasennebenhöhlen (Kieferhöhlen, Siebbeinzellen, Stirnhöhle, Keilbeinhöhle) sind mit Schleimhaut ausgekleidete Hohlräume im Schädelskelett und der Nase assoziiert. Auf die nasale Resonanz haben die Nasennebenhöhlen keinen wesentlichen Einfluss.

Durch das Gaumensegel kann die Nasenhöhle als Resonanzraum zum Ansatzrohr akustisch zu- oder weggeschaltet werden. Gesenkt ist das Gaumensegel vor allem bei den Nasallauten (im Deutschen /m/, /n/, /ng/[2]), während es bei den Orallauten den Nasenrachen mehr oder weniger vollständig gegen die Mundhöhle abschließt. Die normale Beimischung von nasalem Klanganteil – auch bei Orallauten – nennt man Nasalität. Ein pathologisches «Zuviel» oder «Zuwenig» von Nasenresonanz heißt Näseln (vgl. Kap. 6).

# 1.5 Physikalische Grundlagen von Stimme und Sprache

## 1.5.1 Schall

Bei Schall handelt es sich um Druckwellen, d. h. um Verdichtungen und Verdünnungen, die von einem schwingenden Körper ausgehen und sich im umgebenden Medium (gasförmig, flüssig oder fest) ausbreiten (**Abb. 1.12**).

---

2 Zur Vereinfachung wird in diesem Buch auf die phonetisch korrekte Schreibweise verzichtet (vgl. Kap. 1.7.2).

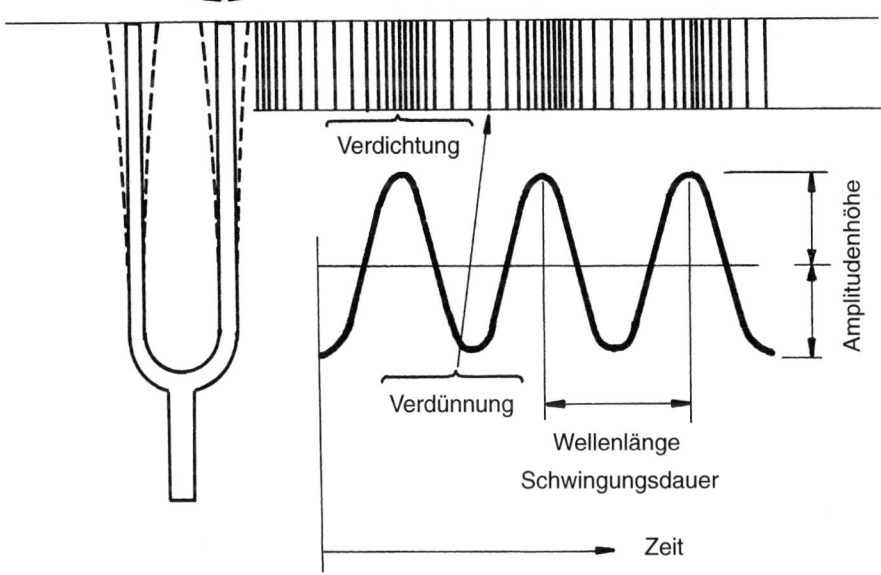

**Abbildung 1.12:** Schallwellen, ausgehend von einer schwingenden Stimmgabel. Charakteristische Größen.

## 1.5.2 Frequenz und Tonhöhe

Als *Frequenz* bezeichnet man die Anzahl der Schwingungen pro Sekunde, d. h. die Anzahl der Verdichtungen bzw. Verdünnungen pro Sekunde. Sie wird in Hertz (Hz) (1 Hz = 1 Schwingung pro Sek.) gemessen. Je höher die Frequenz eines Tones (physikalische Größe), desto höher wird der Ton empfunden (psychoakustische Größe). Neben der linearen physikalischen Frequenzskala in Hertz gibt es die musikalische Notation, die sich durch eine logarithmische Skalierung an der physiologischen Tonhöhenwahrnehmung orientiert (vgl. Abb. 1.17, S. 57).

## 1.5.3 Amplitude und Lautstärke

Die Weite der Auslenkung eines schwingenden Körpers von seiner Ruhelage nennt man Amplitude. Sie ist abhängig von der Größe der die Schwingung verursachenden Kraft. Die Stärke der von einem schwingenden Körper ausgehenden Schallwellen ist durch die Größe der Druckschwankungen gekennzeichnet. Dieser *Schalldruck* wird in Pa (Pascal) oder µPa (Mikropascal) gemessen.

Der geringste vom Menschen wahrgenommene Schalldruck beträgt 20 µPa, der lauteste (ohne Schmerzempfindung) 100 Pa. Dies entspricht etwa dem Zehnmillionfachen! Da es kaum möglich ist, diese enorme Dynamikbreite linear in einem Diagramm darzustellen, verwendet man die logarithmische Darstellung des *Schalldruckpegels*. Die Einheit des Schalldruckpegels ist das dB (Dezibel), ein logarithmisches Verhältnismaß. Die normale Hörschwelle liegt dabei bei 0 dB, die Schmerzschwelle bei ca. 130 dB.

Die Lautstärke eines Tones (psychoakustische Größe) hängt außer vom Schalldruckpegel noch von der Frequenz des Tones ab. Im Hauptsprachbereich zwischen 1000 Hz und 4000 Hz ist das Ohr am empfindlichsten. In den höheren und tieferen Frequenzen ist ein höherer Schalldruckpegel zur Erzielung des gleichen Höreindruckes erforderlich. Eine Erhöhung des Schalldruckpegels um etwa 10 dB entspricht einer Verdoppelung der Lautstärke. Kurven gleicher Lautstärke nennt man *Isophone* (vgl. Kap. 18).

Den Leistungsbereich der menschlichen Stimme bezeichnet man als *Stimmfeld*, dessen messtechnische Erfassung ein wichtiges diagnostisches Hilfsmittel zur Bestimmung der stimmlichen Leistungsfähigkeit darstellt (vgl. Kap. 2).

## 1.5.4 Ton

Als Ton (auch «Reinton») im physikalischen Sinne bezeichnet man eine Sinusschwingung (harmonische Schwingung). Diese besteht aus einer einzigen, definierten Frequenz und wird im Spektrum durch eine einzelne Linie dargestellt. Sinustöne kommen in der Natur praktisch nicht vor **(Abb. 1.13)**.

## 1.5.5 Klang

Alles, was in der Musik als Ton bezeichnet wird, ist im physikalischen Sinne ein Klang. Man bezeichnet damit einen komplexen Schwingungsvorgang, der sich aus einer Grundfrequenz und deren ganzzahligen Vielfachen, den Obertönen, zusammensetzt **(Abb. 1.13)**.

Üblich ist auch die Bezeichnung *Teiltöne*, wobei der erste Teilton den Grundton, der zweite den ersten Oberton usw. bezeichnet. Klänge entstehen bei regelmäßigen, d. h. periodisch ablaufenden Schwingungsvorgängen. Alle periodischen Vorgänge lassen sich in eine Reihe von Sinustönen zerlegen (Fourier-Analyse). Das Spektrum eines Klanges besteht demnach aus mehreren, den Teiltönen entsprechenden Frequenzlinien.

Der Grundton eines Klanges bestimmt dessen *Tonhöhe*, die Anzahl und Intensität der Obertöne ist für die *Klangfarbe* verantwortlich.

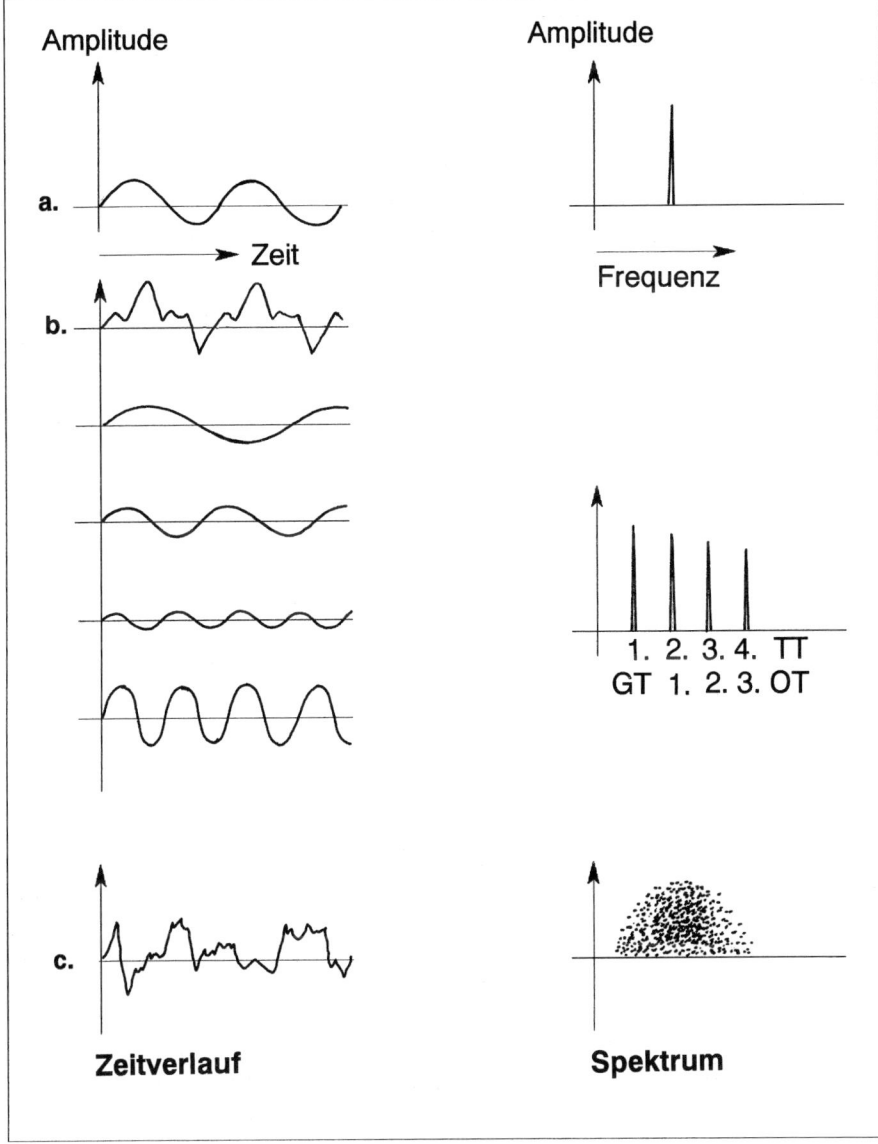

**Abbildung 1.13:** Schallformen in der Zeit- und Spektraldarstellung. a. Ton (Sinusschwingung), b. Klang mit Zerlegung in Sinusschwingungen (TT: Teilton, GT: Grundton, OT: Oberton), c. Geräusch.

## 1.5.6 Geräusch

Im Gegensatz zu Klängen entstehen Geräusche bei nichtperiodischen Schwingungsvorgängen. Sie enthalten kontinuierlich ineinander übergehende Frequenzanteile. In diesem kontinuierlichen Spektrum (Rauschspektrum) lassen sich keine einzelnen Teiltöne voneinander abgrenzen (**Abb. 1.13**).

## 1.5.7 Eigenfrequenz und Resonanz

Versetzt man einen schwingungsfähigen Körper in Schwingung und überlässt ihn dann sich selbst, so schwingt er mit seiner *Eigenfrequenz*. Diese ist bei einer Saite (und annäherungsweise auch bei den Stimmlippen) von der Länge (je länger, desto tiefer), von der Masse (je dicker, desto tiefer) und von der Spannung (je mehr Spannung, desto höher) abhängig.

Wird ein schwingungsfähiger Körper durch eine periodisch angreifende Kraft in Schwingung versetzt, setzt er dieser von außen angreifenden Kraft einen gewissen Widerstand entgegen (erzwungene Schwingung). Dieser Widerstand ist besonders gering, wenn die Frequenz der angreifenden Kraft mit der Eigenfrequenz des Körpers übereinstimmt. In diesem Falle spricht man von *Resonanz*.

# 1.6 Akustische Funktion des Kehlkopfes

## 1.6.1 Primärer Kehlkopfklang

Die periodischen Unterbrechungen des von der Lunge kommenden Luftstromes durch die sich öffnende und schließende Glottis rufen abwechselnd Verdichtungen und Verdünnungen der Luftsäule hervor. Da die Glottis nicht sinusförmig schwingt, entsteht ein Klang, der sog. *primäre Kehlkopfklang*. Dieser besteht aus einer Grundfrequenz, die der Frequenz der Glottisschwingungen entspricht, sowie aus einer Reihe von Obertönen, die die Klangfarbe beeinflussen (vgl. Abb. 1.14, S. 51).

## 1.6.2 Tonhöhe- und Lautstärkenregulation

Die *Tonhöhe* der menschlichen Stimme kann willkürlich in einem weiten Bereich verändert werden. Die Grundlage dieser Tonhöhenvariation sind Spannungsänderungen der Stimmlippe durch aktive Kontraktionen der inneren Kehlkopfmuskulatur. Bei der Produktion *tiefer* Töne sind die Stimmlippen kurz, plump (= masse-reich) und wenig gespannt. Die Produktion *hoher* Töne erfolgt mit langgezogenen, schmalen (= massearm) und stark gespannten Stimmlippen.

> Die Produktion hoher Töne ist somit mit einer vermehrten muskulären Anspannung verbunden. Daher ist eine zu hohe mittlere Sprechstimmlage unphysiologisch und führt zu vorzeitiger Stimmermüdung.

Die *Stimmlautstärke* ist von der Amplitude der Stimmlippenschwingung und damit vom Druck des anblasenden Luftstromes abhängig.

### 1.6.3 Heiserkeit

> Als *Heiserkeit* bezeichnet man einen gestörten Stimmklang. Akustisch liegt der Hörempfindung «Heiserkeit» eine Beimengung von Geräuschanteilen zum Klangspektrum der Stimme zugrunde.

Für die Entstehung dieser Geräuschanteile im Kehlkopf gibt es zwei Ursachen: einerseits wenn die Glottisschwingungen nicht mehr regelmäßig (periodisch), sondern unregelmäßig (*aperiodisch*) ablaufen (bei aperiodischen Schwingungsvorgängen entstehen Geräusche) und andererseits wenn bei unvollständigem Glottisschluss Luft durch die Glottis entweicht und dabei ein *Strömungsgeräusch* entsteht.

Als Ursache für solche Schwingungsunregelmäßigkeiten und/oder Strömungsgeräusche kommen sowohl *organische* Veränderungen an den Stimmlippen (Lähmungen, Polypen, Entzündungen usw.) als auch *funktionelle* Störungen (Spannungsunregelmäßigkeiten der Kehlkopfmuskulatur) in Frage (vgl. Kap. 3).

## 1.7 Akustische Funktion des Ansatzrohres

### 1.7.1 Artikulatorische Funktion

> Als Artikulation bezeichnet man alle im Ansatzrohr ablaufenden Bewegungsvorgänge, die Laute hervorbringen oder ausformen.

### 1.7.2 Linguistische Grundlagen: Laute, Phone und Phoneme

In der Linguistik wird die lautliche Ebene der Sprache von zwei Aspekten aus betrachtet. Die naturwissenschaftlich orientierte *Phonetik* (Lautlehre) beschäftigt sich mit der materiellen Seite der Sprachlaute. Sie untersucht die Produktion (Artikulatorische Phonetik), die Akustik (Akustische Phonetik) und die Wahrnehmung (Perzeptive Phonetik) konkret realisierter Sprachlaute (Phone). Dabei werden zum Teil mechanische bzw. elektronische Geräte eingesetzt (Instrumentalphonetik) oder empirische Verfahren angewendet (Experimentalphonetik).

Demgegenüber beschäftigt sich die *Phonologie* mit der Funktion der Laute im System einer Sprache. Sie untersucht die relevanten Eigenschaften, das Vorkommen und die Kombinationsmöglichkeiten bedeutungsunterscheidender Sprachlaute (Phoneme). Mit einem universalen Inventar phonologischer Merkmale können alle Sprachen der Welt – einschließlich pathologischer Sprachformen – beschrieben werden. Die von Phonetik und Phonologie entwickelten Analyseprinzipien sind die Voraussetzung für anwendungsorientierte linguistische Disziplinen, die sich z. B. mit Spracherwerb, Sprachgebrauch oder Sprachverlust beschäftigen.

Entsprechend dem phonetischen bzw. dem phonologischen Aspekt der lautlichen Sprachebene werden lautliche Einheiten definiert. Das *Phon* ist die kleinste lautliche Einheit der gesprochenen Sprache. Konkret realisierte Phone werden als Repräsentanten bestimmter Phoneme klassifiziert. Das *Phonem* kann also als kleinste, aus der gesprochenen Sprache abstrahierte lautliche Einheit mit bedeutungsunterscheidender Funktion definiert werden (Tab. 1.2). Da jeder bedeutungsunterscheidende Sprachlaut (jedes Phonem) durch individuelle Sprechgewohnheiten, dialektale Färbungen usw. auf unterschiedliche Weise konkret realisiert werden kann, ist die Zahl möglicher Sprachlaute (Phone) wesentlich größer als die zur Bedeutungsunterscheidung notwendiger (Phoneme). So werden z. B. verschiedene normkonforme oder pathologische Realisationsvarianten des /s/ einem einzigen Phonem zugeordnet. Das Wortpaar /r/ose vs. /h/ose zum Beispiel – es unterscheidet sich in nur einem Phonem und wird daher als Minimalpaar bezeichnet – zeigt hingegen, dass /r/ und /h/ im Deutschen als zwei Phoneme zu werten sind. Konkret realisierte lautliche Varianten eines Phonems, die trotz phonetischer Unterschiede keinen Bedeutungsunterschied bedingen – wie z. B. im Deutschen das Zungenspitzen-/r/ und das Zäpfchen-/R/ –, werden als *Allophone* eines Phonems bezeichnet, d. h., es ist für die Bedeutungsübertragung irrelevant, mit welcher der beiden Varianten z. B. das Wort «Rose» artikuliert wird.

Zur schriftlichen Wiedergabe (*Transkription*) lautlicher Einheiten werden Lautschriften verwendet. Das international gebräuchlichste System ist das «International Phonetic Alphabet» (IPA). Diese Lautschrift basiert – im Unterschied zur Orthographie – prinzipiell auf einem 1 : 1-Verhältnis zwischen Lautwert und Symbol. Die Zeichen und Diakritika (Zusatzzeichen) des IPA ermöglichen eine phonetische, sog. «enge» Umschrift, die auch Details konkreter Realisationsvarianten beschreibt, sowie eine sog. «weite» oder phonologische Transkription, die nur phonologisch relevante Merkmale berücksichtigt.

**Tabelle 1.2:** Phoneme der deutschen Sprache (nach Martens und Martens 1961).

| Phonetische Umschrift | Lauteigenschaften | Kennwort |
|---|---|---|
| A-Laute | | |
| [α] | langes, hinteres «A» | Bahn |
| [a] | kurzes, vorderes «A» | Bahn |
| Vorderzungenvokale mit Lippenspreizung | | |
| [e] | langes geschlossenes «E» | legen |
| [ɛ] | kurzes, offenes «E» | Bett |
| [ɛ:] | langes, offenes «E» | Käse |
| [ə] | unbetontes, kurzes, schwaches «E» | Beginn Gewalt, Weite haben, |
| [i] | langes, geschlossenes «I» | bieten |
| [I] | kurzes, offenes «I» | bitten |
| Hinterzungenvokale mit Lippenrundung | | |
| [o] | langes, geschlossenes «O» | Ofen |
| [o] | kurzes, offenes «O» | offen |
| [u] | langes, geschlossenes «U» | Hut |
| [U] | kurzes, offenes «U» | Butter |
| Vorderzungenvokale mit Lippenrundung | | |
| [ø] | langes, geschlossenes «Ö» | Höhle |
| [æ] | kurzes, offenes «Ö» | Hölle |
| [y] | langes, geschlossenes «Ü» | Mühle |
| [Y] | kurzes, offenes «Ü» | Müller |
| Diphthonge | | |
| [ae] | vom [a] nach vorn steigender Diphthong | nein |
| [ao] | vom [a] nach hinten steigender und sich rundender Diphthong | Baum |
| [oø] | gerundeter, von hinten nach vorn steigender Diphthong | neun |
| Nasale | | |
| [m] | stimmhafter, bilabialer Nasal | Mutter |
| [n] | stimmhafter, (dental- oder) alveolar-koronaler Nasal | nennen |
| [ŋ] | stimmhafter, bilabialer dorsaler Nasal | Ring |
| Explosivlaute | | |
| [p] | stimmloser, bilabialer Explosivlaut | Pass |
| [β] | stimmhafter, bilabialer Explosivlaut | Bass |

| Phonetische Umschrift | Lauteigenschaften | Kennwort |
|---|---|---|
| [t] | stimmloser, (dental- oder) alveolar-koronaler Explosivlaut | Teich |
| [d] | stimmhafter, (dental- oder) alveolar-koronaler Explosivlaut | Deich |
| [k] | stimmloser, (velar- oder) postpalatal-postdorsaler Explosivlaut | Karten |
| [g] | stimmhafter, (velar- oder) postpalatal-postdorsaler Explosivlaut | Garten |
| Reibelaute | | |
| [f] | stimmloser, dentilabialer Reibelaut | Fall |
| [v] | stimmhafter, dentilabialer Reibelaut | Wall |
| [s] | stimmloser, (dental- oder) alveolar-prädorsaler (oder -apikaler) Reibelaut | reißen |
| [z] | stimmhafter, (dental- oder) alveolar-prädorsaler (oder -apikaler) Reibelaut | reisen |
| [ʃ] | stimmloser, präpalatal-koronaler (oder -prädorsaler) Reibelaut | schön |
| [ʒ] | stimmhafter, präpalatal-koronaler (oder -prädorsaler) Reibelaut | Genie |
| [ç] | stimmloser, palatal-prädorsaler Reibelaut | sprechen |
| [j] | stimmhafter, palatal-prädorsaler Reibelaut | jagen |
| [x] | stimmloser, velar-postdorsaler Reibelaut | lachen |
| Zitterlaute | | |
| [r] | stimmhafter, alveolar-koronaler Zitterlaut («Zungenspitzen-r») | rot |
| [r] | stimmhafter, postdorsal-uvularer Zitterlaut («Zäpfchen-R») | rot |
| Lateralengelaut | | |
| [l] | stimmhafter, lateraler Engelaut mit alveolar-koronalem Verschuss | leben |
| Hauchlaut | | |
| [h] | stimmloser, behauchter Vokaleinsatz | Haus |

### 1.7.3 Resonanzfunktion und Vokalentstehung

> Das Ansatzrohr ist funktionell gesehen ein schwingungsfähiger Hohlkörper mit mehreren Eigenfrequenzen (Resonanzfrequenzen).

In einem solchen Resonator werden Frequenzen, die im Bereich dieser Resonanzfrequenzen liegen, besonders gut übertragen (d. h. verstärkt), während dazwischenliegende Frequenzen abgeschwächt oder ausgelöscht werden. Durchläuft der primäre Kehlkopfklang nun ohne Behinderung, d. h. ohne Geräuschbildung, dieses Ansatzrohr, so entstehen Öffnungslaute oder *Vokale*. In Abhängigkeit von Artikulationsbewegungen (Änderungen von Zungenhöhe, Ort der Zungenwölbung bzw. Lippenstellung) werden die geometrische Konfiguration des Ansatzrohres verändert und damit die Resonanzfrequenzen verschoben. Dadurch entstehen vokalspezifische Teiltonmaxima, die *Formanten* (Abb. 1.14). Die Formantstruktur der einzelnen Vokale ist im Wesentlichen unabhängig von der Tonhöhe und sonstigen Eigenschaften des primären Kehlkopfklanges (z. B. Heiserkeit, Flüstern). Die Lage des ersten und zweiten Formanten ist entscheidend für die Vokalerkennung, die weiteren Formanten charakterisieren die individuellen Sprechermerkmale. Die Lage des ersten Formanten hängt vom Abstand Kehlkopf–Zungenenge, jene des zweiten Formanten vom Abstand Zungenenge–Mundöffnung ab, wobei die Formantfrequenz umso tiefer liegt, je größer dieser Abstand ist (Abb. 1.15).

Die Zahl der möglichen Vokale ist prinzipiell unbeschränkt, der Übergang zwischen einzelnen Vokalen ist fließend. Um dennoch eine systematische Beschreibung zu ermöglichen, wurden als sprachunabhängiges Bezugssystem sog. «*Kardinalvokale*» definiert, an denen sich die Darstellung des Vokalsystems einer konkreten Sprache, z. B. des Deutschen, orientiert. Entsprechend der Zungenstellung können diese Kardinalvokale in Form des «*Vokalviereckes*» dargestellt werden (Abb. 1.15). Nach dem Grad der Zungenhebung werden hohe, mittlere und tiefe Vokale unterschieden, nach dem Ort der Zungenwölbung Vorder- und Hinterzungenvokale, nach der Lippenstellung gerundete und ungerundete Vokale. Das Beschreibungskriterium offen vs. geschlossen korreliert im Deutschen mit Kürze bzw. Länge des Vokals. Das /i/ im Wort «bieten» z. B. wäre demnach als geschlossener, ungerundeter, vorderer Hochzungenvokal zu beschreiben.

Vokale haben *silbenbildende* Funktion und tragen *prosodische Merkmale* wie melodischen oder dynamischen Akzent (suprasegmentale Merkmale).

Werden durch eine Gleitbewegung der Zunge innerhalb einer Silbe zwei Vokale miteinander verbunden, so spricht man von einem Diphthong (z. B. /ei/ im Wort «zwei»).

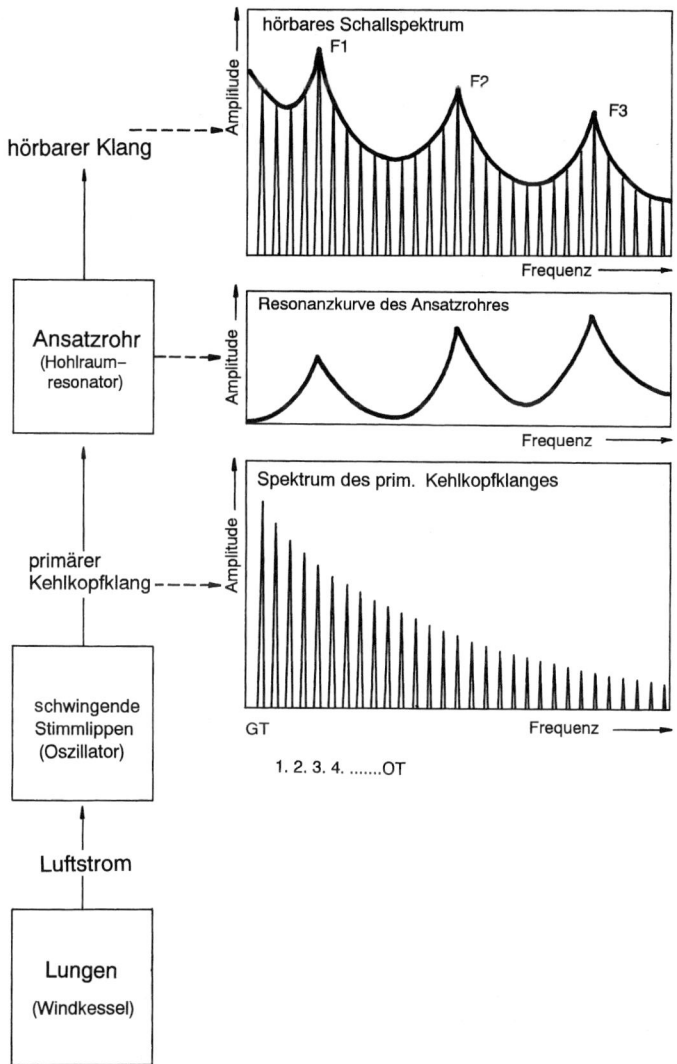

**Abbildung 1.14:** Akustische Funktionen und Eigenschaften des Stimmapparates. Der Ausatemstrom bringt die Stimmlippen zum Schwingen. Der dabei entstehende primäre Kehlkopfklang besteht aus einem Grundton (GT) und einer Reihe von Obertönen (1., 2., 3. etc. OT), deren Amplituden gleichmäßig mit der Frequenz abnehmen. Wandert diese Schallwelle durch das Ansatzohr, werden die Teiltöne (Grundton und Obertöne) entsprechend der Resonanzkurve des Ansatzrohres verstärkt bzw. abgeschwächt. Es entsteht ein «hügeliges» Vokalspektrum mit Teiltonmaxima (Formanten) und Teiltonminima. Die Formanten werden in der Reihenfolge ihres Auftretens als 1., 2., 3. etc. Formant (F1, F2, F3 usw.) bezeichnet. Die Lage der ersten beiden Formantfrequenzen ist für jeden Vokal charakteristisch und ermöglicht die Vokalerkennung (nach Sundberg 1988, modifiziert).

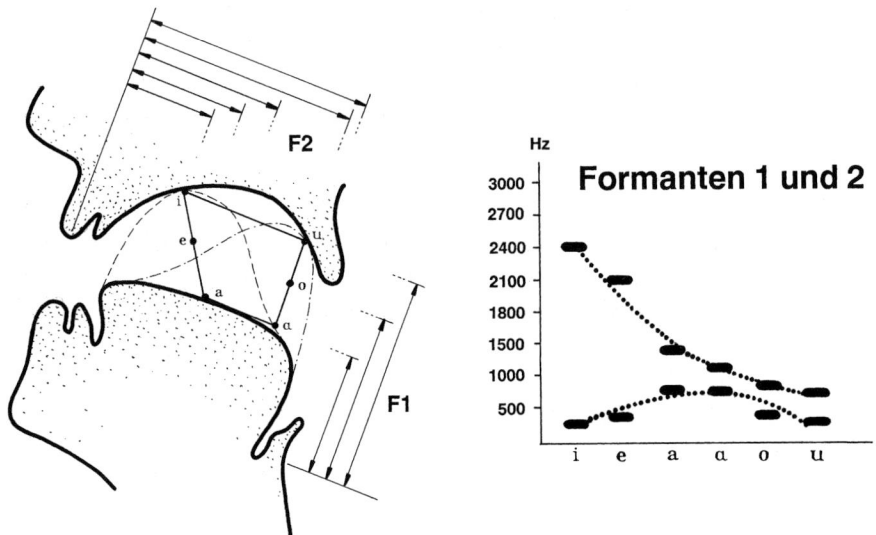

**Abbildung 1.15:** Vokalviereck. Projektion der Kardinalvokale in den Mundraum mit entsprechenden Zungenstellungen sowie zugehörigen 1. und 2. Formanten. Zusammenhang zwischen Zungenstellung und Resonanzfrequenzen.

## 1.7.4 Geräuschquellen und Konsonantenentstehung

> Das *konsonantische* Artikulationsprinzip besteht in der Bildung von Hemmstellen für den Luftstrom an verschiedenen Stellen des Ansatzrohres.

Die artikulatorische Beschreibung von Konsonanten erfolgt in einem zweidimensionalen Schema nach Art und Ort dieser Luftstrombehinderung (**Abb. 1.16**). So werden nach der *Artikulationsart* eine mediale oder laterale Engebildung (Approximanten, Frikative), eine vollständige Verschlussbildung (Plosive), eine Umlenkung des Luftstromes in den Nasenraum (Nasale) sowie ein intermittierender Verschluss (Vibranten) unterschieden.

Als *Artikulationsort* wird die Stelle beschrieben, an der durch einen beweglichen Artikulator (wie Lippen oder Zunge) und einen relativ unbeweglichen Artikulator (wie Zähne, Gaumen oder Rachen) die Hemmstelle gebildet wird. Wird der Luftstrom z. B. durch die beiden Lippen behindert (wie in den Phonemen /p/, /b/, /m/), so spricht man von einem bilabialen Laut, bilden Unterlippe und obere Schneidezähne eine Hemmstelle (wie in /f/), resultiert ein labiodentaler Laut usw. Für klinisch-praktische Zwecke werden dabei häufig mehrere Artikulationsorte zu *Artikulationszonen* zusammengefasst.

Akustisch gesehen werden an diesen Hemmstellen Luftturbulenzen und damit *Geräusche* erzeugt. Je nach Glottiskonfiguration kann zusätzlich der primäre Glottisklang vorhanden sein; man spricht in diesem Fall von *stimmhaften* Konsonanten. Fehlt hingegen eine Stimmtonbeteiligung bzw. Klangbeimischung, bezeichnet man den Laut als *stimmlos*. Das /m/ im Wort «Stimme» z. B. wäre somit als bilabialer, stimmhafter Nasal zu beschreiben.

Der Übergang von Vokalen zu Konsonanten ist fließend. Es gibt Laute, die artikulatorisch-akustisch eher den Vokalen zuzuordnen sind, aber nicht als Silbenträger auftreten können und daher funktionell betrachtet konsonantisch sind (z. B. /j/). Umgekehrt gibt es jedoch auch Konsonanten, die silbenbildend wirken können und damit funktionell vokalisch sind (/m/, /n/, /l/, /r/). Diese Zwischenformen werden als *Sonoranten* bezeichnet.

Eine Konsonantenverbindung aus einem stimmlosen Verschlusslaut und einer nachfolgenden Engbildung an derselben Artikulationsstelle wird als *Affrikate* bezeichnet (z. B. /ts/, /tsch/, /pf/). Anhand dieser Konsonantencluster wird die teil-

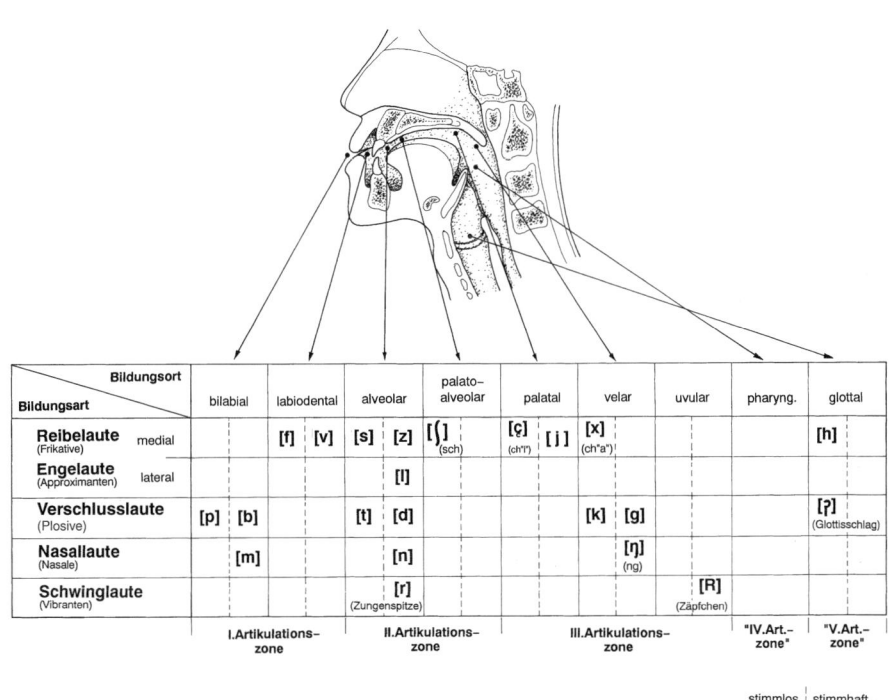

**Abbildung 1.16:** Einteilung der Konsonanten (stimmlos/stimmhaft) nach Bildungsort (Artikulationszonen) und Bildungsart.

weise Inkonsequenz der Orthographie deutlich: Während die Lautverbindung /ts/ im Wort «Zunge» mit einem einzigen Zeichen wiedergegeben wird, sind es im Wort «Katze» zwei; im Wort «Kutsche» werden die zwei Laute sogar durch vier Zeichen wiedergegeben (vgl. Tab. 1.2, S. 49).

### 1.7.5 Phonatorische Funktion

Neben der artikulatorischen Funktion beeinflusst das Ansatzrohr durch resonatorische Überformung des Kehlkopfklanges den individuellen Klangcharakter der Stimme. Eine besondere Funktion ist die Bildung des sog. *Sängerformanten*. Es handelt sich dabei um ein Energiemaximum im 3000-Hertz-Bereich, das durch spezielle Gesangstechnik – charakterisiert durch ein Absenken des Kehlkopfes und Weitung des Rachenraumes (sog. gedecktes Singen) – entsteht. Der Sängerformant entspricht einer verbesserten Tragfähigkeit der Stimme und stellt ein Qualitätsmerkmal der ausgebildeten Gesangsstimme dar (vgl. Kap. 1.9.9).

# 1.8 Zentrale Steuerung (phonatorisches Kontrollsystem)

Erst durch einen sekundären, phylogenetisch spät erworbenen Regelmechanismus höherer Ordnung, dem sog. phonatorischen Kontrollsystem, werden die zahlreichen Muskelgruppen mit ursprünglich ganz anderen und unterschiedlichen physiologischen Aufgaben (Nahrungsaufnahme und Schutzreflexe) zu einer neuen Funktionseinheit koordiniert. Dieses phonatorische Kontrollsystem besteht aus der *audio-phonatorischen* und der *neuro-muskulären* Phonationskontrolle.

Die Darstellung des *Hör-Sprach-Kreises* in Abbildung 1.1 (S. 26) zeigt die beiden Teile des phonatorischen Kontrollsystems in der Übersicht. So entspricht der «impressive Schenkel» dem audio-phonatorischen Kontrollsystem, das neuro-muskuläre Kontrollsystem besteht aus Rückmeldungen und Regelkreisen innerhalb des motorischen Systems dem «expressiven Schenkel» entsprechend.

### 1.8.1 Audio-phonatorische Kontrolle

Das führende Kontrollsystem für jede stimmliche und sprachliche Lautäußerung ist die *auditive Rückkoppelung*. Eine Gehörlosigkeit schließt jede Sprachentwicklung ohne fremde Hilfe aus. Auch nach abgeschlossener Sprachentwicklung führt eine Ausschaltung oder Beeinträchtigung der audio-phonatorischen Kontrolle zu Ungenauigkeiten der Stimmgebung und Artikulation (typische Sprache der Spätertaubten). Bei Beeinträchtigung der auditiven Rückkoppelung durch (Umwelt-) Geräusche (sog. Vertäubung) kommt es zu einer reflektorischen Lautstärkesteigerung (Lombard-Reflex) sowie meist zu einer Tonhöhensteigerung. Dies gilt als wichtiger Mechanismus bei der Entstehung von funktionellen Stimmstörungen, besonders bei Personen, die ihre stimmliche Leistung im Umgebungslärm erbringen müssen (vgl. Kap. 4.2.3).

## 1.8.2 Neuro-muskuläre Kontrolle

Das audio-phonatorische Kontrollsystem ist für die bei der Stimmproduktion notwendigen, sehr raschen Regelungs- und Anpassungsvorgänge der muskulären Aktivitäten zu träge. Besonders am Beginn eines Wortes (Stimmeinsatz) ist noch kein hörbarer Ton vorhanden, der kontrolliert werden könnte. Für diese raschen Regulationsvorgänge sind *neuro-muskuläre Reflexbögen* verantwortlich. Sie ermöglichen auch nach dem Ausfall des audio-phonatorischen Kontrollsystems eine für die Kommunikation ausreichende Genauigkeit der Sprachlautbildung und sind darüber hinaus in hohem Maße für die hochdifferenzierten sängerischen Leistungen verantwortlich.

## 1.8.3 Bedeutung des phonatorischen Kontrollsystems für die Entstehung von Stimmstörungen

Das phonatorische Kontrollsystem wird erst nach der Geburt mit dem Erlernen der Sprachlautbildung voll entwickelt. Seine Funktionsfähigkeit ist nicht nur von der individuellen Veranlagung, sondern auch von Ausbildung und Training im Kindes- und Jugendalter abhängig. Unter diesem Aspekt kann eine «Unmusikalität» als Minderentwicklung des Kontrollsystems aufgefasst werden. Man unterscheidet zwischen einer *akustisch-rezeptiven* und einer *motorisch-expressiven* Minderbegabung. Im ersten Fall besteht ein herabgesetztes auditives Diskriminationsvermögen (mit sekundärer Unterentwicklung des neuro-muskulären Kontrollvermögens), im zweiten eine primär mangelhafte neuro-muskuläre Koordinationsfähigkeit trotz normaler auditiver Perzeption. In beiden Fällen sind fehlerhafte phonatorische Bewegungsabläufe zu erwarten. Dies bedingt eine geringere Belastbarkeit und Leistungsfähigkeit der Stimme und ist für die Entstehung von Funktionsstörungen der Stimme mitverantwortlich (vgl. Kap. 3, Abb. 3.1).

# 1.9 Merkmale und Leistungen der Stimme

## 1.9.1 Tonhöhe, mittlere Sprechstimmlage und Tonhöhen-(Stimm-)Umfang (Abb. 1.17)

Während des normalen Sprechens bewegt sich die Stimmtonhöhe entsprechend der natürlichen *Sprechmelodie (melodischer Akzent)* um ca. eine Oktave auf und ab. Der mittlere Wert, um den diese Tonhöhenschwankungen erfolgen, heißt *mittlere Sprechstimmlage*. Ein größeres Abweichen der mittleren Sprechstimmlage – vor allem nach oben – sowie eine eingeschränkte Sprechmelodie sind Folge einer erhöhten Muskelspannung im Kehlkopf und damit Ausdruck einer unökonomischen Stimmgebung. Die mittlere Sprechstimmlage liegt beim Mann im Normalfall etwa zwischen 100 Hz und 150 Hz (entsprechend G = 98 Hz bis c = 131 Hz) und bei der Frau eine Oktave höher, etwa zwischen 200 Hz und 250 Hz (entsprechend g = 196 Hz bis $c_1$ = 262 Hz).

Der *Tonhöhen-(Stimm-)Umfang* umfasst den Bereich vom tiefst- bis zum höchstmöglichen Ton (physiologischer Stimmumfang) bzw. vom tiefsten bis zum höchsten Gesangston (musikalischer Stimmumfang). Er variiert mit dem Alter und der stimmlichen Übung. Im Normalfall beträgt er 18 bis 36 HT (1,5 – 3 Oktaven) (Abb. 1.17, vgl. Kap. 2.4.1).

## 1.9.2 Stimmstärke und Lautstärkenumfang (Stimmdynamik)

Eine gesunde und leistungsfähige Stimme muss in der *Lautstärke* steigerungsfähig sein. Das Maß der Steigerungsfähigkeit erlaubt Rückschlüsse auf das stimmliche Leistungsvermögen. Ebenso wie die Tonhöhe schwankt die Stimmlautstärke beim Sprechen entsprechend dem dynamischen Akzent. Die leisestmögliche Stimmproduktion (30 cm Mund-Mikrophon-Abstand) beträgt ca. 50 dB (A). Der maximale Schalldruckpegel liegt bei 100 bis 110 dB (A) (Abb. 1.17, vgl. Kap. 2.4.2).

## 1.9.3 Stimmklang

Der Stimmklang ist abhängig von Anzahl und Stärke der im Klangspektrum enthaltenen Obertöne. Diese werden durch den Schwingungsvorgang der Stimmlippen sowie durch Resonanzerscheinungen im Ansatzrohr beeinflusst. Für pathologische Stimmklänge (d. h. Geräuschanteile im Stimmklang) wird der Oberbegriff *Heiserkeit* verwendet.

# STIMMUMFÄNGE UND MITTLERE SPRECHSTIMMLAGE

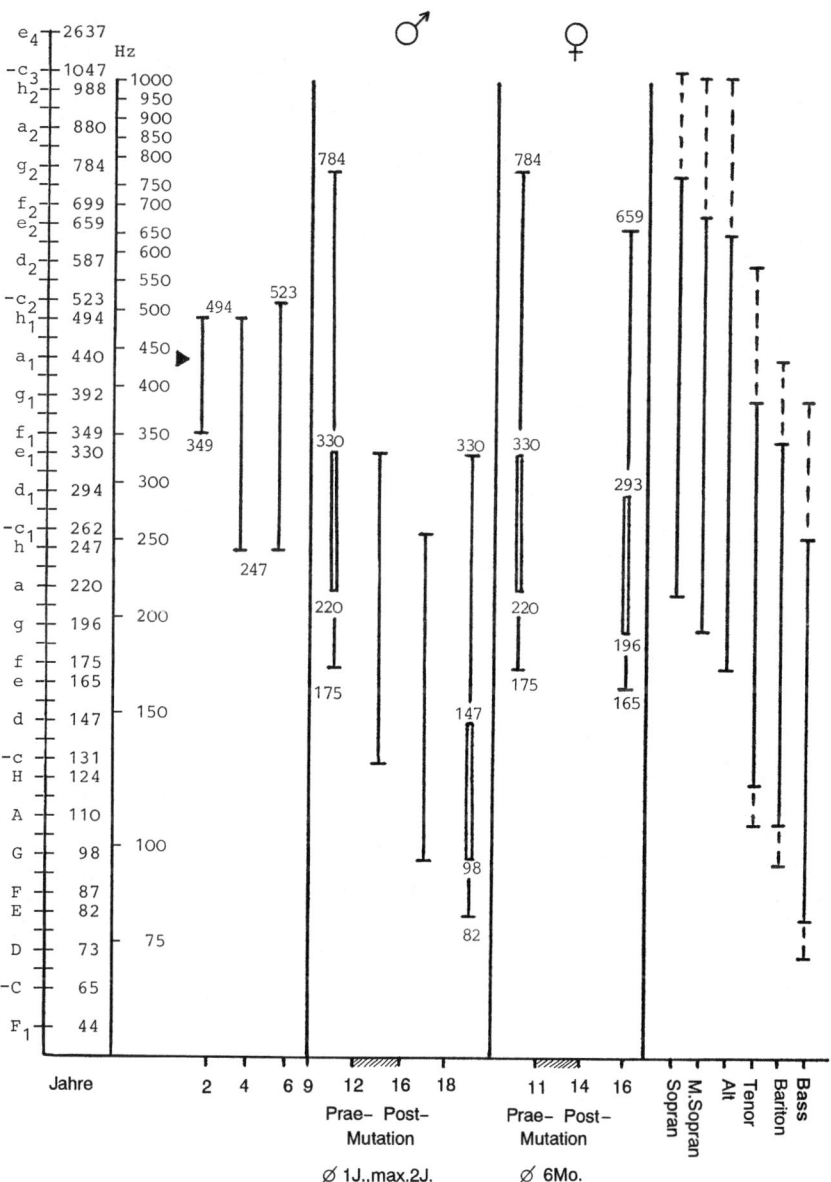

**Abbildung 1.17:** Stimmumfänge und mittlere Sprechstimmlage (Doppellinie) bei Kindern, Frauen und Männern in den verschiedenen Lebensaltern. Physikalische und musikalische Tonhöhennotation.

## 1.9.4 Stimmeinsatz

Man bezeichnet damit den akustischen Effekt, der sich aus der Stimmlippeneinstellung zu Beginn der Phonation ergibt. Der Phonationsbeginn ist eine kritische Phase, da er durch das Fehlen der auditiven Rückkoppelung allein vom *neuromuskulären Kontrollsystem* kontrolliert wird.

Man unterscheidet drei Arten:

● Beim ge- oder verhauchten Stimmeinsatz beginnt die Luftströmung bereits vor dem Glottisschluss, es entsteht ein /h/-artiges Geräusch (typisch für hypofunktionelle Dysphonie, vgl. Kap. 3).

● Der weiche (feste) Stimmeinsatz ist physiologisch. Ausatmung und Glottisschluss sind exakt koordiniert. Die Stimmlippen liegen bei Phonationsbeginn locker aneinander und beginnen ohne hörbare Geräuschphänomene zu schwingen.

● Beim harten Stimmeinsatz (sog. Glottisschlag) wird die fest verschlossene Glottis mit Überdruck gesprengt, es entsteht ein hartes Geräusch (typisch für hyperfunktionelle Dysphonie, Kommandostimme, vgl. Kap. 3).

## 1.9.5 Tonhaltedauer

Man bezeichnet damit die Zeit, in der ein Vokal nach maximaler Einatmung ausgehalten werden kann. Die Tonhaltedauer ist abhängig vom verfügbaren Luftvolumen und seiner dosierten Freigabe durch die Glottis. Üblicherweise beträgt sie etwa 20 Sekunden. Werte unter 10 Sekunden sind pathologisch.

## 1.9.6 Stimmgattungen und Stimmtypen

Bei Männern: Bass, Bariton, Tenor
Frauen: Alt, Mezzosopran, Sopran

Die Zuordnung erfolgt nach gesangspädagogischen (Stimmumfang, Klangfarbe, mittlere Sprechstimmlage) und phoniatrischen Kriterien.

Bühnensolisten werden zusätzlich nach *Stimmtypen* eingeteilt. Der Stimmtyp hängt nur bedingt mit der Stimmgattung zusammen und berücksichtigt neben stimmlichen Merkmalen auch Charakteristika der physischen und psychischen gesamtkörperlichen Struktur (Tab. 1.3).

Tabelle 1.3: Stimmgattungen und Stimmtypen (nach Seidner und Wendler 1982).

| Stimmgattungen | Stimmtypen |
|---|---|
| Sopran: | Soubrette, lyrischer Sopran, jugendlich-dramatischer Sopran, Zwischenfach, hochdramatischer Sopran, Koloratursopran, dramatischer Koloratursopran. |
| Alt: | Spielalt, dramatischer Alt. |
| Tenor: | Tenorbuffo, lyrischer Tenor, jugendlicher Heldentenor, Zwischenfach, schwerer Heldentenor. |
| Bariton: | lyrischer Bariton, Charakterbariton, Zwischenfach, Heldenbariton. |
| Bass: | Bassbuffo, seriöser Bass, Spielbass, Charakterbass. |

## 1.9.7 Stimmregister

Unter Register versteht man eine Reihe von aufeinanderfolgenden, gleichartig gebildeten und klingenden Tönen. Man unterscheidet ein *tiefes Register* (Brustregister) und ein *hohes Register* (Kopfregister). Bei Männern schließt unterhalb des Brustregisters das *Kehl-* oder *Strohbassregister*, oberhalb des Kopfregisters das *Falsett* an. Frauen (Koloratursoprane) und Kinder verwenden bei extrem hohen Tönen das *Flageolett-* oder *Pfeifregister*.

## 1.9.8 Vibrato

Dem Vibrato liegen 5- bis 7-mal pro Sekunde auftretende diskrete Schwankungen von Tonhöhe, Lautstärke und Klangfarbe der Stimme zugrunde. Es wirkt ästhetisch angenehm und ist ein Qualitätsmerkmal der ausgebildeten Stimme.

## 1.9.9 Tragfähigkeit

Man versteht darunter die *Durchdringungsfähigkeit* der Stimme im Störlärm. Die Tragfähigkeit ist ein wesentliches Qualitätsmerkmal und bestimmt die stimmliche Effizienz der Stimmproduktion. Akustisch liegt ihr eine Energieanreicherung im 3-kHz-Bereich, hervorgerufen durch *resonatorische* Verstärkung im Ansatzrohr, zugrunde (vgl. Kap. 1.7.5).

# 1.10 Besondere Stimmformen

## 1.10.1 Flüsterstimme

Die Flüsterstimme hat *Geräuschcharakter* und entsteht beim unmodulierten Entweichen der Atemluft durch eine unvollständig geschlossene Stimmritze. Durch Turbulenzbildung entsteht ein breitbandiges Geräusch, mit dem das Ansatzrohr angeblasen wird. Anstelle der resonatorischen Verstärkung von Teiltönen – wie bei der normalen Vokalbildung – tritt eine Verstärkung von Geräuschbändern entsprechend den Formantregionen. Da die Vokalerkennung rein von der Frequenzlage der Formanten und nicht von der Art oder Qualität der anregenden Schallquelle abhängig ist, ist auch eine geflüsterte Stimme – obwohl ihr jegliche Klangstruktur fehlt – verständlich. Beim willentlichen Flüstern bleibt der hintere Anteil der Stimmritze dreieckförmig – als sog. *Flüsterdreieck* – offen, sodass die Stimmritze dabei eine umgekehrte Y-Form zeigt. Flüstern wird häufig mit einer besonders schonenden Art der Stimmgebung in Zusammenhang gebracht, ist jedoch unphysiologisch und mit hohen Strömungsraten im Kehlkopf verbunden. Flüstern bedeutet somit keine Stimmschonung, sondern wirkt – über längere Zeit verwendet – *belastend* und *stimmschädigend* und sollte daher vermieden werden (vgl. Kap. 4).

## 1.10.2 Taschenfaltenstimme

Die Taschenfalten sind Teil des Verschlussmechanismus des Kehlkopfes und normalerweise für die Stimmgebung bedeutungslos. Kommt es durch funktionelle oder organische Ursachen zu einem Kontakt der Taschenfalten in der Medianlinie, beginnen sie – ähnlich den Stimmlippen – im Ausatmungsstrom zu schwingen. Die Taschenfalten sind in ihrem Aufbau aber undifferenziert und massereicher als die Stimmlippen. Die Taschenfaltenstimme klingt daher rauh, gepresst, ist tiefer als die normale Stimme und kaum modulationsfähig (vgl. Kap. 3.2.5).

## 1.10.3 Bauchrednerstimme

Im Gegensatz zur Namengebung wird die Stimme auf physiologische Weise gebildet, es wird jedoch die Einstellung des Vokaltraktes besonders verändert. Die Zunge wird rückverlagert und der Kehlrachen eingeschnürt, sodass sich der Resonanzraum stark verengt. Die Stimmlippen sind stark gespannt und schwingen nur mit den Rändern. Dadurch entsteht eine dünne, obertonarme Stimme, mit angehobener Frequenzlage. Entscheidend für den Effekt des Bauchredens sind fehlende oder nur minimal sichtbare Mundbewegungen. Dies führt zu charakteristischen Veränderungen in der Lautbildung. Da Lippenlaute nicht mehr an normaler Stelle gebildet werden können, müssen diese Artikulationsstellen weiter nach hinten in den Mundraum verlagert werden, wo sie nicht sichtbar sind. Diese Variationen des Sprechapparats können die Stimme derart verändern, dass man sie nicht mehr mit der sprechenden Person identifiziert, sondern auf eine andere Gestalt, z. B. eine Puppe in der Hand des Bauchredners, projiziert. Tonbandaufnahmen von Bauchrednern zeigen auch, dass vor allem der optische Eindruck und die schauspielerische Leistung sehr viel zum verblüffenden Effekt des Bauchredens beitragen.

### 1.10.4 Jodelstimme

Das Jodeln ergibt sich durch das schnelle und wiederholte Umschlagen zwischen Bruststimme und höherem Register. Bei der Naturstimme erfolgt ein plötzlicher Überschlag von der Bruststimme in das Falsett, verbunden mit einer raschen Verengung des Kehlraums. Brust- und Falsettregister werden völlig isoliert eingesetzt. Ausgebildete Sänger schlagen nicht in das Falsett über, sondern setzen vorher ab, wobei das Ansatzrohr stets weit gestellt bleibt. Jodeln ist ursprünglich – nicht nur im Alpenraum – als Verständigungsmittel zwischen räumlich getrennten und isolierten Orten entstanden, hat sich im Laufe der Zeit aber auch zu einer Kunstform entwickelt.

### 1.10.5 Ösophagusstimme

Nach Kehlkopfentfernung kommt es vorerst zu einem völligen Stimmverlust. Der Kehlkopflose kann jedoch unter logopädischer Anleitung erlernen, Luft in die Speiseröhre einzubringen und diese dann dosiert in einer Art «Aufstoßen» bzw. «Rülpsen» wieder abzugeben. Am Ösophaguseingang bildet sich eine Engstelle (*Pseudoglottis*), an der durch Anblasen Schwingungen entstehen. Da das Ansatzrohr mit all seinen resonatorischen und artikulatorischen Funktionen erhalten ist, kann dieser Klang – wie bei der normaler Stimmbildung – im Ansatzrohr die Modifizierung zum Sprachlaut erfahren. Die Speiseröhrenstimme ist rauh und tiefer als die normale Stimme, ihr Umfang ist klein, sie ist jedoch ausreichend für eine normale lautsprachliche Kommunikation des Kehlkopflosen (vgl. Kap. 3.1.4).

### 1.10.6 Obertonsingen

Obertonsingen ist im fernöstlichen kultisch-religiösen Bereich entstanden, so etwa in China, in der Mongolei oder in Japan. Daneben tauchen Formen des Obertonsingens auch in der Volksmusik der südamerikanischen Inkas oder der Pygmäen auf. Obertonsingen bedeutet, dass von einem einzigen Sänger oder einer einzelnen Sängerin mindestens zwei akustisch deutlich unterscheidbare Töne gleichzeitig erzeugt werden. Der Eindruck von zwei und mehr gleichzeitigen Tönen wird dadurch erzielt, dass bestimmte, mit dem Grundton gleichzeitig entstandene Obertöne im besonderen Maße verstärkt werden. Durch eine spezielle Gesangstechnik gelingt es dem Obertonsänger, den Resonanzbereich des Ansatzrohres so zu verschmälern, dass es zu einer Verstärkung eines einzigen, dieser Frequenz entsprechenden Obertons kommt, der dann als eigener Ton hörbar wird.

### 1.10.7 Kastratenstimme

Eine Kastration, d.h. die Entfernung der Keimdrüsen, vor dem Einsetzen der Pubertät verhindert beim Knaben das hormonell gesteuerte Kehlkopfwachstum und die Mutation. Während das übrige Körperwachstum ungehindert – oft sogar überschießend – erfolgt, bleiben der Kehlkopf und die Stimmlippen kindlich klein. Die Lunge hingegen und der Vokaltrakt entsprechen denen eines Mannes. Dies ergibt die Eigenschaften der Kastratenstimme, die sich von einer Knaben-, aber auch von einer Frauenstimme charakteristisch unterscheidet. Die Kastraten verfügten angeblich über eine extrem lange Tonhaltedauer (bis 60 Sek.), hatten einen Stimmumfang von über drei Oktaven und sollen – wenngleich die Meinungen hierzu geteilt sind – einen unvergleichlich schönen Stimmklang gehabt haben. Kastraten wurden anfangs in der Kirche eingesetzt, da hohe Stimmen nicht von Frauen besetzt werden durften. Der Kastratengesang erlebte seine Hochblüte während der Frühphase der italienischen Oper, im 17. und 18. Jahrhundert (vgl. Kap. 3.4).

### 1.10.8 Pfeifen

Das schwingende Element beim Pfeifen ist der durch die Lippen strömende Luftstrom, der dabei rhythmische Turbulenzen erzeugt. Durch die Koppelung mit dem Ansatzrohr als Resonanzraum werden die den Eigenfrequenzen des Resonanzraums entsprechenden Frequenzen (Formantfrequenzen) verstärkt. Nur Töne dieser Frequenzen werden wahrgenommen. Während bei der normalen Lautbildung die Frequenz der schwingenden Stimmlippen die Höhe des Tons bestimmt, ist es beim Pfeifen die Frequenz der Formanten. Im Gegensatz zur normalen Stimmbildung kann beim Pfeifen die Tonhöhe durch Artikulationsbewegungen variiert werden. Die Grundfrequenz des Pfeiftons ist vorwiegend durch den zweiten, manchmal auch durch den dritten Formanten bestimmt. Es gibt daher Spezialisten, die zweistimmig pfeifen können, wobei zweiter und dritter Formant gleichzeitig die entsprechenden Teiltöne des zugrunde liegenden Öffnungstones verstärken. Auf der Kanareninsel Gomera hat sich eine eigene Pfeifsprache – *Silbo Gomero* – entwickelt. Der Ursprung des Silbo Gomero ist ähnlich dem des Jodelns, da die normale lautsprachliche Kommunikation zwischen den Bewohnern der Insel auf Grund der gebirgigen Topographie zu mühsam war.

# Literatur

Baer, T., Sasaki, C., Harris, K.: Laryngeal Function in Phonation and Respiration. Singular Publishing Group, San Diego, 1991.

Barth, V.: Die Singstimme – Physiologische Grundlagen. Untersuchungsmöglichkeiten und häufige Erkrankungen. In: Ganz, H., Schätzle, W. (Hrsg) HNO Praxis Heute, 133 – 156. Springer Verlag, Berlin, 1994.

Berg, J.W. van den: Direct and indirect determination of the mean subglottic pressure. Folia Phoniatrica, 8, 1956.

Berg, J.W. van den: Myoelastic Aerodynamic Theory of Voice Production. J. Speech Hear. Res., 1, 227, 1958.

Böhme, G., Hecker, G.: Gerontologische Untersuchungen über Stimmumfang und Sprechstimmlage. Folia Phoniatrica, 22, 176 – 184, 1970.

Broyles, E.N.: The Anterior Commissure Tendon. Ann. Otol., 52, 342 – 345, 1943.

Bunch, M.: Dynamics of the singing voice. 3rd ed., Springer, Wien, New York, 1995.

Busuttil, A., Davis, B.C., Maran, A.G.D.: The Soft Tissue–Cartilage Relationship in the Laryngeal Glottis. The Journal of Laryngology and Otology, 95, 385 – 391, 1981.

Calvert, D.R.: Descriptive Phonetics. Thieme, Stuttgart, 1980.

Chomsky, N.: Aspects of the Theory of Syntax. MIT Press, Cambridge, 1965.

Cooper, D.S.: The Laryngeal Mucosa in Voice Production. Ear-Nose-Throat, 67, 332 – 352, 1988.

Creutzfeldt, O.D.: Cortex Cerebri – Leistung, strukturelle und funktionelle Organisation der Hirnrinde. Springer, Berlin, Heidelberg, New York, Tokyo, 1983.

Crystal, D.: Clinical Linguistics. Springer, Wien, 1981.

Crystal, R.G., West, J.B.: The Lung, Scientific Foundations. Raven Press, New York, 1991.

Daniloff, R., Schuckers, G., Feth, L.: The Physiology of Speech and Hearing. Prentice-Hall, Englewood Cliffs, 1980.

Davis, D.J., Fletcher, N.H.: Vocal Fold Physiology – Controlling Complexity and Chaos. Singular Publishing Group, San Diego, London, 1996.

Dieroff, H.G., Siegert, C.: Tonhöhenverschiebung unter Lärmbelastung. Folia Phoniatrica, 18, 247 – 255, 1966.

Dunker, E.: Neue Ergebnisse der Kehlkopfphysiologie. Folia Phoniatrica, 21, 1969.

Ewald, R.: Die Physiologie des Kehlkopfes und der Luftröhre, Stimmbildung. In: Heymann, P. (Hrsg): Handbuch der Laryngologie und Rhinologie, Bd. 1, 55 – 133, Holder, Wien, 1898.

Fant, C.G.M.: Acoustic Theory of Speech Production. Mounton, Den Haag, 1960.

Feneis, H.: Anatomisches Bildwörterbuch der internationalen Nomenklatur. 7. Aufl., Thieme, Stuttgart, New York, 1993.

Fink, B.R., Demarest, R.: Laryngeal Biomechanics. Harvard Univ. Press, London, 1978.

Fink, B.R.: The Human Larynx. Raven Press, New York, 1975.

Flanagan, J.L., Ishizaka K.: Computer model to characterize the air volume displaced by the vibrating vocal cords. J. Acoust. Soc. Amer., 63, 1559 – 1565, 1978.

Frank, F., Sparber, M.: Stimmumfänge bei Erwachsenen aus neuer Sicht. Folia Phoniatrica, 22, 403 – 412, 1970.

Frank, F., Sparber, M.: Stimmumfänge bei Kindern aus neuer Sicht. Folia Phoniatrica, 22, 397 – 402, 1970.

Fried, M.P.: The Larynx: A Multidisciplinary Approach. 2nd ed., Mosby, St. Louis, 1996.

Friedrich, G.: Die Stimme und ihre Wirkungen. Mit Sprache – Fachzeitschrift für Sprachheilpädagogik, 21 – 36, 2/2002.

Friedrich, G., Kainz, J., Freidl, W.: Zur funktionellen Struktur der menschlichen Stimmlippe. Laryngo. Rhinol. Otologie, 72, 215 – 224, 1993.

Friedrich, G., Kainz, J.: Morphometrie des Kehlkopfes an Horizontalschnitten. Laryngo. Rhinol. Otologie, 67, 269 – 274, 1988.

Friedrich, G., Lichtenegger, R.: Surgical Anatomy of the Larynx. Journal of Voice, 11, 3, 345 – 355, 1997.

Fritzell, B.: The velopharyngeal muscles in speech. Acta Oto-Laryngol., Suppl. 250, 1969.

Fujimura, O., Hirano, M.: Vocal Fold Physiology – Voice Quality Control. Singular Publishing, San Diego, 1995.

Fujimura, O.: Vocal Fold Physiology. Vol. 2, Raven Press, New York, 1988.

Fujimura, O.: Voice Production, Mechanisms and Functions. Raven Press, New York, 1988.

Gauffin, J., Hammarberg, B.: Vocal Fold Physiology – Acoustic, Perceptual, Physiological Aspects of Voice Mechanismen. Singular Publishing Group, San Diego, 1991.

Gundermann, H.: Phänomen Stimme. Ernst Reinhardt Verlag, München, Basel, 1994.

Haase, G.: Physik für Mediziner – Physikalische Grundlagen. Akadem. Verlagsges., Wiesbaden, 1979.

Haeflinger, E.: Die Singstimme. Hallwag Verlag, Bern, Stuttgart, 1983.

Handerer, H., Schönherr, C.: Körpersprache und Stimme. R. Oldenbourg Verlag, München, 1994.

Hiramoto, M.: Functional anatomy of the larynx. In: Isshiki N.: Phonosurgery. Springer, Tokio, 1989.

Hirano, M., Kikita, Y., Ohhmaru, K., Kurita, S.: Structure and mechanical properties of the vocal fold. Speech Lang., 7, 271 – 297, 1982.

Hirano, M., Kiyokawa, K., Kurita, S., Sato, K.: Posterior Glottis. Morphological Study in Excised Human Larynges. Ann. Otol. Rhinol. Laryngol., 95, 576 – 581, 1986.

Hirano, M., Kurita, S., Nakashima, T.: The structure of the vocal folds. In: Stevens, K.N., Hirano, M. (Hrsg.): Vocal Fold Physiology. University of Tokyo Press, Tokyo, 1981.

Hirano, M.: Morphological structure of the vocal cord as a vibrator and is variations. Folia Phoniatrica, 26, 89, 1974.

Hixon, T.J.: Respiratory Function in Speech and Song. Singular Publishing Group, San Diego, 1991.

Holmberg, E.B., Hillmann, R.E., Perkell, J.S.: Glottal airflow and transglottal air pressure measurements for male and female speakers in soft, normal and loud voice. J. Acoust. Soc. Amer., 84, 511 – 529, 1988.

Jürgens, U., Ploog, D.: Zur Evolution der Stimme. Arch. Psychiat. Nervenkr., 222, 117 – 137, 1976.

Kahane, J.C., Folkins, J.W.: Atlas of Speech and Hearing Anatomy. Bell & Howell, Columbus, 1984.

Kahane, J.C.: A morphological study of the human prepubertal and pubertal larynx. Am. J. Anat. 151, 11 – 18, 1978.

Klingholz, F.: Die Akustik der gestörten Stimme. Thieme, Stuttgart, New York, 1986.

Krmpotic-Nemanic, J., Draf, W., Helms, J.: Chirurgische Anatomie des Kopf-Hals-Bereiches. Springer, Berlin, 1985.

Laitman, J.T.: Konnte unser Urahn sprechen? Bild der Wissenschaft, 5, 1987.

Lang, J., Fischer, K., Nachbaur, S.: Über Maße, Form und Formvarianten der Cartilagines thyreoidea et cricoidea. Gegenbaurs Morph. Jahrb. Leipzig, 130, 639 – 657, 1984.

Lang, J.: Larynx: Anatomie – Topographie. In: Naumann, H.H., Helms, J., Herberhold, C., Kastenbauer, E. (Hrsg.): Handbuch Oto-Rhino-Laryngologie in Klinik und Praxis. Bd. 3, Thieme, Stuttgart, New York, 1995.

Lanz, V.T., Wachsmuth, W.: Praktische Anatomie. Bd. 1, Springer, Berlin, 1955.

Lenneberg, E.H.: Biologische Grundlagen der Sprache. Suhrkamp, Frankfurt/Main, 1972.

Martens, C., Martens, P.: Phonetik der deutschen Sprache. Hueber, München, 1961.

Mathelitsch, L., Friedrich, G.: Die Stimme – Instrument für Sprache, Gesang und Gefühl. Springer, Berlin, 1995.

Mathelitsch, L., Friedrich, G.: Die Stimme, ÖBV&HPT, Wien, 2000

Maue, W.M., Dickson, D.R.: Cartilages and Ligaments of the Adult Human Larynx. Arch. Otolaryng. 94, 432 – 439, 1971.

Mayr, E.: Die Entwicklung von den ersten Lebensspuren bis zum Menschen. 7. Aufl., Spektrum der Wissenschaft, Heidelberg, 1988.

Meiteles, L.Z., Pi-Tang, L., Wenk, E.J.: An anatomic study of the external laryngeal framework with surgical implications. Otolaryngology – Head and Neck Surgery. 106, 3, 235 – 240, 1992.

Minnigerode, B.: Messungen über die Lage einiger auf den Schildknorpel projizierter Teile des Kehlkopfinneren. HNO, 5, 51 – 56, 1995.

Negus, V.E.: The Comparative Anatomy and Physiology of the Larynx. Hafner, New York, London, 1949.

Negus, V.E.: The Mechanism of the Larynx. Heinemann, London, 1929.

Neppert, J., Pétursson, M.: Elemente einer akustischen Phonetik. Helmut Buske Verlag, Hamburg, 1986.

Noe, H., Friedrich, G.: Obertongesang in Europa. Spektralanalytische Befunde und stimmbildnerische Aspekte. In: Majer, E.H., Zrunek, M. (Hrsg): Die Oto-Rhino-Laryngologie in Kooperation mit Nachbardisziplinen. Facultas, 1987.

Ojemann, G.A., Creutzfeldt, O., Lettich, E.: Neuronal activity in human lateral temporal cortex related to short-term verbal memory, naming and reading. Brain, 111, 1383 – 1403, 1988.

Orlikoff, R.F.: Anatomy and physiology of respiration. Current Opinion in Otolaryngology. Head and Neck Surgery, 2, 220 – 225, 1994.

Paulsen, K.: Das Prinzip der Stimmbildung in der Wirbeltierreihe und beim Menschen. Akadem. Verlagsges., Frankfurt/Main, 1967.

Perkins, W.H., Kent, R.D.: Textbook of Functional Anatomy of Speech, Language and Hearing. Taylor & Francis, 1986.

Pernkopf, E.: Der Hals: Topographische Anatomie des Menschen. Bd. 3, Urban und Schwarzenberg, München, 1952.

Pfau, W.: Klassifizierung der menschlichen Stimme. Barth, Leipzig, 1973.

Pierce, J.R.: Klang. Spektrum der Wissenschaft, Heidelberg, 1985.

Pompino-Marschall, B.: Einführung in die Phonetik. de Gruyter, Berlin, New York, 1995.

Roederer, J.G.: Physikalische und psychoakustische Grundlagen der Musik. Springer, Berlin, Heidelberg, New York, 1977.

Rohen, J.W.: Funktionelle Anatomie des Nervensystems. Schattauer Verlag, Stuttgart, New York, 1985.

Rossing, T.D.: The Science of Sound. Addison-Wesley, Reading, 1983.

Schubinger, M.: Einführung in die Phonetik. de Gruyter, Berlin, New York, 1977.

Schultz-Coulon, H.J.: The neuromuscular phonatory control system and vocal function. Acta Oto-Laryngol., 86, 142 – 153, 1978.

Seidner, W., Wendler, J.: Die Sängerstimme. Henschel-Verlag, Berlin, 1982.

Sonninen, A.: Phoniatric viewpoints on hoarseness. Acta Oto-Laryngol., 263, 68, 1970.

Streit, B.: Evolution des Menschen. Spektrum der Wissenschaft, Heidelberg, 1995.

Sundberg, J.: Die Singstimme. Spektrum der Wissenschaft, Heidelberg, 1988.

Sundberg, J.: The Science of the Singing Voice. Northern Illinois Press, Illinois, 1987.

Tillmann, B., Paulsen, F.: Functional and Clinical Anatomy of the Anterior Commissure. In: Rudert, H., Werner, J.A. (Hrsg.): Lasers in Otorhinolaryngology and in Head and Neck Surgery. Adv. Otorhinolaryngol., 49, 201 – 206, 1995.

Titze, I.R., Scherer, R.C.: Vocal Fold Physiology. Vol. 1, Raven Press, New York, 1983.

Tucker, H.M.: The Larynx. Thieme, Stuttgart, New York, 1987.

Ulmer, W.T., Reichel, G., Nolte, D., Islam, M.S.: Die Lungenfunktion. Physiologie und Pathophysiologie. 5. Aufl., Thieme, Stuttgart, 1991.

Ungeheuer, G.: Elemente einer akustischen Theorie der Vokalartikulation. Springer, Berlin, 1962.

Waengler, H.-W.: Physiologische Phonetik. Elwert Verlag, Marburg, 1972.

Wilson-Pauwels, L., Akesson, E.J., Stewart, P.A.: Cranial Nerves – Anatomy and Clinical Comments. Becker, Toronto, Philadelphia, 1988.

Winkler, K.: Die Physik der Musikinstrumente. Spektrum der Wissenschaft, Heidelberg, 1988.

# 2. Stimmdiagnostik

## 2.1 Einleitung

Stimme ist mehr als das akustische Produkt der Kehlkopffunktion. Sie ist Grundlage der lautsprachlichen Kommunikation, eng mit der individuellen psychosozialen Situation verbunden und Ausdruck der Gesamtpersönlichkeit. Grundlage jeder Stimmdiagnostik muss daher eine ganzheitliche Betrachtungsweise sein, die alle organischen, funktionellen, psychologischen, verhaltensmäßigen und sozialen Gegebenheiten soweit als möglich mit einbezieht.

Aus diesen Gründen wurde seit den Anfängen der Phoniatrie eine große Anzahl verschiedener Untersuchungsverfahren zur Stimmfunktionsdiagnostik entwickelt, deren Zahl sich mit Verbreitung computergestützter Schallanalyseverfahren explosionsartig vermehrt hat. Trotzdem repräsentieren all diese Untersuchungen immer nur einen Ausschnitt des Phänomens «Stimme», die sich in ihrer Komplexheit einer vollständigen Beurteilung entzieht. Es ist Aufgabe des Phoniaters, die erhobenen Befunde in einer Zusammenschau kritisch zu werten und sie unter Berücksichtigung der subjektiven Empfindungen und Wertungen des Patienten zu einem Gesamtbild und einer Gesamtbeurteilung zusammenzufügen.

Bei Durchführung des *Stimmstatus* kann man neben der *Anamnese* einerseits die *Untersuchung und Beurteilung der Stimmorgane* und andererseits die *Untersuchung der Stimme* selbst unterscheiden. Voraussetzung für eine vollständige Diagnostik sind neben diesem eigentlich phoniatrisch-logopädischen Stimmstatus ein kompletter *HNO-Status* einschließlich *Audiogramm* sowie zahlreiche weitere individuell erforderliche Befunde (Tab. 2.1).

## 2.2 Phoniatrisch-logopädische Anamnese

Eine ausführliche, körperliche, seelische und soziale Aspekte umfassende Anamnese ist der erste und wichtigste Schritt jeder Stimmbeurteilung (Tab. 2.2). Wich-

**Tabelle 2.1:** Stimmdiagnostik – Übersicht (nach Friedrich, 1996)

| Allgemein | Spezifisch (Stimmstatus) |
|---|---|
| ● HNO-Status, Audiogramm (obligat)<br>● Laborparameter (Blutbild, Blutsenkung, Hormonstatus usw.)<br>● Histologie, Zytologie, Bakteriologie<br>● Röntgen-, Ultraschalluntersuchungen<br>● Internistischer, kinderärztlicher, neurologisch-psychiatrischer Fachbefund<br>● Psychologische Testung | ● Phoniatrisch-logopädische Anamnese<br>● Untersuchung und Beurteilung der Stimmorgane<br>  – Atmung<br>  – Kehlkopf<br>  – Ansatzrohr<br>● Untersuchung und Beurteilung des akustischen Produktes<br>  – Tonhöhe ⎫<br>  – Lautstärke ⎬ Stimmfeld<br>  – Stimmklang<br>● Patientenzentrierte Bewertungen («Quality of Life») |

**Tabelle 2.2:** Anamneseerhebung in der Stimmdiagnostik (nach Friedrich, 1996)

- Stimmstörungen in der Familie
- Frühere oder sonstige Erkrankungen bzw. Operationen (insbes. im HNO-Bereich)
- Einnahme von Medikamenten bzw. bisherige Therapie (insbes. Hormone, Antibiotika, Psychopharmaka, Inhalate)
- Rauchen, Trinken, Allergien
- Stimme vor der Erkrankung bzw. Stimme in der Kindheit
- Singen, Chor, Sprech-/Stimmerziehung
- männliche Patienten: Stimme im Stimmwechsel
- weibliche Patienten: Stimmveränderung in der Pubertät, Menstruation, Schwangerschaft, Klimakterium
- Stimmbelastung im Beruf, in der Freizeit
- Bedeutung der Stimme für den Beruf
- Rahmenbedingungen der (beruflichen) Stimmbelastung
- Zeitliche Entwicklung der Stimmbeschwerden
- Auslösende Bedingungen (Stimmbelastung, Urlaub, Beruf, Stress, Tagesverlauf)
- Art der Beschwerden: Leistungsdefizit (schwach, ermüdet rasch, versagt plötzlich); Qualität (heiser, kippt um, klingt fremd); Begleitsymptome (Globus-, Druckgefühl, Brennen, Schmerzen, Schluckbeschwerden, Räusperzwang, Trockenheit, Verschleimung)
- Subjektive Einstellung zur Stimme, Belastung durch die Stimmstörung
- Gravierende Lebensereignisse, psychosomatische Stressfaktoren

Tabelle 2.3: Differentialdiagnostische Hinweise entsprechend dem Auftreten und dem zeitlichen Verlauf der Stimmbeschwerden (nach Heinemann, 1995)

| | Auftreten | |
|---|---|---|
| **plötzlich** | **immer wieder** | **allmählich** |
| akute Entzündungen | rezidivierende Entzündungen | funktionell |
| Lähmungen | psychogen | subakute, chronische Entzündungen |
| Trauma | ponogen | organische und |
| psychogen | (Berufsdysphonie) | hormonelle Ursachen |
| | **seit** | |
| **Kindheit** | **Wochen, Monaten** | **vorgestern** |
| Fehlbildungen | chronische Entzündungen | akute Entzündungen |
| Asymmetrien | | Lähmungen |
| Sulcus glottidis | organische, hormonelle | Trauma |
| Knötchen | und funktionelle Ursachen | psychogen |

tige Hinweise ergibt vor allem der zeitliche Verlauf (Tab. 2.3), die Exploration, warum der Patient gerade jetzt zur Untersuchung kommt und welche Erwartungen und Wünsche er damit verbindet (Stimmstörung häufig als vorgeschobenes Symptom z. B. bei Karzinophobie usw.). Das anamnestische Gespräch ermöglicht es auch, Stimme, Atmung, Artikulation und Körperhaltung im spontanen Gebrauch zu beobachten.

# 2.3 Untersuchung und Beurteilung der Stimmorgane

## 2.3.1 Atmung

Zur Abklärung *organischer* Störungen kommen vor allem Auskultation und Perkussion der Lungen, Röntgenaufnahmen, Bestimmung der Blutgaswerte und endoskopische Untersuchungen der Atemwege zum Einsatz.

Für *phoniatrische* Fragestellungen eignen sich Funktionsuntersuchungen wie Spirometrie (Messung der Atemvolumina) und Plethysmographie (Messung der Gasvolumina und des Strömungswiderstandes im Atemsystem) (vgl. Kap. 1.2). Durch Messung des subglottischen Druckes gemeinsam mit dem phonatorischen Luftverbrauch und der Stimmintensität kann die *Effizienz der Stimmproduktion* bestimmt werden. Klinisch wichtig ist die visuelle und palpatorische Erfassung des *Atemtypus*. Diagnostische Bedeutung haben einseitige Atemformen, insbesondere die Betonung der Brustatmung (evtl. verbunden mit einer Klavikularatmung als sog. Hochatmung), eine erhöhte Atemfrequenz mit «Luftschnappen» (Schnappatmung) sowie das Verhältnis von Mund- zu Nasenatmung.

Die Messung der *Tonhaltedauer* erfolgt mit einer Stoppuhr in der mittleren Sprechstimmlage und bei mittlerer Lautstärke auf dem Vokal /a/. In das Untersuchungsergebnis fließen eine Vielzahl von Funktionen des Stimmapparates ein: das zur Verfügung stehende Luftvolumen (Vitalkapazität), Glottisfunktion (phonatorischer Luftverbrauch) sowie die Koordination des Stimmapparates insgesamt. Der Test ist sehr sensibel für alle Arten von Stimmstörungen, jedoch nicht spezifisch («Blutsenkung des Phoniaters»). Üblicherweise beträgt sie mehr als 15 Sekunden, Werte unter 10 Sekunden sind pathologisch. Die Vitalkapazität geteilt durch die Tonhaltedauer wird als Phonationsquotient bezeichnet (PQ = VK / THD; Norm ca. 0,2 l/s).).

## 2.3.2 Kehlkopf

Die Untersuchung des Kehlkopfes nimmt eine zentrale Stellung in der Stimmdiagnostik ein. Die *Palpation* ermöglicht die Erfassung von Kehlkopfanomalien, insbesondere Asymmetrien, und gibt einen Eindruck über die Kehlkopfbeweglichkeit. Genauere Aufschlüsse geben *bildgebende Verfahren*: Übersichtsröntgen des Kehlkopfes, Tomographie (Schichtaufnahmen), Computertomographie, Kernspintomographie, Laryngographie (Kontrastmittelaufnahmen), Ultraschalldarstellung.

Die *Kehlkopfspiegelung* (indirekte Laryngoskopie) ist die wichtigste klinische Untersuchungsmethode (Abb. 2.1). Sie erfolgt heute zunehmend mit (Video-)*En-*

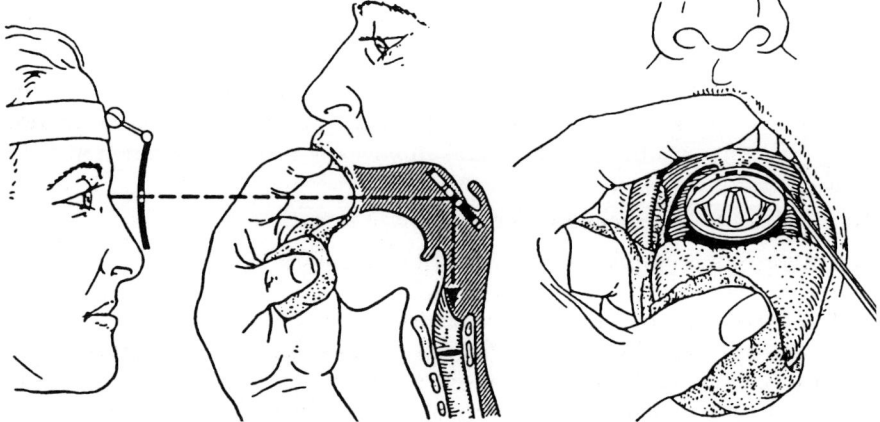

**Abbildung 2.1:** Indirekte Laryngoskopie mit dem Kehlkopfspiegel (aus Boenninghaus, 1993).

*doskopen* (Lupenlaryngoskop und flexibles Endoskop) und gibt Aufschluss über die anatomischen Gegebenheiten, respiratorische Stimmlippenmotilität und Schleimhautbeschaffenheit.

Die *direkte Laryngoskopie* und Mikrolaryngoskopie wird unter Zuhilfenahme eines Endoskopierohres in Narkose sowohl zur Diagnostik als auch für mikrochirurgisch-phonochirurgische Eingriffe (z. B. Abtragung von Stimmlippenpolypen) im Kehlkopf eingesetzt (vgl. Kap. 4.3.6).

Die *Kehlkopfstroboskopie* ist in der Phoniatrie eine Routineuntersuchungsmethode und von außerordentlicher klinischer Relevanz (Tab. 2.4). Sie ermöglicht es, die mit freiem Auge nicht zu erfassenden, sehr raschen Stimmlippenschwingungen durch die Verwendung von synchronisierten Lichtblitzen sichtbar zu machen. Bei völliger Übereinstimmung von Blitzfrequenz und Stimmlippenfrequenz entsteht ein stillstehendes Bild der Stimmlippen in der beleuchteten Schwingungsphase. Bei geringer Verzögerung der Blitzfrequenz resultiert ein scheinbarer Zeitlupenablauf der Stimmlippenschwingungen, der eine genaue *Beurteilung des phonatorischen Schwingungsablaufes* ermöglicht (Abb. 2.2). Die Beurteilung und Auswertung erfolgen entsprechend den in der Tabelle 2.5 angegebenen diagnostischen Kriterien.

Im Gegensatz zur Stroboskopie, die nur ein scheinbares Zeitlupenbild ergibt, können die Glottisschwingungen mittels *Hochgeschwindigkeitsaufnahmen* (ca. 5000 Bilder/Sek.!) bzw. der *Glottiskymographie* in echter Zeitlupe betrachtet und ausgewertet werden. Dieses Verfahren stellt den «Goldstandard» für die Beurteilung der Stimmlippenschwingungen dar, war bisher jedoch für die Routine zu aufwändig. Mit der Verfügbarkeit leistungsfähiger Computer könnte sich dies jedoch in näherer Zukunft ändern und derartige Systeme auch für die Routine zur Verfügung stehen.

Eine Möglichkeit, auf nicht-invasivem Wege die Glottisschwingungen aufzuzeichnen, stellen glottographische Verfahren dar. Bei der *Elektroglottographie* erfolgt die Registrierung von Amplitudenmodulationen in einem hochfrequenten Strom, die während der Phonation durch Änderung des Gewebswiderstandes zwischen zwei Elektroden über den Schildknorpelplatten hervorgerufen werden.

Tabelle 2.4: Klinische Relevanz der Kehlkopfstroboskopie

- Differenzierung zwischen organischen und funktionellen Dysphonien
- Differenzierung von hyper- und hypofunktionellen Dysphonien
- Differenzierung von primären und sekundären Störungen
- Abschätzung der Infiltrationstiefe, Hinweise auf gut- oder bösartige Läsionen
- Indikationsstellung für die Therapie, insbesondere für phonochirurgisches Vorgehen
- Verlaufs- und Therapiekontrollen, Dokumentation, prognostische Einschätzung
- Begutachtung, Tauglichkeitsuntersuchungen

**Tabelle 2.5:** Diagnostische Kriterien zur Beurteilung der Kehlkopfstroboskopie

- Amplitude
- Randkantenverschiebung
- Phonatorischer Stillstand
- Symmetrie der Schwingungen (Gleichmäßigkeit und Gleichzeitigkeit)
- Regelmäßigkeit der Schwingungen
- Glottisschluss
- Supraglottische Kontraktionen bzw. supraglottische Phonation

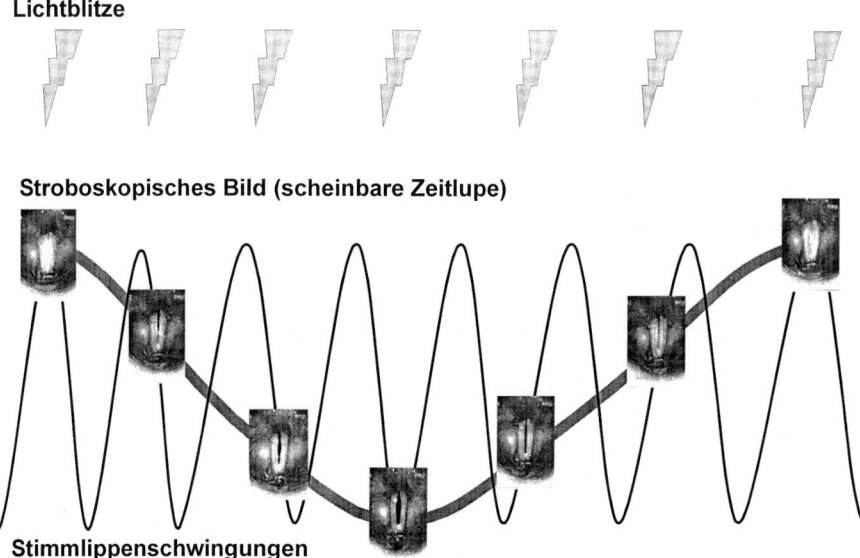

**Abbildung 2.2:** Entstehung eines scheinbaren Zeitlupenbildes der Stimmlippenschwingung bei der Kehlkopfstroboskopie.

Die *Elektromyographie* des Kehlkopfes erlaubt die Ableitung von Muskelpotenzialen mittels einer in den Muskel (z. B. M. vokalis) eingestochenen Elektrode zum Nachweis und zur Differenzierung von Lähmungen (vgl. Kap. 3.1.3).

## 2.3.3 Ansatzrohr

Die *Artikulationsorgane* stehen in enger funktioneller Beziehung zum Kehlkopf. Störungen äußern sich in Veränderungen des Stimmklanges (knödeln, dumpf, nasal, dünn, klangarm, wenig tragfähig usw.) bis hin zu Lautbildungsfehlern (z. B.

Sigmatismen). Die Beurteilung erfolgt visuell im Rahmen des HNO- und phoniatrischen Status, d. h. Inspektion der Artikulationsorgane unter speziell funktionellen Gesichtspunkten, wobei jeweils reflektorische Funktionen (Schlucken, Würgen) und phonatorische Funktionen getrennt beurteilt werden, außerdem Kieferform, Zahnstellung, Okklusion, Unterkieferbeweglichkeit, Zungenbeweglichkeit beim Schlucken und Sprechen sowie das Schluckmuster (vgl. Kap. 7, 8).

Die objektive Bewertung der Artikulationsbewegungen und Artikulationsstellen ermöglicht die Artikulographie und Palatographie. Systematische Lautprüfungen kommen bei Sprech- und Sprachstörungen zum Einsatz. Die Tragfähigkeit der Stimme kann durch den Nachweis des Sängerformanten und Bestimmung der Energieanreicherung elektroakustisch nachgewiesen werden (bezüglich Näseln und Nasalität vgl. Kap. 6).

Artikulation und Stimmgebung sind nicht von der *gesamtkörperlichen Einstellung* (schlaff, verspannt usw.) zu trennen, in der sich auch die psychische und emotionelle Grundhaltung und Verfassung des Betroffenen ausdrückt. Die orientierende Beurteilung der Gesamtkörperhaltung sollte daher in die Beurteilung mit einfließen (vgl. Kap. 4.2.2).

## 2.4 Untersuchung und Beurteilung des akustischen Produktes

Ausgehend vom Symptom der gestörten Stimme nimmt die Beschreibung und Analyse stimmlicher Leistung und Eigenschaften eine wichtige Stellung in der Diagnostik ein. Die Stimme wird gekennzeichnet durch *Stimmtonhöhe, Stimmlautstärke* und *Stimmklang*.

### 2.4.1 Tonhöhe

Die Bestimmung der *mittleren Sprechstimmlage* erfolgt entweder auditiv durch den Vergleich mit Instrumentaltönen (Klavier, elektronische Orgel) oder besser und genauer mit einem Grundtonanalysator beim Reihensprechen, Lesen neutraler Texte oder Summen. Sie ist ein geschlechts- und altersabhängiger Wert und liegt im Normalfall beim Mann zwischen 100 Hz und 150 Hz (G = 98 Hz bis c = 131 Hz) und bei der Frau und bei Jugendlichen vor dem Stimmwechsel zwischen 200 Hz und 250 Hz (g = 196 Hz bis $c_1$ = 262 Hz) (vgl. Abb. 1.17, 2.3, 3.14).

Den *Stimmumfang* bestimmt man durch Hinauf- bzw. Hinuntersingen wiederum entweder auditiv durch den Vergleich mit Instrumentaltönen oder frequenzanalytisch. Der Stimmumfang ist sehr vom Trainingszustand der Stimme abhängig. Man unterscheidet einen *musikalischen* Stimmumfang, der alle musikalisch verwertbaren Gesangstöne umfasst, und einen *physiologischen* Stimmumfang, der das gesamte Spektrum an produzierbaren Tönen umfasst. Der Stimmumfang wird in Halbtönen (HT) angegeben und beträgt etwa 18 bis 36 HT (1,5–3 Oktaven). Werte unter 12 HT (1 Oktave) sind sicher pathologisch. Die mittlere Sprechstimmlage liegt im unteren Drittel des Stimmumfanges (relative Sprechstimmlage), 3 bis 8 HT über der unteren Stimmgrenze (Abb. 2.3).

### 2.4.2 Lautstärke

Zur Messung der Stimmlautstärke und der Steigerungsfähigkeit der Stimme verwendet man einen Schallpegelmesser unter Einhaltung genormter Messbedingungen (30 cm Mund-Mikrophon-Abstand, dB[A]-Skala). Normalerweise liegt der *Stimmschallpegel* eines sehr leisen Tones (stimmhaft, nicht geflüstert!) bei ca. 50 dB(A) (30 cm Mund-Mikrophon-Abstand), normale Umgangssprache bei 60 bis 70 dB(A), lautes Sprechen bei 70 bis 80 dB(A) und die maximale Lautstärke bei durchschnittlich 95 dB(A). Die maximale Ruflautstärke liegt häufig noch 5 bis 10 dB(A) darüber. Die *Stimmdynamik*, d. h. der Bereich vom leisest- bis zum lautestmöglichen Ton, beträgt somit ca. 45 dB(A) (Abb. 2.3).

### 2.4.3 Stimmfeldmessung

Die graphische Darstellung der Stimmdynamik in Abhängigkeit von der Stimmtonhöhe hat sich in den letzten Jahren als wichtigstes Untersuchungsverfahren der Stimme international durchgesetzt (Abb. 2.3). Dieses sog. *Stimmfeld* spiegelt leicht überschaubar den gesamten Leistungsumfang des Kehlkopfes als Stimmklanggenerator wider. Entsprechend der Messung bei der Produktion ausgehaltener Töne, fortlaufendem Sprechen oder Rufen kann zwischen einem *Sing-*, *Sprech- und Rufstimmfeld* unterschieden werden. Das Stimmfeld enthält keine Informationen über die Klangqualität der Stimme. Bei der Messung werden über den gesamten Stimmumfang die jeweils leisest- und lautestmögliche Tonproduktion mit Hilfe eines Schallpegelmessers bestimmt und in ein standardisiertes Stimmfeldformular eingetragen. *Stimmfeldcomputer* ermöglichen eine automatisierte Stimmfeldmessung. Die Darstellung von Sing-, Sprech- und Rufstimmfeld in einem Formular ermöglicht die Beurteilung der wichtigsten quantitativen Stimmparameter nicht nur einzeln, sondern auch in ihrem Verhältnis zueinander.

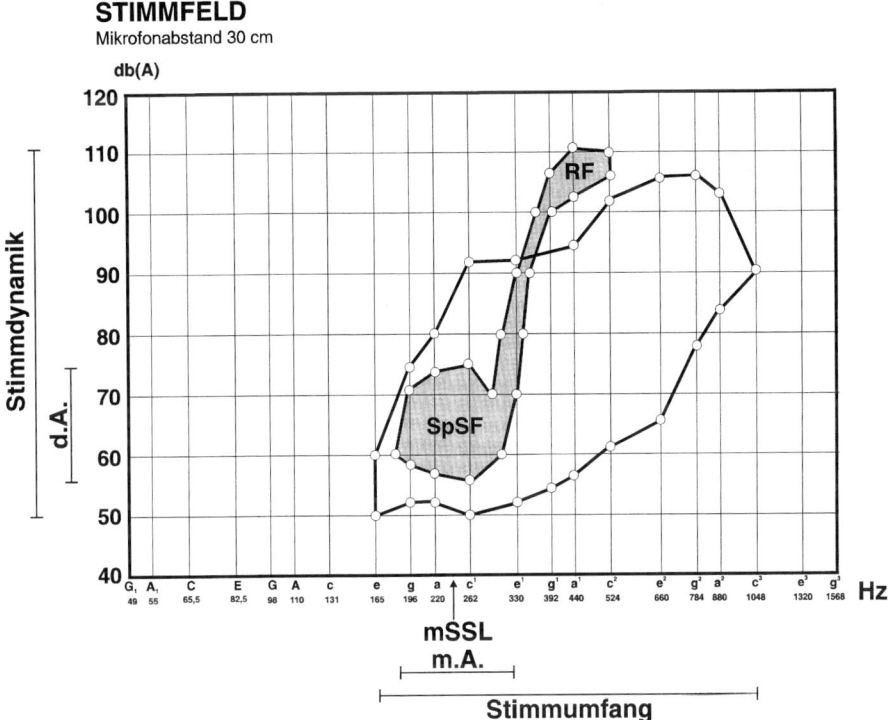

**Abbildung 2.3:** Stimmfeldmessung: Sprechstimmfeld (SpSF) und Rufstimmfeld (RF) in ihren Beziehungen zum Singstimmfeld. Stimmumfang, Stimmdynamik, mittlere Sprechstimmlage (mSSL), melodischer Akzent (m.A.), dymamischer Akzent (d.A.).

## 2.4.4 Stimmklang

> Stimmklangveränderungen im Sinne der Heiserkeit sind ein Hauptsymptom von Stimmstörungen. Das geschulte Ohr des Untersuchers ist trotz einer Vielzahl von apparativen Untersuchungsmethoden bis heute das empfindlichste und letztlich einzig relevante «Messinstrument».

Es ist allerdings schwer, Klangphänomene mit sprachlichen Mitteln unverwechselbar zu definieren, und eine verwirrende Vielzahl derartiger Adjektiva sind in Gebrauch (Tab. 2.6). Für die *standardisierte Bewertung* von Stimmklängen mit dem Gehör hat sich das «RBH»-Schema bewährt. Heiserkeit (H) ist der Basisbegriff, um pathologische Stimmklänge zu beschreiben, die akustisch durch Geräuschkomponenten charakterisiert sind. Der Grad der Heiserkeit wird auf einer 4-Punkte-Skala klassifiziert (0: keine, 1: geringe, 2: mittelgradige, 3: hochgradige

**Tabelle 2.6:** Heiserkeitsformen (nach Nessel, 1960)

| | | | |
|---|---|---|---|
| krächzend | piepsend | halsig | stumpf |
| kratzend | pfeifend | kehlig | hart |
| knarrend | röchelnd | flatternd | kalt |
| rasselnd | brummend | schwebend | klangarm |
| prasselnd | blechern | wacklig | dünn |
| schmirgelnd | gellend | zittrig | muffig |
| fauchend | kreischend | matt | schwer |
| hauchig | tonlos | grell | belegt |
| verhaucht | gepresst | flach | schneidend |
| scheppernd | abgeschnürt | hohl | verschleiert |
| scherbelnd | gestopft | fädig | |
| gesprungen | kloßig | rau | |
| nasal | gaumig | scharf | |

Störung). Die heisere Stimmqualität wird noch näher spezifiziert durch die Bezeichnungen Behauchtheit (B) (verursacht durch unmodulierte Luft und Turbulenzen durch unvollständigen Glottisschluss) und Rauigkeit (R) (entsprechend Geräuschbeimengungen durch Irregularitäten der Stimmlippenschwingungen), wobei der Grad der Störung ebenfalls nach einer 4-Punkte-Skala bewertet wird (**Abb. 2.4**) (vgl. Kap. 1.6.3).

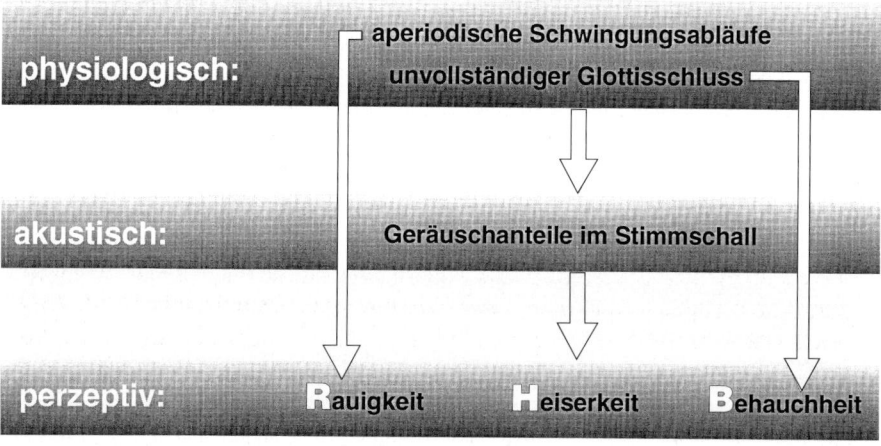

**RHB - Schema:** $R_0B_0H_0$  $R_0B_1H_1$  $R_1B_2H_2$  $R_3B_1H_3$ ........

**Abbildung 2.4:** Heiserkeitsentstehung und Klassifikation nach dem RBH-Schema (z.B. $R_0B_0H_0$: normale Stimme; $R_0B_1H_1$: geringgradig behauchte Stimme; $R_1B_2H_2$: mittelgradige Heiserkeit, vorwiegend behauchte Stimme; $R_3B_1H_3$: hochgradig raue Stimme).

*Elektroakustische Stimmanalysen* gewinnen durch die Entwicklung der Computertechnik zunehmend an Bedeutung, sind für die klinische Routine jedoch derzeit noch zu wenig standardisiert und in ihrer klinischen Relevanz unklar.

Mit *spektralanalytischen Methoden* ist es möglich, durch die Zerlegung des Schalls in seine Teiltöne und Geräuschkomponenten objektive Heiserkeitsanalysen zu erstellen. Das bekannteste Verfahren ist die Sonagraphie. Diese ermöglicht eine pseudo-dreidimensionale Darstellung von Zeit (entlang der Abszisse), Frequenz (entlang der Ordinate) und Intensität (ausgedrückt durch die Schwärzung) des Schallereignisses. Damit sind die Darstellung und Auswertung der Grundfrequenz, der Teiltonstruktur, der Geräuschkomponenten und der Regelmäßigkeit der Glottisschwingung im Stimmschall möglich (**Abb. 2.5**).

Mit Hilfe der *Periodizitätsanalyse* kann der Grad der Periodizität bzw. Aperiodizität (Jitter: Frequenzschwankungen; Shimmer: Amplitudenschwankungen) der Stimmlippenschwingungen bestimmt werden. Sie stellt ein Maß für die Heiserkeit dar, da bei zunehmenden Aperiodizitäten die Geräuschanteile im Klangspektrum zunehmen (vgl. Kap. 1.6.3). Als Norm für Jitter werden Werte unter 1,04 % und für Shimmer unter 3,81 % angesehen, wobei es zu beachten gilt, dass Normwerte stark vom verwendeten Rechenalgorithmus abhängen. Eine andere Möglichkeit der elektroakustischen Heiserkeitsanalyse stellt die Berechnung der Relation zwischen Klang- und Rauschanteilen im Stimmspektrum dar. Ein typischer Parameter ist die Harmonics-to-Noise-Ratio, wobei Werte von unter 0,19 pathologisch sind. Wiederum gilt, dass unterschiedliche und nicht standardisierte Algorithmen verwendet werden. Moderne computerisierte Stimmanalyseprogramme ermöglichen die gleichzeitige Bestimmung einer Vielzahl von elektroakustischen Stimmparametern.

Die Beurteilung des *Stimmeinsatzes* wird vorwiegend auditiv beim Lesen entsprechender Testsätze («Am anderen Abend») bzw. Texte vorgenommen. Eine Objektivierung ist durch die Registrierung des subglottischen Druckes, der Grundfrequenz und des Intensitätsverlaufes möglich.

*Patientenzentrierte Bewertungen («Quality of Life»):* Die bisher besprochenen traditionellen Untersuchungen versuchen die Funktion der Stimmorgane und der Stimme selbst möglichst objektiv abzubilden und in Beziehung zu Normwerten zu setzen. Diese Untersuchungen berücksichtigen jedoch nicht die Stimme in ihrer kommunikativen Funktion im individuellen sozialen Umfeld des Betroffenen. Um eine Aussage darüber zu erhalten wie sehr die Stimmstörung den Einzelnen in seiner Lebensqualität beeinträchtigt («Impairment – Disability – Handicap», vgl. Kap. 11.1.) wurden verschiedene Inventare entwickelt: Voice Handicap Index (Jacobson et al., 1997), Kommunikative Stimmbeinträchtigung (Friedrich, 1998), Voice-Related Quality of Life (Hogikyan et al., 1999). Diesen Untersuchungen wird in Zukunft verstärkte Bedeutung in der Diagnostik und Einschätzung von Stimmstörungen zukommen.

*Kombinationsparameter:* Die zahlreichen verschiedenen Einzelergebnisse der Stimmuntersuchung erschweren es eindeutige Aussagen zur Qualität und Leistungsfähigkeit einer Stimme zu machen, bzw. die therapeutische Fortschritte eindeutig festzustellen. Es wird daher verschiedentlich versucht mehrere als relevant definierte Stimmfunktionsparameter zu einem errechneten Index zusammenzuführen z. B.: Dysphonie Index (Friedrich, 1998), Dysphonia Severity Index (Wuyts et al., 1999).

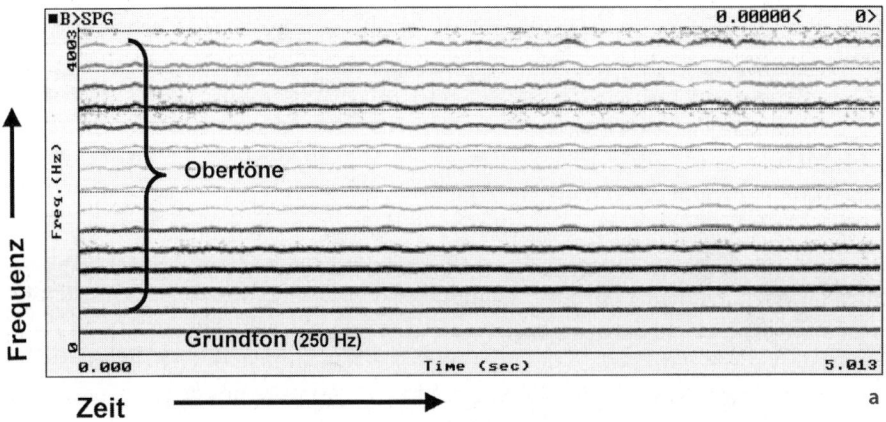

**Abbildung 2.5:** Stimmschallanalyse mittels Sonagraphie. a) normale weibliche Stimme (Vokal /a/). Stabiler Grundfrequenzverlauf von 250 Hz, klar durchgezeichnete Obertonstruktur, keine Rauschspektren. b) hochgradig verhauchte Stimme, Obertöne praktisch vollständig von Rauschspektren ersetzt. c) ausgeprägte Stimminstabilität, starke Grundfrequenzschwankungen. d) stark verhauchte Stimme mit einzelnen stimmhaften Einschüben, teilweise mit Grundfrequenzsprüngen und Diplophonie.

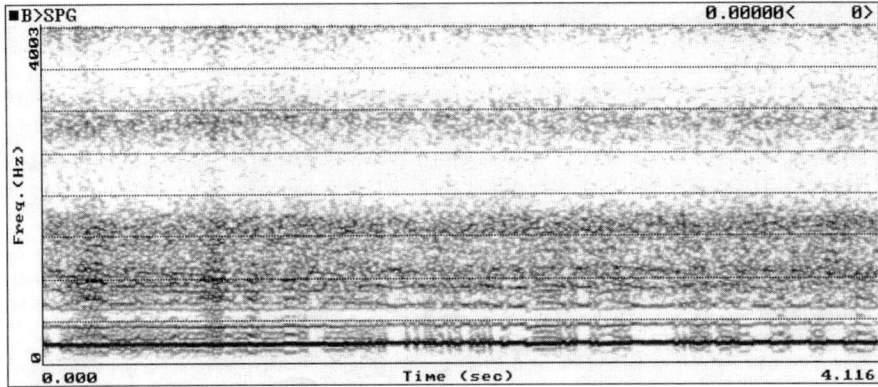

b

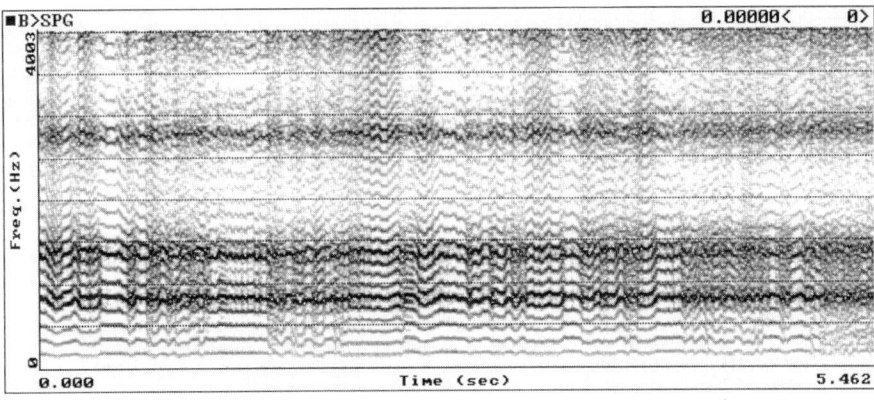

c

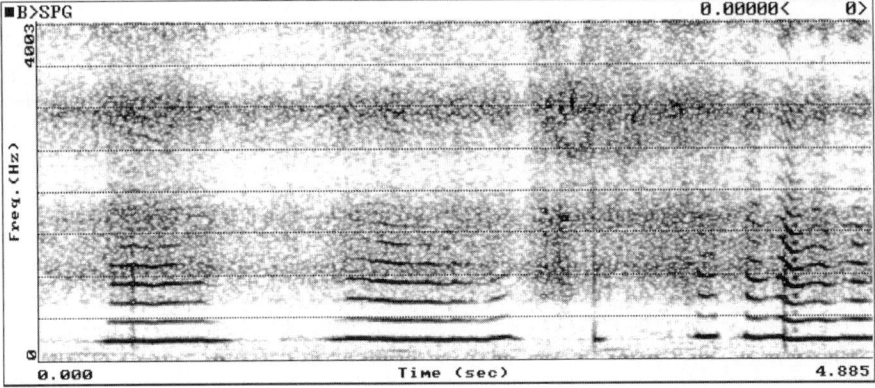

d

## 2.5 Stimmbelastungsfähigkeit, sängerische Stimmleistungen

Insbesondere bei Berufssprechern und -sängern steht häufig das stimmliche Leistungsdefizit im Vordergrund der Beschwerden oder muss gutachterlich bewertet werden. Die *physiologische Stimmermüdung* Erwachsener bei Sprechbelastung tritt erst nach ca. vier bis sechs Stunden ein und ist abhängig vom Lärmpegel der Umgebung und von der Stimmintensität. Mittels geeigneter *Stimmbelastungstests* kann die Leistungsfähigkeit der Stimme abgeschätzt werden. Nach 20- bis 45-minütigem Lesen mit einer Mindestlautstärke von 75 bis 85 dB (mit Schallpegelmesser kontrolliert) und/oder Vertäubung erfolgt die Stimmbeurteilung. Eine Verschlechterung gegenüber den vor der Stimmbelastung registrierten Werten spricht für eine eingeschränkte stimmliche Leistungsfähigkeit. Hinweise auf eine verminderte Belastbarkeit der Stimme lassen sich auch durch die Messung von Stimmleistungen vor und nach beidohriger Vertäubung erzielen. Normalerweise kommt es bei der Vertäubung zu einer Anhebung der Stimmlautstärke (Lombard-Reflex, vgl. Kap. 1.8.1). Eine starke Steigerung der Stimmtonhöhe spricht für funktionelle Abweichungen.

Die Prüfung der *Musikalität* und sängerischen Stimmleistungen erfordert spezielle Kenntnisse der künstlerischen und gesangstechnischen Anforderungen. Geeignet dafür sind ausgewählte Lieder sowie spezielle gesangstechnische Leistungen wie Schwellton (Lauter- und Leiserwerden bei gleichbleibender Tonhöhe; Messa di voce) oder Gleitton (Hinauf- und Hinuntersingen über den gesamten Stimmumfang bei gleichbleibender Lautstärke; Glissando). Beurteilt werden im besonderen gesangstechnische Leistungen wie Genauigkeit und Stabilität der Stimme, Registerwechsel und -übergänge, Vibrato u. ä. (Tab. 2.7).

**Tabelle 2.7:** Prüfung der Singstimme (nach Wirth, 1987)

- Spricht die Stimme leicht genug an?
- Gelingt der weiche Stimmeinsatz?
- Ist das Pianosingen gestört?
- Richtiger Stimmsitz?
- Gelingt das Abschwellen?
- Schwierigkeiten beim Registerwechsel?
- Sicherheit der Intonation?
- Einengung des Stimmumfanges?
- Wird die Höhe und das Forte nur durch gesteigerten Kraftaufwand erreicht?
- Stimmliche Überforderung durch anstrengende Probenarbeit oder zu große Partien?
- Falsche Klassifizierung in Bezug auf die Stimmgattung oder den Stimmtyp?
- Forcieren durch zu starke dramatische Akzente oder in zu hoher Lage?

# Literatur

Anders, L.C., Hollien, H., Hurme, P., Sonninen, A., Wendler, J.: Perception of hoarseness by several classes of listeners. Folia Phoniatrica 40, 91 – 100, 1988.

Andrea, M., Dias, O.: Atlas of Rigid and Contact Endoscopy in Microlaryngeal Surgery. Lippincott-Raven, Philadelphia, New York, 1995.

Baken, R.J.: Clinical Measurement of Speech and Voice. Taylor and Francis, Little Brown and Co., 1987.

Beham, A., Regauer, S., Friedrich, G., Beham-Schmid, C.: Value of exfoliative cytology in differential diagnosis of epithelial hyperplastic lesions of the larynx. Acta Oto-Laryngol. (Stockh), Suppl. 527, 92 – 94, 1997.

Bless, D.M., Baken, R.J.: Assessment of Voice. Journal of Voice 6 (2), 95 – 210, 1992.

Bless, D.M., Hirano, M., Feder, R.J.: Videostroboscopic evaluation of the larynx. ENT Journal 66, 1987.

Blitzer, A., Lovelace, R.E., Brin, M.F., Fahn, S., Fink, M.E.: Electromyographic findings in focal laryngeal dystonia (spastic dysphonia). Ann. Otol. Rhinol. Laryngol. 94, 591, 1985.

Boenninghaus, H.G.: Hals-, Nasen-, Ohrenheilkunde. Springer, Berlin, Heidelberg, New York, 1993.

Böhme, G.: Untersuchungsmethoden der Stimme und Sprache. Barth, Leipzig, 1972.

Böhme, G.: Methoden zur Untersuchung der Sprache, des Sprechens und der Stimme. In: Böhme, G. (Hrsg.): Sprach-, Sprech- und Stimmstörungen. Bd. 1: Klinik. Fischer, Stuttgart, 1978.

Böhme, G.: Sprach-, Sprech-, Stimm- und Schluckstörungen, Bd. 1: Klinik, Fischer, Stuttgart, 1997.

Brunner, E., Friedrich, G.: Zur Beurteilung von Stimmleistung und Sprechstimme in der phoniatrisch-logopädischen Praxis. Sprache-Stimme-Gehör 13, 185 – 187, 1989.

Dejonckere, P.H., Obbens, C., de Moor, G.M., Wieneke, G.H.: Perceptual Evaluation of Dysphonia: Reliability and Relevance. Folia Phoniatrica 45, 76 – 83, 1993.

Dejonckere, P.H., Knoops, P.: EMG of the Larynx. Pietteur, Louvain, 1987.

Dejonckere, P., Bradley, P., Clemente, P. et al.: A basic protocol for functional assessment of voice pathology, especially for investigating the efficacy of (phonosurgical) treatments and evaluating new asessment technique. Eur Arch Otorhinolaryngol 258: 77 – 82, 2001.

Denk, D.M., Frank, F., Tesarek, L., Deutsch, W.: Stimmdiagnostik bei Chorsängern vor und nach Chorproben. Sprache-Stimme-Gehör 15, 54 – 57, 1991.

Denk, D.-M., Frank, F.: Die Wertigkeit verschiedener Stimmfeldmessungen im Vergleich. Sprache-Stimme-Gehör 17 (4), 169 – 172, 1993.

Dieroff, H.G., Siegert, C.: Tonhöhenverschiebung unter Lärmbelastung. Folia Phoniatrica 18, 247 – 255, 1996.

Eysholdt, U., Tigges, M., Wittenberg, T., Pröschel, U.: Direct Evaluation of High-Speed Recordings of Vocal Fold Vibrations. Folia Phoniatrica Logop. 48, 163 – 170, 1996.

Eysholdt, U.: Differentialdiagnostische Möglichkeiten bei Dysphonien. Abt. Phoniatrie, Universitäts-HNO-Klinik Göttingen, Symposium Erlangen, 1990.

Faaborg-Andersen, K.: Electromyography of Laryngeal Muscles in Humans: Technics and Results. Karger, Basel, 1965.

Faure, M.A., Muller, A.: Stroboscopy. Journal of Voice 6, 139 – 148, 1992.

Fex, S.: Perceptual Evaluation. Journal of Voice 6, 155 – 158, 1992.

Fleischer, S., Hess, M.: Nichtapparative Kehlkopf-Funktionsprüfungen. HNO 9: 756 – 761, 2001.

Frank, F., Donner, F.: Die Bedeutung der Stimmfeldmessung für den Gesangsunterricht aus phoniatrischer und gesangspädagogischer Sicht. Sprache-Stimme-Gehör 10, 93 – 97, 1986.

Friedrich, G.: Externe Stimmlippenmedialisation: Funktionelle Ergebnisse, Laryngo-Rhino-Otol. 77, 18 – 26, 1998.

Friedrich, G., Kainz, J., Schneider, G.H., Anderhuber, F.: Die Computertomographie des Larynx in der Stimmdiagnostik. Folia Phoniatrica 41, 283 – 291, 1989.

Friedrich, G., Kainz, J.: Darstellung und Morphometrie von Kehlkopfanomalien mittels CT. Sprache-Stimme-Gehör 13, 137 – 141, 1989.

Friedrich, G.: Stimmdiagnostik in der Praxis. Logopädie, 4, 8 – 16, 1998.

Friedrich, G.: Die Grundfrequenzenanalyse in der klinischen Routine. Erste Erfahrungen mit dem Grundfrequenzanalysator GFA 06. In: Majer E.H., Zrunek M. (Hrsg.): Die Oto-Rhino-Laryngologie in Kooperation mit Nachbardisziplinen. Facultas, 1987.

Friedrich, G.: Qualitätssicherung in der Phoniatrie – Vorschlag zur Standardisierung der klinischen Stimmprüfung. HNO 44, 401 – 416, 1996.

Gould, W.J., Korovin, G.S.: Laboratory Advances for Voice Measurements. Journal of Voice 8, 8 – 17, 1994.

Gross, M.: Die Stimmfeldmessung – Eine Untersuchungsmethode für die HNO-ärztliche Praxis. Laryngo. Rhinol. Otologie 60, 36 – 38, 1981.

Habermann, G.: Zur Bewertung krankhafter Stimmklänge mit dem Gehör. Z. Laryng. Rhinol. 55, 245, 1986.

Hacki, T., Frittrang, B., Zywietz, C., Zupan, C.: Verfahren zur statistischen Ermittlung von Stimmfeldgrenzen – Das Durchschnittsstimmfeld. Sprache-Stimme-Gehör 14, 110 – 112, 1990.

Hacki, T.: Die Beurteilung der quantitativen Sprechstimmleistungen. Folia Phoniatrica 40, 190, 1988.

Hacki, T.: Die Untersuchung und diagnostische Bedeutung der Rufstimmproduktion. In: Hacki, T. (Hrsg.): Aktuelle phoniatrische-pädaudiologische Aspekte. Renate Gross Verlag, Berlin, 1993.

Hacki, T.: Klassifizierung von Glottisdysfunktionen mit Hilfe der Elektroglottographie. Folia Phoniatrica 41, 43, 1989.

Hacki, T.: Neue Möglichkeiten der Diagnostik in der Stimmphysiologie und -pathologie mittels Sprech- und Singstimmfeldmessungen sowie der Elektroglottographie. Habilitationsschrift Hannover, 1989.

Harries, M.L., Morrison, M.: The role of stroboscopy in the management of a patient with a unilateral vocal fold paralysis. Journal of Laryngology and Otology 110, 141 – 143, 1996.

Heinemann, M.: Rundtischgespräch «Der heisere Patient». Österr. HNO-Kongress, Millstatt, 1995.

Heinemann, M.: Zur Frage der Stimmbelastungsfähigkeit vor einer Ausbildung in Sprechberufen. Z. Ärztl. Fortbild. 66, 411 – 413, 1972.

Hess, M.M., Herzel, H., Köster, O., Scheurich, F., Gross, M.: Endoskopische Darstellung von Stimmlippenschwingungen – Digitale Hochgeschwindigkeitsaufnahmen mit verschiedenen Systemen. HNO 44, 685 – 693, 1996.

Hirano, M., Bless, D.M.: Videostroboscopic Examination of the Larynx. Singular Publishing Group, San Diego, 1993.

Hirano, M.: Clinical Examination of Voice. Springer, Wien, New York, 1981.

Hirano, M.: Objective evaluation of the human voice: Clinical aspects. Folia Phoniatrica 41, 89 – 144, 1989.

Hogikyan, N., Sethuraman G.: Validation of an Instrument to Measure Voice-Related Quality of Life, Journal of Voice, 13, 4, 557 – 569, 1999.

Jacobson, B., Johnson, A., Grywalski, C., et al.: The Voice Handicap Index (VHI), Am J Speech- Language Pathology, 6, 66 – 70, 1997.

Karnell, M.P., Finnegan, E.M.: Tools for voice measurement. Curr. Opin. Otolaryngol. Head & Neck Surgery 2, 240 – 246, 1994.

Kittel, G., Schürenberg, B.: Objektive und semiobjektive Untersuchungsmöglichkeiten von Stimme, Sprache und Gehör. DÄV, Köln, 1988.

Kitzing, P., Ackerlung, L.: Änderungen der Sprechstimmlage im Stimmbelastungstest. In: Gundermann, H. (Hrsg.): Die Krankheit der Stimme, die Stimme der Krankheit. Fischer, Stuttgart, New York, 1991.

Kitzing, P.: Stroboscopy – a pertinent laryngological examination. J. Otol. Rhinol. Laryngol. 14 (3), 151 – 157, 1985.

Klingholz, F.: Die Bewertung der Heiserkeit. Folia Phoniatrica 30, 257, 1978.

Klingholz, F.: Welchen Wert hat die Messung des Sängerformanten in der Phoniatrie. Laryngo. Rhinol. Otologie 71, 581 – 583, 1992.

Koike, Y., Imaizumi, S.: Objektive evaluation of laryngostroboscopic findings. In: Fujimura, O. (ed.): Vocal physiology: Voice production, mechanisms and functions. Raven Press, New York, 1988.

Laschütza, S., Küttner, K.: Stimmfeldmessungen im Kindes- und Pubertätsalter. HNO-Praxis 14, 145 – 152, 1989.

Müller, K., Ölberg, H.: Grundlagen der Sprachschallanalyse (Sonographie). Innsbrucker Beiträge zur Kulturwissenschaft, Sonderheft 40, 1976.

Nessel, E.: Über das Tonfrequenzspektrum der pathologisch veränderten Stimme. Acta Oto-Laryngol. (Stockh.) 157, 1 – 45, 1960.

Orlikoff, R.F., Baken, R.J.: Clinical Speech and Voice Measurement: Laboratory Exercises. Singular Publishing, San Diego, 1993.

Pfau, W.: Klassifizierung der menschlichen Stimme. Barth, Leipzig, 1973.

Reker, U.: Stimmfeldmessung in der HNO-Praxis: Wie, Wann, Warum? HNO 38, 349 – 354, 1990.

Röhrs, M., Pascher, W., Ocker, C.: Untersuchungen über das Schwingungsverhalten der Stimmlippen in verschiedenen Registerbereichen mit unterschiedlich stroboskopischen Techniken. Folia Phoniatrica 37, 113 – 118, 1985.

Rosen, C.A., Murry, T.: Diagnostic Laryngeal Endoscopy. Otolaryngologic Clinics of North America Vol. 33,5, 2000.

Rothenberg, M.: Measurement of airflow in speech. J. Speech Res. 20, 155, 1977.

Sataloff, R.T., Spiegel, J.R., Caroll, L.M., Darby, K.S., Rulnick, R.K.: Objective measures of voice function. Ear Nose Throat Journal 66, 307 – 312, 1987.

Sataloff, R.T., Abaza, M., Mandel, S., Manon-Espaillat, R.: Laryngeal electromyography. Otolaryngology & Head and Neck Surgery 8: 524 – 529, 2000.

Schade, G., Hess M.: Flexible versus starre Laryngoskopie und Stroboskopie. HNO 7: 562 – 568, 2001.

Schmidt, P., Klingholz, F., Martin, F.: Influence of pitch, voice sound pressure, and vowel quality on the maximum phonation time. Journal of Voice 2, 245 – 249, 1988.

Schneider, B., Wendler, J., Seidner, W.: The Relevance of Stroboscopy in Functional Dysphonias. Folia Phoniatr. Logop. 54:44 – 54, 2002.

Schönhärl, D.: Die Stroboskopie in der praktischen Laryngologie. Thieme, Stuttgart, 1960.

Schönweiler, R., Wübbelt, P., Hess, M., Ptok, M.: Psychoakustische Skalierung akustischer Stimmparameter durch multizentrisch validierte RBH-Bewertung. Laryngo-Rhino. Otol. 80:117 – 122, 2001.

Schultz-Coulon, H.J.: Die Diagnostik der gestörten Stimmfunktion. Arch. Otol. Rhinol. Laryngol. 227, 1 – 169, 1980.

Schultz-Coulon, H.J., Asche, S.: Das «Normstimmfeld» – ein Vorschlag. Sprache-Stimme-Gehör 12, 5 – 8, 1988.

Schultz-Coulon, H.J., Klingholz, F.: Objektive und semiobjektive Untersuchungsmethoden der Stimme. Proc. XV UEP Congr., Erlangen, 1 – 88, 1988.

Schultz-Coulon, H.J.: Bestimmung und Beurteilung der individuellen Sprechstimmlage. Folia Phoniatrica 27, 375 – 286, 1975.

Schultz-Coulon, H.J.: Stimmfeldmessung. Springer, Berlin, 1990.

Schutte, H.K.: The Efficiency of Voice Production. Kemper, Groningen, 1980.

Schutte, H.K.: Aerodynamics of phonation. Acta Oto-Rhino-Laryngol. (Belg.) 40, 344, 1986.

Seidner, W., Schutte, H.K.: Empfehlungen der UEP: Standardisierung Stimmfeldmessung/Phonetographie. HNO-Praxis (Leipzig) 7, 305 – 307, 1982.

Stemple, J.C.: Voice research: So what? A clearer view of voice production, 25 years of progress; the speaking voice. Journal of Voice 7, 293 – 300, 1993.

Stuck, B.A., Klimek, L., Hörmann, K.: Die Lungenfunktionsprüfung in der HNO-Heilkunde. HNO, 48: 858 – 866, 2000.

Thumfart, W.F.: Elektrodiagnostik bei Läsionen des N. recurrens. Arch. Oto. Rhinol. Laryngol. 231, 483 – 505, 1981.

Titze, I.R.: Toward Standards in Acoustic Analysis of Voice. Journal of Voice 8, 1 – 7, 1994.

Vleden, H.: Objektive Messungen der Kehlkopffunktion. HNO 15, 80, 1967.

Wendler, J., Köppen, K.: Schwingungsmessungen der Stimmlippen: Zur klinischen Relevanz der Stroboskopie. Folia Phoniatrica 40, 297 – 302, 1988.

Wendler, J.: Stroboscopy. Journal of Voice 6, 149 – 154, 1992.

Wirth, G.: Stimmstörungen. DÄV, Köln, 1995.

Woo, P., Colton, R., Casper, J., Brewer, D.: Diagnostic value of stroboscopic examination in hoarse patients. Journal of Voice 5, 231 – 238, 1991.

Wuyts, F., De Bodt, M., Molenberghs, G., et al.; The Dysphonia Severity Index: an objective Measure of Quality based on a Multiparameter Approach. Journal of Speech, Language and Hearing Research, 2000, im Druck.

Yiu, E.M-L.: Limitations of perturbation measures in clinical acoustic voice analysis. Asia Pacific Journal of Speech, Language and Hearing, 4: 155 – 166, 1999.

Zeitels, M.S., Colden, D., Jarboe, J., Bunting, G., Hillman, R.E., Spanou, K.: Stroboscopic Assessment of Vocal Fold Keratosis and Glottic Cancer. Ann Otol Rhinol Laryngol, 110: 293 – 298, 2001.

# 3. Stimmstörungen (Dysphonien)

> *Dysphonie* ist der Überbegriff für alle Arten von Stimmstörungen. Hauptsymptome
> sind der gestörte Stimmklang, d. h. die Heiserkeit und die eingeschränkte Leistungsfä-
> higkeit der Stimme.

Die Leistungsfähigkeit ist naturgemäß individuell sehr variabel, man geht jedoch
von einer normalen Belastbarkeit von täglich 6 Stunden aus. Neben den Haupt-
symptomen finden sich eine Vielzahl *fakultativer Symptome* wie Abweichungen
der Tonhöhe, Lautstärke und besonders häufig Missempfindungen im Halsbereich (Tab. 3.1, 3.2).

Gerade bei Stimmstörungen zeigt sich, wie intensiv die Stimme mit der
Gesamtpersönlichkeit des Menschen verwoben ist («Stimme» als Ausdruck von
«Stimmung»), und dass Stimmstörungen selten ein isoliertes Problem des Kehlkopfes oder des peripheren Stimmapparates darstellen. Sie werden in der Phoniatrie als komplexe Kommunikationsstörungen in einer «ganzheitlichen» Betrachtungsweise, die von einem *«bio-psycho-sozialen» Krankheitsmodell* ausgeht,
gesehen; d. h., organische, psychologische und soziale Faktoren sind immer
gemeinsam – wenn auch in unterschiedlicher Gewichtung – an der Entstehung
und Aufrechterhaltung einer Stimmstörung beteiligt.

Stimmstörungen werden üblicherweise nach ätiologischen und klinischen
Gesichtspunkten in *organische* und *funktionelle* unterteilt, wobei jedoch in der Praxis zahlreiche Übergänge und Mischformen anzutreffen sind (Abb. 3.1). Eine große

**Tabelle 3.1:** Haupt- und fakultative Symptome von Dysphonien.

| Pathologischer Stimmklang = Heiserkeit Mangelnde Belastbarkeit der Stimme | |
|---|---|
| – Schluckzwang | – Kloßgefühl |
| – Trockenheit im Hals | – Brennen |
| – Schleim | – Schmerz |
| – Druckgefühl | – Räusperzwang |
| – Hustenreiz | – Ermüden oder Versagen beim Sprechen |
| – Anstrengungsgefühl | – Umkippen der Stimme |

**Tabelle 3.2:** Charakteristika der normalen und der gestörten Stimme (nach Habermann, 1973).

| Charakteristika | normal | krankhaft |
|---|---|---|
| Qualität | klar, kräftig | rau, heiser, belegt, matt, verhaucht, kehlig, nasal |
| Mittlere Sprechstimmlage | dem Alter und Geschlecht entsprechend | zu tief oder zu hoch |
| Stimmumfang | weit und beweglich, der Situation angepasst | eintönig, eingeschränkt oder aber übertrieben weit |
| Stimmstärke | mühelos im Wechsel von laut zu leise | schwach, dünn; oder überwiegend zu laut, überhaupt nur laut |
| Leichtigkeit der Stimmproduktion | Gefühl, unbeschwert zu sein beim Singen und Sprechen | Ermüdungsgefühl bei längerem Singen und Sprechen |
| Resonanz | wohlklingend | flach (zu geringe Resonanz); nasal (zu viel Resonanz) |
| Atmung | freie, überwiegend Bauchatmung | Hochatmung (claviculär); zu langes Sprechen auf einen Atemzug; oberflächliche, geräuschhafte Einatmung |
| Sprechgeschwindigkeit (zur Ökonomie der Atemabgabe) | unauffällig, mit Sinnpausen | zu langsam oder zu schnell |
| Stimmeinsätze | weich bis mäßig hart | sehr hart (Glottisschlag); undicht («wilde Luft») |
| Ablauf der Stimmleistung | gleichmäßig, in allen Qualitäten dem Zweck angepasst | Abbrechen der Stimme zum Falsett oder zum Flüstern; schwankend oder tonlos |

Anzahl unterschiedlicher *ätiologischer* (ursächlicher) Faktoren wirken als Störeinflüsse auf den Stimm- und Sprechapparat ein. Der Mechanismus der *Pathogenese* (Krankheitsentstehung), der dann zum manifesten Auftreten einer Stimmstörung führt, ist im Gegensatz zu der Vielfalt an möglichen ätiologischen Faktoren eher einheitlich. Durch die *dyskoordinativen Bewegungsabläufe* im Stimmapparat entstehen Schwingungsunregelmäßigkeiten und/oder ein unvollständiger Glottisschluss, verbunden mit einer erhöhten Belastung der Stimmorgane. Neben der stimmlichen *Leistungseinschränkung* kommt es dadurch zu Geräuschbeimengungen im Stimmschall und damit zum Auftreten von *Heiserkeit* (Abb. 3.1).

Zur Komplexität des Krankheitsgeschehens trägt bei, dass sich – unabhängig von der ursprünglich auslösenden Ursache – *sekundäre Störungen* ausbilden können. So kann eine organische Kehlkopferkrankung – z. B. eine Kehlkopfentzündung – zum Aufbau sekundärer funktioneller Störungen führen, die dann ihrerseits die Stimmstörung aufrechterhalten. Umgekehrt kann eine primär funktionelle Krankheitsursache – z. B. eine Stimmüberlastung – zur Entstehung sekundärer organischer Veränderungen am Kehlkopf – z. B. Stimmlippenknötchen – führen. Die Vielzahl an möglichen ursächlichen (*ätiologischen*) Faktoren, die für die Auslösung einer Stimmstörung verantwortlich sein können, und die relativ einheitlichen Mechanismen der Krankheitsentstehung (*Pathogenese*) erlauben es auch nicht, aus der *Symptomatik*, d. h. der Art und dem Grad der Stimmstörung, auf die zugrunde liegende Ursache rückzuschließen (Abb. 3.1). Dies ist in jedem Fall nur mit einer laryngoskopischen/stroboskopischen Untersuchung möglich.

Welche Bedeutung eine vorhandene Stimmstörung für die *Lebensqualität* des Betroffenen hat, ist sehr unterschiedlich und richtet sich nach dem individuellen beruflichen und sozialen Umfeld bzw. den Wünschen und Anforderungen. Diese individuelle Dimension der störungsspezifischen Beeinträchtigung der Lebensqualität wird heute durch die Differenzierung zwischen «Impairment», «Disability» und «Handicap» zum Ausdruck gebracht (vgl. Kap. 2.4.4. und 11.1.).

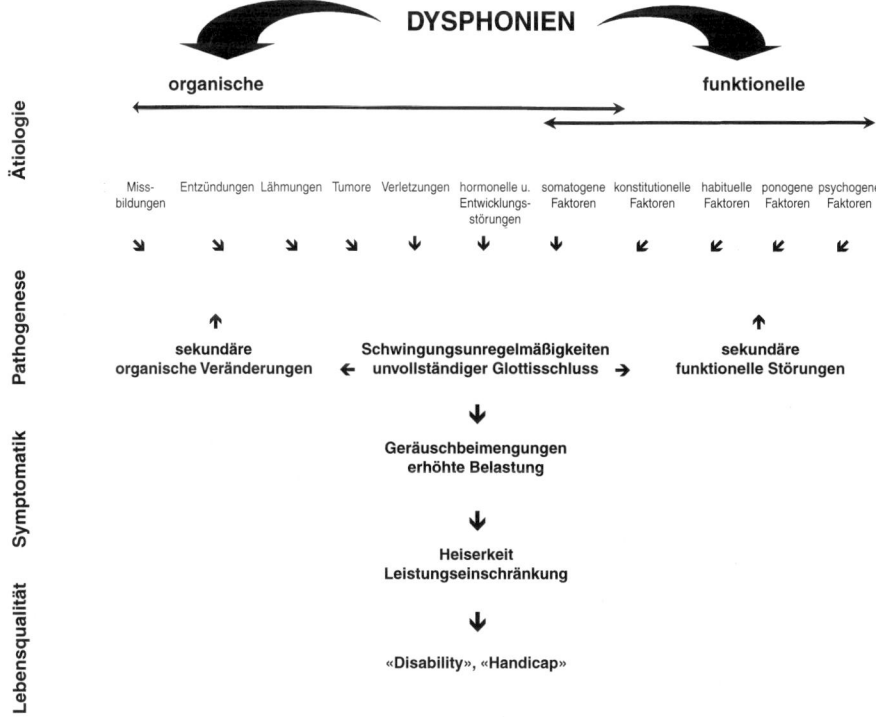

**Abbildung 3.1:** Modell der Entstehung und Klassifikation von Dysphonien (nach Friedrich, 1993).

# 3.1 Organische Stimmstörungen

## 3.1.1 Missbildungen

Schwere Missbildungen des Kehlkopfes und des Atemtraktes führen durch die Einengung der Atemwege zu einer unmittelbar nach der Geburt auftretenden hochgradigen Atemnot, die oft mit dem Leben nicht vereinbar ist. Die wesentlich häufigeren geringen Abweichungen wie Kehlkopfasymmetrien, Segelbildungen zwischen den Stimmlippen, Furchenbildung in den Stimmlippen (Sulcus glottidis) u. a. bedingen eine verminderte Leistungsfähigkeit der Stimme und sind nicht selten Ursache von Stimmproblemen (sog. *dysplastische Dysphonie*), vor allem für Personen in Sprechberufen. Eine effiziente Therapie ist oft nicht möglich, sodass die Erkennung solcher Veränderungen vor Ergreifen eines Stimmberufes wichtig ist (Tauglichkeitsuntersuchung).

## 3.1.2 Entzündungen des Kehlkopfes (Laryngitis)

*Akute Laryngitis*

Die *akute Kehlkopfentzündung* tritt meist im Rahmen einer viralen Infektion der oberen Luftwege auf. Die Stimme klingt rau und heiser. Zusätzlich können Hals- und Schluckbeschwerden bestehen. Die normale Krankheitsdauer beträgt ein bis zwei Wochen. Zur Behandlung der Allgemeinerkrankung sind Stimmschonung, Vermeidung heißer, kalter und scharfer Speisen und Getränke sowie Nikotinkarenz wesentliche therapeutische Maßnahmen. Eine stimmliche Überforderung trotz bestehender Laryngitis kann zu tiefgreifenden Schäden der Schleimhaut und Muskulatur oder zum Aufbau funktioneller Störungen führen und so zum Ausgangspunkt für eine fortdauernde Stimmstörung werden.

> Stimmschonung heißt «nicht sprechen». Flüstern ist zu vermeiden; wenn gesprochen werden muss, dann stimmhaft, leise und ohne Sprechanstrengung (vgl. Kap. 4).

*Chronische Laryngitis*

Als ursächliche Faktoren stehen bei der *chronischen Laryngitis* exogene Noxen (Nikotin- und Alkoholabusus, trockene, staubige Luft u. a.), Erkrankungen der oberen Luftwege (chronische Nasen-Nasennebenhöhlen-Entzündungen, Rhinitis, Sinusitis, Bronchitis u. a.) sowie mangelnde Stimmhygiene im Vordergrund. Besondere Bedeutung scheint dem (häufig unbemerkten) Zurückfließen von

Magensaft durch die Speiseröhre in den Rachen und Kehlkopf (sog. gastro-öso-phagealer bzw. -pharyngealer Reflux) zuzukommen.

Die Behandlung der chronischen Laryngitis ist langwierig und oft ohne ausreichenden Erfolg. Wichtig sind regelmäßige HNO-ärztliche/phoniatrische Kontrollen, insbesondere die Kehlkopfstroboskopie, um die Entstehung einer *bösartigen* Kehlkopferkrankung rechtzeitig zu erkennen.

### 3.1.3 Kehlkopflähmungen und neurologische Erkrankungen

Schädigungen des motorischen Nerven des Kehlkopfes – des Nervus vagus (X. Hirnnerv) – mit seinen beiden Ästen führen zu Kehlkopflähmungen (vgl. Kap. 1). Als häufigste Ursachen findet man eine Schädigung des Nerven bei Operationen im Halsbereich (vor allem Schilddrüsen-[Kropf-]Operationen; Strumektomie), bösartige Tumore, die in den Nerven einwachsen (z. B. Lungen-, Schilddrüsenkarzinom), und bei sog. «idiopathischer» Lähmung, d. h. ohne erkennbare Ursache (evtl. nach Virusinfektionen).

*Lähmung des oberen Kehlkopfnerven (Nervus laryngeus superior)*

Der Ausfall des oberen Kehlkopfnerven führt infolge Lähmung des M. anticus (M. cricothyroideus) zum *Verlust der Spannungsfähigkeit* der Stimmlippen und damit zum Ausfall der hohen Töne mit Einschränkung der Singstimme. Die Stimmlippenbeweglichkeit (Adduktion und Abduktion) ist jedoch nicht beeinträchtigt **(Abb. 3.2)**

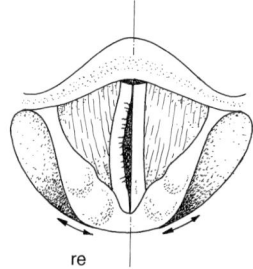

re

**Abbildung 3.2:** Lähmung des rechten Nervus laryngeus superior.

*Lähmung des unteren Kehlkopfnerven (Nervus laryngeus recurrens, «Rekurrensparese»)*

Sein Ausfall führt zur *Aufhebung der respiratorischen Beweglichkeit* der betroffenen Stimmlippe. Bei einseitigen Lähmungen besteht eine Heiserkeit, deren Grad nach der Position der gelähmten Stimmlippe stark variiert. Je näher die Stimmlippe der Medianlinie steht, desto besser ist der Glottisschluss und damit auch die Stimmgebung (Abb. 3.3).

Bei beidseitiger Stimmlippenlähmung steht zumeist die Atemnot im Vordergrund. Diese ist umso stärker, je enger die Glottis ist (Abb. 3.3).

*Lähmungen des Nervus vagus*

Eine Schädigung des N. vagus oberhalb des Abganges der Kehlkopfnerven bewirkt einen kompletten Ausfall der gesamten inneren Kehlkopfmuskulatur und daneben auch eine Lähmung des Gaumensegels und der Schlundmuskulatur. Die gelähmte Stimmlippe steht in Lateralposition, woraus eine hochgradige Dysphonie resultiert. Zusätzlich besteht meist ein offenes Näseln und eine Schluckstörung.

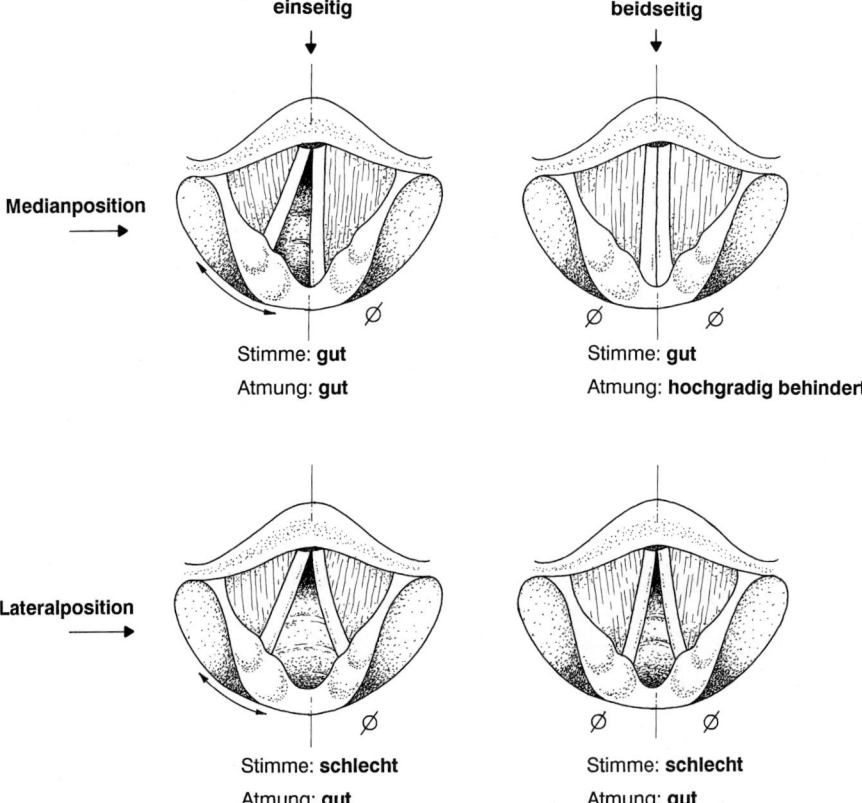

**Abbildung 3.3:** Stellung der Stimmlippen bei einseitigen und beidseitigen Kehlkopflähmungen. Auswirkung auf Stimme und Atmung.

*Zentrale Bewegungsstörungen*

Sie entstehen bei Läsionen in den zentralen motorischen Bahnen und Kernen und sind durch abnorme Stimmlippenbewegungen charakterisiert, die Hinweise auf beginnende neurologische Erkrankungen geben können (z. B. multiple Sklerose). Diese Erkrankungen betreffen typischerweise auch die Atmung und Artikulation und führen zu *Dysarthrien* (vgl. Kap. 10).

Ein spezielles Krankheitsbild auf neurologischer Grundlage stellt die *spasmodische Dysphonie* dar. Gemeinsam mit dem Lidkrampf, Schiefhals u. a. wird sie zu den sog. fokalen Muskeldystonien gezählt und ist durch Muskelspasmen im Bereich des Atmungs- und Stimmfunktionskreises charakterisiert. Diese führen zu einer anhaltend gepressten, knarrenden, abgehackten Phonation mit irregulären Stimmabbrüchen und Stimmtremor. Wegen der spastisch unterbrochenen Stimmgebung wird das Krankheitsbild auch als «laryngeales Stottern» bezeichnet. Nicht selten können bedeutungslose Stimmäußerungen, wie z. B. sinnlose Silben, Summen, Gesangstöne, Lachen, Rufen ohne Anstrengung, klar hervorgebracht werden. Hervorstechend ist die außerordentlich große Therapieresistenz gegenüber allen Arten konservativer (logopädisch, psychotherapeutisch) Behandlungen. Eine Besserung der Symptomatik ist durch die Blockierung der Muskelspasmen im Kehlkopf möglich; dies entweder durch die chirurgische Durchtrennung des N. recurrens (irreversibel) oder die reversible medikamentöse Denervierung, die sich als Standardtherapie durchgesetzt hat. Dabei wird Botulinum-Toxin (Bakteriengift) in den M. vocalis injiziert, das zu einer Blockade der Reizübertragung vom Nerven auf den Muskel führt und diesen für etwa drei Monate schwächt (vgl. Kap. 4.3).

Zur *Behandlung* der *einseitigen Stimmlippenlähmung* wird primär eine Stimmtherapie, in manchen Fällen in Kombination mit Reizstrom durchgeführt. Angestrebtes Ziel ist die Kompensation der Lähmung durch die bewegliche, gesunde Stimmlippe (Abb. 3.4). Bei unzureichendem Behandlungserfolg kann zur Besserung der Stimmqualität eine operative Korrektur vorgenommen werden. Das phono-

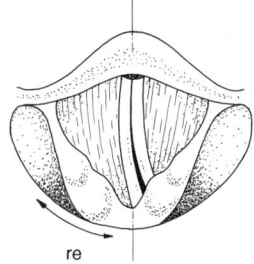

re

**Abbildung 3.4:** Kompensation der Stimmlippenlähmung links durch die Bewegung der rechten, gesunden Stimmlippe über die Mittellinie.

chirurgische Prinzip ist eine *Medianverlagerung* der gelähmten Stimmlippe, um so einen vollständigen Glottisschluss zu ermöglichen (vgl. Kap. 4.3).

Bei *beidseitigen Lähmungen* muss eine *Glottiserweiterung* zur Verbesserung der Atemfunktion durchgeführt werden. Es wird dabei eine gelähmte Stimmlippe nach lateral verlagert, um eine für die Atmung ausreichend weite Glottis zu schaffen. Dies wird heute überwiegend in Form einer partiellen Stimmlippenresektion mittels der endolaryngealen Laserchirurgie durchgeführt.

### 3.1.4 Kehlkopftumore; die Stimme nach operativen Eingriffen

Man unterscheidet zwischen gutartigen und bösartigen Kehlkopftumoren. Leitsymptom ist in den meisten Fällen eine allmählich zunehmende Heiserkeit.

*Gutartige* Veränderungen reichen von Schleimhautverdickungen (Polypen und Knötchen) über Zysten, Tumore (z. B. ausgehend von Blutgefäßen und vom Knorpel) bis zu den kindlichen Larynxpapillomen (vgl. Kap. 3.4). Bei den gutartigen Veränderungen zielen die operativen Eingriffe auf eine Stimmverbesserung ab (*Phonochirurgie*, vgl. Kap. 4.3.6). Postoperative logopädische Behandlungen unterstützen die Stimmrehabilitation, besonders dann, wenn die Stimmlippenveränderungen – wie z. B. Knötchen – auf dem Boden funktioneller Störungen entstanden sind (vgl. Kap. 3.2).

*Bösartige* Tumore müssen aus vitalen Gründen entfernt werden. Das *Kehlkopfkarzinom* ist der häufigste bösartige Tumor im Kopf-Hals-Bereich. Im Schnitt erkranken vier bis acht von 100 000 Personen jährlich; Männer sind bis zu zehnmal häufiger betroffen als Frauen. Die Hauptrisikofaktoren für die Entstehung sind Rauchen und übermäßiger Alkoholkonsum, daneben chronische Kehlkopfentzündungen und sonstige Schadstoffexposition.

> Die Mehrzahl der Kehlkopfkarzinome entsteht an den Stimmlippen und macht sich durch Heiserkeit frühzeitig bemerkbar. Die Kehlkopfspiegelung bei jeder länger als drei Wochen dauernden Heiserkeit ist daher die entscheidende Maßnahme zur Früherkennung und Frühbehandlung.

Kleine Karzinome im Frühstadium haben eine Heilungsrate von über 90 % und können heute mittels der *endolaryngealen Laserchirurgie* auch durch den Mund ohne Schnitt am Hals und das Einsetzen einer Trachealkanüle operiert werden. Die Stimme ist nach einer solchen minimal-invasiven Operation häufig nur gering beeinträchtigt, und alle Primärfunktionen des Kehlkopfes (Atmen, Schlucken) bleiben voll erhalten.

Bei ausgedehnten Tumoren muss der gesamte Kehlkopf entfernt werden (*totale Laryngektomie*). Dabei kommt es zu einer vollständigen anatomischen Trennung zwischen Luft- und Speisewegen (Abb. 3.5). Die Atmung erfolgt durch eine Öffnung der Luftröhre am Hals (Tracheostoma). Da keine modulationsfähige Ausatmungsluft mehr in das Ansatzrohr gelangt, ist der Laryngektomierte vorerst nicht in der Lage, Stimme und klanghafte Phoneme zu bilden. Zur stimmlichen Rehabilitation erlernt der Patient unter logopädischer Anleitung die Ösophagus-(Ersatz-) Stimme. Dabei wird Luft aktiv in die Speiseröhre (Ösophagus) eingedrückt und rülpserartig portionsweise wieder abgegeben. Dadurch entstehen Schwingungen an Schleimhautfalten am Speiseröhreneingang (Pseudoglottis) (Abb. 3.6). Wird

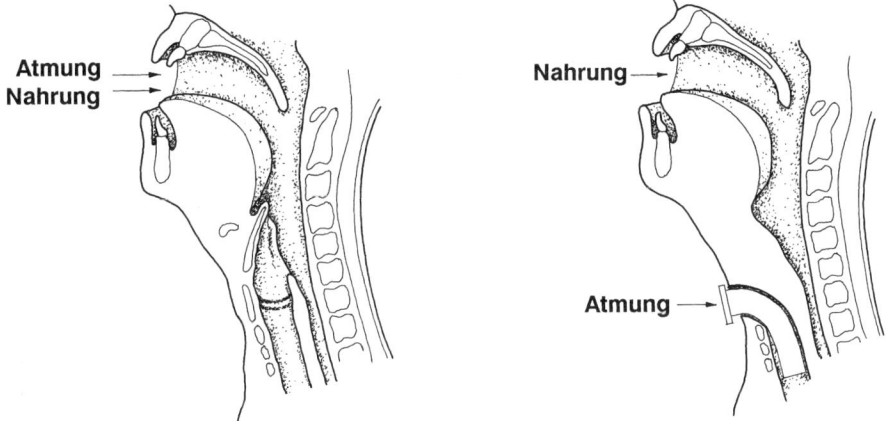

**Abbildung 3.5:** Atem- und Speisewege vor und nach Laryngektomie. Trachealkanüle im Tracheostoma.

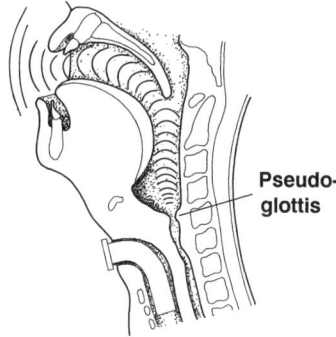

**Abbildung 3.6:** Bildung der Ösophagusersatzstimme. Die Pseudoglottis wird mit Speiseröhrenluft angeblasen und erzeugt einen Klang.

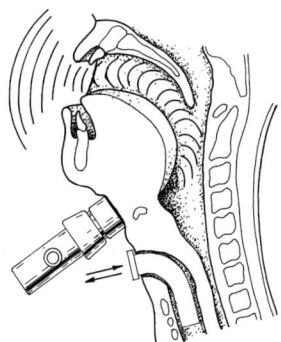

**Abbildung 3.7:** Wirkungsweise des Elektro-Larynx. Die elektronisch erzeugten Schwingungen werden über die Halsweichteile in das Ansatzrohr übertragen.

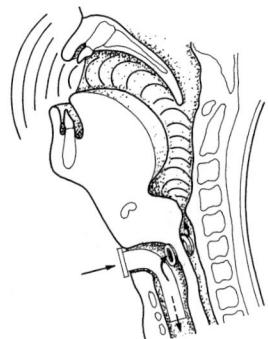

**Abbildung 3.8:** Funktion der Stimmprothese. Die Einatmung erfolgt durch das Tracheostoma; die Ausatemluft gelangt durch die Stimmprothese in den Rachen und bläst die Pseudoglottis an.

diese Ösophagusersatzstimme nicht zufriedenstellend erlernt, kann mit elektroakustischen Hilfsmitteln (Elektrolarynx) eine lautsprachliche Kommunikation erreicht werden (Abb. 3.7). Auch operative Verfahren zur Stimmrehabilitation sind möglich (u. a. sog. Stimmprothesen) (Abb. 3.8, vgl. Kap. 4.3).

### 3.1.5 Hormonelle Stimmstörungen

Zahlreiche Veränderungen im Hormonhaushalt können zu Stimmstörungen führen. Von besonderer klinischer Bedeutung sind die *Geschlechtshormone*, da der Kehlkopf als sekundäres Geschlechtsmerkmal sehr sensibel auf derartige Veränderungen reagiert.

Eine krankheitsbedingte Überproduktion von Testosteron (männliches Geschlechtshormon) oder eine medikamentöse Verabreichung von Präparaten, die Testosteron oder Testosteronabkömmlinge (Androgene) enthalten (z. B. Anabolika oder Präparate gegen Wechselbeschwerden), können bei Frauen zu einer irreversiblen Vermännlichung (*Virilisierung*) der Stimme führen; d. h., nach einem uncharakteristischen Vorstadium sinkt die Stimme bis auf männliches Niveau ab. Auch Ovulationshemmer («Pille») können bei besonderer Disposition die Leistungsfähigkeit der Gesangsstimme beeinflussen. Diese Veränderungen sind jedoch nicht gravierend, reversibel und kommen bei modernen Präparaten kaum mehr vor.

Durch die hormonellen Schwankungen während des *weiblichen Zyklus* kann eine Stimmleistungsfähigkeit zur Zeit der Menstruation eingeschränkt sein (menstruelle oder prämenstruelle Dysphonie). In seltenen Fällen kommt es während der Schwangerschaft zu hormonell ausgelösten Schleimhautödemen an den Stimmlippen mit Dysphonie (Laryngopathia gravidarum).

Störungen des Stimmwechsels bei Knaben infolge verminderter Produktion der Geschlechtshormone werden bei den Entwicklungsstörungen der Stimme besprochen (vgl. Kap. 3.4).

### 3.1.6 Kehlkopfverletzungen

Verletzungen am Kehlkopf und an den Stimmlippen können durch *äußere Gewalteinwirkung*, z. B. Sturz auf den Kehlkopf, Fahrrad- oder Autounfall, oder durch Manipulationen im *Kehlkopfinneren*, z. B. beim Einführen des Beatmungsschlauches bei der Narkose (Intubation), auftreten. Leichte Verletzungen sind bei Stimmschonung meist nach einigen Tagen bis Wochen vollständig reversibel. Eine Stimmübungsbehandlung kann in manchen Fällen hilfreich sein.

## 3.2 Funktionelle Stimmstörungen

> Funktionelle Dysphonien sind Krankheiten der Stimme, die durch eine Störung des Stimmklanges und der stimmlichen Leistungsfähigkeit gekennzeichnet sind, ohne dass sich krankhafte, primär organische Veränderungen am Stimmapparat nachweisen lassen (vgl. Abb. 3.1, S. 87).

### 3.2.1 Einteilung und Ursachen

Ursächlich wird ein multifaktorielles Geschehen angenommen, das sich durch folgende Hauptkomponenten charakterisieren lässt:

● *Somatogene* Faktoren: Darunter sind organische Erkrankungen und Abweichungen an den Stimmorganen zu verstehen, die auslösend bzw. prädisponierend für die Entstehung funktioneller Stimmstörungen sein können. Häufig sind dies passagere (z. B. Entzündungen) oder geringfügige (z. B. Kehlkopfasymmetrien) Erkrankungen und Abweichungen.

● *Konstitutionelle* Faktoren: Anlagebedingte Minderwertigkeit der stimmgebenden Organe, vor allem Anomalien im Bereich des Kehlkopfes. Darüber hinaus ist auch die gesamtkörperliche, neurovegetative und psychische Konstitution von Bedeutung.

● *Habituelle* Faktoren: Gewohnheitsmäßig durch bewusstes oder unbewusstes Lernen erworbene stimmschädigende Angewohnheiten (Räuspern, harter Stimmeinsatz, gepresste Stimmgebung, nachlässige Artikulation usw.).

● *Ponogene* Faktoren (von gr. ponos = Arbeit): Durch zu starke stimmliche Anstrengung, durch zu langes oder zu lautes Sprechen verursacht. Von besonderer Bedeutung scheint dabei ein ständiges Abweichen von der Sprechstimmlage zu sein, wie es vor allem beim Sprechen im Lärm auftritt. Ponogene Faktoren sind im speziellen die Grundlage für die Berufsstimmstörung (Berufsdysphonie), bei der ein Missverhältnis zwischen der geforderten und der realisierbaren Stimmleistung vorliegt.

● *Psychogene* Faktoren: Bei den bereits herausgestellten, engen Wechselbeziehungen zwischen Persönlichkeit und Stimme sind psychische Belastungen und Fehlsteuerungen eine wichtige Ursache für die Entstehung von Stimmstörungen (vgl. psychogene Dysphonie, Kap. 3.2.4).

Eine zusätzliche Gruppe kann als *symptomatisch* bezeichnet werden, d. h. durch eine andere Grundkrankheit bedingt. Die Stimmstörung tritt dann als Symptom z. B. einer schweren Allgemeinerkrankung auf.

### 3.2.2 Symptome

Funktionelle Dysphonien können im Sinne eines «Zuviel» (hyperfunktionelle Dysphonie) oder eines «Zuwenig» (hypofunktionelle Dysphonie) auftreten.

Die *hyperfunktionelle* Dysphonie ist die häufigste Manifestationsform. Dabei werden als subjektive Beschwerden Missempfindungen und Schmerzen unterschiedlichen Grades im Hals- und Kehlkopfbereich angegeben. Zusätzlich bestehen häufig

Räusperzwang, Mundtrockenheit sowie frühzeitige Stimmermüdung (vgl. Tab. 3.1, S. 85). Die Atmung ist im Sinne einer Hochatmung gestört. Die Stimme klingt rau, belegt, heiser, gepresst und knarrend. Die Stimmeinsätze sind hart, die mittlere Sprechtonhöhe ist erhöht. Letztlich kann auch eine allgemeine Verspannung (Unterkiefer-, Hals-Nacken-Muskulatur) vorliegen.

Die Symptomatik der *hypofunktionellen* Dysphonie ist gekennzeichnet durch eine leise und behauchte Stimme mit geringer Steigerungsfähigkeit und matter Klangfarbe sowie durch einen zu geringen Muskeltonus. Sie entwickelt sich nicht selten aus einer hyperfunktionellen Stimmstörung. Häufig liegen gleichzeitig hyper- und hypofunktionelle Symptome vor, sodass in der Praxis zahlreiche Übergänge und Mischformen anzutreffen sind.

### 3.2.3 Berufsstimmstörungen

Man versteht darunter in erster Linie funktionelle Stimmstörungen, die im Zusammenhang mit der Ausübung *sprechintensiver Berufe* (Lehrer, Kindergärtnerinnen, Schauspieler, Sänger) auftreten. Mit *Dysodie* bezeichnet man im speziellen Störungen der Gesangsstimme. Als auslösende Faktoren gelten u. a. Über- und Fehlbeanspruchung der Stimme, fehlerhafte Sprechtechnik, psychovegetative Faktoren, Mangel an individueller Leistungsfähigkeit und Belastbarkeit sowie ein ungünstiges Sprechmilieu, wie Umgebungslärm und ungünstige Akustik (Tab. 3.3).

Bei der Behandlung sollten vorbeugende Maßnahmen an erster Stelle stehen, die aus phoniatrischen Tauglichkeitsuntersuchungen vor Beginn sowie einer optimalen Stimmhygiene (vgl. Kap. 4) während der Ausbildung bestehen. Bereits manifeste Störungen bedürfen primär einer konsequenten logopädischen Übungstherapie; bei bestehenden sekundär-organischen Veränderungen in Kombination mit phonochirurgischen Maßnahmen.

**Tabelle 3.3:** Ursächliche und disponierende Faktoren bei der Berufsdysphonie (nach Arndt, 1982).

| | |
|---|---|
| Exogene Faktoren | – Hohe Stimmbelastung (Unterrichtsdauer, Klassen- oder Gruppengröße, Raumakustik, Störlärmpegel<br>– Körperliche und psychische Belastung durch den Beruf |
| Endogene Faktoren | – Geringe stimmliche Leistungsfähigkeit (Konstitution, Alter, Krankheit)<br>– Mangelhafte Stimmtechnik und Hygiene<br>– Mangelhafte Artikulation (Vokale und Konsonanten)<br>– Hormonelle Umstellung<br>– Seelische Probleme |

### 3.2.4 Psychogene Dysphonie und Aphonie

Bei ihrer Entstehung spielen (konversions-)neurotische Fehlentwicklungen, Persönlichkeitsauffälligkeiten, Stresssituationen und belastende Lebensereignisse («life events») eine wesentliche Rolle. Sie tritt unabhängig von einer Stimmbelastung auf und wird am häufigsten bei Frauen diagnostiziert.

Als Extremform ist die *psychogene Aphonie* anzusehen. Diese stellt ein eindrucksvolles und für den erfahrenen Untersucher leicht zu diagnostizierendes Krankheitsbild dar. Typisch ist ein völliger Stimmverlust – d. h. die Betroffenen können sich nur mit tonlosem Flüstern verständigen – bei gleichzeitig völlig unauffälligem organischem Kehlkopfbefund. Die reflektorischen Stimmleistungen sind voll erhalten, d. h., Husten und Räuspern sind stimmhaft möglich (Differentialdiagnose zur Stimmlippenlähmung).

Therapeutisch wichtig ist das *sofortige* Einsetzen übungstherapeutischer Maßnahmen, da mit jedem Tag des Fortbestehens der Aphonie eine stärkere Fixierung des Krankheitsbildes zu erwarten ist. Die Therapie der psychogenen Dysphonie sollte die Gesamtpersönlichkeit des Patienten erfassen. Bei raschem Therapiebeginn kann häufig in kurzer Zeit eine völlige Stimmwiederherstellung erreicht werden. Ist dies nicht der Fall, sollte eine kombinierte stimm- und psychotherapeutische Behandlung durchgeführt werden.

### 3.2.5 Taschenfaltenstimme

Bei extremer Hyperfunktion kann es zu einer Annäherung und zum Kontakt der Taschenfalten kommen. Diese beginnen – ähnlich den Stimmlippen – im Ausatmungsstrom zu schwingen und erzeugen eine tiefe, rauhe und knarrende Stimme.

Neben dieser unerwünschten und therapiebedürftigen Form gibt es eine erwünschte Taschenfaltenstimme, nämlich dann, wenn die Stimmlippen durch Erkrankungen oder Operationen schwingungsunfähig sind.

## 3.3 Sekundär-organische Veränderungen

Langdauernde hyperfunktionelle Dysphonien können durch den ständig erhöhten Spannungszustand zu sekundären organischen Veränderungen an den Stimmlippen führen (vgl. Abb. 3.1, S. 87).

Man unterscheidet im Wesentlichen die folgenden Formen:

### 3.3.1 Hyperämie (Abb. 3.9)

Eine intensive Stimmbelastung führt auch beim Stimmgesunden zu einer vermehrten Durchblutung und damit Rötung der Stimmlippenschleimhaut (*Hyperämie*). Solche Veränderungen sind nach stimmlichen Anstrengungen normal und bilden sich üblicherweise wieder zurück. Die Abgrenzung zu entzündlichen Schleimhautreizungen (Laryngitis) oder hormonell bedingten Veränderungen ist mitunter schwierig.

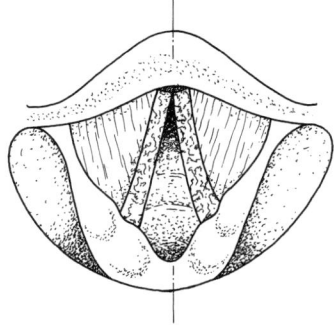

**Abbildung 3.9:** Hyperämie und verstärkte Gefäßzeichnung der Stimmlippen.

### 3.3.2 Stimmlippenknötchen (Abb. 3.10)

Bei Fortdauer der Stimmüberlastung kommt es zu einer umschriebenen Schleimhautschwellung an der Stelle der stärksten mechanischen Beanspruchung in der Mitte des membranösen Stimmlippenanteils (dies entspricht ungefähr dem Übergang vom vorderen zum mittleren Glottisdrittel). Eine solche noch vollständig rückbildungsfähige Schwellung kann sich bei Fortbestand der Schädigung zu *Stimmlippenknötchen* («Schrei- oder Sängerknötchen») entwickeln. Diese sind

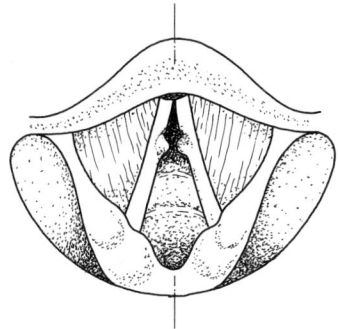

**Abbildung 3.10:** Stimmlippenknötchen bds.

kleine, stecknadelspitz- bis metallstecknadelkopfgroße Verdickungen am freien Rand der Stimmlippen am Übergang vom vorderen zum mittleren Drittel der Glottis. Neben der stimmlichen Überanstrengung wirken konstitutionelle, hormonelle, entzündliche und allergische Komponenten als zusätzliche Faktoren. Die Knötchen treten einerseits im Kindesalter auf der Grundlage einer juvenilen hyperfunktionellen Dysphonie – hier mit einem deutlichen Überwiegen der Knaben als sog. Schreiknötchen – und andererseits im Erwachsenenalter (etwa um das 35. Lebensjahr) – mit deutlichem Überwiegen des weiblichen Geschlechtes – auf.

### 3.3.3  Stimmlippenpolypen und -ödeme

In anderen Fällen kann die Schwellung an Größe zunehmen und als *Reinke-Ödem* (Abb. 3.11) die gesamte Stimmlippe einnehmen oder sich – mehr umschrieben – zu einem *Polypen* (Abb. 3.12) entwickeln. Im Gegensatz zum einheitlichen Bild der

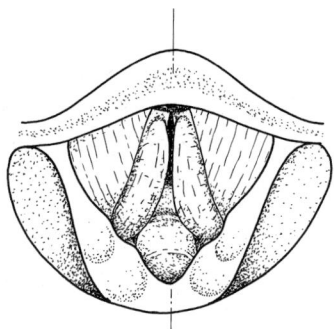

**Abbildung 3.11:** Reinke-Ödem beider Stimmlippen.

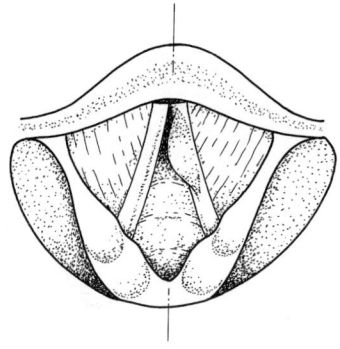

**Abbildung 3.12:** Polyp an der linken Stimmlippe.

Stimmlippenknötchen zeigen Stimmlippenpolypen und -ödeme ein variables Bild in Lokalisation, Form und Größe bzw. Ausdehnung. Ursächlich sind neben der Stimmüberlastung häufig chronisch-entzündliche Zustände an der Entstehung beteiligt. Besonders beim Reinke-Ödem bildet die durch das Rauchen (Nikotinabusus) bedingte Schleimhautirritation einen wesentlichen Faktor.

### 3.3.4 Kontaktgranulom, Kontaktulkus (Abb. 3.13)

Im hinteren Stimmlippenabschnitt, im Bereich des Ansatzes des Stimmbandes am Stellknorpel, ist die Schleimhaut sehr empfindlich und reagiert auf Schädigung mit einem Defekt (Ulkus) oder einer überschießenden Gewebsbildung (Granulom). Als Ursache dafür kommen einerseits mechanische Schädigungen im Sinne eines «Hammereffektes» bei hyperfunktioneller Dysphonie und/oder psychosomatischen Störungen in Frage. Zum anderen eine chemische Irritation durch Magensaft, der durch die Speiseröhre in den Rachen und Kehlkopf zurückfließt (sog. gastro-ösophagealer Reflux).

*Therapeutisch* ist bei sekundär organischen Veränderungen eine phonochirurgische Entfernung dann erforderlich, wenn die Veränderung selbst zu Störungen der Stimmfunktion führt. Diese sollte jedoch durch eine logopädische Vor- und Nachbehandlung ergänzt werden, um ursächliche funktionelle Störungen auszugleichen. Eine bewährte Vorgangsweise kann man als *«Sandwich-Methode»* bezeichnen, d. h. logopädische Vorbehandlung zum Abbau der funktionellen Störungen – mikrochirurgische Entfernung z. B. der Stimmlippenknötchen – und logopädische Nachbehandlung zur Sicherung des Therapieerfolges. Unterbleibt diese kombinierte Vorgangsweise, ist mit hoher Wahrscheinlichkeit mit *Rezidiven* zu rechnen (vgl. Kap. 4.3).

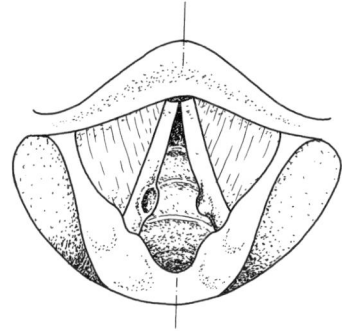

**Abbildung 3.13:** Kontaktgranulom und Kontaktulkus.

# 3.4 Stimmstörungen bei Kindern und Jugendlichen sowie entwicklungsbedingte Stimmstörungen

### 3.4.1 Stimmstörungen im Kindesalter

Stimmliche Auffälligkeiten können schon im Säuglingsalter auftreten und den Verdacht auf Kehlkopfanomalien erwecken bzw. einen Hinweis auf genetische, zerebrale und hormonelle Störungen oder auf eine angeborene Allgemeinerkrankung geben.

Beim Cri-du-chat-Syndrom (Katzenschreisyndrom, Missbildungssyndrom) ist bereits der Erstschrei durch viel zu hohes, schrilles, an Katzenmiauen erinnerndes Schreien auffällig.

Das Down-Syndrom (Mongolismus, Trisomie 21) weist ebenfalls eine charakteristische Phonation mit tiefer, rauer, gepresster und blökender Stimme auf.

Als weitere Ursachen können schon im Kleinkindalter *organische Kehlkopfveränderungen* (z. B. Larynxpapillomatose) vorliegen.

> Um schwerwiegende organische Kehlkopferkrankungen nicht zu übersehen, muss bei jeder länger als zwei bis drei Wochen dauernden Heiserkeit eine Kehlkopfspiegelung (Laryngoskopie) durchgeführt werden. Diese ist mit modernen endoskopischen Methoden in jedem Lebensalter und ohne wesentliche Belastung des Kindes durchführbar.

Im Vorschulalter ist die Häufigkeit von Stimmstörungen besonders groß, wobei die *juvenile hyperfunktionelle Dysphonie* an erster Stelle steht. Für ihre Entstehung sind vor allem ein forciertes und unkontrolliertes Sprech- und Schreiverhalten sowie fehlerhafte Stimmgewohnheiten verantwortlich. Die Kinder erscheinen in ihrer Persönlichkeit laut, aktiv und extrovertiert, im Spielverhalten dominierend und aggressiv. Knaben sind häufiger betroffen als Mädchen. Im fortgeschrittenen Stadium kann nicht selten eine Knötchenbildung an den Stimmlippen beobachtet werden («Schreiknötchen») (vgl. Kap. 4).

Als *Therapie* empfiehlt sich primär eine gezielte Elternberatung hinsichtlich stimmhygienischer Maßnahmen. Der klinische Verlauf muss durch regelmäßige phoniatrische Untersuchungen kontrolliert werden. Bei zunehmender Symptomatik sollte eine altersadäquate Stimmtherapie eingeleitet werden. Eine operative Entfernung von Stimmlippenknötchen ist beim Kind nur in Ausnahmefällen angezeigt.

### 3.4.2 Stimmentwicklung und normale Mutation

Ausgehend vom reflektorischen *Neugeborenenschrei*, dessen Tonhöhe um 440 Hz (a1) liegt, sinkt die Sprechstimmlage im Laufe des Wachstums allmählich ab und

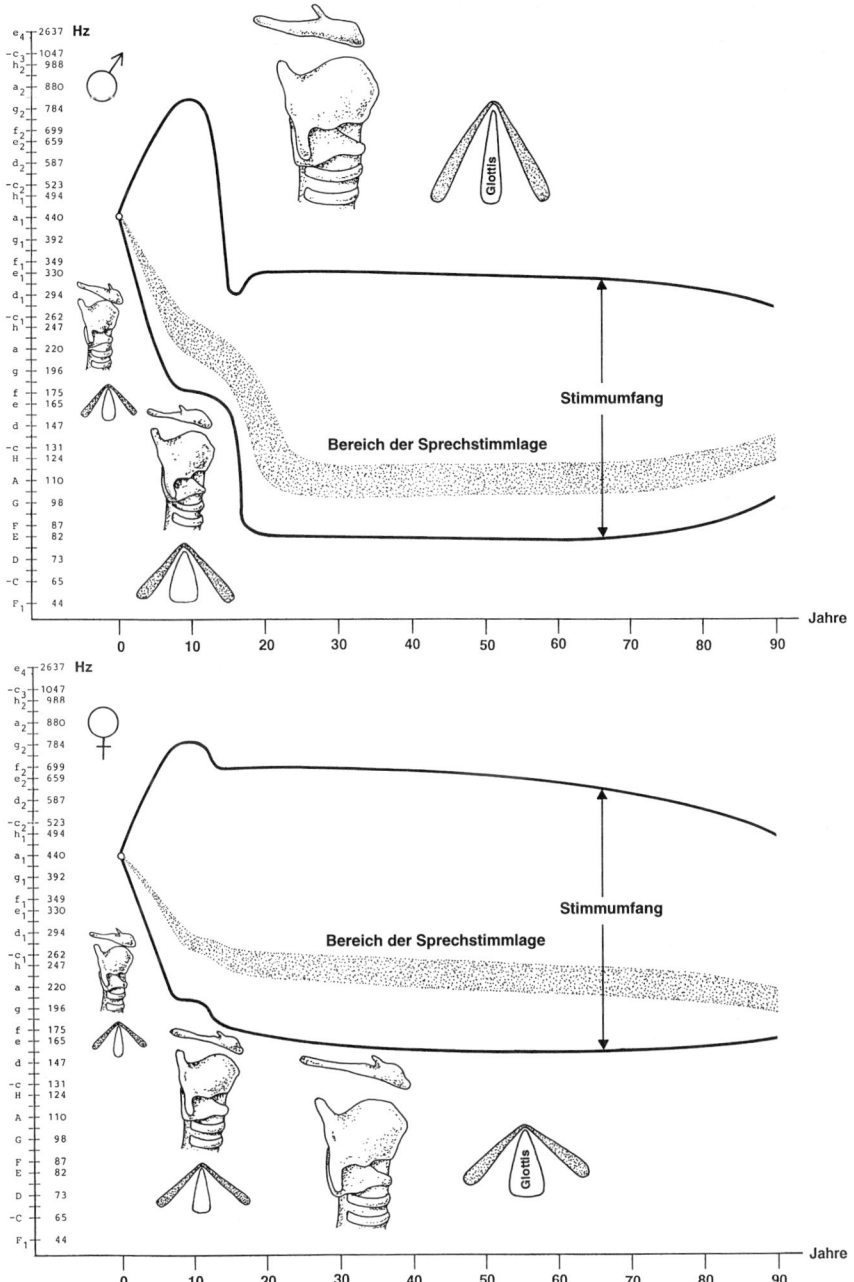

**Abbildung 3.14:** Kehlkopfwachstum und Stimmentwicklung im Laufe des Lebens bei Männern und Frauen (aus Mathelitsch, Friedrich, 2000).

liegt im Alter von neun Jahren im Bereich zwischen 220 Hz (a) und 330 Hz (e1). Parallel dazu erweitert sich der Stimmumfang auf etwa zwei Oktaven. Um das *neunte Lebensjahr* herum beginnt sich die stimmliche Entwicklung zwischen Mädchen und Knaben zu unterscheiden (Abb. 3.14).

Bei den *Knaben* kommt es durch die in der Pubertät erhöhte Produktion von männlichem Geschlechtshormon (Testosteron) zu einem Wachstum des Kehlkopfes. Die Schildknorpelplatten springen dadurch stärker hervor und werden als Adamsapfel sichtbar. Die Stimmlippen werden um ca. 1 cm länger. Diese Längenzunahme ist die Ursache für das Absinken der Stimme während der Mutation (*Stimmwechsel*). Vom Ablauf her unterscheidet man eine Prämutationsphase (ca. 9.–12. Lebensjahr), eine eigentliche Mutation (ca. 12.–16. Lebensjahr) und eine Postmutationsphase (ca. 16.–18. Lebensjahr). Während der eigentlichen Mutation sinkt die Stimme des Knaben um eine Oktave ab. Die Stimme ist oft heiser, wenig leistungsfähig und «kippt um» (*Stimmbruch*). Diese Phase sollte bis zum 16. Lebensjahr abgeschlossen sein und insgesamt nicht länger als zwei Jahre dauern.

Der Stimmwechsel setzt bei *Mädchen* um ein bis zwei Jahre früher ein und verläuft wesentlich unauffälliger. Die Stimmlage sinkt um etwa eine Terz ab.

Ihre endgültige Ausprägung erhält die Stimme erst nach Abschluss der Postmutationsphase (beim Knaben 18. Lebensjahr, beim Mädchen 16. Lebensjahr). Erst danach sollte mit einer professionellen Gesangsausbildung begonnen werden.

### 3.4.3 Mutationsstimmstörungen

*Ursachen*

Während des Stimmwechsels befindet sich der Kehlkopf in einem tiefgreifenden Umbau und leistungsmäßig *labilen Zustand* mit eingeschränkter Belastbarkeit. Die Mutation stellt daher, besonders beim männlichen Geschlecht, eine kritische Periode der Stimmentwicklung dar. Bei Störungen im physiologischen Ablauf der Mutation entwickeln sich *Mutationsstimmstörungen*. Als Ursachen kommen lokale, psychogene, hormonelle und sensorielle Faktoren in Frage:

- *Lokalen* Ursachen liegt vor allem ein gestörtes Zusammenspiel der Kehlkopfmuskeln durch eine ungleichmäßige Tonusverteilung zugrunde. Daneben kommt es während des raschen Kehlkopfwachstums in der Mutation nicht selten zur Ausbildung von Anomalien und Asymmetrien des Kehlkopfgerüstes.

- *Psychische* Faktoren spielen in der sensiblen Phase der Pubertät eine wichtige Rolle. Oft halten die Jugendlichen zäh an der Kinderstimme fest, weil sie – bewusst oder unbewusst – den Übertritt ins Erwachsenenalter ablehnen. Häufig besteht eine besonders starke Mutterbindung.

- Die *hormonelle* Situation ist bei Mutationsstörungen immer zu berücksichtigen. Beim Ausfall der Geschlechtshormone bleibt die Mutation mit allen morphologischen und funktionellen Manifestationen aus. Der Kehlkopf bleibt kindlich klein, die Stimme hoch.

- *Sensorielle* Faktoren sind oft Mitursache bei der Entstehung von Mutationsstimmstörungen. Nach dem Kehlkopfwachstum muss die neue, tiefere Stimme unter dem Einfluss der auditiven Rückkoppelung eingeübt und neue Phonationsmuster aufgebaut werden. Bei gestörter oder fehlender akustischer Rückkoppelung, wie z. B. bei Amusikalität oder Schwerhörigkeit, kann diese Anpassung erschwert sein.

Mutationsstimmstörungen kommen sowohl bei Mädchen als auch bei Knaben vor, sind jedoch bei Knaben wesentlich häufiger und auffälliger.

*Organische Mutationsstimmstörungen*

*Ausbleibende Mutation:* Bei Fehlen von Testosteron durch Krankheit oder in früheren Zeiten (17., 18. Jh.) nach Kastration (Kastratensänger, vgl. Kap. 1.10.7).

*Perverse Mutation* bei Mädchen: Stimmvirilisierung durch Androgenzufuhr (vgl. Kap. 3.1.5).

*Funktionelle Mutationsstimmstörungen*

*Unvollständige Mutation* (sog. Mutatio tarda, Mutatio incompleta oder Mutatio prolongata): Unvollständiges Absinken der Sprechstimmlage bei normaler allgemeiner Geschlechtsentwicklung und normalem Kehlkopfwachstum.

*Mutationsfistelstimme:* Funktionelle Beibehaltung der kindlichen Stimmlage durch gewohnheitsmäßige Fixierung, meist durch psychische Faktoren bedingt, wie z. B. verstärkte Mutter-Kind-Bindung, unbewusste Ablehnung des Erwachsenwerdens, emotionale Retardierung.

Für die *Therapie* müssen hormonelle Ursachen aufgedeckt und entsprechend endokrinologisch behandelt werden. Bei funktioneller Genese kann mit logopädischen Stimmübungsbehandlungen eine Normalisierung erreicht werden.

---

Unbehandelte Mutationsstimmstörungen sind nicht selten Ausgangspunkt für die Entstehung funktioneller Dysphonien im Laufe des späteren Lebens.

# Literatur

Arndt, H.J.: Stimmstörungen. In: Biesalski, P., Frank, F. (Hrsg.): Phoniatrie-Pädaudiologie. Thieme, Stuttgart, New York, 1982.

Arndt, H.J.: Stroboskopische Diagnostik. Sprache-Stimme-Gehör 10, 81–83, 1986.

Aronson, A.E.: Clinical Voice Disorders. Thieme, Stuttgart, New York, 1985.

Aronson, A.E.: Importance of the Psychosocial – Interview in the Diagnosis and Treatment of «Functional» Voice Disorder. Journal of Voice 4, 287–289, 1990.

Aronson, A.E.: Clinical voice disorders. 3rd ed., Thieme, New York, 1990.

Bauer, H.: Klinik der Stimmstörungen. In: Biesalski, P., Böhme, G., Frank, F., Luchsinger, R. (Hrsg.): Phoniatrie und Pädoaudiologie. Thieme, Stuttgart, 1973.

Bauer, H.: Störungen der Stimme. In: Uexküll, T. v. (Hrsg.): Psychosomatische Medizin. Urban und Schwarzenberg, München, 1071–1079, 1990.

Bauer, H.: Zur Notwendigkeit der ätio-pathogenetischen Differenzierung funktioneller Stimmstörungen. HNO 23, 165, 1975.

Behrendt, W., Görisch, I., Oeken, F.-W.: Chronische Laryngitis. VEB Johann Ambrosius, Barth, Leipzig, 1989.

Bergmann, K.: Funktionsstörungen des Nervus laryngeus superior bei Rekurrensparesen. HNO-Praxis (Lpz.) 11, 153–159, 1986.

Blitzer, A., Brin, M.F., Fahn, S.: Botulinum Toxin for the Treatment of Spastic Dysphonia. Laryngoscope 96, 1300, 1986.

Blitzer, A., Brin, M.F., Sasaki, C.T., Fahn, S., Harris, K.S.: Neurologic Disorders of the Larynx. Thieme, Stuttgart, New York, 1992.

Böhme, G.: Stimmerhaltung, Behandlung und Wiederherstellung nach Larynxkarzinom. In: Böhme, G.: Sprach-, Sprech-, Stimm- und Schluckstörungen. Bd. 1: Klinik, Fischer, Stuttgart, 1997.

Böhme, G., Clasen, B.: Vergleichende Untersuchungen zur Qualität der Ösophagusstimme nach Laryngektomie: Insufflationstest und umgekehrte Sprachaudiometrie. HNO 37, 358–364, 1989.

Böhme, G.: Sprach-, Sprech-, Stimm- und Schluckstörungen. Bd. 1: Klinik, Fischer, Stuttgart, 1997.

Bouchayer, M., Cornut, G., Loire, R., Witzig, E., Roch, J.B., Bastian, R.W.: Epidermoid Cysts, Sulci and Mucosal Bridges of the True Vocal Cord: A Report of 157 Cases. Laryngoscope 95, 9, 1087–1094, 1985.

Brewer, D.W., Woo, P., Caspar, J.K., Colton, R.H.: Unilateral recurrent laryngeal nerve paralysis: A reexamination. Journal of Voice 5, 178–185, 1991.

Crumley, R.L.: Laryngeal Synkinesis Revisited. Ann Otol Rhinol Laryngol 109, 365–371, 2000.

Davis, C.B., Davis, L.: The effects of premenstruale syndrome (PMS) on the female singer. Journal of Voice 7, 337–353, 1993.

Dedo, H.H.: Recurrent laryngeal nerve section for spastic dysphonia. Ann. Otol. Rhinol. Laryngol. 85, 451, 1976.

Dejonckere, P.H.: La parèse unilatérale du pli vocal: corrélation entre laryngoscopie et électromyographie. Folia Phoniatrica, 45, 209–213, 1993.

Denk, D.-M., Swoboda, H., Neuwirth-Riedl, K., Klepetko, W.: Glottische Brückensynechie als Intubationsfolge. Otorhinolaryngol. Nova 3, 41–44, 1993.

Denk, D.-M., Grasl, M.C., Frank, F., Deutsch, W., Ehrenberger, K.: Surgical results of tracheo-hyopharyngeal shunts by jejunal transplantation. European Archives of Oto-Rhino-Laryngology 249, 248–252, 1992.

Doll, J., Frank, F., Sparber, M.: Neue Erkenntnisse über die stimmliche Entwicklung 12- bis 16jähriger Knabenstimmen. Sprache-Stimme-Gehör 10, 143–146, 1986.

Egger, J., Freidl, W., Friedrich, G.: Psychologie funktioneller Stimmstörungen. Orac, Wien, 1992.

Escher, F.: Psychosomatik in der ORL-Praxis. Schweizer Ärztezeitung 66, 470–475, 1985.

Ferlito, A.: Diseases of the Larynx. Arnold, Oxford University Press Inc., New York, 2000.

Flach, M., Simon, R.: Welchen Einfluss haben Menstruation und Schwangerschaft auf die ausgebildete Gesangsstimme? Folia Phoniatrica 21, 199, 1969.

Ford, C.N., Inagi, K., Bless, D.M., Knidr, A., Gilchrist, K.W.: Sulcus vocalis: A rational analytical approach to diagnosis and management. Ann. Otol. Rhinol. Laryngol. 105, 189–200, 1996.

Frank, F., Sparber, M.: Stimmumfänge bei Kindern aus neuer Sicht. Folia Phoniatrica 22, 397–402, 1970.

Frank, F., Sparber, M.: Stimmumfänge bei Erwachsenen aus neuer Sicht. Folia Phoniatrica 22, 403–412, 1970.

Frank, F., Tesarek, L.: Neue Erkenntnisse über Stimmumfänge bei sechsjährigen Kindern. Stimme-Sprache-Gehör 4, 147–149, 1980.

Frank, F.: Mutation im Zeichen der Akzeleration. Heilpädagogik 12, 18–20, 1969.

Frank, F.: Psychogene Störungen der Singstimme. Zentralverband für Logopädie, 1. Jahresheft, 36–40, 1973.

Freidl, W., Friedrich, G., Egger, J., Fitzek, T.: Psycho-social aspects of functional dysphonia. Scand. J. Log. Phon. 18, 115–119, 1993.

Freidl, W., Friedrich, G., Egger, J., Fitzek, T.: Zur Psychogenese funktioneller Dysphonien. Folia Phoniatrica 45, 10–13, 1993.

Friedrich, G., Fitzek, T., Freidl, W., Egger, J.: Screening psychogener Faktoren bei funktionellen Dysphonien. HNO 41, 564–570, 1993.

Friedrich, G., Kainz, J., Schneider, G.H.: Die Impression der Schildknorpelplatte – Eine Differentialdiagnose zur Taschenfaltenhyperplasie. Laryngo. Rhino. Otologie 67, 232–239, 1988.

Friedrich, G., Kainz, J., Anderhuber, F.: Der Einfluss der Schildknorpelkonfiguration auf Asymmetrien des dorsalen Kehlkopfeingangspfeilers und deren Auswirkung auf die Stimmfunktion. HNO 36, 241, 1988.

Friedrich, G.: Differentialdiagnostische Aspekte der Heiserkeit. Wiener Medizinische Wochenschrift 10, 275, 1983.

Friedrich, G.: Funktionelle Dysphonien und sekundär-organische Veränderungen. Der Praktische Arzt 48, 706, 392–298, 1994.

Friedrich, G.: Leitsymptom Heiserkeit. Der Praktische Arzt 48, 705, 330–338, 1994.

Friedrich, G.: Die postoperative Kehlkopflähmung, Diagnostik und Therapie – Chirurgische Rehabilitation. Acta Chir. Austriaca, Suppl. 119, 1996.

Friedrich, G.: Modelltheoretische Aspekte der Ätiopathogenese funktioneller Dysphonien. Sprache-Stimme-Gehör 17, 114–118, 1993.

Friedrich. G.: Leitsymptom Heiserkeit. Österreichische Ärztezeitung 1/2: 30–37, 2003.

Friedrich, G., Kainz, J., Schneider, G.H., Anderhuber, F.: Die Computertomographie des Larynx in der Stimmdiagnostik: Untersuchungen zur Methodik und Messgenauigkeit. Folia Phoniatrica 41, 283–291, 1989.

Friedrich, G., Schröckenfuchs, M.: Kehlkopfmorphologie bei postmutationellen Stimmstörungen. Sprache-Stimme-Gehör 15, 195–109, 1991.

Gerritsma, E.J., Brocaar, M.P., Hakkesteegt, M.M., Birkenhäger, J.C.: Virilization of the voice in postmenopausal women due to the anabolic steroid nandrolone decanoate (Decadurabolin). The effects of medication for on year. Clinical Oto-Laryngol. 19, 79–84, 1994.

Greene, M., Mathieson, L.: The Voice and its Disorders. Singular Publishing Group, San Diego, 1991.

Gross, M.: Stimmrehabilitation nach Laryngektomie. In: Böhme G.: Sprach-, Sprech-, Stimm- und Schluckstörungen. Bd. 2: Therapie, Fischer, Stuttgart, 1998.

Gundermann, H.: Die Berufsdysphonie. VEB Thieme, Leipzig, 1970.

Habermann, G.: Funktionsstörungen der Stimme. Dt. Ärztebl., 2584, 1973.

Habermann, G.: Funktionelle Stimmstörungen und ihre Behandlung. Arch. Otolaryng. 227, 171–345, 1980.

Habermann, W., Berghold, A., DeVaney, T., Friedrich, G.: Carcinoma of the Larynx: Predictors of Diagnostic Delay. Laryngoscope 4, 111: 653–656, 2001.

Hagen, R.: Stimmrehabilitation nach Laryngektomie durch Laryngoplastik mit mikrovaskularisiertem Unterarmlappen. In: Maier, H., Johannsen, H.S. (Hrsg.): Stimmrehabilitation nach Laryngektomie. Phoniatrische Ambulanz der Universität Ulm/Donau, 37 – 50, 1995.

Harris, T., Harris, S., Rubin, J.S., Howard, M.D.: The Voice Clinic Handbook. Whurr Publishers Ltd, London 2000.

Heinemann, M.: Hormone und Stimme. Barth, Leipzig, 1976.

Heinemann, M.: Die Bedeutung der Asymmetrien des Kehlkopfes für die Belastbarkeit der Stimme. Laryngo. Rhinol. Otologie 48, 571 – 580, 1969.

Henze, K.H., Kiese, C, Schulze, H. (Hrsg.): Grundlagen und Klinik ausgewählter Kommunikationsstörungen. Phoniatrische Ambulanz der Universität Ulm/Donau, 1990.

Herrmann, I.F.: Speech restoration via voice prosthesis. Springer, Berlin, 1986.

Hilgers, F.J.M., Balm, A.J., Gregor, R.T.: Stimmrehabilitation nach Laryngektomie mit der Provox-Stimmprothese – Chirurgische und technische Aspekte. HNO 43, 261 – 267, 1995.

Hirano, M., Tanaka, S., Yoshida, T., Hibi, S.: Sulcus vocalis: functional aspects. Ann. Otol. Rhinol. Laryngol. 99, 679 – 683, 1990.

Hirano, M., Kirchner, J.A., Bless, D.M.: Neurolaryngology – Recent advances. Singular Publishing Group, San Diego, 1991.

Hofer, G.: Zur motorischen Innervation des menschlichen Kehlkopfes. Mschr. Ohrenheilk. 81, 57, 1947.

Hoff, P.T., Hogikyan, N.D.: Unilateral vocal fold paralysis. Otolaryngology, Head & Neck Surgery 4, 176 – 181, 1996.

Höing, R., Seitzer, D.: Zur Klinik der Laryngopathia gravidarum. Laryngo. Rhinol. Otologie 67, 564 – 566, 1988.

Hülse, M.: Zervikale Dysphonie. Folia Phoniatrica 43, 181, 1991.

Johannsen, H.S., Wallesch, B.: Differentialdiagnose des Stimmlippenstillstandes nach Intubation. Auris Nasus Larynx (Tokyo), Suppl. I., 16, 85 – 90, 1989.

Johannsen, H.S., Pirsig, W.: Therapie der Ankylose des Krikoarytaenoidgelenkes nach Intubation. Laryngo. Rhinol. Otologie 66, 82 – 83, 1982.

Johannsen, H.S.: Stimmlippenstillstand nach Intubation – neurogen oder durch Ankylose. Laryngo. Rhinol. Otologie 63, 255 – 256, 1984.

Jung, H., Schlager, B.: Rekurrensparese nach Strumektomien. Laryngo-Rhino-Otol, 79: 297 – 303, 2000.

Kittel, G.: Dysphonie im Kindesalter. Laryngo. Rhinol. Otologie 63, 208 – 211, 1984.

Kittel, G., Van de Ende, J., Proske, E.: Stimmlippenparesen nach Operationen des Herzens und seiner großen Gefäße. Sprache-Stimme-Gehör 10, 17 – 21, 1986.

Kittel, G.: Einteilung, Terminologie und klinische Beurteilung der Dysphonie. Sprache-Stimme-Gehör 10, 88, 1986.

Kitzing, P.: Stroboscopy, a pertinent laryngological examination. Otolaryng. 14, 151 – 175, 1985.

Kleinsasser, O., Kruse, E., Schönhärl, E.: Taschenfaltenhyperplasien des Kehlkopfes (Pathogenese und Behandlung). HNO 23, 29 – 34, 1975.

Klingholz, F., Siegert, C., Schleier, E., Thamm, R.: Lärmbedingte Stimmstörungen bei Angehörigen unterschiedlicher Berufsgruppen. HNO-Praxis 3, 193, 1978.

Kokesh, J., Flint, P.W., Robinson, L.R., Cummings, C.W.: Correlation between stroboscopy and electromyography in laryngeal paralysis. Ann. Otol. Rhinol. Laryngol. 102, 852 – 857, 1993.

Koufmann, J.A.: The otolaryngologic manifestations of gastroesophageal reflux disease (GERD): A clinical investigation of 225 patients using ambulatory 24-hour pH monitoring and experimental investigations of the role of acid and pepsin in the development of laryngeal injury. Laryngoscope 101, Suppl. 53, 1 – 78, 1991.

Koufman, J.A., Belafsky, P., Bach, K.K., Daniel, E., Postma, G.N.: Prevalence of Esophagitis in Patients with pH-Documented Laryngopharyngeal Reflux. Laryngoscope 112: 1606 – 1609, 2002.

Kruse, E.: Die Reizstrombehandlung als integraler Bestandteil der logopädischen Therapie. Sprache-Stimme-Gehör 13, 64–70, 1989.

Kruse, E.: Hypofunktionelle und hyperfunktionelle Dysphonie. Zur Diagnose und Differentialdiagnostik funktioneller Stimmstörungen. In: Ganz, H., Schätzle, W. (Hrsg.): HNO Praxis Heute. Springer, Berlin, 2, 109, 1982.

Kruse, E.: Phoniatrische Behandlungsmöglichkeiten bei Stimmlippenlähmungen in Paramedianstellung nach Strumektomie. Laryngo. Rhinol. 57, 26–31, 1978.

Kruse, E.: Der Mechanismus der Taschenfaltenstimme. Eine kritische alternative Erwiderung auf die Vorstellungen Réthis. Folia Phoniatrica 33, 294–313, 1981.

Kruse, E.: Differentialdiagnostik funktioneller Stimmstörungen. Folia Phoniatrica 41, 1–9, 1989.

Kruse, E.: Phoniatrische Aufgabenfelder in der laryngealen Laserchirurgie. In: Steiner, W. (Hrsg.): Endoskopische Laserchirurgie der oberen Luft- und Speisewege. Thieme, Stuttgart, New York, 1997.

Kruse, E.: Zur Pathologie des Musculus cricothyreoideus. In: Ganz, V.H., Schätzle W. (Hrsg.): HNO Praxis Heute. Springer, Berlin, Bd. 5, 107–126, 1985.

Kruse, E., Olthoff, A.: Aktuelle sozialmedizinische Betrachtung der Stimmstörung. HNO 2002, 50: 1092 – 1096.

Lacoste, L.: Airway complications in thyroid surgery. Ann. Otol. Rhinol. Laryngol. 102, 441–446, 1993.

Lang, S., Wolenberg, B., Delian, M., Steuer-Vogt, M.K., Sautier, W., Schwenzer, K., Chucholowski, M., Eckel, R., Faas, I., Wilmes, E., Ehrenfeld, M., Arnold, W., Kastenbauer, E., Hölzel, D.: Klinische und epidemiologische Daten zu Malignomen des Kopf-Hals-Bereichs. Laryngo-Rhino-Otol, 81: 499 – 508, 2002.

Leden, H. v.: Vocal nodules in children. Ear Nose and Throat Journal 64, 29–41, 1985.

Leden, H.v., Moore, P., Timcke, R: Laryngeal vibrations: Measurements of the glottic wave. Arch. Otolaryng. 71, 16–35, 1960.

Lüscher, E.: Psychische Faktoren bei HNO-Leiden. Arch. Nas-Ohr- u. Kehlk. Heilk. 175, 69–216, 1959.

Maddalena, H. de, Maaßen, M., Arold, R., Ptok, M., Zenner, H.P.: Stimmrehabilitation nach Laryngektomie mit Stimmprothesen. Laryngo. Rhinol. Otolgie 71, 416–422, 1992.

Maier, W., Löhle, E., Welte, V.: Pathogenetische und therapeutische Aspekte des Kontaktgranuloms. Laryngo. Rhinol. Otologie 73, 488–491, 1994.

Mans, E.J., Kühn, A.G., Lamprechts-Dinnesen A.: Psychosomatischer Befund bei Patienten mit Kontaktgranulom – erste Ergebnisse. HNO 40, 346–351, 1992.

Mathelitsch, L., Friedrich, G.: Die Stimme, ÖBV&HPT, Wien, 2000.

Matzker, J.: Ärztlicher Rat für Kehlkopflose. Thieme, Stuttgart, 1975.

Obrebowski, A., Pruszewicz, A.: Bemerkungen zur Prophylaxe und Therapie der exogen bedingten Stimmvirilisation. Sprache – Stimme – Gehör 14, 103–106, 1990.

Oertel, M.: Das Laryngostroboskop und die laryngostroboskopische Untersuchung. Arch. Laryng. Rhinol. (Berl.) 3, 1–5, 1878.

Pascher, W.: Funktionelle Krankheiten der Stimme. In: Berendes J., Link R., Zöllner F. (Hrsg.): Hals-Nasen-Ohrenheilkunde in Praxis und Klinik. Thieme, Stuttgart, New York, 1982.

Perkins, W.H.: Voice Disorders. Thieme-Stratton, New York, 1983.

Pröschel, U., Eysholdt, U.: Kurzzeit-Veränderungen an Kehlkopf und Stimme nach Intubation. Laryngo. Rhinol. Otologie 72, 93–97, 1993.

Raes, J.P.F., Clement, P.A.R.: Aerodynamic measurements of voice production. Acta Oto-Rhino-Laryngol. (Belg.) 50, 293–198, 1996.

Rantala, L., Vilkman, E., Bloigu, R.: Voice Changes During Work: Subjektive Complaints and Objective Measurements for Female Primary and Secondary Schoolteachers. Journal of Voice 3, 344 – 355, 2002.

Rosen, A.C., Murry, T.: Nomenclature of Voice Disorders and Vocal Pathology. Otolaryngologic Clinics of North American 5, 1035 – 1045, 2000.

Sataloff, R.T., Bough, D., Spiegel, J.R.: Arytaenoid dislocation: diagnosis and treatment. Laryngoscope 104, 1353–1361, 1994.

Sataloff, R.T., Spiegel, J.R., Caroll, L., Schiebel, B.-R., Darby, K.S., Rulnick, R.: Strobovideolaryngoscopy in professional voice users: Results and clinical value. Journal of Voice 4, 359–364, 1988.

Sataloff, R.T: Professional Voice. Singular Publishing Group, Inc., San Diego, London, 1997.

Schlöndorf, G., Elies, W.: Stimmbandstillstand mit Stridor infolge Interarytaenoidfibrose – eine Komplikation in der Intensivpflege. Laryngo. Rhinol. Otologie 64, 403–404, 1985.

Schönhärl, E.: Die Stroboskopie in der praktischen Laryngologie. Thieme, Stuttgart, 1960.

Schultz-Coulon, H.-J.: Stimmprothesen – warum? Sprache-Stimme-Gehör 17, 189–94, 1983.

Schürenberg, B.: Vibratory pattern of the vocal folds under pathological conditions. Proc. 15th UEP Congr., Erlangen, 201–215, 1988.

Sieron, J., Johannsen, H.S.: Das Kontaktgranulom: Symptomatik – Ätiologie – Diagnostik – Therapie. Laryngo. Rhinol. Otologie 71, 193–197, 1992.

Smith, S.: Remarks on the physiology of the vibration of the vocal cords. Folia Phoniatrica (Basel) 6, 166–178, 1954.

Snidecor, J.C.: Sprachrehabilitation bei Kehlkopflosen. Hippokrates, Stuttgart, 1981.

Stadlmann, A., Nekahm, D., Probst, A., Bartl, B.: Die Bedeutung des gastroösophagealen Refluxes bei Stimmstörungen. Österreichischer HNO-Kongress, 1995.

Stasney, C.R.:Atlas of Dynamic Laryngeal Pathology. Singular Publishing Group, Inc. San Diego, London, 1996.

Theissing, J., Rettinger, G.: HNO-Operationslehre. 3. Aufl., Thieme, Stuttgart, New York, 1996.

Timcke, R., Leden, H.v., Moore, P.: Laryngeal vibrations: Measurements of the glottic wave. Arch. Otolaryng. 68, 1–49, 1958.

Wendler, J.: Stroboscopy. Journal of Voice 6, 149–154, 1992.

Wilson, D.K.: Voice Problems of Children. Williams and Wilkins, Baltimore, London, Los Angeles, Sydney, 1987.

Wirth, G.: Stimmstörungen. DÄV, Köln, 1995.

Zeitels, M.S.: Atlas of Phonomicrosurgery an Other Endolaryngeal Procedures for Benign and Malignant Disease. Singular Thomson Learning, Australia, Canada, Mexico, Singapore, Spain, United Kingdom, United States, 2001.

# 4. Prophylaxe und Therapie von Stimmstörungen

Jede Stimmstörung, die länger als zwei bis drei Wochen dauert, muss HNO-ärztlich/phoniatrisch abgeklärt werden. Erst nach exakter Diagnosenstellung darf mit einer Therapie begonnen werden. Wirkungsvoller als jede Therapie ist die Verhinderung der Entstehung einer Stimmkrankheit. Die beste Prophylaxe dafür stellt die Beachtung und Einhaltung stimmhygienischer Grundsätze dar.

## 4.1 Stimm- und Sprechhygiene in verschiedenen Lebensaltern

Die Stimmhygiene – darunter versteht man alle Maßnahmen zur Gesunderhaltung der Stimme – muss bereits in der Kindheit beginnen und bis ins Alter fortgeführt werden (Tab. 4.1).

### 4.1.1 Kindesalter

Die stimmliche Leistungsfähigkeit ist nur zum Teil bei der Geburt angelegt und wird in der Kindheit unter dem Einfluss der *stimmlichen Vorbilder* eingeübt. Jede Art der stimmlichen Betätigung, besonders Singen, ist daher günstig, solange es nicht zu einer Überlastung der Stimme kommt. Bereits Säuglingsschreie zeigen eine Differenzierung in lust- und unlustbetonte Laute. Vor allem unlustbetonte Schreie sind durch harte Stimmeinsätze und gepresste Stimmgebung charakterisiert. Dies kann zu Heiserkeit («*Verschreien*») führen und sollte daher möglichst vermieden werden. Für die Entfaltung der Stimme günstig sind dagegen die bald auf die Schreiperiode folgenden, lustbetonten *Lallmonologe*, die durch weiche Stimmeinsätze und deutliche melodische, dynamische und zeitliche Gliederung

Tabelle 4.1: Die Stimme im Verlauf des Lebens (nach Spiecker-Henke, 1997).

| Lebensphase | Merkmale/Veränderungen |
| --- | --- |
| Säuglingsalter | Schreie als elementarer Gefühls- und Bedürfnisausdruck |
| Kindesalter | Erweiterung des Stimmumfangs und der Modulationsfähigkeit |
| Pubertät | Absinken der Sprechstimmlage, Mutation als Wandlung der kindlichen zur Erwachsenenstimme |
| Erwachsenenalter | Stimmumfang erreicht größte Expansion; starke stimmliche Anforderungen, hochdifferenzierte künstlerische Leistungen, intensive Sprachkommunikation mit situativer stimmlicher Leistungsfähigkeit |
| Spätes Erwachsenenalter | Ausdruck eines komplexen physisch-psychischen Alterungsprozesses mit Reduzierung des Stimmumfangs, des Klanges, der Stimmlage sowie der stimmlichen Leistungsfähigkeit in Verbindung mit Nachlassen der flexiblen muskulären Koordinationsmechanismen sowie vermehrter Trockenheit der Schleimhäute |

gekennzeichnet sind. Sobald die Kinder beginnen Umweltlaute nachzuahmen, werden gute sprachliche Vorbilder besonders wichtig.

Im Kindergarten und in der Schule nehmen die stimmlichen Anforderungen stark zu. Prinzipiell eignen sich das Singen und alle anderen Sprechübungen gut zur Ausbildung der Kinderstimme. Das im Kindergarten und der Schule häufig praktizierte *Chorsingen* stellt jedoch auch eine nicht zu unterschätzende Gefahr für die Stimme dar, da die auditive Selbstkontrolle weitgehend ausgeschaltet ist und die Kinder dazu neigen, sich selbst zu überschreien. Besonders häufig ist die *Überforderung* der Stimme in der Höhe. Kinderstimmen soll man nicht bis zum maximalen Umfang, sondern höchstens zwei bis vier Halbtöne unter der oberen Stimmumfanggrenze singen lassen. Im Zweifelsfall sollte der Einzelunterricht mit einem erfahrenen Gesangspädagogen angestrebt werden.

Eine erhebliche Stimmbelastung stellt das *Sprechen in lärmbelasteter Umgebung* dar. Die oft beträchtliche Lärmentwicklung in Schule und Kindergarten, besonders bei der Sportausübung, stellt daher eine Gefahr für die Stimme sowohl für den Lehrer als auch für das einzelne Kind dar. Manchmal ist die Stimme auch Ausdruck und Ventil für *psychische Probleme* oder Verhaltensauffälligkeiten. Der damit verbundene *Stimmissbrauch* kann zur Entwicklung einer juvenilen hyperfunktionellen Dysphonie und Stimmlippenknötchen (vgl. Kap. 3.4) führen.

## 4.1.2 Jugendalter

Eine besonders sensible Phase der Stimmentwicklung stellt die *Mutation* dar (vgl. Kap. 3.4). Bedingt durch die physiologischen Umbauvorgänge ist der Kehlkopf leistungslabil und gegenüber zahlreichen Störeinflüssen (z. B. Stimmbelastung und -überlastung) anfällig. Während man früher das Singen in dieser Phase prinzipiell ablehnte, ist man jetzt der Meinung, dass unter Berücksichtigung der individuellen Stimmleistung Singen mit eingeschränktem Stimmumfang möglich ist. Vorsicht ist wiederum beim Chorsingen geboten. Daneben spielt gerade in diesem Lebensalter der Stimmissbrauch in lärmreicher Umgebung in der Schule, Freizeit und beim Sport eine wichtige Rolle.

Vor dem Ergreifen eines Stimm- bzw. Sprechberufes sollte eine *Tauglichkeitsuntersuchung* und während der Ausbildung eine Stimm- und Sprecherziehung durchgeführt werden. Bei bereits bestehenden Stimmproblemen sollte ohne Verzögerung eine adäquate Therapie eingeleitet werden.

### 4.1.3 Erwachsenenalter

Im Erwachsenenalter erreicht die Stimme ihre *größte Leistungsfähigkeit.* Sie unterliegt jedoch zahlreichen Einflüssen und physiologischen Schwankungen in Qualität und Leistungsfähigkeit. *Frauen* sind nicht selten von hormonell bedingten Stimmschwankungen betroffen. Kurz vor oder während der Menstruation kann es durch Veränderungen in der Gewebsspannung zu stimmlichen Leistungseinbußen kommen (*menstruelle* bzw. *prämenstruelle Dysphonie*), von der besonders Sängerinnen betroffen sind (evtl. Auftrittsbefreiung). Zu ähnlichen Veränderungen kann es auch in der *Schwangerschaft* kommen. Durch die hormonelle Umstellung im *Klimakterium* (Menopause) kommt es auch zu Auswirkungen auf die Stimme. Das relative Überwiegen männlicher Hormone führt oft zu Vermännlichungserscheinungen (Virilisierung), die sich in Absinken der Stimmlage, Einschränkung der Leistungsfähigkeit und in einer Veränderung des Stimmklanges (raues, brüchiges Timbre) manifestieren (vgl. Kap. 3.1.5).

### 4.1.4 Höheres Lebensalter

Auch die Stimme unterliegt den *allgemeinen Alterungsprozessen.* In komplexer Weise wirken der physiologische Abbau im Zentralnervensystem und Gehör, degenerative Veränderungen an Kehlkopf und Ansatzrohr, Erschlaffen von Muskeln und Bindegewebe, Verlust an Gewebselastizität und Lungenveränderungen, Änderungen im Stoffwechsel und Hormonhaushalt zusammen. Eine wichtige Rolle spielen die im Alter gehäuft auftretenden Allgemeinerkrankungen, chronischen Leiden und Stoffwechselstörungen, wie z. B. Diabetes, rheumatische Erkrankungen usw. Der Alterungsprozess der Stimme verläuft jedoch individuell sehr unterschiedlich. Sprecher mit guter Stimmtechnik können oft bis ins hohe Lebensalter ihre Leistungsfähigkeit erhalten. Dagegen führen jahre- bis jahrzehntelanger falscher Stimmgebrauch und -missbrauch zu vorzeitigen Erschöpfungszeichen. Stimmstörungen im Alter kann vorgebeugt werden, indem die physiologischen Einschränkungen beachtet, die stimmlichen Leistungsanforderungen zurückgenommen und der erhöhte Erholungsbedarf der Stimme berücksichtigt werden.

## 4.2 Allgemeine Hinweise zur Stimmhygiene

### 4.2.1 Atmung

Eine *unbehinderte Atmung* ist die Grundlage einer guten Stimmproduktion. Es sollte daher auf freie Atemwege, unbehinderte Nasenatmung sowie freie Zwerchfell- und Thoraxbeweglichkeit ohne Einengung durch Kleidung, falsche Haltung, zu reichliche oder blähende Speisen usw. geachtet werden. Klimatische und Umwelteinflüsse wirken sich, neben dem direkten Einfluss auf die Schleimhäute, auch auf die Lungenfunktion aus. Vermieden werden sollten trockene, überheizte Räume, Belastung der Atemluft mit Staub, Rauch, Abgasen, chemischen oder organischen Substanzen («Wohngifte», Schimmelpilze, Allergene).

Die Atmung muss der erforderlichen Stimmleistung angepasst sein. Eine gute rhythmische Gliederung des Textes mit normalem Sprechtempo ermöglicht ausreichende Atempausen. Wichtig ist es, *Atemfehler* zu vermeiden, wie z. B. während der Einatmung sprechen, zu tief oder zu geräuschvoll einatmen oder nach Luft schnappen. Das Gefühl, zu wenig Luft für das Sprechen zu haben, entsteht immer durch ungenügende Ausatmung und nicht durch zu geringe Einatmung. Anzustreben ist ein ausgewogenes Verhältnis zwischen Brust- und Bauchatmung (gemischte Atemform) in Verbindung mit einer guten *Atemstütze* (vgl. Kap. 1.2).

### 4.2.2 Haltung

Eine *korrekte Körperhaltung* unterstützt das Zusammenspiel von Atmung und Stimme und wirkt sich positiv auf die Grundspannung der Gesamtkörpermuskulatur aus. Sie gewährleistet die für das Sprechen erforderliche Arbeitsspannung, ohne zu Verspannungen zu führen. Daneben hilft die richtige Körperhaltung auch die notwendige innere Haltung und Einstellung zu finden, die für den Kontakt mit dem Zuhörer erforderlich ist. Hinweise zur physiologischen Haltung gibt Abbildung 4.1. Generell ist die Gefahr einer schlechten Haltung beim Sitzen deutlich größer, weshalb sich vor allem bei Stimmproblemen eine *stehende Position* empfiehlt.

gedachter Deckenkontakt

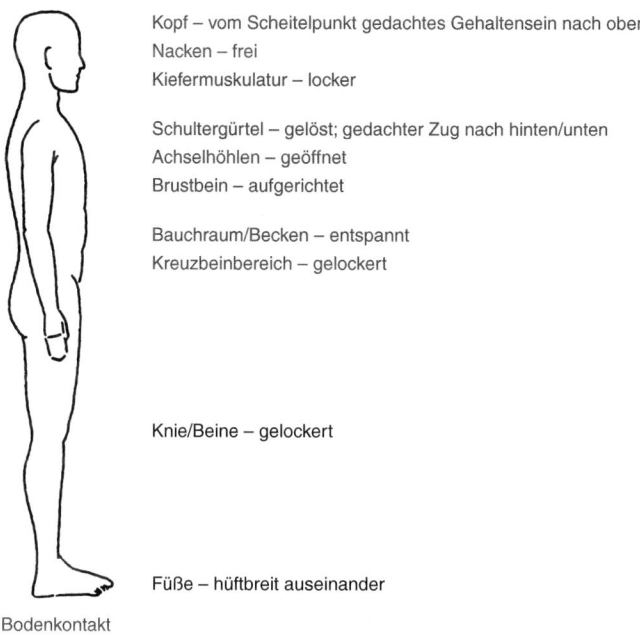

Kopf – vom Scheitelpunkt gedachtes Gehaltensein nach oben
Nacken – frei
Kiefermuskulatur – locker

Schultergürtel – gelöst; gedachter Zug nach hinten/unten
Achselhöhlen – geöffnet
Brustbein – aufgerichtet

Bauchraum/Becken – entspannt
Kreuzbeinbereich – gelockert

Knie/Beine – gelockert

Füße – hüftbreit auseinander

Bodenkontakt

**Abbildung 4.1:** Erläuterung zur physiologischen Haltung (nach Brügge, Mohs, 1998).
a) Der Schwerpunkt liegt in der vertikalen Ebene, die durch die Schulter-, Hüft-, Knie- und Sprunggelenke führt. In der Vorstellung geht eine vertikale Achse durch die Wirbelsäule nach oben, der Scheitelpunkt ist der höchste Punkt des Körpers. Der Körperschwerpunkt befindet sich im Beckenraum.

## 4.2.3 Stimmgebung

Das Sprechen sollte stets dem Grundsatz der geringsten Anstrengung folgen. Die stimmlichen Möglichkeiten dürfen nicht überfordert werden.

Man sollte niemals versuchen, durch eine Erhöhung des subglottischen Druckes («Pressen») eine bessere Stimmqualität zu erzielen. Ein zu häufiger und übermäßiger Stimmgebrauch wirkt als «Mikrotrauma». Es ist daher wichtig, nach einer Stimmbelastung eine ausreichende *Stimmerholung* einzuhalten. Bei bereits bestehender Stimmstörung sollte die Stimmbelastung nur auf die unmittelbar notwendigen Anforderungen beschränkt werden, z. B. Einschränkung der Stimmanforderung im privaten Bereich, wenn eine Stimmbelastung aus beruflichen Gründen unbedingt erforderlich ist (Abb. 4.2).

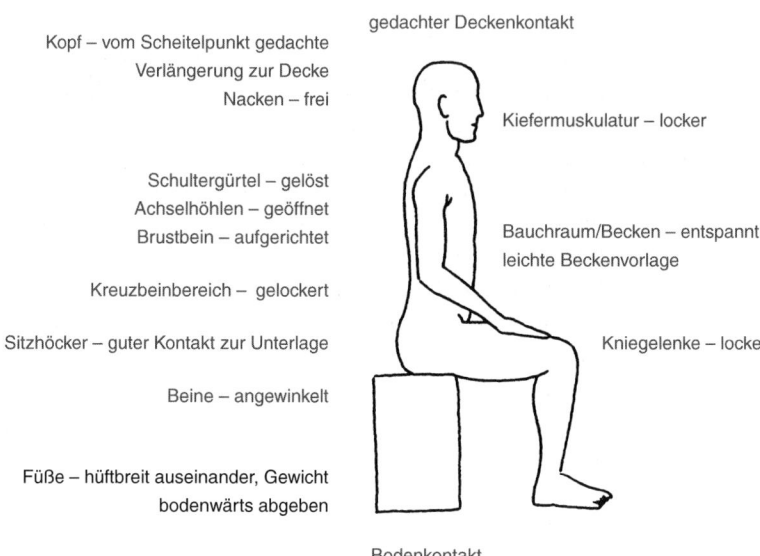

gedachter Deckenkontakt

Kopf – vom Scheitelpunkt gedachte
Verlängerung zur Decke
Nacken – frei

Kiefermuskulatur – locker

Schultergürtel – gelöst
Achselhöhlen – geöffnet
Brustbein – aufgerichtet

Bauchraum/Becken – entspannt
leichte Beckenvorlage

Kreuzbeinbereich – gelockert

Sitzhöcker – guter Kontakt zur Unterlage

Kniegelenke – locker

Beine – angewinkelt

Füße – hüftbreit auseinander, Gewicht
bodenwärts abgeben

Bodenkontakt

**Abbildung 4.1: b)** Die aktive Aufrichtung der Wirbelsäule gegen die Schwerkraft erfolgt über eine leichte Beckenvorlage und die Vorstellung einer vertikalen Achse durch die Wirbelsäule. Der Scheitelpunkt ist der höchste Punkt des Körpers. Der Körperschwerpunkt liegt im Beckenraum.

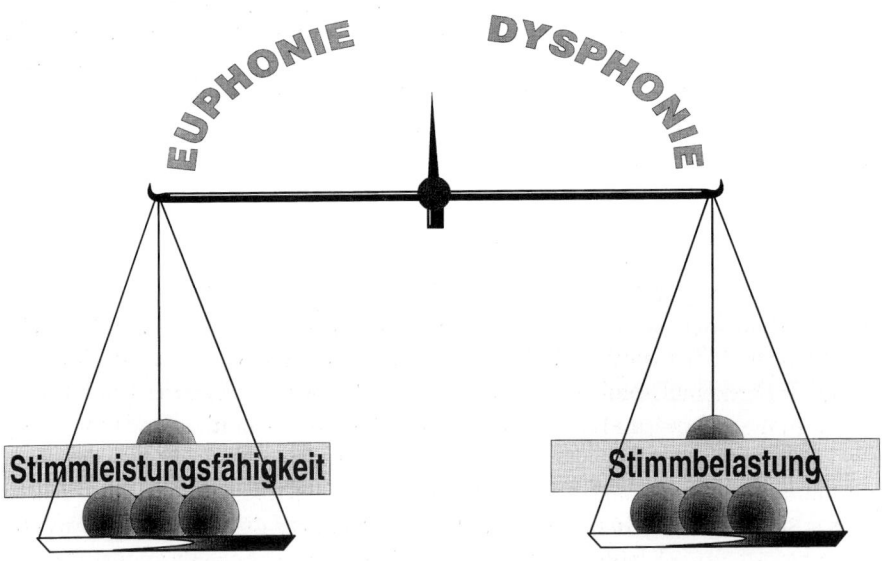

**Abbildung 4.2:** Euphonie und Dysphonie als Resultat einer Balance zwischen stimmlicher Leistungsfähigkeit und Stimmbelastung (nach Friedrich, 1998).

Entscheidend für die ermüdungsfreie Stimmproduktion sind die individuell *angepasste Sprechtonhöhe* und *Lautstärke*. Besonders stimmschädigend ist eine ständig zu hohe Sprechstimmlage, wie sie oft reflektorisch bei psychischer Belastung, Stress oder beim Sprechen im Lärm eingenommen wird. Dies führt zu unphysiologischen, muskulären Verspannungen im Kehlkopf und schädigt dadurch die Stimmlippen (Gefahr der Bildung von Stimmlippenknötchen). Auch zu tiefes Sprechen belastet den Stimmapparat. In der Stimmtherapie ist die individuell angepasste indifferente Sprechtonhöhe anzustreben.

Eine besondere Rolle beim Entstehen von Stimmproblemen spielt das *Sprechen im Lärm* und unter ungünstigen akustischen Verhältnissen. Die Stimmbelastung nimmt durch die gesteigerte Stimmlautstärke und die meist erhöhte Sprechstimmlage stark zu (Lärmheiserkeit). Diese Steigerung der Lautstärke und auch der Tonhöhe geschieht reflektorisch (Lombard-Reflex) und ist primär nicht bewusst zu beeinflussen; Sprechen im Lärm sollte daher möglichst vermieden werden. Eine gute Artikulation und optimale Einstellung des Ansatzrohres macht die Stimme tragfähiger, sodass bei gleicher Lautstärke die Durchdringungsfähigkeit im Umgebungslärm zunimmt.

Überlautes *Schreien* und Rufen ist zu unterlassen. In vielen Fällen kann es durch Signal- und Zeichengebung ersetzt werden. In speziellen Situationen kann ein Verstärker (Megaphon) hilfreich werden. Stimmschädigend wirkt außerdem ein zu hohes *Sprechtempo*. Gute rhythmische Gliederung mit ausreichenden Pausen ermöglicht dem Stimmapparat, die notwendigen Einstellungen ohne Zeitdruck und damit exakt vorzunehmen. Es ermöglicht auch dem Sprecher, seine Gedanken zu ordnen, und nicht zuletzt dem Zuhörer, dem Gesagten zu folgen. Häufiges (manchmal gewohnheitsmäßig fixiertes) *Räuspern* und *Husten* stellt ebenso eine erhebliche Kehlkopfbelastung dar und schadet ebenfalls. Vor einer Stimmbelastung sollte man sich ausreichend Zeit nehmen und die Stimme «*aufwärmen*» («einsingen bzw. -sprechen»).

## 4.2.4 Artikulation

Eine korrekte, jedoch nicht übertriebene Artikulation trägt entscheidend zur besseren Verständlichkeit und somit zur *Stimmökonomie* bei. Bei zu geringer Mundöffnung («enge Artikulation») und nach hinten verlagerter Artikulation («Nuscheln») kann der Schall nicht mit voller Effektivität abgestrahlt werden, und die Tragfähigkeit der Stimme wird beeinträchtigt. Viele Probleme auf Kehlkopfebene können durch optimale Einstellung der Artikulationsorgane kompensiert werden. Dagegen wirken sich Verspannungen und Fehlstellungen der Artikulationsorgane negativ auf die Kehlkopffunktion aus. Störungen der Lautbildung (z. B. Lispeln) und myofunktionelle Störungen sollten durch eine logopädische Übungsbehandlung korrigiert werden.

## 4.2.5 Psychische Einflüsse

Der Kehlkopf reagiert sehr empfindlich auf seelische Spannungszustände mit muskulären Verspannungen. Der enge Zusammenhang zwischen *Stimme und Stimmung* drückt sich u. a. auch in umgangssprachlichen Redewendungen aus («es schnürt einem die Kehle zu», «da bleibt einem die Stimme weg» usw.). Psychische Belastungszustände, Stress- und Konfliktsituationen, übermäßige Leistungsanforderungen in Beruf und/oder Familie können Stimmstörungen auslösen bzw. verstärken. Auch die Angst vor einem Stimmversagen kann dafür ein Auslöser sein.

An eine größere Stimmbelastung sollte man nur physisch und psychisch ausgeruht herangehen und sich ausreichend Zeit zur *geistigen Einstellung* auf die Aufgabe und die Zuhörer nehmen. Die Stimme sollte in Übereinstimmung mit der individuellen Stimmung eingesetzt werden. Besonders wichtig ist eine sorgfältige fachlich-inhaltliche Vorbereitung, um nichtfachspezifische Probleme durch stimmliche Extraleistungen «übertönen» zu müssen. Bei bereits bestehenden Stimmschwierigkeiten sollte die formale und inhaltliche Vorbereitung z. B. auf einen Vortrag so exakt wie möglich sein, um sich voll auf die Stimme und den Kontakt mit den Zuhörern konzentrieren zu können.

Die Einnahme von *Psychopharmaka* kann wohl Stress- und Spannungszustände reduzieren, aber auch die – bis zu einem gewissen Grad erforderliche – innere Anspannung so weit vermindern, dass der Kontakt mit dem Zuhörer verlorengeht.

## 4.2.6 Ernährung und Genussmittel

Trotz zahlreicher Rezepte gibt es keine «Wundermittel» für eine gute Stimme. Die Ansicht, dass bestimmte Nahrungsmittel die stimmliche Leistung günstig beeinflussen, kann man durchaus akzeptieren, wenn keine gesundheitsschädigenden Auswirkungen zu erwarten sind. Die zum Teil fast ritualisierte Anwendung bestimmter Nahrungsmittel und Substanzen (vor allem bei Sängern) kann zu einer psychologischen Stütze werden.

Demgegenüber stehen viele Substanzen, die als *Noxen* für den Stimm- und Sprechapparat gelten und die allgemein vermieden werden sollten. Aktives und passives *Rauchen* bedingt eine nachhaltige Schleimhautschädigung, ebenso der Genuss sehr kalter, heißer und scharfer Speisen und Getränke. *Alkohol* führt neben einer nachhaltigen Schleimhautreizung auch zur Verschlechterung der motorischen Koordination. Besonders stimmschädigend wirkt sich die Kombination von Nikotin, Alkohol, scharf gewürzten Speisen bei gleichzeitiger Stimmbelastung aus.

Unvernünftige Essensgewohnheiten gehen oft mit einer (auch unbemerkten) Übersäuerung des Magens und dem Rückfluss des sauren Mageninhaltes (gastroösophagealer Reflux, «*Sodbrennen*») bis in den Rachen und Kehlkopf (laryngopharyngealer Reflux) einher. Hartnäckige chronische Entzündungen des Rachens und des Kehlkopfes können die Folge sein, und es bestehen sogar Vermutungen, dass Zusammenhänge mit der Entstehung von Kehlkopfkarzinomen bestehen.

### 4.2.7 Infekte

Infekte der oberen Luftwege sind häufig und betreffen in vielen Fällen auch den Kehlkopf. Die wichtigste Maßnahme bei einer Kehlkopfentzündung ist die *Stimmschonung*. Dies bedeutet, möglichst zu schweigen bzw. ökonomisch zu sprechen, aber nicht zu flüstern. Flüstern führt durch eine unphysiologische Kehlkopfeinstellung zu einer Fehlbelastung des Kehlkopfes und wirkt über längere Zeit stimmschädigend. Bei Sprechberufen ist eine Freistellung während der Dauer der Krankheit angezeigt. Die konsequente und ausreichend lange Behandlung von Entzündungen der Atemwege stellt vor allem bei Stimmberufen eine der wichtigsten prophylaktischen Möglichkeiten dar (vgl. Kap. 4.3).

### 4.2.8 Medikamente

Zahlreiche Medikamente haben Nebenwirkungen, auch auf die Stimme. Die gravierendsten Folgen können durch *Hormonpräparate* bei Frauen ausgelöst werden. Männliche Geschlechtshormone führen bei der Frau zu einer (irreversiblen) Stimmvermännlichung (Virilisierung). Viele Präparate bewirken *Schleimhauttrockenheit*, z. B. Medikamente gegen Allergien und Bluthochdruck, Psychopharmaka, aber auch manche ätherische Öle und Inhalationslösungen (vgl. Kap. 4.3.2). Für Angehörige von Stimmberufen, insbesondere Sänger, ist es wichtig, solche Nebenwirkungen zu beachten und dem behandelnden Arzt mitzuteilen. Vor allem unbekannte und bisher nicht verwendete Medikamente sollten niemals kurz vor einem Auftritt angewandt werden, da Wirkungen und Nebenwirkungen individuell unterschiedlich sein können und nicht immer vorhersehbar sind.

# 4.3 Grundzüge der Therapie von Stimmstörungen

> Stimmprobleme treten immer bei einem Missverhältnis zwischen geforderter und individuell realisierbarer Stimmleistung auf (vgl. Abb. 4.2, S. 116).

Prinzipiell gibt es daher die Möglichkeit, entweder die Belastung der Stimme einzuschränken oder die Leistungfähigkeit z. B. durch eine spezielle Stimmausbildung zu erhöhen. Welcher Weg – der eher kurzfristige erste oder der längerfristige zweite – gewählt wird, hängt von den individuellen Möglichkeiten, Bedürfnissen und Zielen ab.

Entsprechend der *multifaktoriellen Genese* von Stimmstörungen (vgl. Abb. 3.1, S. 87) bedarf es für eine erfolgreiche und effiziente Therapie in nahezu allen Fällen eines mehrdimensionalen Vorgehens. Es ist Aufgabe des Phoniaters, aus der Vielzahl der zur Verfügung stehenden therapeutischen Möglichkeiten die für den Patienten jeweils geeignetsten auszuwählen, in einem *Therapieplan* individuell abzustimmen (Tab. 4.2), den Erfolg zu kontrollieren und die therapeutischen Maßnahmen ständig den Erfordernissen anzupassen.

Tabelle 4.2: Therapeutische Optionen bei Stimmstörungen (nach Friedrich, 1999)

| konservativ | operativ |
|---|---|
| logopädisch | stimmverbessernde Chirurgie (Phonochirurgie): |
| medikamentös | – Stimmlippenchirurgie |
| physikalisch | – Eingriffe am Kehlkopfskelett |
| apparativ | – Neuromuskuläre Chirurgie |
| psychotherapeutisch | – Rekonstruktive Chirurgie |

# 4.3.1 Logopädische Stimmübungsbehandlung

Der Hauptanwendungsbereich *logopädischer* Therapieverfahren sind funktionelle Stimmstörungen, aber auch in der Rehabilitation organischer Dysphonien vor und nach stimmverbessernden oder stimmerhaltenden Operationen sind diese von großem Nutzen. Das Ziel ist niemals nur eine oberflächliche Verbesserung der Stimmleistung, sondern eine ganzheitliche Korrektur des Stimmgebrauchs in der kommunikativen Situation, d. h. die Erreichung der individuell-optimalen Stimmfunktion in Abhängigkeit von den jeweiligen organischen und funktionellen Voraussetzungen. Eine effektive Übungsbehandlung stellt *große Anforderungen* an den Therapeuten und Patienten, wobei die Motivation und der Wille des Patienten, etwas zu verändern und an seiner Störung zu arbeiten, einen entscheidenden Faktor für die Indikation und den Verlauf einer Übungsbehandlung darstellt.

Seit den Anfängen der Phoniatrie und Logopädie wurde eine große Anzahl unterschiedlicher Methoden und Therapieformen zur Stimmtherapie entwickelt. Grundelemente sind Hörübungen und Übungen zur Schulung der Körperwahrnehmung, Lockerungs- und Entspannungsübungen, Atemübungen, Summ- und Resonanzübungen zum Abbau pathologischer Spannungen bzw. Atemstoß- und Atemwurfübungen zum Aufbau einer adäquaten Arbeitsspannung und zur Aktivierung. Daneben steht noch eine Reihe weiterer spezieller Therapiemaßnahmen wie z. B. die vor allem in Skandinavien verbreitete Akzentmethode in Verwendung. Zahlreiche logopädische Therapiemethoden sind von psychotherapeutischen Verfahren beeinflusst (vgl. Kap. 4.3.4). Ohne auf diese Konzepte im Einzelnen eingehen zu wollen, können in einem Rahmenplan fünf allgemeingültige Bereiche der Stimmtherapie definiert werden und innerhalb dieser Bereiche Zielsetzungen definiert werden (Tab. 4.3).

**Tabelle 4.3:** Allgemeiner Rahmenplan zur logopädischen Behandlung von Stimmstörungen. Die in den 5 Bereichen genannten Zielsetzungen sind hinsichtlich ihrer Umsetzung in der Therapie nicht chronologisch zu betrachten, sondern verstehen sich ineinandergreifend abhängig vom jeweiligen Therapieprozess (nach Schwarz, Stengel, Strauch, 1998).

**Bereich Persönlichkeit**
- Klärung des Auftrages des Patienten an den Logopäden
- Wahrnehmen der Symptomatik als Ausdruck der Gesamtpersönlichkeit und Klärung der Bedeutung des Symptoms
- Motivation stärken für die Übernahme von Verantwortung
- Identifikation mit der veränderten Stimme bzw. Akzeptieren der derzeitigen Stimmqualität
- Erkennen der Grenzen und Möglichkeiten der Therapie

**Bereich Intention**
- Wahrnehmen der Auswirkung von Intention auf Tonus, Atmung, Phonation und Artikulation
- Erkennen der Bedeutung intentionalen Verhaltens als Ausdruck der Persönlichkeit
- Entwickeln eines der Persönlichkeit entsprechenden intentionalen Kommunikationsverhaltens

**Bereich Tonus**
- Wahrnehmen und Erfahren der individuellen Körperspannung
- Erarbeiten einer eutonen Körperspannung
- Erarbeiten der physiologischen Aufrichtung beim Sitzen, Stehen, Gehen
- Differenzierung der Gesamtelastizität

**Bereich Atmung**
- Wahrnehmen der individuellen Ruheatmung
- Wahrnehmen der Atemräume
- Erarbeiten der reflektorischen Atemergänzung und der atemrhythmisch angepassten Phonation
- Erarbeiten der inspiratorischen Gegenspannung

**Bereich Phonation/Artikulation**
- Wahrnehmen gesamtkörperlicher Resonanz
- Verbesserung der auditiven Wahrnehmungsfähigkeit
- Erarbeitung der physiologischen Sprechstimmlage
- Arbeit an Stimmansatz, -einsatz und -absatz
- Erarbeitung prosodischer Elemente
- Erarbeitung deutlicher Artikulation

## 4.3.2 Medikamentöse Therapie

Domäne der *medikamentösen* Therapie sind Kehlkopfentzündungen. Diese entstehen meist auf der Basis einer viralen oder bakteriellen Infektion. Häufige Gründe sind auch allergische Reaktionen und das Einwirken von Noxen auf den Kehlkopf entweder exogen, wie Rauchen oder Alkohol, oder endogen, wie chronisch entzündliche Prozesse in der Nase, Nasennebenhöhlen, Gaumenmandeln, Bronchien, Zurückfließen von Magensaft in den Rachen oder Kehlkopf (Reflux). Basis der Behandlung ist die Stimmschonung und Vermeidung schädlichen Verhaltens bzw. Ausschaltung von Noxen.

Antibiotika sollten nur bei bakteriellen Infektionen eingesetzt werden. Bei – den meist vorherrschenden – viralen Entzündungen sind sie nicht indiziert. Entzündungshemmende und abschwellende Mittel wirken sehr gut gegen die Entzündungssymptome, führen dann aber leicht zu einer Stimmüberforderung. Vitamine und allgemein abwehrsteigernde Maßnahmen sind vor allem bei Virusinfekten hilfreich. Sekretverflüssigende und hustenreizdämpfende Medikamente können die Belastung des Kehlkopfes durch das Husten reduzieren. Manche dieser Medikamente können jedoch auch zu Schleimhauttrockenheit führen.

*Inhalationen* haben, wenn sie richtig angewendet werden, einen günstigen Einfluss auf die Sekretzusammensetzung und Schleimhautregeneration und werden häufig auch bei Trockenheitsgefühl im Kehlkopf eingesetzt. Zu empfehlen sind Inhalationen mit Wasserdampf oder besser mit milden, sterilen Salzlösungen in Inhalationsgeräten. Bei den Inhalationsgeräten ist zu beachten, dass nur ein grobtropfig-feuchtes Aerosol für den Kehlkopf und die oberen Atemwege geeignet ist. Dieser Anforderung entsprechen *Zerstäubergeräte*, während Ultraschallvernebler für die Behandlung von Lungenerkrankungen geeignet sind.

Einer *Schleimhauttrockenheit* kann am besten durch reichlich Flüssigkeitszufuhr (täglich mindestens 2 Liter trinken) und mit einer ausreichenden Luftfeuchtigkeit begegnet werden. Bei zu trockener Luft ist daher die Verwendung von Luftbefeuchtern zu empfehlen. Es ist hierbei – wie auch bei den Inhalationsgeräten – zu beachten, dass es durch Verkeimung der Geräte zu Infektionen und Erkrankungen kommen kann. Dem muss durch genaue Beachtung der Anwendungsvorschriften und Einhaltung strikter *Hygienemaßnahmen* begegnet werden.

Medikamente und sonstige Zusätze sollten der Inhalationslösung nur auf ärztliche Anweisung beigefügt werden, da diese oft Nebenwirkungen haben. Die besonders beliebten ätherischen Öle (Menthol, Eukalyptus, Kampfer, aber auch Kamille) und andere Inhaltsstoffe können zu *Reizungen und Trockenheit der Schleimhaut* führen.

Vorsicht ist allgemein bei diversen «Mitteln gegen Halsbeschwerden und Heiserkeit» in Form von Lutschtabletten, Mundspülungen oder Inhalationslösungen geboten. Darin sind oft lokal antiseptisch und desinfizierend wirkende oder *lokalanästhetische* Medikamente enthalten. Diese können Schleimhautreizungen und/

oder Geschmacksstörungen verursachen, ohne den Krankheitsverlauf zu verkürzen. Auch hier sind Lutschtabletten auf Salzbasis ohne medikamentöse Zusätze oder Tascheninhalatoren mit Salzlösung zu empfehlen.

Mit einer medikamentösen Blockade der Magensäure können chronische Entzündungen des Rachens und des Kehlkopfes, die durch einen *gastro-ösophagealen Reflux* ausgelöst werden, sehr effektiv behandelt werden.

Eine spezielle medikamentöse Therapieform stellt die direkte Injektion von *Lokalanästhetika* oder Botulinum-Toxin in den Kehlkopf mit dem Ziel einer örtlichen Beeinflussung der Nerven- und Muskelaktivität dar. Lokalanästhetika unterbrechen die Nervenleitung und können zur zeitweiligen Ausschaltung der Sensibilität bei Schmerzzuständen, Verspannungen und/oder psychogenen Dysphonien angewandt werden. *Botulinum-Toxin* ist ein Bakteriengift, das die Übertragung der Nervenimpulse auf den Muskel verhindert. Es führt zu einer etwa 3 Monate andauernden, örtlichen Lähmung bzw. Schwächung des Muskels und kann bei Muskelspasmen aller Art, im speziellen zur Behandlung der spasmodischen Dysphonie eingesetzt werden (vgl. Kap. 3.1.3).

### 4.3.3 Physikalische Therapie

Auf den Stellenwert der Inhalationsbehandlung wurde bereits hingewiesen. Mittels *Reizstromtherapie* kann in Kombination mit Phonationsübungen eine Muskelkontraktion im Kehlkopf bewirkt werden. Dies kann bei Stimmlippenlähmungen dazu verwendet werden, die Kontraktionsfähigkeit der gelähmten Muskulatur zu erhalten und so günstige Bedingungen für eine Reinnervation zu schaffen. Die Nervenregeneration kann damit jedoch *nicht* beeinflusst werden. Eine Reizstromtherapie ist daher nur bei frischen, einseitigen (bei beidseitigen kann es zu Atemnot kommen) Stimmlippenlähmungen indiziert.

### 4.3.4 Apparative Therapien und Hilfen

Da es vielen Patienten schwerfällt, den eigenen Stimmklang zu beurteilen bzw. die eigenen Körperreaktionen zu empfinden, kann es für die Therapie günstig sein, diese mittels technischer Hilfsmittel hör- und sichtbar zu machen (*Biofeedback*). Dazu zählen Tonband- und Videoaufnahmen, direkte Rückkoppelung der Stimme über Kopfhörer, Geräte zur Messung der muskulären (Ver-)Spannung mit optischen und akustischen Anzeigeinstrumenten usw. Insbesondere *computerunterstützte Therapieverfahren* gewinnen auch für die tägliche Praxis immer mehr an Bedeutung und werden in Zukunft eine wesentliche Rolle in der phoniatrisch-logopädischen Therapie spielen.

Vor allem bei *Kehlkopflosen* und Tracheotomierten stellen apparative Hilfen wie elektronische Sprechhilfen, Stimmverstärker u. a. wichtige therapeutische Optionen dar.

### 4.3.5 Psychotherapie

Elemente der kleinen *Psychotherapie*, wie Gespräch und Suggestion, gehören von jeher in das phoniatrisch-logopädische Behandlungsrepertoire. In den letzten Jahrzehnten beeinflussten Theorien und Verfahren der Psychotherapie die Weiterentwicklung der logopädischen Stimmtherapie. Insbesondere kamen wesentliche Einflüsse aus den Methoden der Körperarbeit wie Eutonie, Feldenkraistechnik, Alexander-Technik, autogenes Training usw. Die logopädische Therapie ist jedoch keine Psychotherapie und kann bzw. soll diese auch nicht ersetzen. Bei psychogenen Dysphonien bzw. relevanten psychologischen Grundstörungen muss für die Abklärung und Therapie ein Psychiater/Psychotherapeut hinzugezogen werden.

### 4.3.6 Operative Therapie (Phonochirurgie)

Durch neue Erkenntnisse zum Aufbau und der Funktionsweise der Stimmlippen sowie die Entwicklung moderner Operationstechniken und Geräte, wie Operationsmikroskop, Operationslaser, Mikroinstrumente, tubuslose Narkoseverfahren (sog. Jet-Anästhesie u. a.), sind heute *mikrochirurgische Eingriffe am Stimmapparat* mit höchster Präzision möglich. Diese funktionell orientierten Operationsmethoden stellen ein neues und sich stürmisch entwickelndes Spezialgebiet der Kopf-Hals-Chirurgie dar und werden als *Phonochirurgie* zusammengefasst.

**Man versteht darunter alle operativen Eingriffe mit dem primären Ziel der Verbesserung oder Wiederherstellung der Stimme.**

Im weiteren Sinn zählen dazu auch stimmhaltende Methoden bei anderen Eingriffen und Operationen zur Verbesserung der Artikulation. Im Wesentlichen kann man vier Typen phonochirurgischer Eingriffe unterscheiden:

- *Stimmlippenchirurgie*: Eingriffe direkt an den Stimmlippen zur Verbesserung der Schwingungsfähigkeit. Hauptsächlich mikrochirurgische Abtragung von schwingungsbehindernden Veränderungen (Knötchen, Polypen), meist direkt laryngoskopisch (Mikrolaryngoskopie; Abb. 4.3), evtl. auch indirekt laryngoskopisch. Die Abtragung erfolgt unter mikroskopischer Sicht entweder mit Mikroinstrumenten (Scherchen, Messerchen) oder mit dem Operations-($CO_2$-)Laser.

- *Eingriffe am Kehlkopfskelett* (Laryngeal Framework Surgery, Laryngoplastik, Thyroplastik): Mit Hilfe dieser Methoden können durch Eingriffe am Kehlkopf-

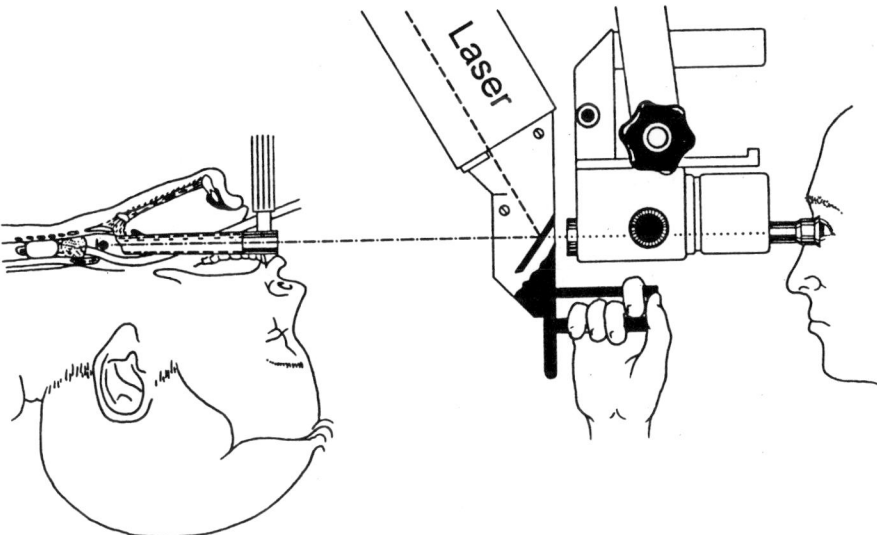

**Abbildung 4.3:** Situation bei der endolaryngealen Mikrochirurgie (Mikrolaryngoskopie). In Allgemeinnarkose wird das Kehlkopfinnere mit dem Laryngoskopierohr eingestellt und durch das Operationsmikroskop betrachtet. Bei der endolaryngealen Laserchirurgie wird der Laserstrahl direkt in das Mikroskop eingespiegelt (aus Deneke, 1980, mod.).

skelett dic Position und/oder Spannung der Stimmlippen verändert werden. Man unterscheidet Operationen zur Stimmlippenmedialisation (vor allem bei einseitigen Stimmlippenlähmungen), zur Stimmlippenlateralisation und Spannungserniedrigung bei zu hoher Spannung (z. B. spasmodische Dysphonie) oder zu hoher Stimmlage (z. B. Mutationsstimmstörung) und Methoden zur Spannungserhöhung bei schlaffen Stimmlippen (z. B. Altersstimme) oder zu tiefer Stimmlage (z. B. Mann-zur-Frau-Geschlechtsumwandlung) (Abb 4.4). Die größte praktische Bedeutung und die verbreitetste Methode ist die externe Stimmlippenmedialisierung zur Therapie einer Glottisschlussinsuffizienz (Abb. 4.5).

- *Neuromuskuläre Chirurgie:* Durch Eingriffe am Kehlkopfnerv soll die Stimmlippenbeweglichkeit und/oder Spannungsfähigkeit wiederhergestellt werden. Bei abnormer Spannungserhöhung können demgegenüber gezielt einzelne Nerven und Nervenäste zur Stimmverbesserung ausgeschaltet werden.

- *Rekonstruktive Chirurgie:* Nach Kehlkopfentfernung kann eine lautsprachliche Kommunikationsfähigkeit durch die Bildung einer Sprechfistel wiederhergestellt werden. Diese können entweder aus körpereigenem Material geformt oder als Silikonprothese in Form einer so genannten Stimmprothese eingesetzt werden (vgl. Kap. 3.1.4).

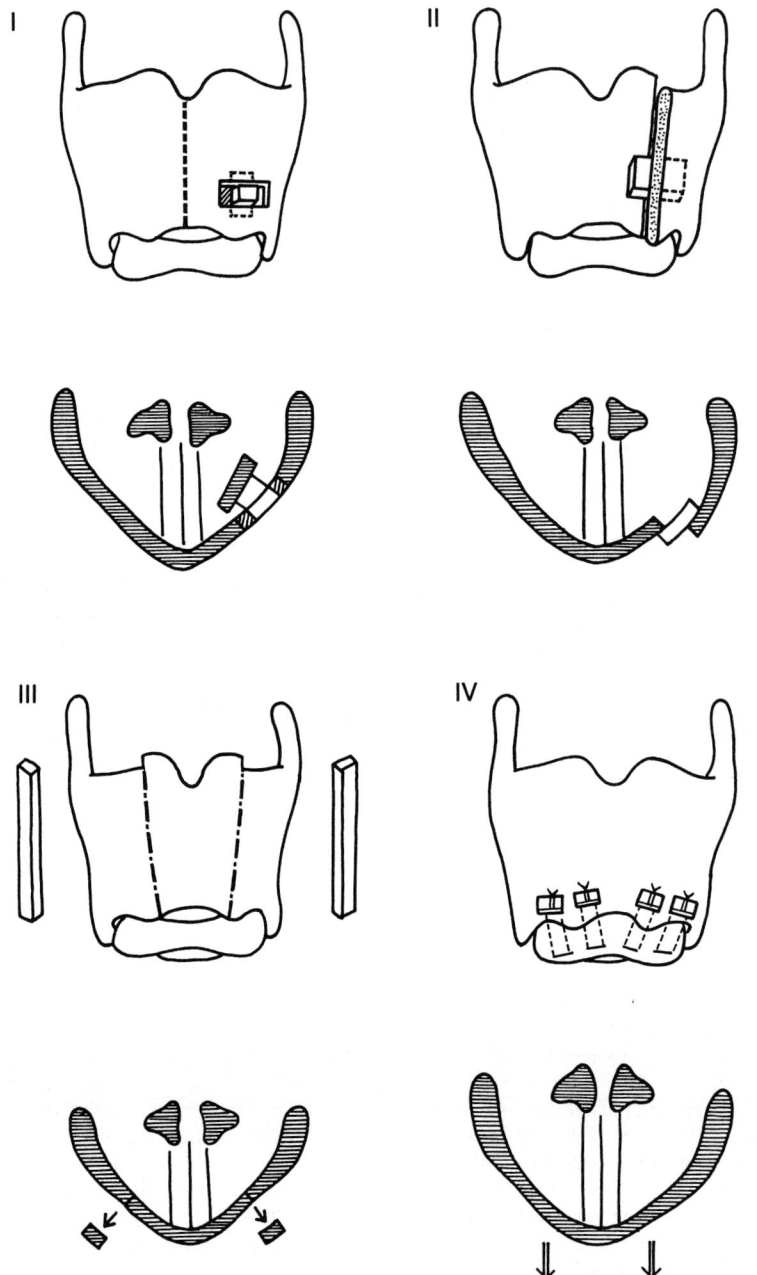

**Abbildung 4.4:** Die vier Typen der Thyroplastik (aus Isshiki, 1989). Typ I: Medialisierung, Typ II: Lateralisierung, Typ III: Spannungserniedrigung, Typ IV: Spannungserhöhung.

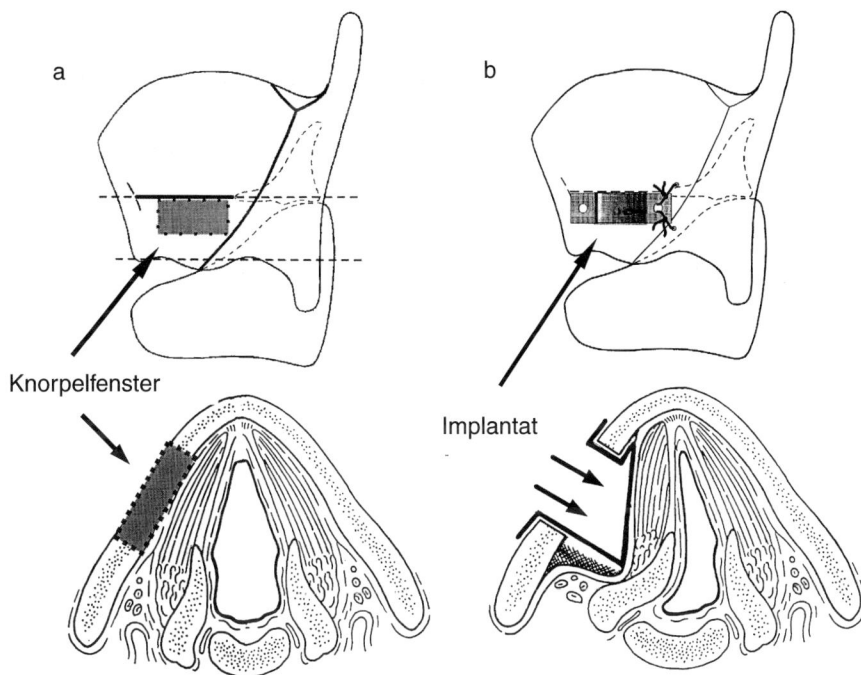

**Abbildung 4.5:** Medialisations-Thyroplastik (Thyroplastik Typ I) zur Verbesserung des Glottisschlusses durch das Einsetzen eines Implantates in den Schildknorpel, a) Ausschneiden des Knorpelfensters aus dem Schildknorpel, b) nach Einsetzen des Implantates (nach Friedrich, 1998).

# Literatur

Abitbol, J.: Atlas of laser voice surgery. Singular Publishing Group, San Diego, 1995.

Alexander, G.: Eutonie. 7. Aufl., Kösel, München, 1989.

Andrews, M.L., Summers, A.: Voice Therapy for Adolescents. Singular Publishing Group, San Diego, 1991.

Andrews, M.L.: Manual of Voice Treatment – Pediatrics through Geriatrics. Singular Publishing Group, San Diego, 1995.

Andrews, M.L.: Voice Therapy for Children. Singular Publishing Group, San Diego, 1991.

Arold R.: Klinik der Recurrensparesen. In: Miehlke, A., Stennert, E., Arold, R.: Chirurgie der Nerven im HNO-Bereich (außer Nn. Statoacusticus und olfactorius). 1981. Verhandlungsbericht 1981 der Deutschen Gesellschaft für Hals-Nasen-Ohren-Heilkunde, Kopf- und Hals-Chirurgie, 1.Teil: Referate. Arch. Oto. Rhinol. Laryngol. 231, 308–312, 1981.

Balser-Eberle, V.: Sprechtechnisches Übungsbuch. Österreichischer Bundesverlag, Wien, 1979.

Barlow, W.: Die Alexander-Technik. Kösel Verlag, München, 1983.

Bauer, H.: Konservative ärztliche Behandlung von Stimmstörungen. In: Kittel, G. (Hrsg): Phoniatrie und Pädaudiolgie. DÄV, Köln, 1989.

Beck, C., Richstein, A.: Medianverlagerung einer paretischen Stimmlippe durch partielle Schildknorpelkompression. Laryngo. Rhinol. Otologie 61, 251–253, 1982.

Benjamin, B.: Endolaryngeal Surgery. Dunitz, 1998.

Benninger, M.S.: Micordissection or Microspot CO2 Laser for Limited Vocal Fold Benign Lesions: A Prospective Randomized Trial. Laryngoscope, 110, 2, Part 2, 2002.

Benninger, M.S., Alessi, D., Archer, S., Bastian, R., Ford, C., Koufman, J., Sataloff, R.T, Spiegel, J.R., Woo, P.: Vocal fold scarring: Current concepts and management. Otolaryngology – Head and Neck Surgery 115 (5), 474–482, 1996.

Benninger, M.S., Jacobson, B.: Vocal noduls, microwebs, and surgery. Journal of Voice 9 (3), 326–331, 1995.

Bergauer, U.G.: Praxis der Stimmtherapie – Logopädische Behandlungsvorschläge und Übungsmaterial. Springer, Berlin, Heidelberg, New York, 1998.

Berghaus, A.: Alloplastische Implantate in der Kopf-Halschirurgie. European Archives of Oto-Rhino-Laryngology, Suppl. 1, 53–95, 1992.

Berghaus, A.: Verfahren zur Unterfütterung von Stimmlippen. HNO 35, 227–233, 1987.

Bernstein, D.A., Borkovec, T.D.: Entspannungs-Training/Handbuch der progressiven Muskelentspannung. Verlag J. Pfeiffer, München, 1975.

Bielamowicz, S., Berke, G.S., Gerratt, B.R.: A Comparison of Type I Thyroplasty and Arytenoid Adduction. Journal of Voice 9 (4), 466–472, 1995.

Blaugrund, S.M., Carroll, L.M.: Technique and Perioperative Quantitative Analysis of Thyroplasty Type I-Operative Techniques. Otolaryngology – Head and Neck Surgery 4 (3), 186–190, 1993.

Blaugrund, S.M., Taira, T., Isshiki, N.: Laryngeal Manual Compression in the Evaluation of Patients for Laryngeal Framework Surgery. In: Gauffin, J., Hammarberg, B.: Vocal Fold Physiology. Singular Publishing Group, San Diego, 1991.

Blaugrund, S.M.: Laryngeal framework surgery. In: Ford, C.N., Bless, D.M.: Phonosurgery. Raven Press, New York, 1991.

Blitzer, A., Brin, M.F., Fahn, S., Lange, D.: Lovelace: Botulinum toxin (BOTOX) for the treatment of «spastic dysphonia» as part of a trial of toxin injections for the treatment of other cranial dystonies. Laryngoscope 96, 1300, 1986.

Böhme, G.: Grundlagen der Stimmtherapie bei funktionellen und organischen Dysphonien. Sprach-, Sprech-, Stimm- und Schluckstörungen. Bd. 1, Fischer, Stuttgart, 1997.

Boone, D.R.: Is Your Voice Telling on You? Singular Publishing Group, San Diego, 1991.

Boone, D.R.: The voice and voice therapy. 2nd ed., Prentice-Hall, Englewood Cliffs, 1983.

Bouchayer, M., Cornut, G.: Phonosurgery for benign vocal fold lesions. Interactive video textbook. The 3 Ears Company Ltd., London, 1994.

Brodnitz, F.S.: Keep your Voice Healthy. College-Hill Publication, Little Brown & Company, Boston, Toronto, San Diego, 1973.

Brügge, W., Mohs, L.: Therapie funktioneller Stimmstörungen. 3. Aufl., Reinhardt, München, 1998.

Brünnings, W.: Über eine neue Behandlungsmethode der Rekurrenslähmung. Verh. Dt. Laryngol. 18, 93–151, 1911.

Bryant, N.J., Gracco, L.C., Sasaki, C.T., Vining, E.: MRI Evaluation of Vocal Fold Paralysis before and after Type I Thyroplasty. Laryngoscope 106, 1386–1392, 1996.

Bunch, M.: Dynamics of the Singing Voice. Springer, Wien, New York, 1982.

Coblenzer, H., Muhar, F.: Atem und Stimme. 12. Aufl., ÖBV Pädagogischer Verlag, Wien, 1993.

Coblenzer, H.: Der Atemrhythmus der Sprechstimme. Folia Phoniatrica 17, 58–70, 1965.

Coblenzer, H.: Erfolgreich Sprechen. Österreichischer Bundesverlag, Wien, 1987.

Cooper, M.: Modern Techniques of Vocal Rehabilitation. Charles C. Thomas, Springfield, 1977.

Cotter, C.S., Avidano, M.A., Crary, M.A.: Laryngeal complications after type I thyroplasty. Otolaryngology – Head and Neck Surgery 113 (6), 671–673, 1995.

Cournut, G., Bouchayer, M.: Phonosurgery for Singers. Journal of Voice 3, 269–276,1989.

Cummings, C., Purcell, L., Flint, P.: Hydroxylapatite laryngeal implants for medialization. Preliminary report. Ann. Otol. Rhinol. Laryngol. 102, 843–851, 1993.

Davies, D.G., Jahn, A.F., Care of the Professional Voice. Butterworth Heinemann, Oxford, Auckland, Boston, Johannesburg, Melbourne, New Delhi, 1998.

Dehorn, A.B.: Performance anxiety. In: Benninger, M.S., Jacobson, B.H., Johnson, A.E.: Vocal arts medicine. Thieme, New York, Stuttgart, 281–290, 1994.

Denecke, H.J.: Stimmverbesserung bei einseitiger Rekurrenslähmung mit larynxeigenem Material. Laryngo. Rhinol. Otologie 43, 221–225, 1964.

Desrosiers, M., Ahmarani, C., Bettez, M.: Precise vocal cord medialization using an adjustable laryngeal implant: A preliminary study. Otolaryngology – Head and Neck Surgery 109 (6), 1014–1019, 1993.

Dieroff, H.G., Siegert, C.: Tonhöhenverschiebung unter Lärmbelästigung. Folia Phoniatrica 18, 247, 1966.

Doyle, P.C.: Foundations of Voice and Speech Rehabilitation following Laryngeal Cancer. Singular Publishing Group, San Diego, 1994.

Eckert, H., Laver, J.: Menschen und ihre Stimmen. Beltz, Weinheim, 1994.

Eherer, A., Habermann, W., Hammer, H.F., Kiesler, K., Friedrich, G., Krejs, G.J.: Effect of pantoprazole on reflux-associated laryngitis: A Placebo-controlled cross-over stucy. American Gastroenterologic April 2001; 120 (5 Supplement 1): 440, 2001.

Engel, G.L.: Psychisches Verhalten in Gesundheit und Krankheit. Huber, Bern, 1976.

Evans, E.: Working with Laryngectomees. Winslow Press, 1990.

Eysholdt, U., Tigges, M., Wittenberg, T., Pröschel, U.: Direct Evaluation of High-Speed Recordings of Vocal Fold Vibrations. Folia Phoniatrica Logopädica 48, 163–170, 1996.

Federspil, P.: Moderne HNO-Therapie. Ecomed, Landsberg, München, 1984.

Feldenkrais, M.: Bewusstheit durch Bewegung. Suhrkamp, Frankfurt, 1978.

Fernau-Horn, H.: Prinzip der Weitung und Federung in der Stimmtherapie. HNO 5, 365–368, 1955/56.

Feudel, E.: Rhythmisch-musikalische Erziehung. Möseler, Wolfenbüttel, 1956.

Flach, M.: Indisposition und akute Dysphonie beim Berufssänger. Laryngo. Rhinol. Otologie 71, 233–235, 1992.

Ford, C.N., Bless, D.M., Prehn, R.B.: Thyroplasty as Primary and Adjunctive Treatment of Glottic Insufficiency. Journal of Voice 6 (3), 277–285, 1992.

Ford, C.N., Bless, D.M.: Phonosurgery – Assessment and surgical management of voice disorders. Raven Press, New York, 1991.

Frank, F., Sparber, M.: Zum stimmphysiologisch richtigen Verhalten während der Prämutationsphase. Musikerziehung 24, 65–68, 1970/71.

Frank, F., Sparber, M.: Zum stimmphysiologisch richtigen Verhalten während der Mutations- und Postmutationsphase. Musikerziehung 24, 215–217, 1970/71.

Frank, F.: Eignungs- und Tauglichkeitsuntersuchungen bei Gesangsstudenten. Österreichische Ärztezeitung 34, 127–131, 1979.

Frank, F.: Gedanken zur funktionellen Stimmtherapie. In: Gundermann H. (Hrsg.): Aktuelle Probleme der Stimmtherapie. Fischer, Stuttgart, 1987.

Frank, F.: Hygiene der Sprech- und Singstimme. In: Biesalski, P., Böhme, G., Frank, F., Luchsinger, R. (Hrsg.): Phoniatrie und Pädaudiologie. Thieme, Stuttgart, 1973.

Frank, F.: Hygiene, Altersabhängigkeit und Störungen der Singstimme. In: Biesalski, V.P., Frank, F. (Hrsg.): Phoniatrie – Pädaudiolgie. Bd. 1: Phoniatrie, 2. Aufl., Thieme, Stuttgart, 1994.

Frank, F.: Objektivierbare Tauglichkeits- und Eignungsuntersuchungen für den Sängerberuf aus phoniatrischer Sicht. In: Spitzer L. (Hrsg.): Probleme der Stimmbildung für Sänger. Hochschule für Musik und Darstellende Kunst, Wien, 1978.

Frank, F.: Prophylaxe der Berufsdysphonie? Österreichische Ärztezeitung 30, 536–538, 1975.

Frank, F.: Stimmhygiene beim Schulkind. Pädiat. Praxis 8, 270, 1966.

Franke, U.: Logopädisches Handlexikon. 4. Aufl., Reinhardt, München, 1994.

Friedrich, G., Lichtenegger, R.: Surgical anatomy of the larynx. Journal of Voice 11 (3), 345–355, 1997.

Friedrich, G.: Externe Stimmlippenmedialisation (Thyroplastik Typ I): Erfahrungen, Ergebnisse und neue Entwicklungen. Aktuelle phoniatrisch-audiologischen Aspekte, 1996.

Friedrich, G.: Externe Stimmlippenmedialisation: Funktionelle Ergebnisse. Laryngo. Rhinol. Otologie 77, 18–26, 1998.

Friedrich, G.: Externe Stimmlippenmedialisation: Operative Erfahrungen und Modifikationen. Laryngo. Rhinol. Otologie 77, 7–17, 1998.

Friedrich, G.: Grundprinzipien für die Indikationsstellung zur Phonochirurgie. Laryngo. Rhinol. Otologie 74, 663–665, 1995.

Friedrich, G.: Minimal invasive Therapie maligner und praemaligner Kehlkopferkrankungen mittels endolaryngealer Laserresektion. Acta Chir. Austriaca, Suppl. 114, 1995.

Friedrich, G.: Phonochirurgische Aspekte bei der Rehabilitation von Kehlkopflähmungen. In: Gross, M. (Hrsg.): Aktuelle phoniatrisch-pädaudiologische Aspekte 1994, Bd. 2, 157. Renate Gross Verlag, Berlin, 1995.

Friedrich, G.: Ätiopathogenesis of Voice Disorders: Basis of Diagnoses and Treatment, 2nd Congress of European Laryngological Society Rom, 1998.

Friedrich, G.: Definitions and categorization of phonosurgical procedures, European Laryngological Society, Phonosurgery Committee, Graz, 1999.

Friedrich, G.: Titanium Vocal Fold Medializing Implant (TVFMI): Introducing a novel implant system for external vocal fold medialization – First clinical results. Ann. Otol. Rhinol. Laryngol. 108, 1, 79–86, 1999.

Friedrich, G., De Jong, F.I.C.R.S., Mahieu, H.F., Benninger, M.S., Isshiki, N.: Laryngeal framework surgery: a proposal for classification and nomenclature by the Phonosurgery Committee of the European Laryngological Society. Eur Arch Otorhinolaryngol, 375:1–8, 2001.

Friedrich, G., Bigenzahn, W.: Phonochirurgie – Moderne stimmverbessernde Kehlkopfchirurgie. Acta Chir. Austriaca, Vol. 33,4, 2001

Friedrich, G.: Phonosurgery. European Archives of Oto-Rhino-Laryngology, Vol. 259: 7, 2002.

Friedrich, G., Mausser, G., Nemeth, E.: Entwicklung eines Jet-Tracheoskops. Wertigkeit und Einsatzmöglichkeiten der superponierten Hochfrequenz-Jet-Ventilation (SHFJV) in der endoskopischen Chirurgie der Atemwege. HNO, 50: 719–726, 2002.

Fröschels, E.: Chewing method as the therapy. Arch. Otolaryng. 56, 427–434, 1952.

Fröschels, E.: Eine neue Behandlungsmethode der Lähmungserscheinungen der Stimmlippen und der Atembeschwerden bei doppelseitiger Rekurrenslähmung. Mschr. F. Ohrenheilk. 69, 441–467, 1935.

Fröschels, E.: Über konservative Behandlung der Rekurrensparese. Klin. Wschr. 62, 118–120, 1950.

Fuchs, M.: Funktionelle Entspannung. 3. Aufl., Hippokrates Verlag, Stuttgart, 1987.

Ganz, H., Gritt, E.: Lokaltherapie von Luftwegsinfektionen. Thieme, Stuttgart, New York, 1990.

Gillmann, H.: Physikalische Therapie – Grundlagen und Wirkungsweisen. Thieme, Stuttgart, New York, 1981.

Gould, W.J., Lawrence, L. van: Surgical Care of Voice Disorders. Springer, Wien, New York, 1994.

Gould, W.J., Okamura, H.: Interrelationships between voice and posture. Proc. Int. Symp. Ventilatory and Phonatory Control Systems. Oxford University Press, London, 1971.

Gould, W.J., Sataloff, R.T., Spiegel, R.J.: Voice Surgery. Mosby, St. Louis, 1993.

Gould, W.J.: Effect of respiratory and postural mechanism upon action of the vocal cords. Folia Phoniatrica 23, 211–224, 1971.

Grohnfeldt, M. (Hrsg): Handbuch der Sprachtherapie. Bd. 7: Stimmstörungen. Ed. Marhold im Wiss.-Verl. Spiess, Berlin, 1994.

Gross, M.: Pitch-Raising Surgery in Male-to-Female Transsexuals. Journal of Voice, 13: 2, 246–250, 1999.

Gundermann, H.: Aktuelle Probleme der Stimmtherapie. Fischer, Stuttgart, New York, 1987.

Gundermann, H.: Die Behandlung der gestörten Sprechstimme. Fischer, Stuttgart, New York, 1977.

Gundermann, H.: Die kommunikative Stimmtherapie. In: Grohnfeldt, V.M. (Hrsg.): Stimmstörungen. Handbuch der Sprachtherapie. Bd. 7, Edition Marhold, Berlin, 147–171, 1994.

Gundermann, H.: Gruppentherapie bei Stimmgestörten. Sprache-Stimme-Gehör 1, 135–138, 1977.

Gundermann, H.: Heiserkeit und Stimmschwäche. Fischer, Stuttgart, New York, 1983.

Gundermann, H.: Kommunikative Stimmtherapie. In: Lotzmann, G. (Hrsg.): Sprachrehabilitation durch Kommunikation. Reinhardt, München, 1975.

Habermann, W., Kiesler, K., Eherer, A., Friedrich, G.: Short-Term Therapeutic Trial of Proton Pump Inhibitors in Suspected Extraesophageal Reflux. Journal of Voice, Vol. 16:1 – 8, 2002.

Habermann, W., Kiesler, K., Eherer, A., Swanston, H., Friedrich, G.: Therapy of reflux-associated laryngitis with pantoprazole: Results of a blinded cross-over study. European Archives of Oto-Rhino-Laryngology, 8, 2002.

Habermann, W., Berghold, A., DeVaney, T., Friedrich, G.: Carcinoma of the Larynx: Predictors of Diagnostic Delay. Laryngoscope 4, 111:653 – 656, 2001.

Harries, M.L., Morrison, M.: Short-Term Results of Laryngeal Framework Surgery – Thyroplasty Type 1: A Pilot Study. Journal of Otolaryngology 24 (5), 281–287, 1995.

Harries, M.L.: Laryngeal framework surgery (thyroplasty). Journal of Laryngology and Otology 111, 103–105, 1997.

Harries, M.L.: Unilateral vocal fold paralysis: A review of the current methods of surgical rehabilitation. Journal of Laryngology and Otology 110, 111–116, 1996.

Hartl, D.M., Riquet, M., Hans, S., Laccourreye, O., Vaissiere, J., Brasnu, D.F.: Objective Voice Analysis after Autologous Fat Injections for Unilateral Vocal Fold Paralysis. Ann Otol Rhinol Laryngol 110: 229 – 235, 2001.

Haupt, E.: Integrative Stimmtherapie. Ein Konzept nach Gundermann. In: Gundermann, V.H. (Hrsg.): Aktuelle Probleme der Stimmtherapie. Fischer, Stuttgart, New York, 1987.

Hermann-Röttgen, M., Miehte, E.: Tonale Stimmtherapie: In: Handbuch der Sprachtherapie. Bd. 7: Stimmstörungen. Edition Marhold, Berlin, 139–156, 1994.

Hermann-Röttgen, N., Miethe, E.: Stimmtherapeutisches Programm. Thieme, Stuttgart, New York, 1990.

Herunter, B.: Logopädische Aspekte in der Therapie der Kehlkopflähmung. Acta Chir. Austriaca 119, 13–14, 1996.

Hörmann, K., Baker-Schreyer, A., Keilmann, A., Biermann, G.: Functional results after CO2 laser surgery compared with conventional phonosurgery. Journal of Laryngology and Otology, Vol. 113, 140 – 144, 1999.

Hunsaker, d. h., Martin, P.J.: Allergic reaction to solid silicone implant in medial thyroplasty. Otolaryngology – Head and Neck Surgery 113, 782–784, 1995.

Isshiki, N., Morita, H., Okamura, H., Hiramoto, M.: Thyroplasty as a new phonosurgical technique. Acta Oto-Laryngol. 78, 451–457, 1974.

Isshiki, N., Okamura, H., Ishikawa, T.: Thyroplasty type I (lateral compression) for dysphonia due to vocal cord paralysis or atrophy. Acta Oto-Laryngol. 80, 465–473, 1975.

Isshiki, N., Taira, T., Kojima, H., Shoji, K.: Recent Modifications in Thyroplasty Type I. Ann. Otol. Rhinol. Laryngol. 98, 777–779, 1989.

Isshiki, N.: Phonosurgery. Theory and Practice. Springer, Tokio, Heidelberg, 1989.

Isshiki, N.: Vocal Mechanics as the Basis for Phonosurgery. Laryngoscope,108: 1761 – 1766, 1998.

Isshiki, N.: Progress in Laryngeal Framework Surgery. Acta Otolaryngol, 120: 120 – 127, 2000.

Isshiki, N., Yamamoto, Y., Tsuji, D.H., Iizuka, Y.: Midline Lateralization Thyroplasty for Adductor Spasmodic Dysphonia. Annals of Otology, Rhinology & Laryngology 2, 109, 2: 187 – 193, 2000.

Jacobson, E.: Progressive Relaxation. University of Chicago Press, Chicago, 1938.

Jaspersen, D., Weber, R., Hammer, C.H., Draft, W.: Therapie der gastroösophagealen refluxassoziierten Laryngitis – eine Pilotstudie. Endoskopie heute 4, 19–20, 1994.

Kamel, P.L., Hanson, D., Kahrilas, P.J.: Omeprazole for the treatment of posterior laryngitis. Am. J. Med. 96, 321–326, 1994.

Kia, R.A.: Stimme – Spiegel meines Selbst. Aurum, Braunschweig, 1991.

Kjellrup, M.: Bewusst mit dem Körper leben. Ehrenwirth Verlag, München, 1980.

Kleinsasser, O., Schroeder, H.-G., Glanz, H.: Medianverlagerung gelähmter Stimmlippen mittels Knorpelspanimplantation und Türflügelthyreoplastik. HNO 30, 275–279, 1982.

Kleinsasser, O.: Mikrolaryngoskopie und endolaryngeale Mikrochirurgie. 3. Aufl., Schattauer, Stuttgart, 1991.

Köhler, D., Fleischer, W.: Was ist gesichert in der Inhalationstherapie. Arcis Verlag, 1988.

Korcak, H.: Deutsch richtig gesprochen. Stimm- und Lauttraining. Elfriede Rötzer Verlag, Eisenstadt, 1979.

Kotby, M.N.: Efficacy of the accent method voice therapy. Journal of Voice 5 (4), 316–320, 1991.

Kotby, M.N.: The accent method of voice therapy. Singular Publishing, San Diego, 1994.

Koufman, J.A.: Laryngoplastic phonosurgery. In: Johnson, J. (ed.): Instructional courses, American Academy of Otolaryngology-Head and Neck Surgery. Mosby, St. Louis, Vol. 1, 339–350, 1988.

Koufman, J.A.: Laryngoplasty for vocal cord medialization: An alternative to teflon. Laryngoscope 96 (7), 726–731, 1986.

Krahmann, H., Haag, G.: Die progressive Relaxation. Pflaum, München, 1987.

Kraiker, C., Peter, B.: Psychotherapieführer. 3. Aufl., Beck, München, 1991.

Kriz, J.: Grundkonzepte der Psychotherapie. 3. Aufl., Psychologie Verlags Union, Weinheim, 1991.

Kruse, B.: Die Reizstrombehandlung als integraler Bestandteil der logopädischen Stimmtherapie. Sprache-Stimme-Gehör 13, 64–70, 1989.

Kruse, B.: Systematik der konservativen Stimmtherapie aus phoniatrischer Sicht. In: Böhme, G.: Sprach-, Sprech-, Stimm- und Schluckstörungen, Bd. 2: Therapie. Fischer, Stuttgart, 1998.

Kruse, E.: Funktionale Stimmtherapie – Therapeutisch-konzeptionelle Konsequenz der laryngealen Doppelventilfunktion. Sprache-Stimme-Gehör 15, 127–134, 1991.

Liebermann, D.A.: Medical management of gastroesophageal reflux disease. In: Castrell, D.O. (ed.): The Esophagus. Little Brown Co., Boston, 529–542, 1992.

Mahieu, H.F., Schutte, H.K.: New surgical techniques for voice improvement. Arch. Otol. Rhinol. Laryngol. 246, 397–402, 1989.

Mans, E.J.: Psychotherapeutische Behandlung von Patienten mit funktionellen Stimmstörungen. Folia Phoniatr. Logop. 46: 1–8, 1994.

Maragos, N.E.: Revision Thyroplasty. Ann Otol Rhinol Laryngol 110: 1087–1092, 2001.

Martin, F.: Nebenwirkungen von Medikamenten auf Kehlkopf. Laryngo. Rhinol. Otologie 65, 477–479, 1986.

Martin, S., Darnley, L.: The Voice Sourcebook. Winslow Press, 1992.

Martin, S.: Working with Dysphonics. Winslow Press, 1994.

Meurman, Y.: Operative mediofixation of the vocal cord in complete unilateral paralysis. Arch Otolaryng. 55, 544–553, 1952.

Middendorf, J.: Der erfahrbare Atem. Junfermann-Verlag, Paderborn, 1985.

Miethe, E., Hermann-Röttgen, M.: Wenn die Stimme nicht stimmt. Thieme, Stuttgart, New York, 1993.

Mittermair, F.: Körpererfahrung und Körperkontakt. Kösel, München, 1985.

Montgomery, W.W., Blaugrund, S.M., Varvares, M.A.: Thyroplasty: A New Approach. Ann. Otol. Rhinol. Laryngol. 102, 571–579, 1993.

Montgomery, W.W.: Montgomery Thyroplasty Implant System. Ann. Otol. Rhinol. Laryngol., Suppl. 170, 106, 9, 2, 1–16, 1997.

Montgomery, W.W.: Thyroplasty simplified – Operative techniques. Otolaryngology – Head and Neck Surgery 4 (3), 223–231, 1993.

Morrison, M., Rammage, L.: The management of voice disorders. Singular Publishing Group, San Diego, 1994.

Moses, P.J.: Die Stimme der Neurose. Thieme, Stuttgart, 1956.

Müller, A., Verges, L. Schleier, P., Wohlfarth, M., Gottschall, R.: Inzidenz spatelbedingter Nebenwirkungen der Mikrolaryngoskopie. HNO, 12: 1057–1061, 2002.

Netterville, J.L., Stone, R.E., Luken, E.S.: Silastic Medialization and Arytenoid Adduction: The Vanderbilt Experience. Ann. Otol. Rhinol. Laryngol. 102, 413–424, 1993.

Netterville, J.L.: Evaluation and Treatment of Complications of Thyroid and Parathyroid Surgery. Otolaryngologic Clinics of North America 23 (3), 529–552, 1990.

Opheim, O.: Unilateral paralysis of the vocal cord. Operative treatment. Acta Oto-Laryngol. 45, 226–230, 1955.

Pahn, J.: Der therapeutische Wert nasalierter Vokalklänge in der Behandlung funktioneller Stimmerkrankungen. Folia Phoniatrica 16, 249–263, 1964.

Parker, W.: Repair of a persistently patent glottis: Report of a case. Ann. Otol. Rhinol. Laryngol. 64, 924 – 930, 1955.

Parow, J.: Funktionelle Atmungstherapie. Haug, Heidelberg, 1988.

Parow, J.: Stimmschulung. Paracelsus, Stuttgart, 1975.

Pauli, A.: Computereinsatz in der Therapie von funktionellen Mutationsstörungen. Forum des deutschen Bundesverbandes für Logopädie 4, 46–48, 1991.

Payr, E.: Plastik am Schildknorpel zur Behebung der Folgen einseitiger Stimmbandlähmung. Dt. Med. Wochenschr. 43, 1265–1270, 1915.

Pfau, E.-M., Streubel, H.-G.: Die Behandlung der gestörten Sprechstimme – Stimmfunktionstherapie. Thieme, Leipzig, 1982.

Pizzuto, P.M., Brodsky, L.: Management of voice disorders in children. Current Opinion in Otolaryngology & Head and Neck Surgery, 8: 479 – 848, 2000.

Pontes, P., Behlau, M.: Treatment of Sulcus Vocalis: Auditory Perceptual and Acoustical Analysis of the Slicing Mucosa Surgical Technique. Journal of Voice 7 (4), 365–376, 1993.

Reijonen, P., Lehikoinen-Söderlund, S., Rihkanan, H.: Results of Fascial Augmentation in Unilateral Vocal Fold Paralysis. Ann Otol Rhinol Laryngol 111: 523 – 529, 2002.

Remacle, M., Eckel, H.E., Antonelli, A., Brasnu, D., Chevalier, D., Friedrich, G., Olofsson, J., Rudert, H.H., Thumfart, W., De Vincentiis, M., Wustrow, T.P.U.: Endoscopic Cordectomy. A proposal for a classification by the working committee. Eur Arch Otorhinolaryngol, 257: 227 – 231, 2000.

Remacle, M., Friedrich, G., Dikkers, F.G., De Jong, F.: Phonosurgery of the vocal folds: a classification proposal. Eur Arch Otorhinolaryngol, 260:1 – 6, 2003.

Remacle, M., Lawson, G., Hedayat, A., Trussart, C., Jamart, J.: Medialization framework surgery for voice improvement after endoscopic cordectomy. Eur Arch Otorhinolaryngol, 258:267 – 271, 2001.

Risi, G.: Die Feldenkrais-Methode in der Stimmtherapie. In: Gundermann, V.H. (Hrsg.): Aktuelle Probleme der Stimmtherapie. Fischer, Stuttgart, 229–233, 1987.

Rohmert, W.: Grundzüge des funktionalen Stimmtrainings. Dokumentation Arbeitswissenschaft. Bd. 12, 4. Aufl., Dr. Otto Schmidt KG Verlag, Köln, 1987.

Rosanowski, F., Tigges, M., Pröschel, U., Eysholdt, U.: Frühzeitige Indikation zur operativen Stimmlippenmedianverlagerung bei einseitigen Recurrensparesen im fortgeschrittenen Lebensalter. Laryngo. Rhinol. Otologie 75, 290–292, 1996.

Rosanowski, F., Eysholdt, U.: Phoniatrische Begutachtung vor der Stimmangleichung bei Mann-zu-Frau-Transsexualismus. HNO, 6: 556 – 562, 1999.

Sakai, N., Nishizawa, N., Matsushima, J.: Thyroplasty type I with ceramic shim. Jpn. Artif. Organs 20 (8), 951–954, 1996.

Sasaki, C.T., Driscoll, B.P., Gracco, C., Eisen, R.: The fate of medialized cartilage in thyroplasty type I. Arch. Otolaryng. Head and Neck Surgery 120 (12), 1398–1399, 1994.

Sataloff, R.T.: Professional Voice. Raven Press, New York, 1991.

Schneider, B., Bigenzahn, W., End, A., Denk D-M., Klepetko, W.: External vocal fold medialization in patients with recurrent nerve paralysis following cardiothoracic surgery. European Journal of Cardio-Thoracic Surgery 23: 477 – 483, 2002.

Schneider, B., Denk, D.-M., Bigenzahn, W.: Functional Results After External Vocal Fold Medialization Thyroplasty With the Titanium Vocal Fold Medialization Implant. Laryngoscope 113: 628 – 634, 2003.

Schwarz, V., Stengel, I., Strauch, T.: Logopädische Therapie bei Stimmstörungen. In: Böhme, G. (Hrsg.): Sprach-, Sprech-, Stimm- und Schluckstörungen, Bd. 2: Therapie, Fischer, Stuttgart, 1998.

Sittel Ch., Friedrich, G., Zorowka, P., Eckel H-E: Surgical Voice Rehabilitation after Laser Surgery for Glottic Carcinoma. Ann Otol Rhinol Laryngol 111: 493 – 499, 2002.

Slavit, d. h., Maragos, N.E.: Arytenoid Adduction and Type I Thyroplasty in the Treatment of Aphonia. Journal of Voice 8 (1), 84 – 91, 1994.

Smith, S., Thyme, K.: Die Akzentmethode. Spezial-PädagogischerVerlag, Flensburg, 1980.

Sparber, M., Frank, F.: Die Mutationstimme im Gesangunterricht. Musikhaus Pan Zürich, 1980.

Spiecker-Henke, M.: Leitlinien der Stimmtherapie. Thieme, Stuttgart, New York, 1997.

Spiecker-Henke, M.: Logopädische Behandlung von Stimmstörungen. In: Biesalski, V.P., Frank, F. (Hrsg.): Phoniatrie – Pädaudiologie. Bd. 1: Phoniatrie, 2. Aufl., Thieme, Stuttgart, New York, 1994.

Spiecker-Henke, M.: Methoden der Stimmtherapie im Überblick. In: Gronhfeldt, V. M. (Hrsg.): Stimmstörungen. Handbuch der Sprachtherapie, Bd. 7, Edition Marhold, Berlin, 123 – 138, 1994.

Steiner, W.: Endoskopische Laserchirurgie der oberen Luft- und Speisewege. Thieme, Stuttgart, New York, 1997.

Stemple, J.C., Lee, L., Amico, B.D., Pickup, B.: Efficacy of vocal function exercises as a method of improving voice production. Journal of Voice 8 (3), 271 – 278, 1994.

Stemple, J.C.: Voice therapy: a clinical study. Mosby Year Book, St. Louis, 1993.

Stengel, I., Strauch, T.: Stimme und Person. Klett-Cotta, Stuttgart, 1996.

Stokvisw, B., Wiesenhüter, E.: Lehrbuch der Entspannung. Hippokrates, Stuttgart, 1979.

Sundberg, J.: Die Singstimme. Spektrum der Wissenschaft, Heidelberg, 1988.

Sundberg, J.: The Science of the Singing Voice. Northern Illinois Univ. Press, Dekalb, 1987.

Swart, J., Lamprecht-Dinnesen, H.: Stimmveränderungen und Medikamente – eine Übersicht. In: Hacki. T., Gross, M. (Hrsg): Aktuelle phoniatrisch-pädaudiologische Aspekte, Bd. 1., Berlin, 1993.

Thyme-Frokjaer, K.: Stimm- und Sprechtherapie nach der Akzentmethode. In: Böhme, G. (Hrsg): Sprach-, Sprech-, Stimm- und Schluckstörungen. Bd. 2: Therapie, Fischer, Stuttgart, 1998.

Tucker, H.M., Wannamaker, J., Trott, M.: Complications of Laryngeal Framework Surgery (Phonosurgery). Laryngoscope 103, 525 – 528, 1993.

Tucker, H.M.: Combined Laryngeal Framework Medialization and Reinnervation for Unilateral Vocal Fold Paralysis. Ann. Otol. Rhinol. Laryngol. 99, 778 – 781, 1990.

Wanamaker, J.R., Netterville, J.L., Ossof, R.H.: Phonosurgery: Silastic medialization for unilateral vocal fold paralysis. Operative Techniques in Otolaryngology – Head and Neck Surgery 4 (3), 207 – 217, 1993.

Wängler, H.-H.: Leitfaden der pädagogischen Stimmbehandlung. 3. Aufl., Carl Marhold Verlag, Berlin, 1976.

Wendler, J., Seidner, W., Nawaka, T.: Phonochirurgische Erfahrungen aus der Phoniatrie. Sprache-Stimme-Gehör 18, 17 – 20, 1994.

Woo, P., Genack, S.: Thyroarytenoid Myectomy: A New Surgical Alternative for Intractable Spasmodic Dysphonia. The Transactions of the American Broncho-Esophagological Association, 187 – 192, 1995.

Yang, C.Y., Palmer, A.D., Meltzer, T.R., Murray, K.D., Cohen, J.I.: Cricothyroid Appoximation to elevate vocal pitch in male-to-female transsexals: Results of Surgery. Ann Otol. Rhinol Laryngol 111: 2002.

Zeine, L., Waltar, K.L.: The Voice and Ist Care: Survey Findings From Actors` Perspectives. Journal of Voice 2: 229 – 243, 2002.

Zeitels, S.M., Hillman,, R.E., Mauri, M., Desloge, R., Doyle, P.B.: Phonomicrosurgery in Singers and Performing Artists: Treatment Outcomes, Management Theories, and Future Directions. Ann Otol Rhinol Laryngol 111: 21 – 40, 2002.

Zeitels, S.M., Mauri, M., Dailey, S.: Medialization Laryngoplasty with Gore-Tex for Voice Restoration Secondary to Glottal Incompetence: Indications and Observations. Ann Otol Rhinol Laryngol 112: 180 – 184, 2003.

# 5. Dysglossien

> Als Dysglossien bezeichnet man Störungen der Aussprache infolge organischer Veränderungen an den *peripheren Artikulationsorganen.*

Dysglossien sind somit streng von den zentralen Störungen des Sprechvorganges – den Dysarthrien (Kap. 10) – zu trennen, bei denen der gesamte Sprechvorgang gestört ist (Atmung, Stimmgebung und Artikulation). Dagegen sind bei den Dysglossien lediglich jene Laute betroffen, deren Bildung durch die Läsion des Artikulationsorgans oder durch Lähmung des zugehörigen Nerven behindert ist.

Die manchmal synonym verwendeten Begriffe «mechanische Dyslalie» oder «peripher-expressive Dyslalie» sollten vermieden werden, da *Dyslalien* definitionsgemäß Störungen des *Sprachsystems* darstellen (Kap. 16).

## 5.1 Allgemeine Ursachen

- Kongenital: angeborene Missbildungen der Artikulationsorgane oder Fehlen der entsprechenden Hirnnervenkerne.

- Traumatisch: als Verletzungsfolge.

- Postoperativ: vor allem nach Tumoroperationen.

- Paralytisch: bei peripheren Nervenlähmungen. Betroffen ist das zweite motorische Neuron (die Nervenzelle, die den Bewegungsimpuls vom Rückenmark oder verlängerten Mark zu den Muskeln weiterleitet), daher liegt eine schlaffe Parese (Lähmung) mit Atrophie der Muskulatur (Muskelschwund) vor.

Die Dysglossien werden allgemein nach der Lokalisation der Störung eingeteilt (Tab. 5.1).

Tabelle 5.1: Einteilung der Dysglossien.

| Lokalisation | Bezeichnung | Artikulationsstörungen |
|---|---|---|
| Lippen | Labiale Dysglossie (D.) | I. Artikulationszone (AZ) |
| Zähne, Kiefer | Dentale D. | II. AZ |
| Zunge | Linguale D. | II. und III. AZ |
| Gaumen | Palatale (velare) D. | Hyperrhinolalie |
| Nase | Nasale D. | Hyporhinolalie |

## 5.2 Labiale Dysglossien

Labiale Dysglossien sind Störungen der Aussprache infolge pathologischer Veränderungen im Bereich der *Lippen.*

*Ursachen*

Ein- oder beidseitige Lippenspalten (Hasenscharte) bzw. Folgezustände nach operativer Spaltkorrektur, Fazialisparesen (Lähmung des VII. Hirnnerven), Verletzungen, Zustand nach Operationen (z. B. Lippentumoren).

*Symptome*

Störung der Lautbildung der I. Artikulationszone und Ersatz dieser Laute durch solche der II. Artikulationszone: /b/ wird zu /w/, /p/ wird zu /f/, /m/ wird zu /n/, /pf/ wird zu /f/; /f/, /w/ und Vokale werden unsauber ausgesprochen. Die Schwere der Störung hängt vom Grad der Behinderung ab. Einseitige Fazialisparesen können meist symptomfrei kompensiert werden.

*Therapie*

Chirurgische Rekonstruktionsverfahren bei Defekten oder Lähmungen. Logopädische Übungsbehandlung zur Verbesserung der Artikulation und Mundmotorik, oft in Kombination mit Elektrotherapie, Motilitätstraining, Massagebehandlung.

## 5.3 Dentale Dysglossien

Dentale Dysglossien sind Störungen der Artikulation infolge pathologischer Veränderungen an den *Zähnen* bzw. am *Gebiss,* einschließlich Störungen im Bereich der

Kiefer, die sich auf die Bisslage bzw. Zahnstellung auswirken. Sie können in maxilläre (Oberkiefer) und mandibuläre (Unterkiefer) Dysglossien unterteilt werden.

*Ursachen*

Kieferspalten, isoliert oder als Teil einer durchgehenden Spaltbildung, und deren Folgen für die Oberkieferentwicklung und Zahnstellung; Verletzungen an Zähnen und Kiefer (besonders im Frontzahnbereich); Einschränkungen der Artikulationsbewegungen im Kiefergelenk; Zahnverlust (Gebisswechsel oder im Alter); Bissbzw. Zahnstellungsanomalien als Ausdruck einer Dysgnathie bzw. von myofunktionellen Störungen in der Orofazialregion (vgl. Kap. 7).

*Symptome*

Störung der Laute der II. Artikulationszone, besonders der Zischlaute. Es besteht eine enge Beziehung zwischen Sigmatismen (Lispeln) und Zahnfehlstellungen, vor allem im Frontzahnbereich. Form und Funktion der oralen Strukturen beeinflussen sich dabei wechselseitig, d. h., eine Zahnfehlstellung prädisponiert eine falsche Lautbildung, andererseits wird eine Zahnfehlstellung durch falsche Zungenfunktion begünstigt.

*Therapie*

Dysgnathien werden in erster Linie kieferorthopädisch durch Zahn- bzw. Kieferregulierung versorgt. Häufig muss diese Therapie von ergänzenden Maßnahmen begleitet werden, wie z. B. Adenotomie bei behinderter Nasenatmung, Beseitigung ungünstiger Gewohnheiten wie Daumenlutschen usw. Der Abbau eines falschen Schluckmusters sollte durch myofunktionelles Training (vgl. Kap. 7) sowie die gezielte Artikulationskorrektur durch logopädische Übungsbehandlung erfolgen. Bei bleibendem Zahnverlust wird eine prothetische Versorgung durchgeführt. Ein logopädisches Artikulationstraining muss sich an den organischen Gegebenheiten im Zahn-Kiefer-Bereich orientieren.

Die Prognose dentaler Dysglossien ist nach Korrektur der organischen Strukturen gut. Sie wird darüber hinaus von der Intelligenz, der sprachlichen Begabung, der motorischen Geschicklichkeit, von Gehör, Motivation und Ausdauer des Patienten beeinflusst.

# 5.4 Linguale Dysglossien

Linguale Dysglossien sind Störungen der Aussprache infolge pathologischer Veränderungen an der *Zunge*.

*Ursachen*

Eine angeborene Mikro-, Makro- und Ankyloglossie kommt sehr selten vor. Das sog. angewachsene oder verkürzte Zungenbändchen ist nur in wenigen Fällen Ursache eines Lautbildungsfehlers. Die Durchtrennung eines *Zungenbändchens* (Frenulotomie) allein bewirkt keine Sprechverbesserung, kann aber Voraussetzung für eine erfolgreiche Übungstherapie sein.

Die Zunge kann durch Tumoren, Zustand nach Tumoroperationen, Verletzungen, Hypoglossusparesen (Lähmung des XII. Hirnnervs) vergrößert oder in ihrer Beweglichkeit eingeschränkt sein.

*Symptome*

Durch die zentrale Stellung der Zunge als Artikulationsorgan können je nach Sitz und Ausdehnung der Läsion alle Laute der II. und III. Artikulationszone betroffen sein. Am häufigsten beeinträchtigt sind die Zungenspitzenlaute (/t/, /d/, /l/, /r/, /n/) und vor allem die Zischlaute (/s/, /sch/).

Bei Hypoglossusparesen ist eine einseitige Lähmung der Zunge gut kompensierbar, eine beidseitige Lähmung führt zu hochgradigen Störungen der Artikulation und des Schluckens. Nach Verletzungen und postoperativen Zuständen besteht kein zwingender Zusammenhang zwischen Defektgröße und sprachlichen Ausfällen, auch größte Defekte führen nicht zu einem vollständigen Verlust der Sprechfähigkeit.

*Therapie*

Tumoröse Veränderungen der Zunge sowie manche Formen der Makroglossie erfordern ein chirurgisches Vorgehen. Als weitere Behandlungsformen kommen – je nach zugrundeliegender Störung – Dehnungsmassage, aktive Widerstandsgymnastik, artikulatorisches Zungentraining sowie Kau- und Schlucktraining zur Anwendung. Lähmungen können mit einer Elektrotherapie günstig beeinflusst werden. Die Durchtrennung des Zungenbändchens zur Mobilisierung der Zungenspitze ist in seltenen Fällen zur Unterstützung einer logopädischen Artikulationsbehandlung angezeigt.

## 5.5  Palatale Dysglossien

Palatale Dysglossien sind Störungen der Aussprache infolge pathologischer organischer Veränderungen im Bereich des harten und weichen *Gaumens*. Ist nur das Gaumensegel betroffen, spricht man von einer velaren Dysglossie. Die mangelhafte Trennung der Resonanzräume der Mund- von der Nasenhöhle (velopharyngeale Insuffizienz) führt zu einer pathologisch verstärkten Nasenresonanz, d. h. zu einer Hyperrhinophonie bzw. -lalie (s. Kap. 6).

## 5.6 Nasale Dysglossien

Nasale Dysglossien sind Störungen der Aussprache infolge pathologischer Veränderungen im Bereich der *Nase* und des Nasenrachens. Sie führen zu einer pathologisch verminderten Nasenresonanz, d. h. zu einer Hyporhinophonie bzw. -lalie (s. Kap. 6, Näseln).

## 5.7 Untersuchungsmethoden bei Dysglossien

- Inspektion und Palpation der Artikulationsorgane im Rahmen der HNO-ärztlich/phoniatrischen Untersuchung, insbesondere die exakte Prüfung der passiven und aktiven Bewegungsmöglichkeiten der oralen Strukturen sowie der phonatorischen und reflektorischen Bewegungsmöglichkeiten.

- Kieferorthopädische Untersuchungen: Zahnabdrücke und Modellanalysen, Röntgenuntersuchungen.

- Ultraschalluntersuchung der Zungenform und -beweglichkeit sowie des Artikulations- und Schluckmusters.

- Röntgenologische Darstellung der Artikulationsbewegungen und des Schluckakts (Videokinematographie).

- Neurologischer Status (speziell bei zentralen Lähmungen).

- Akustische Beurteilung: Lautprüfung, elektroakustische Schallanalysen.

## Literatur

Angerstein, W.: Ultraschallgestützter Untersuchungsgang zur Beurteilung der Zungenbeweglichkeit. Sprache-Stimme-Gehör 18, 80, 1994.

Bjuggre, G., Jensen, R., Strömbeck, J.O.: Macroglossia and its surgical treatment. Scand. J. Plast. Reconstr. Surg. 2, 116–124, 1968.

Böhme, G.: Angewandte Phoniatrie V. Sprechstörungen bei Veränderungen des Kiefer- und Zahnsystems. HNO 25, 131–136, 1977.

Brodnitz, F.S.: Speech after Glossectomy. Akt. Probl. Phoniat. Logopäd. 1, 68–72, 1960.

Bumm, P.: Periphere Hypoglossusparesen. Laryng. Rhinol. 53, 274–283, 1974.

Castillo-Morales, R.: Die orofaziale Regulationstherapie. Pflaum Verlag, München, 1991.

Chilla, R., Koziélski, P.: Die Zunge als Spiegelbild zerebraler und artikulatorischer Dysfunktionen. Münch. med. Wschr. 119, 403, 1977.

Chilla, R., Kozielski, P.: Sprechstörungen und Gebissanomalien. Münch. med. Wschr. 120, 1299–1300, 1978.

Clausnitzer, R., Clausnitzer, V.: Zusammenhänge zwischen Dysgnathien, Bildungsmodus des S und fehlerhaftem Schlucken. Z. Stomatol. 39, 569, 1989.

Darley, F.L., Aronson, A.A., Brown, J.R.: Motor speech disorders. W.B. Saunders Company, London, 1975.

Engelke, W., Oetke, R., Bruns, T., Hoch, G.: Das Artikulationsfeld. Ref. Dt. Ges. Phoniatrie und Pädaudiologie, Bad Homburg, 39, 1994.

Engelke, W.: Die systematische Pallatographie motorischer Zungenfunktionen. Sprache-Stimme-Gehör 13, 127, 1989.

Frank, F., Brauneis, E.: Beeinflussung der Sprache durch Zahnstellungsanomalien. Der Sprachheilpädagoge 5 (3), 23–36, 1973.

Frischauf, H.F., Krecjk, K.: Stellungsanomalien der Zähne und Bisslageanomalien. Der Sprachheilpädagoge 4, 48, 1985.

Fröschels, E.: Über die Beziehung der Stomatologie zur Logopädie. Z. Stomatol. 12, 241–262, 1914.

Leonard, R., Goodrich, S., McMenamin, P., Donald, P.: Differentation of speakers with glossectomies by acoustic and perceptual measures. Am. J. of Speech-Language-Pathol. 1 (4), 56–63, 1992.

Lieb, G.: Gebissform und Sprachanomalien. Fortschr. Kieferorthopäd. 23, 203–212, 1962.

Loebell, E.: Über Aglossien. HNO 15, 318–319, 1967.

Loebell, H.: Sprechstörungen bei doppelseitiger Gesichtsnervenlähmung. Z. Laryng. Rhinol. 21, 525–529, 1931.

Mann, W.: Postoperative funktionelle Ergebnisse bei Tumoren der Mundhöhle und des Ösophagus. HNO 33, 138–143, 1985.

Massengill, R.: An Analysis of Articulation Following Partial and Total Glossectomy. J. Speech. Dis. 35, 170–173, 1970.

Michiwaki, Y., Schmelzeisen, R., Hacki, T., Michi, K.: Artikulationsfähigkeit nach mikrovaskulären Dünndarmtransplantaten zur Schleimhautrekonstruktion nach Tumorresektionen im Bereich der Mundhöhle. Sprache-Stimme-Gehör 17, 27–30, 1993.

Plischka, G.: Einfluss prothetischer Versorgung auf die Lautbildung. Öst. Z. Stomat. 67, 462–465, 1970.

Pruszewicz, A., Kruk-Zagajewska, A.: Phoniatric disturbances in patients after partial tongue resection for malignant neoplasms. Folia Phoniatrica 36, 1984.

Rieder, K.: Grundlagen der Artikulation – Grundbegriffe der Phonetik. In: Aschenbrenner, H., Rieder, K. (Hrsg.): Sprachheilpädagogische Praxis. Jugend und Volk, 1983.

Runte, R., Marxkors, R., Seifert, E., Lamprecht-Dinnesen, A.: /s/-Lautbildung und morphologische Variationen im Bereich oraler Strukturen: Der Einfluss von Fremdkörpern und eine abschließende Diskussion über Gewebedefekte, Deformationen und Fremdkörper bei pathologischer /s/-Lautbildung. Otorhinolaryngol. Nova 4 (4), 319–324, 1994.

Schlach, F.: Schluckstörungen und Gesichtslähmung. 4. Aufl., Fischer, Stuttgart, New York, 1994.

Schmidt, D., Malin, J.P.: Erkrankungen der Hirnnerven. Thieme, Stuttgart, 1986.

Schönweiler, R., Altenbernd, C., Schmeleisen, R., Ptok, M.: Artikulation und Sprachverständlichkeit bei Patienten mit Mundhöhlenkarzinomen. In: Gross, M. (Hrsg.): Aktuelle phoniatrisch-pädaudiologische Aspekte 1995. R. Gross Verlag, Berlin, 113–115, 1996.

Schröter-Morasch, H.: Klinische Untersuchung der am Schluckvorgang beteiligten Organe. In: Bartolome, V. (Hrsg.): Diagnostik und Therapie neurologisch bedingter Schluckstörungen. Fischer, Stuttgart, 73–108, 1993.

Seifert, E., Lamprecht-Dinnesen, A., Runte, C., Marxkors, R.: /s/-Lautbildung und morphologische Variationen im Bereich oraler Strukturen: Normale und gestörte /s/-Lautbildung, mögliche Untersuchungsmethoden und der Einfluss von Gewebedefekten und Deformationen. Otorhinolaryngol. Nova 4 (4), 313–318, 1994.

Truesdell, B., Truesdell, F.B.: Deglutition. With special reference to normal function and the diagnosis, analysis and correction of abnormalities. Angle Orthodontist 7, 90, 1937.

Wein, B.: Kernspintomographische Dokumentation mittels «Snapshot-FLASH-Technik» in der Artikulationsdiagnostik. Sprache-Stimme-Gehör 14, 58, 1991.

Wulff, J.: Gebissanomalien und Sprechfehler. 2. Aufl., E. Reinhardt, München, Basel, 1976.

# 6. Näseln

> Unter *Nasalität* versteht man den normalen nasalen Beiklang (Nasenresonanz) bei den nasalierten Lauten (im Deutschen /m/, /n/, /ng/) sowie einen gewissen nasalen Stimmbeiklang bei den Orallauten, der als wohlklingend empfunden wird und die Tragfähigkeit der Stimme erhöht.

Als *Näseln* wird die pathologische Veränderung des Sprachschalls und der Artikulation durch ein «Zuviel» oder «Zuwenig» an nasalem Klanganteil bezeichnet.

Das Näseln nimmt eine Mittelstellung zwischen Stimm- und Artikulationsstörungen ein. Je nach Ausprägung handelt es sich um eine Beeinträchtigung des Stimmklanges bei regelrechter Artikulation – dann spricht man von Rhinophonie –, oder es ist zusätzlich die Artikulation gestört – dann spricht man von Rhinolalie. In der Praxis wird häufig nicht zwischen Rhinophonien und Rhinolalien unterschieden, sondern diese Bezeichnungen werden synonym verwendet.

## 6.1 Offenes Näseln

Das offene Näseln, auch *Hyperrhinophonie* bzw. -lalie oder Rhinophonia/-lalia aperta genannt, ist gekennzeichnet durch ein «Zuviel» an nasalem Klanganteil. In schweren Fällen kommt es zum hörbaren Ausströmen von Luft durch die Nase (Nasendurchschlag) bei der Bildung von Orallauten.

### 6.1.1 Funktionelle Hyperrhinophonie

Bei der *funktionellen* Hyperrhinophonie lässt sich kein organpathologischer Befund nachweisen. Ein solcher kann jedoch an der Entstehung der Störung ursächlich beteiligt sein, z.B. die funktionelle Fixierung einer Schonhaltung nach Entzündungen (z.B. Angina tonsillaris), nach Tonsillektomie usw. Daneben kann eine funktionelle Hyperrhinophonie durch nachlässige Artikulation sowie durch gewohnheitsmäßige Fixierung entstehen, eventuell unter dem Einfluss schlechter sprachlicher Vorbilder.

## 6.1.2 Organische Hyperrhinophonie

Sie entsteht durch einen *insuffizienten Gaumenrachenabschluss* (velopharyngealen Abschluss) nach Traumen (Unfallfolge), postoperativ (nach Tumoroperationen, selten auch nach Tonsillektomie/Adenektomie) oder paralytisch (Gaumensegellähmungen bei Vagusparesen, Hirnstammläsionen) (vgl. Kap. 3.1.3).

## 6.1.3 Spaltbildungen

Auch bei angeborenen, durch eine Entwicklungsstörung des Oberkiefers und des Gaumensegels bedingten *offenen Verbindungen zwischen Mundhöhle und Nase* kommt es zur Hyperrhinophonie.

*Formen von Spaltbildungen*

Nach embryologischen Gesichtspunkten unterscheidet man (**Abb. 6.1**):

● Spalten des vorderen oder primären Gaumens: *Lippenspalten* (LS) und *Lippenkieferspalten* (LKS), sog. Hasenscharte. Es besteht keine offene Verbindung zwischen Mund- und Nasenhöhle und daher kein Näseln, evtl. eine labiale oder dentale Dysglossie (vgl. Kap. 5).

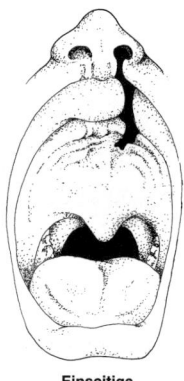 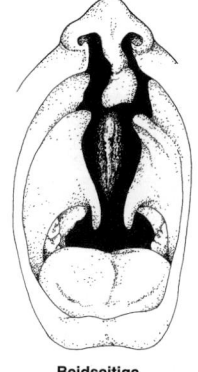 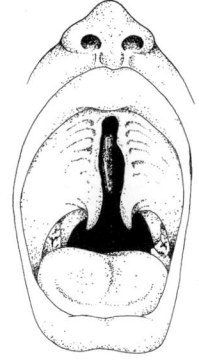

**Einseitige
Lippen-Kiefer-Spalte**     **Beidseitige
Lippen-Kiefer-Gaumen-Spalte**     **Gaumenspalte**

**Abbildung 6.1:** Unterschiedliche Spaltformen.

● Spalten des vorderen und hinteren (primären und sekundären) Gaumens: *Lippen-, Kiefer-, Gaumenspalten* (LKGS), sog. Wolfsrachen; schwerste, durchgehende Spaltform.

● Spalten des hinteren oder sekundären Gaumens: *Gaumen- und Segelspalten* (GS). Es besteht eine offene Verbindung zwischen Mundhöhle und Nase; der Alveolarkamm und die Lippe sind intakt.

Die Spalten können ein- oder beidseitig, total oder partiell ausgebildet sein. Dadurch ergibt sich eine große individuelle Vielfalt an Spaltformen mit unterschiedlichen funktionellen Auswirkungen.

Meist handelt es sich um offene Spaltbildungen, der Defekt kann jedoch von Schleimhaut überbrückt sein (sog. *submuköse Gaumenspalte*). Durch das funktionell minderwertige Gaumensegel findet sich bei der submukösen GS häufig eine ausgeprägte velopharyngeale Insuffizienz mit offenem Näseln. Da die submuköse GS bei der Inspektion der Mundhöhle leicht übersehen werden kann, muss der Gaumen in jedem Fall sorgfältig abgetastet werden, um nicht durch eine Fehldiagnose eine insuffiziente Therapie einzuleiten.

Eine ähnliche Symptomatik bildet das *kongenital kurze Gaumensegel*. Dabei besteht keine Spaltmissbildung, das Gaumensegel ist jedoch abnorm kurz und erreicht nicht die Rachenhinterwand. Sowohl bei den submukösen Spaltformen als auch beim kongenital kurzen Gaumensegel tritt häufig ein gravierendes offenes Näseln erst nach einer Tonsillektomie und/oder Adenektomie auf, da die velopharyngeale Insuffizienz zuvor durch die hypertrophen Adenoide maskiert war. Es ist daher erforderlich, eine derartige Missbildung präoperativ sorgfältig auszuschließen. Im Zweifelsfall sollten eine phoniatrische Untersuchung und Dokumentation vor einer geplanten Operation erfolgen.

*Folgen der Spaltbildung*

Diese sind sehr komplex und bedingen sich teilweise gegenseitig.

● Ernährungsschwierigkeiten: Saugen ist nicht oder nur erschwert möglich.

● Sprachstörungen: Durch den insuffizienten Gaumenrachenabschluss und das Fehlen wichtiger Artikulationszonen kommt es beim Spaltkind zum Aufbau falscher artikulatorischer Muster.

*Primär* besteht eine *verstärkte nasale Resonanz* von Vokalen und stimmhaften Konsonanten sowie eine artikulatorische Störung von oralen Konsonanten durch den nasalen Durchschlag und verminderten oralen Druck. *Sekundär* kommt es durch *Kompensationsversuche* (oft bedingt durch insuffiziente Therapieversuche) zu einer Rückverlagerung der Artikulationszonen in den Rachen- und Kehlkopfbereich (IV. und V. Artikulationszone, vgl. Abb. 1.16, S. 53).

Durch die laryngeale Mitbeteiligung entwickeln sich Veränderungen des Stimmklanges im Sinne einer hyperfunktionellen Dysphonie. Verstärkt werden die sprachlichen Auffälligkeiten durch auffällige mimische Mitbewegungen der Nasenflügel und der Oberlippe als kompensatorischen Versuch, den Nasenwiderstand zu erhöhen. Diese sekundären Symptome sind besonders störend und können nicht durch die Spaltoperation behoben werden. Sie erfordern eine zusätzliche *postoperative logopädische Behandlung*. In der Frührehabilitation von Spaltkindern erhebt sich somit die Forderung, vor allem die Entwicklung einer Sekundärsymptomatik zu verhindern. Voraussetzungen dafür sind eine gezielte Aufklärung und Beratung der Eltern.

● Ohrprobleme: Durch den insuffizienten Tubenöffnungsmechanismus besteht in vielen Fällen zusätzlich eine Mittelohrbelüftungsstörung mit Schalleitungsschwerhörigkeit. Diese wirkt sich zusätzlich ungünstig auf die Sprachentwicklung aus (vgl. Kap. 15).

● Bissstörungen (Okklusionsstörungen) durch Kieferdeformitäten und Zahnstellungsanomalien bedingen zusätzlich eine Artikulationsbehinderung (vgl. Kap. 5, 7).

Bei 10 bis 20 % der Spaltträger finden sich weitere Missbildungen (v. a. Ohren, Augen, Gesicht, Extremitäten, Hydrozephalus, geistige Behinderung). Als indirekte Folgen von Spaltmissbildungen können allgemeine psychische Probleme, Störung der Persönlichkeitsentwicklung, Sprechscheu und ähnliches auftreten. All diese Faktoren wirken in unterschiedlicher Weise zusammen und bedingen eine Beeinträchtigung der Sprachentwicklung. In ungünstigen Fällen entsteht die sog. *Gaumenspaltensprache* (Rhinoglossie).

*Therapie*

Entscheidend für die sprachliche Entwicklung ist der *frühzeitige operative Spaltenverschluss*, wobei vor allem der Verschluss des Gaumensegels funktionell wichtig ist. Dieser wird heute als Frühoperation im 1. bis 2. Lebensjahr durchgeführt. Postoperativ ist eine interdisziplinäre Nachsorge und Rehabilitation (Kieferchirurgie, HNO/Phoniatrie, Logopädie) erforderlich. Bei erfolgreicher Frühoperation und Fehlen sonstiger ungünstiger Faktoren für die Sprachentwicklung gleicht sich der anfängliche Sprachentwicklungsrückstand meist folgenlos aus.

# 6.2 Geschlossenes Näseln (Hyporhinophonie)

Beim geschlossenen Näseln, auch *Hyporhinophonie* bzw. -lalie oder Rhinophonia/-lalia clausa genannt, liegt ein «Zuwenig» an Nasenresonanz mit dumpfer, ver-

stopft klingender Stimme und fehlender Nasalierung der Nasallaute vor: /m/ wird
zu /b/, /n/ zu /d/ und /ng/ zu /g/.

### 6.2.1 Funktionelle Hyporhinophonie

Eine *funktionelle* Hyporhinophonie ohne organisch erhebbaren Befund kommt
bei Überaktivität des Gaumensegels infolge falscher Sprechgewohnheit vor.

### 6.2.2 Organische Hyporhinophonie

Zu einer *organischen* Hyporhinophonie führen ein angeborener Verschluss der
Choanen (Choanalatresie), Verbiegungen der Nasenscheidewand (Septumdeviation) sowie akute und chronische Entzündungen der Nase und Nasennebenhöhlen (Rhinitis, Sinusitis). Bei Kindern ist die häufigste Ursache die *vergrößerte
Rachenmandel* (Adenoide Vegetationen, sog. «Polypen»), aber auch Tumore (z. B.
juveniles Nasenrachenfibrom).

## 6.3 Gemischtes Näseln

Beim gemischten Näseln oder Rhinophonia/-lalia mixta liegen Symptome des
offenen und geschlossenen Näselns in Kombination bzw. abwechselnd vor.

## 6.4 Untersuchung

Jede auffällige Veränderung der Nasenresonanz muss fachärztlich abgeklärt werden, um nicht eine schwerwiegende Krankheit zu übersehen. Mittels diverser
Näselprüfungen kann die Art und der Grad des Näselns festgestellt werden.

- Inspektion: Die klinische Beurteilung der phonatorischen (/a/) und der reflektorischen (beim Würgen) Gaumensegelfunktion ist die Grundlage jeder Untersuchung. Ergänzt wird diese durch die Endoskopie (starr und/oder flexibel)
  der Nase und des Nasenrachens.

- Auditive Beurteilung des Sprechstimmklanges: Differenzierung anhand von
  Testwörtern bzw. Testsätzen (Papa, Mama, Kuckuck usw.) oder AI-Probe:
  Vokale /a/ und /i/ werden hintereinander ausgesprochen, dabei wird die Nase
  abwechselnd verschlossen und wieder freigegeben. Klangänderungen weisen
  auf offenes Näseln hin.

- Hauchspiegelprobe: Auf einem vor die Nase gehaltenen kalten Spiegel kommt es bei durch die Nase entweichender Luft zum Beschlagen des Spiegels mit typischen Mustern.

- Auskultation: Mit einem vor die Nase gehaltenen Hörschlauch (Phonendoskop) werden die nasalen Klanganteile und so genannten Durchschlagsgeräusche bei offenem Näseln deutlich.

- Kopfdrehsymptom: Bei einseitigen Gaumensegelparesen tritt bei Drehung des Kopfes zur gesunden Seite das offene Näseln stärker hervor, bei Drehung zur erkrankten Seite zu einer Besserung des offenen Näselns.

- Velopharyngometrie: Messung des Abstandes zwischen Gaumensegel und Rachenhinterwand in Ruhe und bei Hebung des Gaumensegels.

- Nasometer: Die Messung des Verhältnisses von nasaler und oraler Schallenergie erlaubt die Objektivierung des offenen und geschlossenen Näselns. Bei der Auswertung wird der Begriff der «Nasalanz» verwendet.

- Bildgebende Verfahren: Darstellung der Nase, der Nasennebenhöhlen, des Gaumensegels und des velopharyngealen Abschlusses mittels Übersichtsröntgen, Computertomographie, Kernspintomographie.

- Elektromagnetische Artikulatiographie: Artikulatorische Abläufe im Bereich der Sprechorgane einschließlich des Velums können nach dem Prinzip der indirekten Abstandsmessung analysiert werden.

- Elektromyographie: Die Beurteilung der Gaumensegelmuskulatur und der innervierenden Nerven mittels Ableitung der Muskelaktivität.

- Sonagraphie: Darstellung der Sprachschallveränderungen beim Näseln mittels Spektralanalyse.

## 6.5 Therapie

Bei den *organischen Formen* steht die *kausale* Behandlung der Krankheitsursachen an erster Stelle: operativer Spaltverschluss, korrigierende chirurgische Eingriffe (z. B. Adenektomie, Velopharyngoplastik), entzündungshemmende und abschwellende Behandlung (Antibiotika, Antiphlogistika, Antihistaminika). Prothetische Maßnahmen (z. B. Gaumenplatten) werden vor allem zeitlich befristet zur Unterstützung des velopharyngealen Abschlusses eingesetzt.

Bei *funktionellen* Störungen und unterstützend nach operativen Maßnahmen ist eine *logopädische/myofunktionelle* Übungsbehandlung angezeigt (vgl. Kap. 7).

# Literatur

Bauer, H.: Eine neue Methode zur logopädischen Therapie der Rhinolalia aperta. Folia phoniat. 21, 426–432, 1969.

Bauer, H.: Klanganalytische Untersuchungen der Gaumenspaltensprache. Mschr. Ohrenheilk. 102, 237–241, 1968.

Bauer, H.: Symptomatik und phoniatrische Therapie der Gaumenspaltensprache unter besonderer Berücksichtigung neuerer Erkenntnisse. Folia phoniat. 24, 387–399, 1972.

Bauer, H.: Die angeborene Gaumensegelinsuffizienz aus der Sicht des Hals-Nasen-Ohren-Arztes. Arch. Ohr-, Nas.- u. Kehlk.-Heilk. 187, 707, 1966.

Bauer, H.: Klanganalytische Untersuchungen fortlaufender sprachlicher Signale bei den verschiedenen Formen des Näselns. Fortschr. Med. 83, 409, 1965.

Böhme G.: Zur Klinik organischer Gaumensegellähmungen. Z. Laryng. Rhinol. 47, 104–110, 1968.

Böhme, G.: Angewandte Phoniatrie. IV. Näseln. HNO 25 (2), 55–64, 1977.

Bressmann, T., Sader, R.A. Awan, S., Busch, R., Zeilhofer, H.-F., Brockmaier, J., Horch, H.-H.: Nasalanzmessung mit dem NasalView bei der Therapiekontrolle von Patienten mit Lippen-Kiefer-Gaumenspalten, Sprache-Stimme-Gehör 22, 98 – 106, 1998.

Cooper, H.K. et al.: Cleft Palate and Cleft Lip. Saunders, London, 1979.

Dejonckere, P.H., Van Wijngaarden, H.A.: Retropharyngeal Autologous Fat Transplantation for Vongenital Short Palate: A nasometric assessment of functional results. Ann Otol Rhinol Laryngol 110: 168 – 172, 2001.

Derichsweiler, H.: Zusammenhang zwischen Sprache und Sprachbildung bei Patienten mit Lippen-Kiefer-Gaumenspalten. Z. Kinderchir. 3, 304–313, 1965.

Doubek, F.: Die peripher expressiven Sprachstörungen (mechanischen Dyslalien) und ihre Therapie. In: Zahn-, Mund- und Kieferheilkunde. Bd. 3, Urban und Schwarzenberg, München, 1959.

Doubek, F.: Sprachergebnisse nach chirurgischen und prothetischen Gaumenplastiken bei Spätfällen. Arch. klin. Chir. 274, 203–303, 1953.

Doubek, F.: Die Gaumenspaltensprache. In: Trauner (Hrsg.): Kiefer- und Gesichtschirurgie. Bd. 2, 2. Aufl., Urban und Schwarzenberg, München, 1973.

Engelke, W.: Die videoendoskopische Diagnostik velopharyngealer Verschlussmuster. Sprache-Stimme-Gehör 14, 153, 1990.

Engelke, W., Schönle, P.W.: Elektromagnetische Artikulographie: Eine neue Methode zur Untersuchung von Bewegungsfunktionen des Gaumensegels. Folia Phoniatrica 43, 147–152, 1991.

Fogh-Andersen, P.: Ätiologie und Epidemiologie der Lippen-Kiefer-Gaumen-Spalten. Thieme, Stuttgart, 1982.

Fogh-Andersen, P.: Classification of clefts of lip, alveolus and palate. In: Schuchardt, K. (Hrsg.): Treatment of Patients with Clefts of Lip, Alveolus and Palate. Thieme, Stuttgart, 1966.

Frank, F.: Beweglichkeit des Gaumensegels vor und nach Tonsillektomie. Folia phoniat. 21, 47–54, 1969.

Friedrich, G., Mossböck, R., Burkert, T.H., Pfaller, K.: Welche Faktoren beeinflussen die sprachliche Rehabilitation von Spaltträgern? Untersuchungsergebnisse nach früher Verschlussoperation. Folia phoniat. 37, 292–301, 1985.

Friedrich, G.: Lippen-Kiefer-Gaumenspalten: Problematik des Mittelohres und des Gehörs – operative Therapie. Acta Chirurgica Austriaca, Suppl. 94, 23, 35, 1991.

Godbersen, G.S., Gross, M.: Befunddokumentation Lippen-, Kiefer-, Gaumen-Spalten, Hörfähigkeit und sprachliche Leistung. Sprache-Stimme-Gehör 12, 119, 1989.

Godbersen, G.S., Gross, M.: Dokumentation von Hörfähigkeit und sprachlicher Leistung bei Patienten mit Lippen-Kiefer-Gaumenspalten. Dt. Z. Mund-Kiefer-Gesichtschir. 13, 15–20, 1989.

Godbersen, G.S.: Hals-Nasen-Ohren-ärztliche Aspekte in der interdisziplinären Betreuung von Patienten mit Lippen-Kiefer-Gaumen-Spalten. Habil., Kiel 1992.

Godbersen, G.S.: Ohrbefunde bei Patienten mit Lippen-Kiefer-Gaumenspalten. Lary. Rhinol. Otol. 63, 127 – 130, 1984.

Gray, S.D., Pinborough-Zimmerman, J., Catten, M.: Posterior wall augmentation for treatment of velopharyngeal insufficiency. Otolaryngology-Head and Neck Surgery, 121: 107 – 112, 1999.

Gutzmann, H. sen.: Ein Hörrohr für die Nase. Med.pädagog. Mschr. Sprachheilkunde 1, 201, 1891.

Habermann, G.: Offenes Näseln nach Adenotomie und Tonsillektomie. HNO 12, 150 – 152, 1964.

Habermann, W., Kiesler, K., Dornbusch, H.-J., Friedrich, G.: Hypernasality – a rare initial symptom of a cerebellar astrocytoma. Pediatric Oto Rhino Laryngology, 55, 207 – 210, 2000.

Härle, F.: Lippen-Kiefer-Gaumenspalten. Pädiat. Prax. 43, 75, 1991/92.

Heppt, W., Westrich, M., Strate, B., Mohring, L.: Nasalanz: Ein neuer Begriff der objektiven Nasalitäts-analyse. Laryngol. Rhinol. Otologie 70 (4), 208 – 213, 1991.

Hess, M.M., Reiner, S., Niermann, F., Lamprechts, A.: Pädaudiologisch-phoniatrische Ergebnisse bei 8- bis 10jährigen Patienten nach einseitig operierten Gaumenspalten. Otorhinolaryngol. Nova 2, 294 – 301, 1992.

Hirschberg, J.: Velopharyngeal insufficiency. Folia Phoniatrica 38, 221, 1986.

Hirschberg, J.: Welche Faktoren beeinflussen die Sprachergebnisse nach einer Rachenplastik? Sprache-Stimme-Gehör, 5, 32 – 38, 1981.

Höfler, H.: Untersuchungen zur Gehör- und Sprachentwicklung bei Spaltpatienten. In: Majer, E.H., Rieder, M. (Hrsg.): Aktuelles in der Otorhinolaryngologie. Thieme, Stuttgart, New York, 1982.

Höltje, W.-J., Wulff, H., Lentrodt, J.: Spätergebnisse des Sprechens nach der Gaumenplastik mit der Brückenlappenmethode. In: Pfeifer, G. (Hrsg.): Lippen-Kiefer-Gaumenspalten. Thieme, Stuttgart, New York, 1982.

Johannsen, H.S., Haase, S.: Untersuchungsgang beim Näseln mit besonderer Berücksichtigung der submukösen Gaumenspalte. Laryngol. Rhinol. Otol. 67, 11, 599 – 602, 1988.

Kehrer B.: Long-Term Treatment in Cleft Lip and Palate. H. Huber, Bern, Stuttgart, Wien, 1981.

Kittel, G.: Rhinophonie und ihre ärztliche Behandlung. Sprache-Stimme-Gehör 3, 87 – 91, 1979.

Kriens, O., Wulff, J.: Die submuköse Gaumenspalte. Ein Beitrag zur Diagnose, Anatomie, operativen und sprechpädagogischen Behandlung. Chir. Plast. Reconstr. 6, 255, 1969.

Kruse, E., Clemens, G.: Computer-Aerographie. Methodik und klinische Anwendung am Beispiel von Lippen-Kiefer-Gaumenspalten. Arch. Oto-Rhino-Laryngol. 229, 29, 1980.

Küttner, C., Schönweiler, R., Seeberger, B., Dempf, R., Lisson, J., Ptok, M.: Objektive Messung der Nasalanz in der deutschen Hochlautung – Ein Vergleichskollektiv zur Beurteilung funktioneller Ergebnisse bei Lippen-Kiefer-Gaumen-Spalten. HNO, 51: 151 – 156, 2003.

Morris, E., Klein, M.D.: Mund- und Esstherapie bei Kindern. G. Fischer, Stuttgart, 1995.

Mühler, G.: Mandelentfernung bei Patienten mit Gaumensegelspalten. Z. Laryngol. Rhinol. Otol. 51, 806, 1972.

Nadoleczny, M.: Das Kopfdrehsymptom (ein neues Symptom der einseitigen Gaumensegellähmung). Arch. Ohr-, Nas.- u. Kehlk.-Heilk. 149, 489, 1941.

Pfeifer, G. (Hrsg.): Craniofacial Abnormalities and Clefts of the Lip, Alveolus and Palate. 4th Hamburger International Symposium. Thieme, Stuttgart, 1991.

Pfeifer, G.: Lippen-Kiefer-Gaumenspalten. E. Reinhardt, Basel, 1981.

Pfeifer, G.: Lippen-Kiefer-Gaumenspalten. Thieme, Stuttgart, 1982.

Pröschel, U., Wohlleben, U., Müssig, D., Eysholdt, U.: Untersuchungen zum velopharyngealen Abschluss bei Jugendlichen mit operierten Lippen-Kiefer-Gaumen-Spalten. Folia Phoniatrica 44, 65, 1992.

Richtstein, A., Jonas, I.: Offenes Näseln nach operativen Eingriffen im Oro- und Nasopharynx. Eine kombinierte phoniatrische und röntgenkephalometrische Analyse. Arch. of Oto-Rhino-Laryngology 232 (1), 29 – 41, 1981.

Sanvenero-Roselli, G.: Die Gaumenplastik unter Verwendung von Pharynxlappen. Langenbecks Arch. Klein. Chir. 295, 895, 1960.

Schock, A., Middendorf, K., Komposch, G.: Aspekte der Frühbehandlung bei Patienten mit Lippen-Kiefer-Gaumenspalte. Dt. Z. Mund-Kiefer-Gesichtschir. 15, 142–146, 1991.

Schönweiler, R., Schmelzeisen, R.: Hörvermögen und Sprachleistungen bei 417 Kindern mit Spaltfehlbildungen. HNO 42, 691–696, 1994.

Schweckendiek, W.: Spaltbildungen des Gesichts und des Kiefers. Thieme, Stuttgart, 1972.

Sedláčková, E.: Ein Beweis der Nasalität mit Hilfe der akustischen Analyse. Folia Phoniatrica 25 (1), 9–16, 1973.

Sedláčková, E.: The syndrome of the congenitally shortened velum. The dual innervation of the soft palate. Folia Phoniatrica 19, 441–450, 1967.

Skolnick, M.L., Cohn, E.R.: Videofluoroscopic studies of speech in patients with cleft palate. Springer, New York, 1989.

Smith, S.: Ein Mittel zur Bestimmung der Luftströmung durch die Nase. Akt. Probl. Phoniat. 1, 81, 1960.

Soneghet, R., Santos, R., P., Behlau, M., Habermann, W., Friedrich, G., Stammberger, H.: Nasalance Changes after Functional Endoskopic Sinus Surgery. Journal of Voice, Vol 16, No. 3, 392 – 397, 2002.

Sperling, H., Lesoine, W.: Funktionsprüfungen beim Näseln. HNO 16 (10), 317–319, 1968.

Stelzig, A., Heppt, W., Komposch, G.: Das Nasometer. Ein Instrument zur Objektivierung der Hyperrhinophonie bei LKG-Patienten. Fortschr. Kieferorthop. 55, 176–180, 1994.

Trenschel, W.: Das Phänomen der Nasalität. Akademie-Verlag, Berlin, 1977.

Trenschel, W.: Der Begriff «Gesunde Nasalität». Sprache-Stimme-Gehör 18 (2), 90–93, 1994.

Uttenweiler, V.: Pierre-Robin-Syndrom. L.O.G.O.S. Interdisziplinär 3 (3), 232, 1995.

Vrticka K. et al.: Klinische, histologische und histomorphometrische Befunde bei velofazialer Hypoplasie (Sedlacková-Syndrom). Sprache-Stimme-Gehör 10, 109, 1986.

Vrticka K. et al.: Röntgenuntersuchung und Computertomographie des normalen und insuffizienten Gaumen-Rachen-Verschlusses. Sprache-Stimme-Gehör 7, 9, 1983.

Vrticka, K., Arnold, W.: Rachenunterfütterung durch Ohrmuschelknorpel bei Gaumen-Rachen-Insuffizienz mit offenem Näseln. Otorhinolaryngol. Nova 1 (1), 124–129, 1991.

Vrticka, K., Bally, K.E., Graf, K., Karp, W., Sommerhalder, A.: Röntgenuntersuchung und Computertomographie des normalen und insuffizienten Gaumen-Rachen-Verschlusses. Sprache-Stimme-Gehör 7, 1983.

Wohlleben, U.: Logopädische Therapie bei Lippen-Kiefer-Gaumenspalten – ein Ansatz funktionellen Muskeltrainings. Sprache-Stimme-Gehör 11 (3), 119–121, 1987.

Wulff, H.: Zur Therapie bei Lippen-Kiefer-Gaumenspalten. In: Grohnfeldt, H. (Hrsg.): Störungen der Aussprache. Handbuch der Sprachtherapie. Edition Marhold, Berlin, 1990.

# 7. Orofaziale Dysfunktionen

## 7.1 Das orofaziale System

Das *orofaziale System* muss als eine funktionelle Einheit gesehen werden. Die Ursachen und Zusammenhänge zwischen der Morphologie (Form) der oralen Strukturen und der Funktion der umgebenden Weichteile sollten stets interdisziplinär analysiert werden.

Form und Funktion stehen in einer feinabgestimmten Wechselbeziehung der gegenseitigen Beeinflussung. Einerseits werden durch Größen- und Formveränderungen der orofazialen Strukturen die Primärfunktionen (Atmen, Saugen, Beißen, Kauen, Schlucken) und die Sekundärfunktionen (Artikulation, Phonation) beeinflusst; andererseits beeinflussen abweichende Bewegungsmuster der Kaumuskeln, der mimischen Muskeln und der Zunge ihrerseits die Form des Mundraums sowie die Zahn- und Kieferstellung.

### 7.1.1 Die Strukturen des orofazialen Systems

Generell umfasst das orofaziale System die anatomischen Strukturen des Ansatzrohres. Im speziellen lässt sich die orofaziale Muskulatur nach ihrer Funktion in die mimische Muskulatur, die Kaumuskulatur und die dem Schluckakt dienenden Muskeln unterteilen.

*Mimische Muskulatur*

Die *mimische Muskulatur* entstammt der Muskulatur des zweiten Kiemenbogens und umfasst 23 muskuläre Funktionseinheiten, die flächenhaft die Öffnungen des Kopfes umgeben und deren Form und Größe beeinflussen. Ihre Funktion ist schon bei Geburt vorhanden und stellt eine wichtige kommunikative Ausdruckshilfe für körperliche und seelische Empfindungen dar. Die Innervation erfolgt durch den Nervus facialis (VII. Hirnnerv).

Der Ringmuskel des Mundes (M. orbicularis oris) bildet die muskuläre Grundlage der Lippe und übt eine zentripetale Kraft auf die Zahnbögen aus. Die Lippenmuskulatur ermöglicht vielfältige Bewegungen, wie sie u. a. für das Saugen, Blasen, Pfeifen sowie für die bilabiale und labiodentale Lautbildung nötig sind. In entspannter Ruhelage haben die Lippen Kontakt und stellen den vorderen Mundschluss her. Form, Haltung, Tonus und Beweglichkeit der Lippen müssen bei jeder Untersuchung geprüft und beurteilt werden.

Der Backen- oder Trompetenmuskel (M. buccinator) bildet die Grundlage der Wange. Zusammen mit dem M. orbicularis oris verkleinert er den Mundvorhof (Vestibulum oris). Am Schluckvorgang ist der Backenmuskel nicht beteiligt.

Der Kinnmuskel (M. mentalis) wirkt indirekt auf die Mundmuskeln, indem er die Unterlippe hoch- und vorschiebt. Bei kompensatorischer Überaktivität zieht er die Kinnhaut zu einem «Grübchen» ein.

*Kaumuskulatur*

Die *Kaumuskeln* bewegen den Unterkiefer gegen den Oberkiefer und werden dabei von den Wangen-, Zungen- und Mundbodenmuskeln unterstützt. Als Muskeln des ersten Kiemenbogens werden sie vom N. trigeminus (V. Hirnnerv) versorgt. Der M. masseter kann beim Kauen nahe dem Kieferwinkel als Wulst gut getastet werden.

*Zunge*

Im Mittelpunkt des orofazialen Systems steht die *Zunge*. Als hochsensibles Organ dient sie neben der Artikulation den Kau- und Schluckfunktionen sowie der Geschmacks-, Tast-, Schmerz- und Temperaturempfindung. Motorisch werden die extrinsischen und intrinsischen Zungenmuskeln vom N. hypoglossus (XII. Hirnnerv) innerviert. Die sensible Versorgung erfolgt durch einen Ast des V. Hirnnerven, die sensorische Versorgung je nach Lokalisation der Geschmacksknospen über den VII. und IX. Hirnnerv. Die intrinsischen Muskeln bestimmen vornehmlich die Form des Zungenkörpers, die extrinsischen Muskelfasern die Lage und Bewegungsabläufe der Zunge.

In Ruhelage hat die Zunge leichten Kontakt mit dem vorderen Teil des harten Gaumens (Papilla incisiva), die Lippen sind geschlossen und der M. mentalis ist entspannt.

Für die morphologische Entwicklung der oralen Skelettstrukturen wird der Zunge eine formende Rolle zugesprochen. Ihre Position bewegt sich mit zunehmendem Alter von einer «infantilen» vorderen zu einer «reifen» hinteren Position. Die Zungengröße erreicht ihr definitives Ausmaß etwa im Alter von acht Jahren und kann daher jeweils nur in Relation zum Lebensalter und zur Größe und Form der Mundhöhle beurteilt werden.

## 7.1.2 Das Schlucken

Das *Schlucken* erfüllt drei wesentliche Aufgaben: Die Aufnahme und den Transport von Nahrung, den Abtransport von Speichel und den Schutz der Atemwege vor Aspiration. Dabei müssen 50 Muskelfunktionsgruppen, 5 Hirnnervenpaare und 4 Zervikalnerven durch das Zentralnervensystem koordiniert und gesteuert werden.

Der physiologische Schluckvorgang wird im *Mundraum* willkürlich initiiert und im *Rachen* sowie in der *Speiseröhre* unwillkürlich-reflektorisch fortgesetzt. Gesunde Erwachsene schlucken ca. 580- bis 2000-mal am Tag, im Wachzustand – mit Ausnahme der Mahlzeiten – etwa einmal pro Minute, im Tiefschlaf praktisch gar nicht. Das Schlucken ist somit eine der häufigsten Bewegungsvorgänge im menschlichen Organismus.

Nach anatomischen und funktionellen Gesichtspunkten werden beim Schluckakt vier aufeinanderfolgende Phasen unterschieden: *orale Vorbereitungsphase (Kauphase), orale Phase, pharyngeale Phase und ösophageale Phase.*

Die oralen Phasen unterliegen der willkürlichen Innervation und können willentlich beeinflusst werden. Die pharyngeale und ösophageale Phase laufen unwillkürlich mit rein reflektorischen Muskelbewegungen ab. Gesteuert wird der Schluckreflex von einem Zentrum in der Medulla oblongata, das bei seiner Aktivierung zugleich das Atemzentrum hemmt (Bigenzahn und Denk 1999).

In der *oralen Phase*, die vom orofazialen System geleistet wird, drückt das vordere Zungendrittel an den vorderen Teil des harten Gaumens direkt hinter die Frontzähne. Die Zähne gehen in Okklusion, da der Unterkiefer als stabile Unterlage für den Schluckvorgang benötigt wird: Die Masseter- und Temporalismuskeln werden dadurch aktiv. Der mittlere Zungenabschnitt hebt sich zum harten Gaumen, saugt sich an und erzeugt den nötigen Unterdruck für den Transport des Speisebolus. Der hintere Anteil der Zunge drückt nach oben und hinten gegen den weichen Gaumen, der sich reflektorisch spannt und den Nasenrachenraum abschließt.

## 7.1.3 Falsches Schlucken

Eine häufige Störung im orofazialen System bei Kindern ist das *Zungenpressen*. Gegenwärtig existiert für dieses anteriore Schluckproblem weder in der deutschsprachigen noch in der anglo-amerikanischen Literatur eine einheitliche Terminologie. Sowohl die Bezeichnungen als auch die Definitionen sind unterschiedlich. Synonyme Begriffe sind «Zungenpressen», «tongue thrust» (TT), «Zungenstoß», «infantiles Schlucken». Leitsymptom ist die Vorverlagerung der Zunge gegen oder zwischen die Zähne/Zahnreihen während des Schluckens und Sprechens.

Beim anterioren TT liegt die Zunge in Ruheposition tief und weit vorne zwischen den Frontzähnen. Beim lateralen TT legt sich die Zunge zwischen die seitlich geöffneten Zahnreihen und übt eine hemmende Kraft auf den Zahndurchbruch aus. Falsche Haltungsmuster der Zunge sind daher häufig mit Dysgnathien verbunden.

Pathologische (nicht der Norm entsprechende) Schluckmuster liegen vor, wenn beim Schlucken

● das vordere Zungendrittel sich gegen oder zwischen die Frontzähne bewegt

● die Zungenränder gegen oder zwischen die Seitenzähne drücken

● der mittlere Zungenabschnitt nach unten sinkt (kollabiert) und auf dem Mundboden bleibt

● die Lippen entweder offen und schlaff sind oder sich in starker Anspannung befinden

● die Zahnreihen meist geöffnet sind, d. h., wenn keine Anspannung der Masseter- und Temporalismuskeln zu tasten ist

● der M. mentalis hyperaktiv ist.

Zum Sprechproblem wird das Zungenpressen, sobald begleitend dazu Störungen der Artikulation auftreten. In der Mehrzahl sind die Zungenspitzenlaute /n/, /d/, /t/, /l/ betroffen, sie werden interdental gesprochen; /s/, /z/, /sch/ werden addental, interdental oder lateral gebildet.

## 7.2 Klinische Symptome bei orofazialen Dysfunktionen

Dem Diagnostiker können folgende Symptome einen Hinweis auf das Vorliegen orofazialer Dysfunktionen geben (Abb. 7.1, 7.2):

● Inkompletter Lippenschluss

● Mundatmung

● Zungenpressen

● Interdentale Zungenruhelage

● Vermehrter Speichelfluss

● Periorale Ekzeme

● Grimassieren beim Schlucken

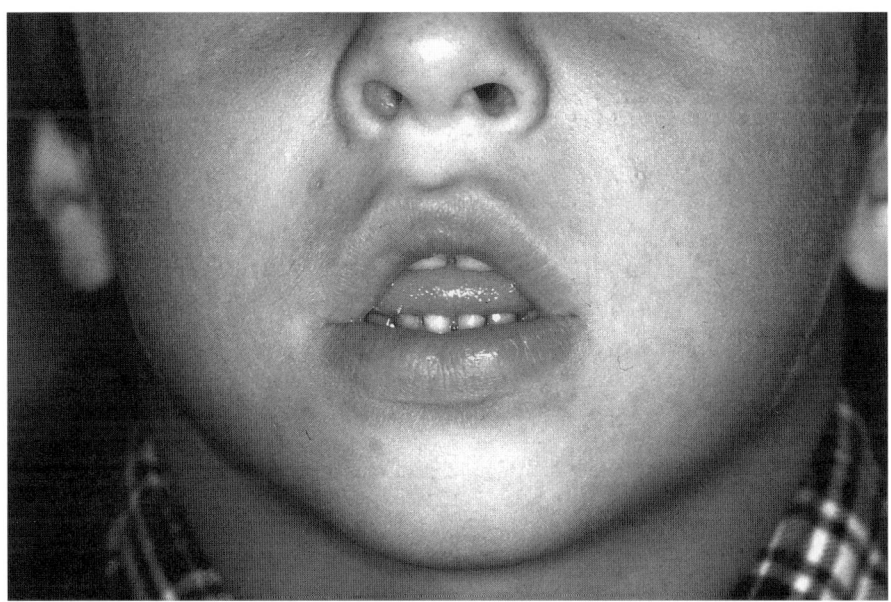

**Abbildung 7.1:** Mundatmung, «adenoid face», weiche Lippenstruktur, inkompletter Lippenschluss, interdentale Zungenlage.

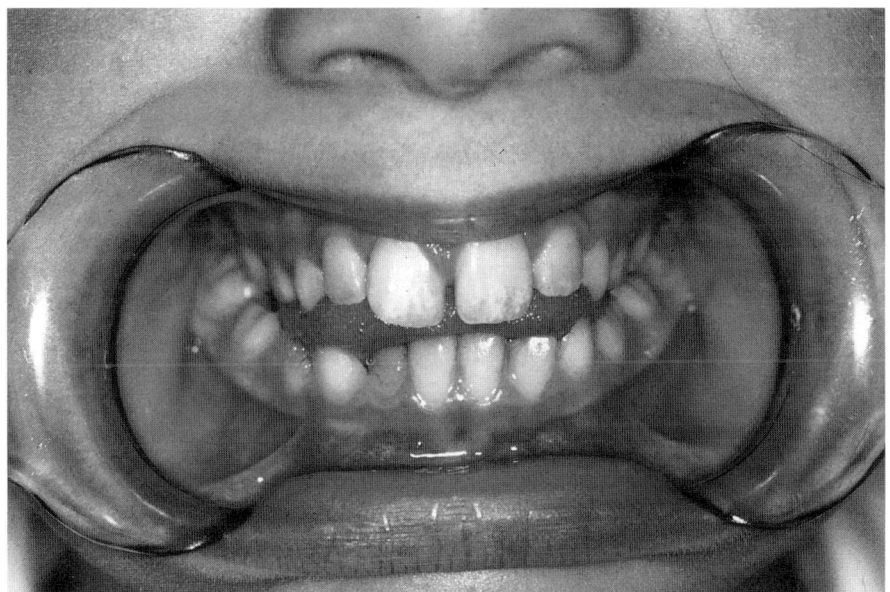

**Abbildung 7.2:** Malokklusion, offener Biss, Zungenpressen.

- Orofaziales Muskelungleichgewicht
- Muskuläre Hemmmechanismen
- Abweichende Unterkieferbewegungen
- Ausgeprägte Rugae palatinae
- Hoher, enger Gaumen
- Störungen der Artikulation.

## 7.3 Ätiologische Faktoren

Je nach Fachdisziplin (HNO/Phoniatrie, Logopädie, Sprachheilpädagogik, Zahnheilkunde/Kieferorthopädie, Neuropädiatrie, Kinderpsychologie) können folgende ätiologische Faktoren genannt werden:

- *Genetische* Einflüsse.

- *Falsch erlerntes Schluckmuster:* Die Hauptursache liegt in der frühzeitigen Ernährung des Säuglings mit der Flasche anstelle der Mutterbrust.

- Unphysiologische Kopf- und Körperhaltung.

- *Mundatmung:* Die Zunge liegt schlaff am Mundboden oder zwischen den Zahnreihen, der Unterkiefer steht tief. Die Zungenbewegungen erfolgen aus abnormer Ruheposition. Man unterscheidet zwischen einer organisch bedingten und einer habituellen Mundatmung. Organische Ursachen sind adenoide Vegetationen, Septumdeviationen, Nasenpolypen, vasomotorische und allergische Rhinopathien. Für habituelle Mundatmung können Muskelfehlfunktionen, ein schlaffer orofazialer Muskeltonus und Lutschgewohnheiten verursachend sein.

- *Makroglossie:* Eine echte Makroglossie liegt sehr selten vor, man findet sie bei Kretinismus und Mongolismus. Meist handelt es sich bei einer großen Zunge um eine Pseudomakroglossie; aufgrund ihrer abweichenden Position, Schlaffheit und Unbeweglichkeit erscheint die Zunge «zu groß».

- *Ankyloglossie.*

- *Tonsillenhyperplasie:* Übergroße Tonsillen können zu Zungenfehlfunktionen führen und zu einer anterioren Lage der Zunge in Ruhe und während des Schluckens und Sprechens beitragen.

- *Skelettale Anomalien* des Kiefers und des Gaumens: Bei Lippen-Kiefer-Gaumenspalten hat die Zunge die Tendenz, sich den morphologischen Gegebenheiten des Mundraumes anzupassen. Dies führt zu einer abnormen Zungenruhelage, zu Störungen der differenzierten Bewegungen der Zunge und des Gaumensegels sowie zu Störungen des Muskelgleichgewichtes im orofazialen System.

- *Orale Habits:* Lutschgewohnheiten wie z. B. Daumen-, Finger-, Lippen-, Polsterzipfellutschen, aber auch Dyskinesien wie Nägel-, Lippen-, Wangen- und Zungenbeißen bedingen vielfältige Veränderungen in der Form der Zahnreihen und des Kiefers sowie im Aufbau normaler Bewegungs- und Reaktionsmuster. Die Folgen sind in ihrer Ausprägung von der Art, Häufigkeit, Dauer und Intensität des Lutschens abhängig; sie zeigen sich in Malokklusionen, Störungen des Gleichgewichtes der orofazialen Muskulatur, in abweichendem Schluckverhalten und Beeinträchtigung der Artikulationsbewegungen.

- Nicht altersentsprechende *Nahrung.*

- Störungen der *sensorisch-taktilen Kontrolle.*

- *Zerebrale Bewegungsstörungen:* Nach Art und Ausprägung lassen sich die spastische, athetotische und ataktische Form unterscheiden. Beim spastischen Kind liegt die Zunge schwer und kloßig im Mund. Die Muskelspannung ist hyperton und abhängig von der gesamten Körperhaltung. Durch den erhöhten Muskeltonus und die Bewegungsverminderung der Lippen sowie der Zunge ist die Lautbildung und -koordination erschwert. Bei sprachgestörten athetotischen Kindern zeigt die Zunge überschießende Extrembewegungen; außerdem sind abnorme Kieferbewegungen mit gleichzeitigem Lutschen und Beißen an der Unterlippe, Vorstoßen und Seitwärtsbewegungen des Kiefers zu beobachten. Kinder mit Ataxien haben einen wechselnden Muskeltonus, die Bewegungsabläufe der orofazialen Muskulatur sind schlecht ausbalanciert.

- *Myasthenia gravis:* Es besteht eine abnorme Ermüdbarkeit der quergestreiften Muskulatur infolge einer Störung an der motorischen Endplatte.

- *Hirnnervenparesen:* Facialisparese, Hypoglossusparese, Velumparese.

- *Muskuläre Hypotonien:* Sie treten meist in Kombination mit Hyposensibilität im Lippen-, Mund- und Gaumenbereich auf und bedürfen stets einer eingehenden neuropädiatrischen Diagnostik.

- *Minimale zerebrale Dysfunktionen* («ungeschickte» Kinder).

- *Pierre-Robin-Syndrom:* Frühfetale Missbildung des Mund-Kiefer-Zungenbereichs; unterentwickelter Unterkiefer, Gaumenspalte, kleine Zunge; röchelnde Mundatmung, erschwerte Nahrungsaufnahme, Brechneigung, Aspirationsgefahr.

# 7.4 Anamnese und Diagnostik

Nur auf der Grundlage einer genauen Anamneseerhebung und exakten Befundung kann eine individuell abgestimmte Therapieplanung erfolgen.

### 7.4.1 Anamnese

Durch gezielte Fragen nach der geistigen, körperlichen und psychischen Entwicklung des Kindes, der Familiensituation und den sozialen Einflüssen soll Einsicht in die ätiologischen Zusammenhänge der orofazialen Problembereiche gewonnen werden. Die spezielle Anamnese umfasst Ernährung und Essgewohnheiten, Art und Dauer des Stillens, Zeitpunkt der Umstellung auf feste Nahrung, Lutschgewohnheiten sowie Gebissanomalien, Sprachauffälligkeiten, Anfallsleiden und neurologische Erkrankungen bei Eltern und Geschwistern.

### 7.4.2 Diagnostik

Eine umfassende Diagnostik orofazialer Dysfunktionen setzt sich zusammen aus der Erhebung des phoniatrisch-logopädischen Befundes, des myofunktionellen Status und des zahnärztlich/kieferorthopädischen Befundes.

Die *phoniatrisch-logopädische Untersuchung* beinhaltet die Inspektion der oralen Strukturen und die Beurteilung ihrer Beziehungen zu den Primär- und Sekundärfunktionen, weiterhin die Prüfung des Gehörs und eine Dokumentation (Foto- und Tonbanddokumentation, Tonsillensonographie u.a.).

Da bei Kindern myofunktionelle, artikulatorische und HNO-spezifische Störungen in enger Verbindung stehen, bedarf es stets einer genauen Ausschlussdiagnostik, bei der zunächst die HNO-spezifischen Einflüsse analysiert werden, z.B. die Beurteilung der Größe der Adenoide und Tonsillen und ihre Auswirkung auf Atmung und Zungenlage.

Bei der Beurteilung der Artikulation müssen bestehende Zahn- und Kieferanomalien und ihre Auswirkung auf die Lautbildung berücksichtigt werden. Es werden vor allem die bilabialen und labiodentalen Laute der II. Artikulationszone geprüft. Dafür können Bildkarten, Bildgeschichten und Lesetexte in altersentsprechendem Schwierigkeitsgrad herangezogen werden.

Der *myofunktionelle Status* umfasst die Beurteilung der Haltung im Kopf-Hals-Bereich, der Gesichtssymmetrie, der Lippenform und des Lippentonus, der Zungenlage, der Gaumenform und der Rugae palatinae.

Zu den Funktionsprüfungen zählt die Prüfung der orofazialen Muskeln (M. orbicularis oris, M. mentalis, M. masseter), der mimischen Muskeln (u.a. Stirnrunzeln, Augenschließen, Naserümpfen) sowie der Zungen- und Gaumensegel-motilität. Die Kau- und Schluckfunktion wird mit und ohne Speisen geprüft: Man lässt das Kind abbeißen oder etwas von einem Löffel nehmen, feste Nahrung kau-en und schlucken und aus einem Plastikbecher mit durchsichtigem Boden trin-ken. Dazu können Speisen unterschiedlicher Konsistenz (Joghurt, Banane, Apfel, Schwarzbrot, Speck, Biskotten oder Soletti) verwendet werden.

Darüber hinaus sollte auch eine Prüfung der perioralen und oralen Sensibilität, einschließlich einer Prüfung und Beurteilung der Geschmacks-, Temperatur- so-wie der Form- und Konsistenzwahrnehmung, erfolgen.

Der *zahnärztlich/kieferorthopädische* Befund beruht auf der Inspektion und funktionellen Beurteilung des orofazialen Systems, der röntgenologischen Dia-gnostik sowie den Modellanalysen.

# 7.5 Therapie

*Störungen der Artikulation* sind im Vorschulalter oft Leitsymptom für orofaziale Dys-funktionen. Bei ihrer Differentialdiagnose bedarf es häufig der interdisziplinären medi-zinisch-pädagogischen Zusammenarbeit mit den Schwerpunkten einerseits in der *Früh-erkennung* und andererseits in der *Frühförderung*. Gezielte fachspezifische thera-peutische Maßnahmen sollten nur nach genauer Anamnese und Befunderhebung ein-schließlich phoniatrischer Untersuchung eingeleitet werden.

Voraussetzung für die Durchführung myofunktioneller Therapien ist die Beseiti-gung von *HNO-spezifischen Problemen*, wie z. B. durch Adenotomie, Tonsillekto-mie, Frenulotomie, Parazentese.

Die Erstellung eines individuellen Therapieplanes muss in Abhängigkeit vom Alter sowie von der körperlichen und geistigen Entwicklung des Kindes erfolgen.

In den letzten 20 Jahren wurden unterschiedliche myofunktionelle *Therapie-konzepte* publiziert (u. a. Adams 1996, Bigenzahn 2003, Breitwieser 1989, Castillo-Morales 1991, Clausnitzer 1991, Dahan 1985, Freiesleben 1990, Garliner 1974/1982, Graf-Pintus 1987, Hahn 1988, Kittel 1998, Krüger 1997, Lleras 1993, Padovan 1976, Thiele 1986/1992, Wohlleben 1987).

## 7.5.1 Myofunktionelle Therapie

Das klassische Konzept der myofunktionellen Therapie (MFT) nach D. Garliner gilt in Europa als Wegbereiter für die Behandlung von myofunktionellen Störun-gen; es hat sowohl in die Phoniatrie und Logopädie als auch in die Zahnheilkunde und Kieferorthopädie Eingang gefunden. Als verhaltenstherapeutisch orientierte

Methode will die MFT Fehlhaltungen und -funktionen der orofazialen Muskulatur beseitigen; die Therapieziele liegen in:

● der Wiederherstellung normaler Muskelreflexe und -kräfte

● dem Anbahnen eines normalen Schluckverhaltens

● dem Überführen des neuen Schluckens in eine unbewusste Gewohnheit.

Anwendung findet die MFT bei Kindern ab dem achten Lebensjahr und bei Erwachsenen als Vorbereitung auf eine kieferorthopädische Behandlung, begleitend zu kieferorthopädischen Maßnahmen, unterstützend bei kieferchirurgischen Eingriffen sowie in der Sprachtherapie.

### 7.5.2 Orofaziale Regulationstherapie

Die orofaziale Regulationstherapie nach R. Castillo-Morales dient der funktionellen Förderung mundmotorisch gestörter Säuglinge und Kinder mit z. B. Zerebralparesen, Down-Syndrom, Pierre-Robin-Syndrom, Moebius-Syndrom und anderen zerebralen Läsionen.

In der Mundregion erfolgt der größte Entwicklungsschub im ersten Lebensjahr, dies entspricht der Frühphase der Hirnreifung, in der erfahrungsgemäß die größtmögliche förderliche Beeinflussung des Zentralnervensystems erreichbar ist. Aus diesem Grund sollte besonders bei Kindern mit Verdacht auf eine Behinderung frühzeitig mit einer «Mundhygienetherapie» begonnen werden. Durch Stimulation am und im Mund des Kindes sollen neuromuskuläre Reflexmechanismen und normale Bewegungsmuster angebahnt und drohenden orofazialen Dysfunktionen vorgebeugt werden.

### 7.5.3 Logopädisch orientierte orofaziale Therapie (LOOFT)

Unter Berücksichtigung des neurophysiologischen Reifungsgrades, der psychosozialen Entwicklung und des orofazialen Befundes hat E. Hammerle ein modifiziertes myofunktionelles Therapiekonzept für Kinder im Vorschul- und Schulalter erstellt.

Die LOOFT ist in zwei Bereiche gegliedert, wobei den einzelnen Bereichen Therapiephasen zugeordnet sind. Der erste Bereich umfasst die Therapiephase I mit Fragen zur Erhebung der Krankengeschichte, der Erhebung des orofazialen Befundes und dem Vorprogramm. Der zweite Bereich umfasst das strukturierte Therapieprogramm mit den Therapiephasen II, III und IV. Das Vorprogramm und das strukturierte Therapieprogramm enthalten:

- wahrnehmungstherapeutische Methoden

- orofazial stimulierende Vorgangsweisen aus der Mund- und Esstherapie

- Übungen aus der klassischen Myofunktionellen Therapie (MFT nach Garliner)

- logopädische Basisübungen zur Aktivierung der Mundmotorik.

Als Therapieziele werden angestrebt:

- Verbesserung der oralen Sensibilität und Motorik

- Einspielen der Nasenatmung

- Entwöhnung von schädlichen Lutschgewohnheiten

- Normale Lippenposition und Zungenplazierung

- Automatisieren der richtigen Schluckbewegung sowie Koordination der beteiligten orofazialen Muskeln

- Anbahnen und Automatisieren der richtigen Artikulation.

Die Übungsauswahl, der Übungsaufbau und die Übungszeiten werden jeweils auf die individuellen Fähigkeiten des Kindes und die familiären Gegebenheiten abgestimmt. Im Bedarfsfall kann die logopädisch orientierte orofaziale Therapie auch bei Kindern mit zentralen Dysfunktionen eingesetzt werden.

### 7.5.4 Heidelberger Gruppenkonzept für myofunktionelle Störungen (GRUMS)

Im Gruppenkonzept von B. Lleras und L. Müller (1998) werden Vorschulkinder ab dem 4. Lebensjahr ohne spezielles Schlucktraining behandelt. Neben motorischen und sensorischen Übungen für den orofazialen Bereich finden Defizite in der Bewegungsentwicklung durch Einbeziehung der Grobmotorik besondere Berücksichtigung; außerdem wird auf die Förderung sprachlicher Fähigkeiten bewusst geachtet. Das Gruppenkonzept gliedert sich in sechs Therapieschwerpunkte:

- Spaß haben

- Förderung, Stabilisierung sozialen Verhaltens

- Erlangung des orofazialen Gleichgewichts ohne Schlucktraining unter Berücksichtigung ganzkörperlicher Zusammenhänge

- Verbesserung der oralen Wahrnehmung und Artikulation

- Regulierung von Haltung, Grobmotorik und Koordination
- Sprachförderung.

### 7.5.5 Wiener Konzept zur Therapie orofazialer Dysfunktionen

Dieses von L. Fischman erstellte myofunktionelle Therapiekonzept setzt Kenntnisse der myofunktionellen Therapie (MFT) nach Garliner, der neurophysiologischen Bewegungstherapie nach Bobath und der neurologischen Reorganisation sowie des myotherapeutischen Trainings nach Padovan voraus. Es findet bei Kindern ab dem Schulalter (6. Lebensjahr), Jugendlichen und Erwachsenen Anwendung. Die Gesamttherapie gliedert sich in die:

- Intensivphase: Der Patient erlernt sämtliche orofazialen Muskelfunktionen. Falsche Bewegungsmuster werden durch korrigierende grob- und feinmotorische Übungen abgebaut. Dauer: 3 bis 6 Monate.

- Heimtherapiephase: Diese Phase gibt dem Patienten die Möglichkeit, das Erlernte nach einem strukturierten und auf ihn abgestimmten Therapieplan so lange zu üben, bis er kurz vor der Automatisation steht. Dauer: 2 bis 4 Monate.

- Auslaufphase: In dieser Phase wird auf noch bestehende myofunktionelle Auffälligkeiten und Fehlfunktionen eingegangen und mit dem Patienten individuell angepasst geübt. Dauer: 2 bis 4 Monate mit Therapiesitzungen in 4- bis 6-wöchigen Abständen.

- Endphase: Der Nachbeobachtungszeitraum umfasst etwa 1 bis 2 Jahre mit halbjährlichen logopädischen Kontrollen.

Während der Gesamttherapie werden regelmäßig mit dem HNO-Facharzt/Phoniater und Zahnarzt/Kieferorthopäden Rücksprachen gehalten.

### 7.5.6 Habit-Abbau

Lutschgewohnheiten behindern die korrekte Zungenlage und -bewegung. Bestehen sie über das 3. Lebensjahr hinaus, können sich morphologische Veränderungen an den oralen Strukturen manifestieren; am häufigsten sind Gebiss- und Kieferanomalien.

Es ist eine wichtige präventive Aufgabe, orale Lutschgewohnheiten bereits im Vorschulalter abzubauen. Ein rein mechanisches Vorgehen führt selten zum Erfolg, im Gegenteil, es kann zu Verlagerungen des Problems in andere Angewohnheiten oder gar zu einer Verschlechterung führen. Nach entwicklungs- und lernpsychologischen Gesichtspunkten sind wiederholte behutsame Erinnerungen durch Eltern sowie positive Verstärkungen über emotional ansprechende Programme am effektivsten.

Bei Klein- und Vorschulkindern sowie älteren Kindern mit ungenügender Reife für gezielte Übungstherapien kann zum Abbau der Lutschgewohnheiten die Mundvorhofplatte (MVP) eingesetzt werden; sie fördert den Mundschluss und die Nasenatmung. Die Verordnung und individuelle Anpassung sollte jeweils nur in Zusammenarbeit mit einem Zahnarzt/Kieferorthopäden erfolgen.

### 7.5.7 Anleitung zur Mundhygiene

Bereits mit dem Durchbruch der ersten Milchzähne muss die *richtige Zahnpflege* einsetzen. Die Milchzähne sollten durch die Eltern des Kindes sowohl morgens als auch nach der letzten Mahlzeit gründlich gereinigt werden. Die Zahnbürste sollte einen kleinen Kopf besitzen, da sonst die Molaren nicht erreicht werden können. Es ist wichtig, darauf hinzuweisen, dass ein Kleinkind noch nicht die motorischen Fähigkeiten besitzt, richtiges Zähneputzen durchzuführen. Als Technik bietet sich die «Rot-Weiß-Methode» an: Eine Bürste mit weichen Borsten wird vom Zahnfleisch zur Zahnkrone hin abgerollt. Zahnbürsten sollten regelmäßig erneuert werden, da verbogene Borsten dem Zahn und Zahnfleisch schaden. Die verwendete Zahncreme darf keinen Zucker enthalten. Horizontale Bewegungen mit harten Bürsten sollten vermieden werden, da diese zu schmerzhaften keilförmigen Schmelzdefekten im Zahnhalsbereich führen können. Auch abrasive Zahnpasten sind zu vermeiden.

Gesunde Ernährungsgewohnheiten sind ein wichtiger Faktor in der Prävention von Karies. Zuckerhaltige Getränke, zwischendurch verabreicht, und zuckerhaltige Tees nach dem abendlichen Zähneputzen sind unbedingt zu vermeiden. Ebenso sollten Süßigkeiten nur zu bestimmten Zeiten gegeben werden, wenn danach die Möglichkeit zum Zähneputzen besteht.

Die Fluorprophylaxe sollte bereits in der Schwangerschaft beginnen, da Fluoride plazentagängig sind und einen positiven Effekt auf die Zahnkeime des Fetus ausüben (endogene Prophylaxe). Im Milchgebiss und bleibenden Gebiss soll die exogene Prophylaxe mit Fluoridtabletten fortgesetzt werden. Auch fluoridhaltige Zahnpasten und Zahngele haben einen positiven Effekt in der Vermeidung von Karies.

## 7.5.8 Therapieprobleme

Die Grenzen für die Durchführbarkeit myofunktioneller Therapien können liegen:

● im Patienten: Bereitschaft, Reife, Motivierbarkeit und Einsicht sind unterschiedlich

● im Problem: Störungen zerebraler, motorischer oder organischer Art erfordern andere therapeutische Ansätze

● in der Dauer und Konsequenz: Manche Patienten halten nicht durch, bis die Habitualisierung vollendet ist und die Funktion und Form sich in der Korrektur stabilisiert haben

● in der Familiensituation: Schwierige Familienverhältnisse, ein weiter Anfahrtsweg zum Therapeuten und ungenügende Motivation durch die Eltern erschweren die Therapie.

# Literatur

Adams, I., Struck, V., Tillmanns-Karus, M.: Kunterbunt rund um den Mund. Materialsammlung für die mundmotorische Übungsbehandlung. Verlag Modernes Lernen, Dortmund, 1996.

Barret, R.H., Hanson, M.L.: Oral Myofunctional Disorders. C.V. Mosby Co., St. Louis, 1978.

Bigenzahn, W.: Myofunktionelle Störungen der Orofazialregion im Kindesalter, Klinik-Ätiologie-Therapie. Laryngo-Rhino-Otol. 69, 231–236, 1990.

Bigenzahn, W., Fischman, L., Mayrhofer-Krammel, U.: Myofunctional Therapy in Patients with Orofacial Dysfunctions Affecting Speech. Folia Phoniatr. 44, 238–244, 1992.

Bigenzahn, W.: Orofaziale Dysfunktionen im Kindesalter. Medizinische Grundlagen, Klinik, Ätiologie, Diagnostik und Therapie, Forum Logopädie. 3. Aufl., Thieme-Verlag, Stuttgart, 2003.

Bigenzahn, W., Denk, D.-M.: Oropharyngeale Dysphagien: Ätiologie, Klinik, Diagnostik und Therapie von Schluckstörungen. Thieme-Verlag, Stuttgart, 1999.

Breitwieser, H.G.: Therapeutische Möglichkeiten bei myofunktionellen Störungen. In: Kittel, G. (Hrsg.). Phoniatrie und Pädaudiologie. Deutscher Ärzteverlag, Köln, 1989.

Castillo-Morales, R.: Die Orofaziale Regulationstherapie. Pflaum Verlag, München, 1991.

Clausnitzer, R., Clausnitzer, C.: Orofaziale Muskelfunktionstherapie. Die interdisziplinäre Bedeutung verschiedener orofazialer Dysfunktionen und ihre Behandlung mit Hilfe der orofazialen Muskelfunktionstherapie (OMF), II. Teil. Der Kinderarzt 22, 815–820, 1991.

Fischer-Voosholz, M., Spenthof, U.: Orofaziale Muskelfunktionsstörungen. Klinik – Diagnostik – ganzheitliche Therapie. Springer, Berlin 2002.

Fischman, L.: Wiener Konzept zur Therapie orofazialer Dysfunktionen für Patienten dem Schulalter. In: Bigenzahn, W.: Orofaziale Dysfunktionen im Kindesalter. 2. Aufl., Thieme-Verlag, Stuttgart, 1998.

Frank, F., Brauneis, E.: Beeinflussung der Sprache durch Zahnstellungsanomalien. Der Sprachheilpädagoge 3, 23–26, 1973.

Freiesleben, D.: Die Myofunktionelle Therapie als unterstützende Maßnahme in Sprachtherapie. Die Sprachheilarbeit 35, 23–29, 1990.

Garliner, D.: Myofunctional Therapy in Dental Practice. Bartel Dental Book Co., Brooklyn/New York, 1974.

Garliner, D.: Myofunktionelle Therapie in der Praxis. Gestörtes Schluckverhalten, gestörte Gesichtsmuskulatur und die Folgen. Diagnose, Planung und Durchführung Behandlung. Verlag Zahnärztlich-medizinisches Schrifttum, München, 1989.

Graf-Pintus, B., Garliner, D.: Myofunktionelle Therapie bei Lippen-Kiefer-Gaumen-Spaltträgern. Fortschr. Kieferorthop. 48, 207–214, 1987.

Grunert, I.: Myofunktion und okklusale Stabilität. Sprache-Stimme-Gehör 21, 161–165, 1997.

Hahn, V.: Myofunktionelle Therapie. Ein Beitrag zur interdisziplinären Fundierung aus der Sicht der Sprachbehindertenpädagogik. Profil-Verlag, München, 1988.

Hahn, V.: Maßnahmen zur Förderung der oralen Stereognose. In: Bigenzahn, W.: Dysfunktionen im Kindesalter. Thieme-Verlag, Stuttgart, 1994.

Hahn, V.: Untersuchung zur oralstereognostischen Leistung bei orofazialen Dyskinesien. Sprache-Stimme-Gehör 21, 185–191, 1997.

Hammerle, E.: Logopädisch Orientierte Orofaziale Therapie (LOOFT). In: Bigenzahn, W.: Orofaziale Dysfunktionen im Kindesalter. 2. Aufl., Stuttgart, Thieme-Verlag, 1998.

Kittel, A.M., Jenatschke, F.: Myofunktionelle Therapie (MFT) bei Dysfunktion der Zungen-Kiefer- und Gesichtsmuskulatur. Sprache-Stimme-Gehör, 113–116, 1984.

Kittel, A.M.: Myofunktionelle Therapie. Schulz-Kirchner Verlag, Idstein, 1998.

Krüger, M., Tränkmann, J.: Myofunktionelle Therapie. Sprache-Stimme-Gehör 21, 173–184, 1997.

Lleras, B.: Die Myofunktionelle Therapie (MFT). In: Franke, U.: Artikulationstherapie bei Vorschulkindern, Diagnostik und Didaktik. Reinhardt Verlag, München, 1993.

Lleras, B., Müller, L.: Grums-Heidelberger Gruppenkonzept für Myofunktionelle Störungen für Vorschulkinder ab dem 4. Lebensjahr. In: Bigenzahn, W.: Orofaziale Dysfunktionen im Kindesalter. 2. Aufl., Thieme-Verlag, Stuttgart, 1998.

Mitteldorf, V.: Das Phänomen Zungenpressen (tongue-thrust) ein gemeinsames Problem der Kieferorthopädie/Zahnmedizin und Sprachheilpädagogik/Logopädie. Die Sprachheilarbeit 30, 165–172, 1985.

Neumann, S.: Frühförderung bei Kindern mit Lippen-Kiefer-Gaumen-Segel-Fehlbildung. Schulz Kirchner, Idstein 2000.

Neumann, S.: Lippen-Kiefer-Gaumen-Segel-Spalten (LKGS-Spalten). Ein Ratgeber für Eltern. Schulz Kirchner, Idstein 2001.

Padovan, B.: Die Schluckfehlfunktion. Myotherapeutisches Training bei Zungenfehlfunktionen: Diagnose und Therapie. Orthodontia 9, 1 und 2, 1976.

Palmer, J.: Tongue thrusting: A clinical hypothesis. J. Speech and Hearing Disorders 27, 323–333, 1962.

Reinicke, C., Mauck, C., Obijou, N.: Die Therapie orofazialer Dyskinesien im Rahmen der kieferorthopädischen Prävention, der Unterstützung der aktiven Behandlung und der Vermeidung eines Rezidivs. Sprache-Stimme-Gehör 21, 200–205, 1997.

Sergl, H.G.: Psychologie der Lutschgewohnheiten. Fortschritte der Kieferorthopädie 46, 101–112, 1985.

Thiele, E.: Vom Zungenkämpfer zum Schluckmeister. In: N. Netzer (Hrsg.): Zahnärztlich-medizinisches Schrifttum. München, 1986.

Thiele, E., Clausnitzer, R., Clausnitzer, V.: Myofunktionelle Therapie aus sprechwissenschaftlicher und kieferorthopädischer Sicht. Hüthig, Heidelberg, 1992.

Thiele, E. (Hrsg.): Myofunktionelle Therapie in der Anwendung. Hüthig-Verlag, Heidelberg, 1992.

Tränkmann, J.: Orofaziale Dyskinesien. Zahnärztl. Praxis 33, 474–484, 1982.

Tränkmann, J., Bühler, B.: Dokumentation der myofunktionellen Therapie. Kieferorthop. 10, 27–38, 1996.

Tränkmann, J.: Ätiologie, Genese und Morphologie dyskinesiebedingter Dysgnathien. Sprache-Stimme-Gehör 21, 152–160, 1997.

Wohlleben, U.: Logopädische Therapie bei Lippen-Kiefer-Gaumenspalten. Ein Ansatz funktionellen Muskeltrainings. Sprache-Stimme-Gehör 11, 119–121, 1987.

Wulff, J. (Hrsg.): Gebissanomalien und Sprechfehler. Zusammenhänge und logopädische Maßnahmen. Medizinisch-logopädische Beiträge. Band 1, Ernst Reinhardt Verlag, München, 1976.

# 8. Oropharyngeale Dysphagien

Der normale Schluckakt kann nach anatomischen und funktionellen Gesichtspunkten in vier Phasen unterteilt werden: orale Vorbereitungsphase (Kauphase), orale Phase, pharyngeale Phase und ösophageale Phase.

> Das Symptom *Dysphagie* bezeichnet eine Störung der Aufnahme und des geregelten Transportes der Nahrung vom Mund in den Magen. Mögliche Folgen sind neben einer Verminderung der Lebensqualität Malnutrition, Dehydratation und Aspiration mit potenziell lebensbedrohlichen Komplikationen, wie z. B. Aspirationspneumonie. Der Anteil dysphagischer Patienten in Akutspitälern wird mit etwa 13 bis 14 %, in Pflegeheimen mit bis zu 50 % angegeben.

Je nach betroffenen Schluckphasen unterscheidet man eine oropharyngeale von einer ösophagealen Schluckstörung, die sich wechselseitig beeinflussen und kombiniert vorliegen können. Aufgabe des Phoniaters/HNO-Arztes ist die Diagnostik und Therapie oropharyngealer Dysphagien, wobei meist eine interdisziplinäre Kooperation («Schluckgruppe») mit anderen medizinischen (u. a. Radiologie, Neurologie, Innere Medizin [Pulmologie, Gastroenterologie], Zahnheilkunde/Kieferchirurgie, Chirugie, Dermatologie, Pädiatrie, Psychosomatik/Psychiatrie) und nicht-medizinisch-therapeutischen (u. a. Logopädie, Physiotherapie, Diätetik) Fachdisziplinen notwendig ist.

## 8.1 Der normale Schluckakt

Pro Tag schluckt man ca. 580- bis 2000-mal. Die Aufgaben des Schluckens sind Aufnahme und Transport von Nahrung, Abtransport von Speichel und Schutz der tiefen Atemwege vor Aspiration.

Beim Schlucken müssen 50 Muskelfunktionsgruppen (im orofazialen System, Pharynx, Larynx und Ösophagus), 5 Hirnnervenpaare (N. trigeminus V, N. facialis VII, N. glossopharyngeus IX, N. vagus X, N. hypoglossus XII) und 4 Zervikalnerven (C1–4) durch das Zentralnervensystem koordiniert werden. Die zentrale

Steuerung des Schluckaktes erfolgt über Schluckzentren im Hirnstamm («pattern generators»). Während deren Aktivierung wird beim Erwachsenen das Atemzentrum inhibiert. Höhere suprabulbäre Zentren (z. B. Gyrus praecentralis, Anteile des dopaminergen limbischen Systems, Tractus corticobulbaris) modulieren die bulbären Schluckzentren. Es konnte gezeigt werden, dass die kortikale Repräsentation der pharyngealen Schluckmuskulatur bei Insultpatienten mit Dysphagie vermindert ist und nach Wiederherstellung der Schluckfunktion wiederum zunimmt.

Kauphase und orale Phase sind willkürlich initiiert und gesteuert, während pharyngeale und ösophageale Phase als unwillkürliche Reflexkette ablaufen. Als eigentliche erste Schluckphase kann die so genannte *antizipatorische Phase* werden, die vor Aufnahme der Nahrung in den Mund beginnt und deutlich macht, dass zum Schlucken eine Bereitschaft vorhanden sein muss.

In der *oralen Vorbereitungsphase (Kauphase)* wird die Nahrung in den Mund aufgenommen, zerkleinert, mit Speichel vermischt und der schluckfertige Bissen (Bolus) auf der Zunge platziert. Das durchschnittliche Bolusvolumen beträgt 5 bis 20 ml. Folgende Funktionsabläufe sind erforderlich: Lippen-, Kiefer-, Zungenbewegungen, Tonisierung der Wangen, Anteriorstellung des Velums zum Abschluss der Mundhöhle nach hinten.

In der *oralen Phase* wird der Bolus in den Pharynx bis zur Auslösung des Schluckreflexes transportiert. Wesentlich sind Lippenschluss, Tonisierung der Wangen, superior-anteriore Zungenbewegungen und Auslösung des Schluckreflexes.

*Die pharyngeale Phase* verläuft als komplexe reflektorische Bewegungskette von der Auslösung des Schluckreflexes bis zur Öffnung des pharyngo-ösophagealen Sphinkters und dauert weniger als eine Sekunde. Folgende Aktionen dienen der Raumerweiterung und dem Druckaufbau im Pharynx sowie dem Verschluss der Atemwege als Schutz vor Aspiration: velopharyngealer Abschluss, Zungenabschluss mit der Pharynxrückwand, anterior-superiore Bewegung von Hyoid und Larynx, Larynxverschluss in drei Etagen, pharyngeale Peristaltik und Öffnung des pharyngo-ösophagealen Sphinkters. Der Bolustransport wird einerseits von kranial durch die «oropharyngeale Muskelpumpe» (Schubkraft der Zunge und pharyngeale Peristaltik), andererseits von kaudal durch die «Saugpumpe» des Laryngopharynx (negativer intraluminaler Druck in der Retrokrikoidregion) bewerkstelligt.

In der 8 bis 20 Sekunden dauernden *ösophagealen Phase*, die mit Schluss des pharyngo-ösophagealen Segmentes beginnt und mit Ankunft der peristaltischen Wellen am unteren ösophagealen Sphinkter endet, wird der Bolus mittels primärer, vom Schluckreflex ausgelöster peristaltischer Wellen und sekundärer, durch lokale Dehnungsreize bedingter Reinigungswellen transportiert.

## 8.2 Ursachen

Die Ursachen einer oropharyngealen Dysphagie lassen sich in folgende Gruppen einteilen:

- *Strukturelle Veränderungen der am Schluckakt beteiligten Organe.* Eine «periphere mechanische» Dysphagie kann durch Erkrankungen des oberen Aerodigestivtraktes, insbesondere Malignome und ihre posttherapeutischen Folgen, Operationen an der Halswirbelsäule und im Thoraxbereich, Langzeitintubation, Divertikel, diffuse idiopathische Skeletthyperostose (DISH), LKG-Spalten, tracheo-ösophageale Fistel, Struma, Verätzungen oder Systemerkrankungen (z. B. Sklerodermie), verursacht werden.

- *Neurologische Erkrankungen.* Neurogene Dysphagien sind durch Störungen in den vier Ebenen der sensomotorischen Steuerung des Schluckvorganges bedingt. Sowohl Erkrankungen des *zentralen* (z. B. Insult, Amyotrophe Lateralsklerose, M. Parkinson, Schädel-Hirn-Trauma) und *peripheren* (z. B. Schädelbasistumoren, Neuropathie) Nervensystems, des *neuromuskulären Überganges* (z. B. Myasthenia gravis) als auch *Muskelerkrankungen* (z. B. Dermatomyositis, Muskeldystrophien) können zu einer Dysphagie führen. Zusätzlich sind eventuell auch Kognition, Verhalten, Sinneswahrnehmungen, Haltung, Bewegung, Atmung, Stimme, Sprechen und Sprache beeinträchtigt. Die häufigste Ursache einer neurogenen Dysphagie ist der zerebrale Insult.

- *Psychogene Ursachen.* Nur nach sorgfältigem Ausschluss organischer Ursachen darf eine psychogene Genese in Betracht gezogen werden. Beispielsweise bezeichnet eine Phagophobie die Angst vor dem Schlucken bzw. vor Aspiration.

## 8.3 Terminologie

Die Terminologie der Dysphagien definiert folgende Begriffe:

- *Drooling:* Nahrungsaustritt aus der Mundhöhle nach vorne bei insuffizientem Lippenschluss.

- *Leaking:* Vorzeitiges Abgleiten des Bolus nach hinten in den Pharynx vor Auslösung des Schluckreflexes.

- *(Laryngeale) Penetration:* Eindringen von Nahrung oder Speichel in die Luftwege bis in Höhe der Glottis, d. h. in den Aditus laryngis.

- *Aspiration:* Eindringen von Nahrung oder Speichel in die Luftwege unterhalb der Glottisebene. Bei fehlendem Hustenreflex kommt es zur stillen Aspiration (silent aspiration), die zunächst vom Patienten und seiner Umgebung nicht bemerkt wird. Eine Aspiration kann entweder anterograd oder retrograd erfolgen, als Aspirat sind Speichel, Nahrungsanteile oder Magensaft möglich.

Je nach Zeitpunkt in Bezug zur Triggerung des Schluckreflexes unterscheidet man eine prä-, intra- oder postdeglutitive Aspiration bzw. kombinierte Formen.

Eine Aspiration vor Triggerung des Schluckreflexes (prädeglutitiv) kann durch eine gestörte Bolusbildung oder -kontrolle bzw. verspätete/fehlende Auslösung des Schluckreflexes verursacht werden. Eine Aspiration während der Triggerung des Schluckreflexes (intradeglutitiv) tritt bei inkomplettem Larynxverschluss (z.B. bei Stimmlippenlähmungen oder Larynxdefekten), Pharynxschwäche oder reduzierter/fehlender Larynxelevation auf. Als häufige Ursachen einer Aspiration nach Triggerung des Schluckreflexes (postdeglutitiv) gelten eine Pharynxschwäche bzw. Öffnungsstörung des oberen ösophagealen Sphinkters.

Für die Bestimmung des Schweregrades einer Aspiration sind neben Menge und Art des Aspirates das Vorhandensein des Hustenreflexes bzw. die Möglichkeit des willkürlichen Abhustens entscheidend. Einteilungen des Schweregrades erfolgen auf der Basis videoendoskopischer und videokinematographischer Befunde unter Berücksichtigung klinischer Folgen (Tab.8.1).

Die Toleranz gegenüber einer Aspiration ist unterschiedlich; Kofaktoren, wie Allgemeinzustand, Immunlage, Mundhygiene oder pulmonaler Status, spielen für die Entstehung einer Aspirationspneumonie eine wesentliche Rolle.

*Retention:* Ansammlung von Bolusresten in der Mundhöhle, den Valleculae, an der Hypopharynxhinterwand oder in den Sinus piriformes.

*Regurgitation:* Rückfluss von Bolusanteilen in den Pharynx, Larynx oder die Mundhöhle infolge retrograder Bewegungen/Passagebehinderungen im Ösophagus.

*Nasale Regurgitation (Penetration):* Eindringen von Bolusanteilen in den Nasopharynx aufgrund eines inkompletten velopharyngealen Abschlusses oder hypopharyngealen/ösophagealen Passagehindernisses mit sekundärem Aufstau.

# 8.4 Symptome

Gewichtsabnahme, häufige Fieberschübe, Husten, Verschleimung, Bronchitis/Pneumonie oder Sodbrennen weisen auf eine Dysphagie hin. Begleitend können Veränderungen von Stimme, Sprechen oder Sprache vorliegen. Bei neurologischen Erkrankungen ist zusätzlich auf Störungen der Kognition, Psyche, Haltung und Bewegung zu achten.

**Tabelle 8.1:** Schweregrad-Einteilung der Aspiration (aus Bigenzahn/Denk 1999)

**Klinische Einteilung (Miller/Eliachar 1994)**

| | |
|---|---|
| I: | gelegentliche Aspiration ohne Komplikationen |
| II: | intermittierende Aspiration von Flüssigkeiten; Speichel und Festkörper können geschluckt werden |
| III: | keine orale Ernährung möglich; intermittierende Pneumonien |
| IV: | lebensbedrohliche Aspiration; chronische Pneumonie/Hypoxie |

**Videoendoskopische Einteilung (Schröter-Morasch 1996)**

| | |
|---|---|
| I: | gelegentliche Aspiration bei erhaltenem Hustenreflex |
| II: | gelegentliche Aspiration bei fehlendem Hustenreflex, willkürliches Abhusten möglich oder permanente Aspiration bei erhaltenem Hustenreflex |
| III: | permanente Aspiration bei fehlendem Hustenreflex, willkürliches Abhusten möglich |
| IV: | permanente Aspiration bei fehlendem Hustenreflex, kein willkürliches Abhusten möglich |

**Videokinematographische Einteilung (Hannig et al. 1995)**

| | |
|---|---|
| I: | Aspiration des im Vestibulum und Ventriculus laryngis retinierten Materials bei erhaltenem Hustenreflex |
| II: | konstante Aspiration von <10 % des Bolusvolumens bei erhaltenem Hustenreflex |
| III: | konstante Aspiration von <10 % des Bolusvolumens bei reduziertem Hustenreflex oder konstante Aspiration von > 10 % des Bolus bei erhaltenem Hustenreflex |
| IV: | konstante Aspiration von >10 % des Bolus bei reduziertem Hustenreflex |

Wesentlich sind *indirekte und direkte Hinweise* auf eine Dysphagie/Aspiration:

● Indirekte Hinweise (nicht mit der Nahrungsaufnahme unmittelbar auftretend):

– Gewichtsabnahme
– häufiges unklares Fieber
– vermehrtes Husten
– verstärkte Verschleimung
– Bronchitis/Pneumonie
– Veränderung von Stimme, Sprechen, Sprache
– Kloß-/Fremdkörpergefühl im Hals
– vermehrtes Aufstoßen/Sodbrennen

● Direkte Hinweise (bei der Nahrungsaufnahme auftretend):

– länger dauernde Nahrungsaufnahme
– Angst vor dem Schlucken, Schmerzen beim Schlucken
– Haltungsänderung bei Nahrungsaufnahme

- Schwierigkeiten bei Aufnahme von bestimmten Konsistenzen
- Steckenbleiben von Nahrung im Mund/Hals
- notwendiges Ausspucken von Speichel/Nahrung
- Regurgitation
- Husten bei/nach der Nahrungsaufnahme

## 8.5 Diagnostik

Zur Erfassung der relevanten pathophysiologischen Faktoren einer Schluckstörung ist neben einer exakten Differentialdiagnostik eine morphologische und funktionelle Analyse des gesamten Schluckweges – von der Mundhöhle bis in den Magen – erforderlich. Als Resultat der diagnostischen Maßnahmen sollte eine so genannte «diagnostische Checkliste des Schluckaktes» erstellt werden können. Diese umfasst Mundschluss/Drooling, Bolusbildung, Boluskontrolle, Leaking, Auslösung des Schluckreflexes, velopharyngealen Abschluss, Larynx-/Hyoidelevation, Zungenabschluss zur Pharynxwand, Pharynxkontraktion, Larynxverschluss, Penetration, Aspiration, Hustenreflex, Retentionen, Öffnung des PE-Segmentes, Regurgitation, ösophagealen Transport.

Neben der phoniatrischen/HNO-ärztlichen Untersuchung ergibt sich aus der Vielzahl möglicher Ursachen die Notwendigkeit, andere Fachdisziplinen einzubeziehen. Die Ziele der Diagnostik sind Analyse von Art und Ausmaß der Schluckstörung, Ausschluss oder Nachweis einer Aspiration (mit deren Klassifikation und Quantifizierung), Abschätzen der Prognose, Erstellung eines Therapieplanes, Entscheidung über Art der Ernährung (oral, non-oral) sowie Indikation zu Sofortmaßnahmen (z. B. Tracheostomie). Im Rahmen einer Stufendiagnostik kommen Basis- und – bei Bedarf – weiterführende diagnostische Verfahren zum Einsatz (Tab. 8.2).

Die «*Schluckanamnese*» beinhaltet neben der Erfassung von indirekten und direkten Hinweisen auf eine Dysphagie/Aspiration Vorerkrankungen und jetzige Krankheit, Medikamenteneinnahme sowie Essgewohnheiten. Gezielt erhoben, kann sie in etwa 80 % zu einer korrekten Diagnose führen (Edwards 1975). Berücksichtigung finden sollte, dass in etwa 40 % der Dysphagie-Patienten eine stille Aspiration vorliegt.

Die *phoniatrische/HNO-ärztliche Untersuchung* umfasst neben einer Spiegeluntersuchung des orofazialen Bereiches (einschließlich Prüfung von Motorik und Sensibilität) eine Videoendoskopie von Velum, Pharynx und Larynx, eine klinische Beobachtung beim Schlucken (einschließlich Palpation der Larynx-Hyoidelevation) sowie einen videoendoskopisch kontrollierten Schluckversuch.

Als endoskopische Methode kommt vorwiegend die transnasale flexible Fiberendoskopie zum Einsatz. Sie ermöglicht eine erste Beurteilung der Schluck-

**Tabelle 8.2:** Stufen der Dysphagie-Diagnostik (aus Bigenzahn/Denk 1999)

**ANAMNESE**

**Basisdiagnostik**

- phoniatrische/HNO-ärztliche Untersuchung einschließlich Schluckbeobachtung und videoendoskopisch kontrollierten Schluckversuches
- Röntgen-Videokinematographie des Schluckaktes
- bei Aspiration: Thorax-Röntgen

**Weiterführende Diagnostik**

- Endoskopie: Gastroskopie, Ösophagoskopie
- Bildgebende Verfahren: Sonographie, Kernspintomographie, Thorax-Szintigraphie zur Aspirationsquantifizierung
- Manometrie, Szintigraphie, pH-Metrie
- Elektrophysiologische Methoden (Elektromyographie)

störung. Ein Vorteil der flexiblen Endoskopie ist es, dass das Endoskop während des Schluckens in situ belassen werden kann und somit eine Beobachtung unmittelbar vor und nach dem Schlucken gelingt (FEES-fiberoptic evaluation of swallowing, VESS-videoendoscopic swallowing study). Durch eine Videodokumentation können Funktionsabläufe in Zeitlupe analysiert und im Team diskutiert werden. Die transorale Lupenlaryngoskopie ermöglicht nur eine Analyse nach dem Schlucken, sodass die flexible Endoskopie bevorzugt wird.

Bei der Endoskopie werden Morphologie und Funktion des velopharyngealen und pharyngolaryngealen Bereiches untersucht, und zwar bei Respiration, Phonation, beim Husten, Pressen und Schlucken. Somit beurteilt man willkürliche und reflektorische Beweglichkeit sowie Sensibilität. Eine Weiterentwicklung der endoskopischen Untersuchungstechnik (FEESST, fiberoptic endoscopic evaluation of swallowing with sensory testing, Aviv et al. 1998) erlaubt durch endoskopisch auf die Supraglottis applizierte Luftimpulse die Ermittlung der Reflexschwelle für den laryngealen Adduktor-Reflex und somit eine genauere Beurteilung der laryngealen Sensibilität.

Beim videoendoskopisch kontrollierten Schluckversuch wird das flexible Endoskop zumeist ohne vorhergehende Lokalanästhesie der Nase positioniert. Der Patient erhält eine definierte Menge einer mit Lebensmittelfarbe blau oder grün gefärbten Testnahrung unterschiedlicher Konsistenzen. Die Auswahl von Art und Menge der Testnahrung richtet sich nach den Angaben des Patienten sowie dem morphologischen und funktionellen Befund («maßgeschneiderte Untersuchung»). Flexibel endoskopisch erfasst werden können Leaking, Zeitpunkt der Triggerung des Schluckreflexes, Penetration, Aspiration (Differenzierung einer prä- und postdeglutitiven Aspiration), Retention und Regurgitation. Der Larynxverschluss unmittelbar während des Schluckens, eine intradeglutitive Aspiration, die anterior-superiore Larynxbewegung, das pharyngo-ösophageale Segment und der Ösophagus können – so wie die Mundhöhle – endoskopisch nicht beurteilt werden. Daher ist als komplementäre dynamische Untersuchungsmethode zumeist eine Röntgen-Videokinematographie des Schluckaktes routinemäßig erforderlich.

Die *Röntgen-Videokinematographie des Schluckaktes* ermöglicht die Visualisierung des Bolus von der Mundhöhle bis in den Magen. Zu diesem Zweck wird eine handelsübliche Röntgendurchleuchtung verwendet. Zur Erfassung schneller Bewegungsvorgänge des pharyngo-ösophagealen Transportes wird diese mit einem Videorekorder gekoppelt. Die technischen Anforderungen verlangen ein flimmerfreies Standbild mit guter Auflösung und ruckfreier Zeitlupe, um den Schluckakt Bild für Bild analysieren zu können. Eine Videofrequenz von 25 Vollbildern pro Sekunde ist ausreichend. Die Untersuchung wird an die klinische Fragestellung angepasst («modified barium swallow»). Als Basis des Kontrastmittels dient Barium, bei massiver Aspiration werden lungenverträgliche, nicht-ionische, niederosmolare, jodhaltige Kontrastmittel verwendet. Außerdem werden als solider Bolus barium-getränktes Brot, ein Marshmallow oder eine Plazebotablette verabreicht.

Der Schluckakt wird in 7 radiologischen Funktionseinheiten analysiert: Zunge, weicher Gaumen, Epiglottis, Hyoid und Larynx, pharyngeale Konstriktoren, pharyngo-ösophagealer Sphinkter und Ösophagus.

Bei Bedarf werden *weiterführende diagnostische Maßnahmen* durchgeführt. Dazu zählen endoskopische, bildgebende Verfahren (u. a. Sonographie, Szintigraphie, kraniale Kernspintomographie), Manometrie, pH-Metrie und Elektromyographie.

*Manometrie*

Die durch das Schlucken ausgelöste propulsive Kontraktionswelle im Pharynx, der Ruhetonus und die mit dem Schlucken verbundene Erschlaffung des pharyngo-ösophagealen Sphinkters sowie die Koordination von Kontraktionswelle und Sphinkterrelaxation können manometrisch erfasst werden. Die simultane Kombination mit der Röntgen-Videokinematographie ist die *Manofluorographie*. Die Indikation stellen Ösophagusmotilitätsstörungen, Dyskinesien des PE-Segmentes sowie Voruntersuchungen bei geplanter Myotomie oder Operation eines Zenker-Divertikels dar.

*Szintigraphie*

Sie dient der Quantifizierung des pharyngo-ösophagealen Transportes mit Hilfe eines mit Technetium-Schwefelkolloid markierten Wassers.

*pH-Metrie*

Die 24-Stunden-pH-Metrie stellt den Gold-Standard zur Diagnose eines gastro-ösophagealen-pharyngealen Refluxes dar. Als Normwerte gelten: gesamte Reflux-zeit unter 7%, Refluxfrequenz weniger als 2- bis 3-mal pro Stunde, nicht mehr als 2 Refluxepisoden von über 5 Minuten Dauer.

*Elektromyographie*

Sie liefert wertvolle Zusatzinformationen, vor allem hinsichtlich der Topodiagno-stik, bei neurogenen und myogenen Erkrankungen. Außerdem erlaubt sie eine Aussage über Regenerationen und Degenerationen; überdies ermöglicht sie eine kontrollierte intramuskuläre Applikation von Medikamenten, z. B. Botulinumtoxin.

# 8.6 Therapie

Für die Therapie oropharyngealer Dysphagien stehen *funktionelle* und *chirurgische Maßnahmen* zur Verfügung. Unterstützend können Medikamente eingesetzt werden.

## 8.6.1 Funktionelle Schlucktherapie

> Die funktionelle Schlucktherapie ist ein an die jeweils vorliegende Schluckstörung indi-viduell angepasstes («maßgeschneidertes») Funktionstraining, um dem Patienten eine suffiziente und aspirationsfreie orale Ernährung zu ermöglichen. In Österreich wird sie von Logopäden in Kooperation mit Phoniatern/HNO-Ärzten durchgeführt.

*Voraussetzungen* für eine effiziente Schlucktherapie sind eine exakte Diagnostik der Schluckstörung, genaue ärztliche Information an den Therapeuten vor Be-ginn der Schlucktherapie, eine interdisziplinäre Zusammenarbeit mit anderen medizinischen und nichtmedizinisch-therapeutischen Fachdisziplinen, die Ko-operation von Seiten des Patienten sowie ein adäquates therapeutisches Setting.
Die funktionelle Schlucktherapie erfordert viel Zeit und Geduld: bei stationä-ren Patienten wird sie – unter Berücksichtigung der individuellen Belastbarkeit – mindestens 1-mal täglich, bei ambulanten Patienten 2- bis 3-mal wöchentlich vor-genommen. Regelmäßige phoniatrische/HNO-ärztliche Verlaufskontrollen wäh-rend der Therapie sind notwendig. Zur Erzielung eines bestmöglichen Therapie-erfolges sollte zum frühestmöglichen Zeitpunkt nach Auftreten erster Symptome der Schluckstörung mit der funktionellen Therapie begonnen werden. Der Einsatz von Biofeedback-Methoden (z. B. transnasale flexible Videoendoskopie) kann in vielen Fällen den Verlauf und Erfolg der Therapie günstig beeinflussen.
Die *Komponenten* der funktionellen Schlucktherapie sind *kausale, kompensato-rische und adaptierende Therapieverfahren* sowie *Hilfsmittel*.

*Kausale Therapieverfahren*

Ziele der kausalen Therapieverfahren sind eine Verbesserung der Motorik, Tonus-regulation, Normalisierung der taktilen Sensibilität, ein Abbau pathologischer Reflexaktivität sowie eine Anbahnung physiologischer Reflexe. Die Erleichterung (Fazilitation) gewünschter Bewegungsabläufe und die Hemmung (Inhibition) unerwünschter Reaktionen werden durch ein gezieltes Reizangebot, wie Stimulation oder Manipulation, bewirkt. Neben konventionellen logopädischen Therapieverfahren aus den Bereichen Atmung, Stimme und Artikulation zählen zu den kausalen Therapieverfahren auch neurophysiologisch orientierte Therapiekonzepte, wie z. B. die entwicklungsneurologische Behandlung nach Bobath, facioorale Therapie nach Coombes (FOTT), orale Regulationstherapie nach Castillo-Morales (ORT), propriozeptive neuromuskuläre Fazilitation (PNF) nach Kabat und Behandlung nach Rood. Diese Therapiekonzepte berücksichtigen die normale sensomotorische Entwicklung, d. h. vor Anbahnung höher integrierter Funktionen werden zunächst pathologische orale Reflexe abgebaut.

Man unterscheidet drei Stufen der kausalen Therapieverfahren: *Stimuli, Mobilisationstechniken und autonome Bewegungsübungen.* Die kausalen Therapieverfahren, die oftmals über Monate angewandt werden müssen, um den gewünschten Erfolg zu erzielen, dienen einer dem Schluckakt förderlichen Körperhaltung und physiologischen Atmung, dem Abbau pathologischer Reflexe, der Normalisierung der Sensibilität, zeitgerechten Auslösung des Schluckreflexes sowie Tonusnormalisierung bzw. Aktivierung der für den Schluckakt wichtigen Muskeln des orofazialen und pharyngolaryngealen Traktes.

*Stimuli* werden als passive Übungen zu Beginn der Therapie eingesetzt. Art der Stimuli und Dauer der Anwendung bestimmen ihren Effekt. Die Wahl der Stimulation richtet sich nach der jeweils gewünschten Wirkung. Eine kurze mechanische oder thermische Reizung, z. B. schnelle, streichende Bewegungen oder kurzes Betupfen mit Eis, führt zu einer Erhöhung des Muskeltonus, eine länger dauernde Eisapplikation oder neutrale Wärme zu einer Tonusreduktion. Zum Abbau von Hypersensibilität werden stärkere Reize, größerer Druck und langsamere Bewegungen angewandt, bei Hyposensibilität angepasster Druck und schnelle wischende Bewegungen. Um den Effekt einer Stimulation auszunützen, muss unmittelbar auf diese eine aktive motorische Übung erfolgen.

Als Stimuli werden verwendet: Dehnung, leichte manuelle Berührung, Druck (leichter intermittierender Druck [Druck-Tapping], fester, länger einwirkender Druck, rhythmisch streichender Druck), Pinseln, thermische Maßnahmen, Vibrationen, olfaktorische und gustatorische Reize, elektrische Stimulation.

Die thermische Stimulation in Form der Eisanwendung (Eisstimulation nach Logemann) wird vor allem zur Auslösung des Schluckreflexes eingesetzt. Dabei werden die Basen der vorderen Gaumenbögen, die als primäre Triggerareale für die Auslösung des Schluckreflexes angesehen werden, 3- bis 5-mal mit einem Eisstäbchen oder in Eiswasser getauchten Spiegel kurz betupft und der Patient danach zum Schlucken seines Speichels aufgefordert.

*Mobilisationstechniken* (vor allem Widerstandsübungen) setzen aktive willkürliche Bewegungen des Patienten voraus, die der Therapeut bewusst moduliert. Sie umfassen motorische Übungen zur Aktivierung der Muskelkontraktion, Stärkung der Muskelkraft, Verbesserung der Koordination von Bewegungen sowie auch Techniken zur muskulären Entspannung.

Bei den *autonomen Bewegungsübungen* übt der Patient selbstständig, der Therapeut gibt dazu Anleitung und wählt die Übungen den Fähigkeiten entsprechend aus. Der Patient soll langsam und exakt üben, darf eine gewisse Anstrengung, jedoch keine Missempfindung oder Schmerzen verspüren.

*Kompensatorische Therapieverfahren*

Kompensatorische Therapieverfahren erleichtern durch Anwendung von Ersatzstrategien den Schluckvorgang (siehe **Tab. 8.3**).

**Tabelle 8.3:** Komponenten der funktionellen Schlucktherapie (modif. nach Bigenzahn/Denk 1999, Bartolome 1999)

| **Kausale Therapieverfahren** | |
|---|---|
| ● Stimuli | |
| ● Mobilisationstechniken | |
| ● Autonome Bewegungsübungen | |
| **Kompensatorische Therapieverfahren** | |
| ● Haltungsänderungen: | Kopfneigen nach vorne (Anteflexion) |
| | Kopfneigen nach hinten (Retroflexion) |
| | Kopfdrehen (Rotation) zur kranken Seite |
| | Kopfkippen zur gesunden Seite |
| | Seitenlage |
| ● Schluckmanöver: | supraglottisches Schlucken (easy breathhold) |
| | super-supraglottisches Schlucken (effortful breathhold) |
| | Nachschlucken (double/multiple swallow) |
| | kraftvolles Schlucken (effortful swallow) |
| | Mendelsohn-Manöver |
| **Adaptierende Therapieverfahren** | |
| ● Platzierung der Nahrung | |
| ● Diätetische Maßnahmen | |
| ● Hilfsmittel | Ess- und Trinkhilfen |
| | Intraorale Prothesen |

Durch *Haltungsänderungen*, insbesondere durch Änderungen der Kopfposition, wird der Bolustransport mit Hilfe der Schwerkraft und durch Veränderung der Pharynxdimension erleichtert und eine Aspiration reduziert bzw. vermieden. Verwendet werden: Kopfneigen nach vorne (Kopfanteflexion, chin-down-position), Kopfdrehen zur erkrankten Seite, Kopfkippen zur gesunden Seite und Seitenlage. Videoendoskopische und videokinematographische Untersuchungen entscheiden, welche Haltungsänderung im Einzelfall angezeigt ist.

● Kopfneigen nach vorne (Anteflexion des Kopfes, «Chin-down position»):
  – *Prinzip*: Verengung des Einganges in die Luftwege durch Verlagerung des Zungengrundes und der Epiglottis gegen die hintere Pharynxwand, Verhinderung eines Nach-hinten-Gleitens des Bolus vor Auslösung des Schluckreflexes, fragliche Verbesserung der Epiglottiskippung.
  – *Indikation*: Ungenügende orale Boluskontrolle (z. B. gestörte Zungenmotorik), reduzierte Zungengrundretraktion, verzögerte Schluckreflexauslösung, gestörte laryngeale Adduktion.

● Kopfneigen nach hinten (Retroflexion des Kopfes, «Head extension»)
  – *Prinzip*: Förderung und Beschleunigung des Bolustransportes.
  – *Indikation:* Störungen des lingualen Bolustransportes nach Platzierung des Bolus in der Zungenschüssel. Ein Leaking wird durch diese Kopfhaltung verstärkt. Bei Störungen der lingualen Funktion ist eine Kombination mit der Anteflexion sinnvoll: zunächst Nahrungsaufnahme und Bolussammlung anteflektiert, zu Beginn des Schluckens Retroflexion.

● Kopfdrehen (Kopfrotation) zur erkrankten Seite
  – *Prinzip:* Kopfdrehung zur Seite einer Pharynxschwäche oder -lähmung verschließt den Hypopharynx der erkrankten Seite, der Bolus wird vorwiegend auf der gesunden Seite transportiert; zusätzlich ist eine Verbesserung des Glottisschlusses möglich; Kombination mit der Anteflexion oftmals sinnvoll.
  – *Indikation:* Einseitige pharyngeale Dysfunktion, Stimmlippenlähmung.

● Kopfkippen zur gesunden Seite
  – *Prinzip:* Durch Kopfneigung zur Seite mit intakter lingualer und pharyngealer Funktion wird die Nahrung durch die Schwerkraft bevorzugt auf der «gesunden» Seite transportiert.
  – *Indikation:* Einseitige Störungen der lingualen und/oder pharyngealen Funktion.

● Seitenlage
  – *Prinzip*: In Ausnahmefällen kann eine postdeglutitive Aspiration in Seitenlage (mit aufgestütztem Kopf) – durch Verminderung der Schwerkraft-Wirkung auf den im Pharynx retinierten Bolus – reduziert werden. Diese Hal-

tungsänderung ist nur dann hilfreich, wenn die Retention nicht mit weiterer Nahrungsaufnahme zunimmt.
- *Indikation:* Eingeschränkte pharyngeale Peristaltik, eingeschränkte Larynxelevation.

*Schluckmanöver*

Schluckmanöver dienen dem forcierten Schutz der Atemwege (supraglottisches Schlucken, super-supraglottisches Schlucken) oder der Förderung des Bolustransportes (kraftvolles Schlucken, Nachschlucken, Mendelsohn-Manöver). Sie werden einzeln, in Kombination oder gemeinsam mit anderen Techniken (z. B. Haltungsänderungen) verwendet und zunächst beim Leerschlucken, dann bei Schluckversuchen mit Nahrungsmitteln angewandt. Durch den Effekt der Muskelkräftigung sind sie auch kausal wirksam. Videoendoskopische und videokinematographische Evaluationen geben Hinweise, welche Schluckmanöver die Schluckfunktion verbessern.

- Supraglottisches Schlucken (easy breathhold)
  - *Prinzip:* Durch bewusstes Atemanhalten vor und während des Schluckens wird der Larynx auf Glottisebene willkürlich verschlossen, durch Nachräuspern oder Abhusten sowie Nachschlucken vor dem neuerlichen Einatmen die Glottis von Nahrungsresten gesäubert.
  - *Indikation:* Unvollständiger Larynxverschluss (intradeglutitive Aspiration).
  - *Praktische Durchführung:* 1. Einatmen und Atem anhalten, bei Bedarf stimmhaftes Pressen zur auditiven Kontrolle des Glottisschlusses; 2. schlucken und weiter den Atem anhalten, auf keinen Fall einatmen (eventuell ewas ausatmen); 3. räuspern oder abhusten (je nach Bedarf), ohne jedoch vorher einzuatmen; 4. nachschlucken.

- Super-supraglottisches Schlucken (effortful breathhold)
  - *Prinzip:* Durch forciertes supraglottisches Schlucken, d. h. beim Atemanhalten zusätzliches Pressen, wird ein supraglottischer Larynxverschluss (Kippung der Aryknorpel zur Basis der Epiglottis) angestrebt. Außerdem werden auch zeitliche und biomechanische Abläufe während des oropharyngealen Schluckaktes (z. B. Larynxelevation und Öffnung des pharyngo-ösophagealen Sphinkters) günstig beeinflusst.
  - *Indikation:* Unzureichender Larynxverschluss, z. B. nach supraglottischer Laryngektomie nach Alonso, zur Förderung der Zungengrundretraktion
  - *Praktische Durchführung:* 1. Einatmen; 2. Atem forciert anhalten; 3. eventuell stimmhaft pressen; 4. «hinunterdrücken» (pressen) und schlucken; 4. räuspern oder abhusten; 5. nachschlucken.

- Nachschlucken (double/multiple swallow)
  - *Prinzip*: Regelmäßiges – bei Bedarf mehrfaches – Nachräuspern und Nachschlucken verhindert eine postdeglutitive Aspiration von retiniertem Speichel oder Bolusanteilen.

- Kraftvolles Schlucken (effortful swallow)
  - *Prinzip*: Förderung der posterioren Zungengrundbewegung («Stempelwirkung der Zunge») und damit Reinigung der Valleculae epiglotticae von Speiseresten.
  - *Praktische Durchführung*: Kraftvolles Schlucken, gleichsam «Durchpressen» des Bolus.
  - *Indikation*:Nahrungsreste im Pharynx.

- Mendelsohn-Manöver
  - *Prinzip*: Das bewusste Heben des Zungengrundes in Richtung Pharynx bewirkt eine stärkere Zungenschubkraft, die längere willkürliche Hyoid- und Larynxelevation sowie eine Verbesserung der krikopharyngealen Öffnung. Dieses Manöver strebt eine Reduktion von pharyngealen Retentionen und postdeglutitiver Aspiration an.
  - *Indikation:* Störungen der Zungenschubkraft und der Larynxelevation, eingeschränkte oder zeitlich verkürzte Öffnung des pharyngo-ösophagealen Sphinkters, Diskoordination des Schluckaktes.
  - *Praktische Durchführung*: Der Patient legt, kontrolliert über einen Spiegel, seine Finger auf den Schildknorpel, schluckt mehrmals und ertastet dabei die Kehlkopfhebung. Beim Schlucken bewusstes Halten und Drücken des Zungengrundes an den Gaumen und Ertasten der verlängerten Larynxhebung («Lassen Sie den Adamsapfel nicht hinunterfallen!»). Das Erlernen dieses Manövers kann durch die Vorstellung eines langen /k/-Lautes oder manuelle Larynxhebung unterstützt werden. Das Mendelsohn-Manöver, häufig angewandt, bewirkt neben dem beschriebenen kompensatorischen Effekt auch eine verbesserte Larynxelevation.

*Adaptierende Therapieverfahren*

Diese sollen die Anpassung der Umwelt an die Bedürfnisse schluckgestörter Patienten ermöglichen.

*Platzierung der Nahrung und diätetische Maßnahmen*

Durch Platzierung der Nahrung kann bei beeinträchtigter Motorik oder Sensibilität der Zunge, bei erschwerter Mundöffnung oder inkomplettem Lippenschluss eine Verbesserung des oropharyngealen Schluckens erzielt werden.

Durch diätetische Maßnahmen, d. h. Modifikationen von Bolusvolumen, Konsistenz, Temperatur, Geschmack und Geruch, kann eine orale Nahrung ermöglicht bzw. eine Aspiration reduziert werden.

In enger Zusammenarbeit mit der Diätetik werden der Patient, das Pflegepersonal und seine Angehörigen beraten sowie ein individueller Diätplan erstellt, um das Aspirationsrisiko zu minimieren und eine an Kalorien, Nährstoffen und Vitaminen adäquate Ernährung sicherzustellen. Die jeweils erforderliche Konsistenz kann durch Nahrungsmittelverdicker (z. B. Johannisbrotkernmehl [Nestargel®], Maisstärke [Quick & Dick®], Gelatine) hergestellt werden. Flüssige Konsistenzen eignen sich bei Störungen der Kaubewegungen, lingualen Funktion, pharyngealen Peristaltik und des pharyngo-ösophagealen Sphinkters. Breiige Konsistenzen sind bei verspäteter Auslösung des Schluckreflexes und/oder unvollständigem Larynxverschluss indiziert. Die gleichzeitige Gabe zweier unterschiedlicher Konsistenzen (z. B. Nudelsuppe) kann durch den unterschiedlichen sensiblen Input beim dysphagischen Patienten zu Problemen führen.

*Hilfsmittel*

Als spezielle Hilfsmittel dienen Ess- und Trinkhilfen sowie intraorale Prothesen.

*Esshilfen:* Ein langer, speziell gebogener Löffel («Glossektomie-Löffel») erleichtert eine möglichst dorsale Platzierung der Nahrung auf der Zunge. Bei gestörter Arm- und Handfunktion haben sich Teller mit erhöhtem Rand, rutschfeste Unterlagen für Geschirr und Essbesteck, fixierbares Schneidbrett und speziell geformte Bestecke bewährt.

*Trinkhilfen:* Ein Becher mit ausgeschnittener Nasenkerbe ermöglicht eine anteflektierte Kopfhaltung beim Trinken.

*Prothesen:* Intraorale Prothesen können zur Verbesserung der Schluckfunktion bei großen Zungendefekten (> 25 %), massiven Zungenbewegungsstörungen (z. B. bilaterale Hypoglossuslähmung), Defekten im Bereich des Gaumens bzw. Gaumensegellähmungen beitragen. Sie dienen der passiven Hebung des Gaumensegels bzw. ermöglichen der Zunge den Kontakt mit dem Gaumen, um die orale Boluskontrolle und den Bolustransport zu verbessern. Die Anfertigung und Anpassung erfolgt in Kooperation mit Zahnmedizin/Kieferorthopädie.

*Ernährung des schluckgestörten Patienten*

Eine orale Ernährung ist nur beim wachen Patienten nach exakter Aspirationsdiagnostik möglich. Über die Art der Ernährung entscheidet nicht die Menge des Aspirates alleine, sondern das Ergebnis der klinischen und radiologischen Befunde. Werden mehr als 10 % des Bolus bei erhaltenem Hustenreflex aspiriert, sollte keine orale Ernährung mehr erfolgen. Die Toleranz gegenüber einer Aspiration ist jedoch unterschiedlich ausgeprägt und u. a. abhängig von begleitenden pulmonalen Erkrankungen, Immunlage und Allgemeinzustand des Patienten. Wesentlich ist, was, wieviel und wie oft aspiriert wird und ob ein Hustenreflex vorhanden ist.

Ein klinischer Gradmesser für eine ausreichende orale Ernährung sind das Körpergewicht und die Dauer des Schluckvorganges. Bei mehr als 10 Sekunden pro Bolustransport ergibt sich die Notwendigkeit einer zusätzlichen Sondenernährung.

Als Möglichkeiten einer *non-oralen Ernährung* stehen die *transnasale Magensonde* oder *die perkutane endoskopische Gastrostomie (PEG-Sonde)* zur Verfügung.

Die transnasale Magensonde wird bei einer nicht länger als 4 Wochen zu erwartender non-oralen Ernährung herangezogen. Ihre Nachteile und Risiken sind mögliche nasale, pharyngeale, laryngeale und ösophageale Irritationen, die Verstärkung von Retentionen, vermehrter gastro-ösophagealer Reflux sowie eine ästhetische Beeinträchtigung.

Bei länger als 4- bis 6-wöchiger zu erwartender non-oraler Ernährung ist eine *PEG-Sonde* indiziert.

### Der tracheostomierte Patient

Bei vital gefährdender Aspiration mit rezidivierenden Pneumonien wird ein *Tracheostoma* angelegt, das ein Absaugen aspirierten Materials («Trachealtoilette») und die endoskopische Inspektion der Trachea sicherstellt. Ein bereits bestehendes Tracheostoma sollte erst nach Abschluss der Schluckrehabilitation aufgelassen werden.

Als mögliche Nachteile eines Tracheostomas gelten eine verminderte Larynxelevation durch Fixierung der Trachea an der Haut des Halses und ein ungenügender Larynxverschluss. Bei gecufften Kunststoffkanülen werden außerdem beobachtet:

● Beeinträchtigung der Stimmlippenadduktion sowie des Hustenreflexes infolge von Sensibilitätsstörungen bei fehlendem laryngealen Luftstrom
● teilweise Kompression des Ösophagus
● fehlende gustatorische und olfaktorische Reize.

Wenn medizinisch vertretbar, sollte daher einer ungecufften Kanüle der Vorzug gegeben werden. Ein Cuff bietet zudem keinen völligen mechanischen Schutz vor Aspiration.

Beim ärztlich überwachten Schluckversuch sollte beim tracheostomierten Patienten beachtet werden:

● Cuff entleeren, wenn möglich, Siebkanüle oder Sprechkanüle mit Ventil einsetzen; der Patient kann bei intakter Stimmlippenbeweglichkeit phonieren, räuspern und husten
● Tracheostoma während des Schluckversuches digital verschließen; dadurch versucht man, den oralen und subglottischen Druck zu normalisieren.

In manchen Fällen kann es notwendig sein, die Kanüle während des Schluckversuchs zu entfernen.

## 8.6.2 Chirurgische Therapie

> Wenn trotz suffizienter funktioneller Schlucktherapie eine Aspiration nicht beherrscht und eine ausreichende orale Ernährung nicht erzielt werden kann, sind schluckchirurgische Maßnahmen indiziert.

*Konservative chirurgische Verfahren* streben die Erhaltung der laryngealen Atmung und physiologischen Stimmgebung an; dazu gehören u. a. die krikopharyngeale Myotomie (chemisch durch die Applikation von Botulinumtoxin, endoskopisch oder via Zervikotomie), Stimmlippenaugmentation/-medialisierung, Pharynxraffung, Larynxsuspension, horizontale Epiglottoplastik und laterale/translaryngeale Krikoidresektion.

Als Ultima ratio kommen *radikale chirurgische Verfahren* zum Einsatz. Sie führen zu einer reversiblen oder irreversiblen Trennung der Atem- und Speisewege mit Verlust der normalen Stimmfunktion und Notwendigkeit eines Tracheostomas, wie z. B. Tracheostomie, Larynxstent, Larynxverschluss (supraglottisch, glottisch oder subglottisch), laryngeale Diversion, laryngotracheale Separation oder Laryngektomie.

# Literatur

Aviv, J.E., Kim, T., Sacco, R.L., Kaplan, S., Goodhart, K., Diamond, B., Close, L.G.: FEESST. A new bedside endoscopic test of the motor and sensory components of swallowing. Ann Otol Rhinol Laryngol 107: 378 – 387, 1998.

Bartolome, G. et al.: Diagnostik und Therapie neurologisch bedingter Schluckstörungen. G. Fischer, Stuttgart, 1993.

Bartolome, G. et al.: Schluckstörungen. Diagnostik und Rehabilitation. 2. Auflage, München, Urban & Fischer, 1999.

Bastian, R.W.: The videoendoscopic swallowing study: An alternative and partner to the videofluoroscopic swallowing study. Dysphagia 8, 359 – 367, 1993.

Bastian, R.W.: Videoendoscopic evaluation of patients with dysphagia: An adjunct to the modified barium swallow. Otol HNS, 104, 339 – 350, 1991.

Bigenzahn, W., Denk, D.M.: Oropharyngeale Dysphagien. Ätiologie, Klinik, Diagnostik und Therapie von Schluckstörungen. Thieme, Stuttgart, 1999.

Böhme, G.: Sprach-, Sprech-, Stimm- und Schluckstörungen. Band 1: Klinik. G. Fischer, Stuttgart, 1997.

Denk, D.M., Swoboda, H., Schima, W., Eibenberger, K.: Prognostic factors for swallowing rehabilitation following head and neck cancer surgery. Acta Otolaryngol (Stockh) 117, 769 – 774, 1997.

Denk, D.M., Kaider, A.: Videoendoscopic biofeedback: a simple method to improve the efficacy of swallowing rehabilitation of patients after head and neck surgery. ORL 59, 100–105, 1997.

Denk, D.M.: Konservative Dysphagie-Therapie nach Kopf-Hals-Tumoren. In: Böhme, G. (Hrsg.): Sprach-, Sprech-, Stimm und Schluckstörungen. Band 2: Therapie, G. Fischer, Stuttgart, 1998.

Denk, D.M.: Phoniatrische Aspekte oropharyngealer Dysphagie in Diagnostik und Therapie. HNO 44, 339–353, 1996.

Halama, A.R.: Surgical treatment of oropharyngeal swallowing disorders. Acta oto-rhino-laryngologica belg. 48, 217–227, 1994.

Hamdy, S., Aziz, Q., Rothwell, J.C., Sink, K.D., Barlow, J., Hughes, D.G., Tallis, R.C., Thompson, D.G.: The cortical topography of human swallowing musculature in health and disease. Nature Medicine 2 (11), 1217–1224, 1996.

Höfler, H., Swoboda, H.: Chirurgische Therapie oropharyngealer Schluckstörungen. In: Bigenzahn, W., Denk, D.M.: Oropharyngeale Dysphagien. Ätiologie, Klinik, Diagnostik und Therapie von Schluckstörungen. Thieme, Stuttgart, 1999.

Jones, B., Donner, M.W. (Hrsg): Normal and abnormal swallowing. Springer Verlag, New York, 189–202, 1991.

Langmore, S.E.: Endoscopic Evaluation and Treatment of Swallowing Disorders. Thieme, New York – Stuttgart, 2001.

Langmore, S., Schatz, K., Olsen, N.: Fiberoptic examination of swallowing safety: A new procedure. Dysphagia 2, 216–219, 1988.

Logemann, J.: Manual for the videofluorographic study of swallowing. 2nd ed, Pro-ed, Texas, 1993.

Logemann, J.A.: Dysphagia: Evaluation and treatment. Folia Phoniatr. Logop. 47, 140–164, 1995.

Logemann, J.A.: Evaluation and treatment of swallowing disorders. Pro-ed, Austin, Texas, 1998.

Logemann, J.A.: Therapy for oropharyngeal swallowing disorders. In: Perlmann, A.L., Schulze-Delrieu, K.S.: Deglutition and its disorders. Singular Publishing Group, San Diego-London, 449–461, 1997.

Park, R.H., Allison, M.C., Lang, J., Spence, E., Morris, A.J., Danesh, B.J., Russel, R.I., Mills, P.R.: Randomised comparison of percutaneous endoscopic gastrostomy and nasogastric tube feeding in patients with persisting neurological dysphagia. BMJ 30 (304[6839]), 1406–9, 1992.

Perlman, A.L., Schulze-Delrieu, K. (Hrsg): Deglutition and it's disorders. Singular Publishing Group, San Diego, 383–418, 1997.

Schröter-Morasch, H.: Klinische Untersuchung der am Schluckvorgang beteiligten Organe. In: Bartolome, G. et al. (Hrsg): Diagnostik und Therapie neurologisch bedingter Schluckstörungen. G. Fischer, Stuttgart, 73–108, 1993.

# 9. Grundlagen II: Nervensystem

> Für das Verständnis von Sprach- und Sprechstörungen ist die Kenntnis des elementaren Aufbaus und der Funktionsprinzipien des Nervensystems (NS) – speziell des Gehirns – von wesentlicher Bedeutung. Dies gilt für alle Disziplinen, die sich mit kommunikationsgestörten Patienten beschäftigen. Nur neurophysiologisch orientierte Untersuchungs- und Behandlungspläne können optimale Ergebnisse bringen.

## 9.1 Gliederung des Nervensystems

Das Nervensystem des Menschen besteht aus dem zentralen NS (ZNS), das sind Gehirn und Rückenmark, sowie dem peripheren NS, das sind Hirn- und Rückenmarksnerven mit allen ihren Aufzweigungen und Verbindungen. Funktionell unterteilt man das NS in ein somatisches und ein autonomes NS.

### 9.1.1 Autonomes (vegetatives) Nervensystem

Das autonome Nervensystem besteht aus zwei antagonistisch wirkenden Anteilen: dem Sympathikus (versetzt den Organismus in den Zustand erhöhter Leistungsbereitschaft) und dem Parasympathikus (Erholungs- und Schonungszustand). Es arbeitet autonom, d. h. es ist der direkten willkürlichen Kontrolle weitgehend entzogen. Seine Hauptaufgabe ist die Kontrolle und Konstanthaltung des «inneren Milieus» im Organismus und die Regulierung der Organfunktionen entsprechend den wechselnden Umweltbedingungen.

Die oberste Integrationsebene im ZNS ist der Hypothalamus im Zwischenhirn, weitere Zellgruppen von Sympathikus und Parasympathikus liegen im Hirnstamm und Rückenmark. Die peripheren Fasern verlaufen teils gemeinsam mit somatischen Nervenfasern, teils isoliert. Beim Sympathikus bilden periphere Nervenzellen und -fasern den beidseits der Wirbelsäule gelegenen Grenzstrang, von dem sympathische Fasern zu den Erfolgsorganen (Eingeweide und Blutgefäße) ziehen. Die Fasern des Parasympathikus werden hauptsächlich im N. vagus (X. Hirnnerv) zu den Zielorganen geleitet.

### 9.1.2 Somatisches Nervensystem

Das somatische NS dient der bewussten Wahrnehmung bzw. der Auseinandersetzung des Organismus mit dem «äußeren Milieu». Es nimmt Reize aus der Umwelt auf, verarbeitet diese und initiiert Bewegungsabläufe. Zum Großteil ist es dem Bewusstsein und der Willkürkontrolle unterworfen.

Der zentrale Anteil (ZNS) besteht aus Gehirn und Rückenmark (RM), die in einem flüssigkeitsgefüllten Raum (Liquorraum) – eingehüllt von den Hirn- bzw. Rückenmarkshäuten – geschützt im Schädel sowie Wirbelkanal liegen.

Das periphere Nervensystem besteht aus 12 Paar Hirnnerven, die aus dem Gehirn austreten und durch besondere Öffnungen den Schädel verlassen, sowie 31 (bis 35) Paar Rückenmarksnerven (Spinalnerven), die vom Rückenmark kommend ihren Weg aus dem Wirbelkanal durch die Zwischenwirbellöcher zum Erfolgsorgan nehmen.

Über afferente Nerven werden Umweltreize von den Sinneszellen sowie Reize aus dem Körperinneren zum ZNS geleitet (sensible aufsteigende Bahnen), efferente Nerven leiten Befehle vom ZNS in die Peripherie (motorische absteigende Bahnen).

# 9.2 Feinstruktur und Funktion des Nervengewebes

Das Nervengewebe besteht aus den Nervenzellen mit ihren Fortsätzen sowie den Hüll- und Stützzellen (im ZNS Gliazellen, im peripheren NS Schwannsche Zellen).

### 9.2.1 Nervenzellen

Die Nervenzelle (Ganglienzelle, Neuron) bildet die eigentliche Funktionseinheit des NS mit der Aufgabe der Informationsverarbeitung.

Im reifen Zustand sind Neurone nicht mehr teilungsfähig, d. h., die individuelle Anzahl der Ganglienzellen eines Menschen steht bereits bei der Geburt fest. Sie wird beim menschlichen Gehirn auf 25 Billionen geschätzt (Abb. 9.1).

Die Nervenzelle besteht aus dem Zellkörper mit dem Zellkern und den Zellorganen, einer verschieden großen Zahl baumartig verästelter Fortsätze (Dendriten), die dem Erregungsempfang und der Vergrößerung der Zelloberfläche die-

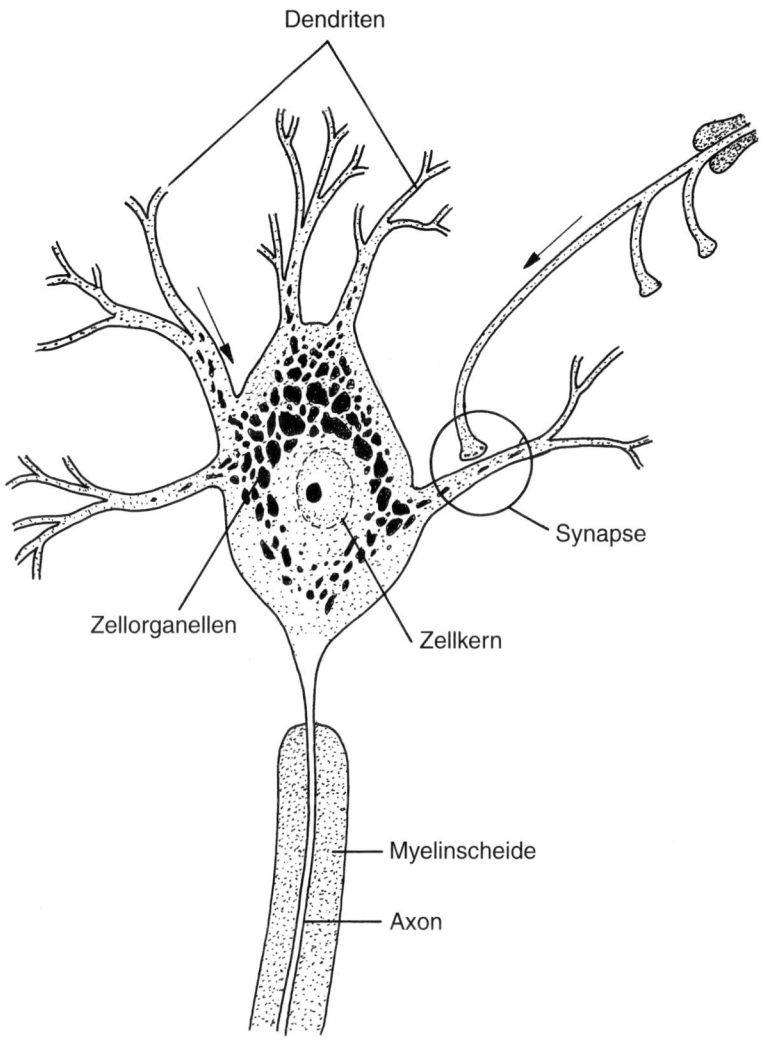

**Abbildung 9.1:** Nervenzelle mit Zellkern, Zellorganellen und Fortsätzen.

nen, sowie dem Neurit (Axon), über den die Erregung weitergeleitet wird. Das Axon endet an anderen Neuronen oder an Muskelzellen und bildet zusammen mit dem anliegenden Membranabschnitt der nachgeschalteten Zelle den Ort der Erregungsübertragung (Synapse). Das Axon ist in seinem Verlauf von Hüllzellen umgeben, die bei den markhaltigen Nervenfasern eine Markscheide (Myelinscheide) ausbilden.

Im peripheren NS sind mehrere Nervenfasern in Bindegewebe (Endoneurium) eingebettet und von einer Bindegewebshülle (Perineurium) umgeben; wiederum durch Bindegewebe (Epineurium) werden mehrere solcher Bündel (Faszikel) zum eigentlichen «Nerven» zusammengefasst.

Das ruhende Neuron weist gegenüber dem extrazellulären Raum eine Potenzialdifferenz (Membranpotenzial, Ruhepotenzial) von –80 mV auf, welche hauptsächlich durch aktiven Transport von Natrium-Ionen aus der Zelle zustande kommt. Trifft ein Reiz auf die Zellmembran, so wird das Ruhepotenzial gestört, es kommt zur Depolarisation. Erreicht die Depolarisation den Wert des Schwellenpotenzials (–50 mV), so wird ein Aktionspotenzial (AP) ausgelöst, d. h. es kommt zu einem völligen Zusammenbruch des Ruhepotenzials mit anschließendem raschem Wiederaufbau.

Das AP ist ein konstanter Ablauf von Depolarisation und Repolarisation der Membran, sobald diese über das Schwellenpotenzial hinaus depolarisiert wird. Der Ablauf des AP ist konstant, es folgt dem «Alles oder Nichts»-Gesetz. Es pflanzt sich im Axon fort und erreicht im Rückenmark eine Leitungsgeschwindigkeit bis zu 120 m/s.

## 9.2.2 Gliazellen

Die Gliazellen sind verschieden große und teilweise mit verästelten Fortsätzen ausgestattete Zellen im ZNS, die vornehmlich Stütz- und Isolierfunktion besitzen. Auf Schnittflächen des Gehirns bzw. des RM unterscheidet man eine graue Substanz (Ansammlung von Nervenzellen) und eine weiße Substanz (Faserbahnen, die durch ihre von den Gliazellen gebildeten Markscheiden weiß erscheinen).

Im RM liegt die graue Substanz zentral und wird von der weißen Substanz umschlossen. Im Hirnstamm und Zwischenhirn sind graue und weiße Substanz wechselnd verteilt. Im Großhirn liegt die graue Substanz außen und bildet die Hirnrinde (Kortex), die weiße Substanz befindet sich innen, analog ist auch der Aufbau des Kleinhirns.

## 9.2.3 Synapsen

Synapsen sind Verbindungsstellen zwischen zwei erregbaren Zellen, z. B. motorische Endplatte zwischen Nerven- und Muskelzelle.

Der Endknopf eines Axons tritt mit einem Dendriten oder einem Abschnitt des Zellkörpers in Kontakt. Die Membranbezirke im Bereich der Kontaktstelle werden als prä- bzw. postsynaptische Membran bezeichnet. Im präsynaptischen Anteil befindet sich eine große Anzahl synaptischer Bläschen, die Transmittersubstanz enthalten. Durch Depolarisation der präsynaptischen Membran wird der Transmitter freigesetzt und gelangt über den synaptischen Spalt zum postsynaptischen Membranabschnitt, wo er eine Depolarisation durch Permeabilitätserhöhung hervorruft. Wird dabei das Schwellenpotenzial erreicht, kommt es zu einem Aktionspotenzial.

In Rückenmark und Gehirn nehmen die großen Nervenzellen mit ihren Ausläufern Kontakt zu vielen Tausenden anderer Nervenzellen auf. Als Verbindungsstellen erfüllen dabei die Synapsen wichtige Aufgaben:

- Synapsen haben Ventilfunktion, d. h. die Erregungsübertragung erfolgt nur in einer Richtung.

- Synapsen sind modifizierbar, d. h. sie leiten bei häufiger Benutzung besser (bei Lern- und Gedächtnisprozessen von Bedeutung).

- Synapsen sind Angriffspunkte von Medikamenten (z. B. Antidepressiva, Antiepileptika, Narkotika).

## 9.3 Das Zentralnervensystem

### 9.3.1 Hüllen des ZNS

Gehirn und Rückenmark werden von drei Hüllen, den Rückenmarks- bzw. Hirnhäuten (Meningen) umgeben. Die harte Hirnhaut (Dura mater) kleidet den Wirbelkanal nach außen bzw. die Schädelkapsel aus, der sie an manchen Stellen fest anliegt (Zerreißungsgefahr bei Verletzungen). Von den beiden weichen Hirnhäuten liegt die Arachnoidea (Spinngewebshaut) der Dura innen an. Sie kleidet den Liquorraum, der den Liquor cerebrospinalis enthält, aus. Die Pia mater (Gefäßhaut) folgt genau den Windungen des Gehirns und liegt auch dem Rückenmark fest an; von ihr dringen Gefäße ins Rückenmark bzw. ins Gehirn ein.

Im Gehirn befindet sich eine Anzahl von Hohlräumen, die vier Ventrikel oder Hirnkammern. Sie stehen untereinander in Verbindung; der vierte Ventrikel setzt sich als Canalis centralis ins Rückenmark hin fort. In den beiden Seitenventrikeln wird in einem lockeren, gefäßreichen Gewebe der Liquor cerebrospinalis (Hirn-Rückenmark-Flüssigkeit) gebildet. Er gelangt durch das Dach des vierten Ventrikels in den Subarachnoidalraum und umfließt von hier aufsteigend das Gehirn und absteigend das Rückenmark. Er dient als Wärme- und mechanischer Schutz und sorgt für den Abtransport von bestimmten Stoffwechselprodukten.

## 9.3.2 Rückenmark

*Aufbau*

Das Rückenmark (RM) ist ein im Wirbelkanal der Wirbelsäule gelegener, annähernd zylindrischer Körper aus Nervengewebe, von dem nach vorne Nerven abgehen und in den von hinten Nerven eintreten. Kopfwärts geht das RM ins verlängerte Mark (Medulla oblongata) über. Im unteren Anteil läuft es in Höhe des ersten Lendenwirbels konisch zusammen und endet als dünner Strang.

Dem Ursprung der Rückenmarksnerven entsprechend unterscheidet man einen Halsabschnitt mit 8 Halsnerven, einen Brustabschnitt mit 12 Brustnerven, einen Lendenabschnitt mit 5 Lendennerven, einen Kreuzabschnitt mit 5 Kreuznerven und einen Steißabschnitt mit einem Steißnerv. Insgesamt gibt es 31 paarig angelegte Rückenmarksnerven (Spinalnerven).

Am Querschnitt des RM erkennt man ein charakteristisches Bild, das durch graue und weiße Substanz sowie Nervenwurzeln gebildet wird (Abb. 9.2). An der innen gelegenen, schmetterlingsförmigen grauen Substanz unterscheidet man das Vorderhorn mit den motorischen Vorderhornzellen, deren efferente Fasern durch die Vorderwurzel zur Muskulatur ziehen, und das Hinterhorn, das sensible Neurone der verschiedenen afferenten Systeme enthält. Die afferenten sensiblen Fasern, deren Neurone die Spinalganglien bilden, treten durch die Hinterwurzel

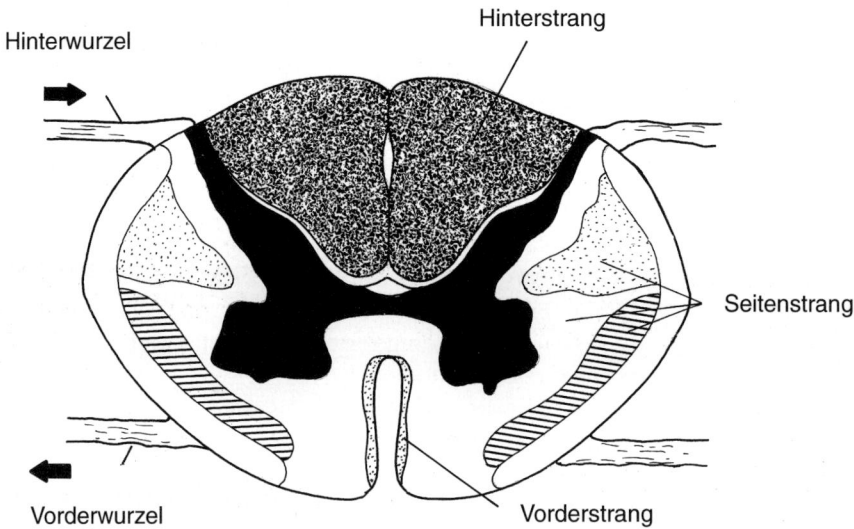

**Abbildung 9.2:** Rückenmarksquerschnitt in Höhe des Zervikalmarks mit Spinalwurzeln, zentral gelegener grauer Substanz sowie Vorder-, Seiten- und Hinterstrang.

ein. Im Brustabschnitt lässt sich noch ein Seitenhorn abgrenzen, das Anteile des vegetativen NS enthält.

Die weiße Substanz, die aus den Faserbahnen des RM besteht, wird in einen Vorderseiten- und Hinterstrang unterteilt. Sie enthält efferente und afferente Bahnen und den Eigenapparat des RM.

*Rückenmarksfunktionen*

*Reflexfunktion*: Das Rückenmark ermöglicht eine große Anzahl von Reflexen an Rumpf und Gliedmaßen, d. h. von Reaktionen, die nicht die Mitwirkung des Großhirns verlangen und deshalb schneller ablaufen als bewusste Reaktionen. Im allgemeinen sind es stereotype motorische und sekretorische Reaktionen des Organismus auf sensible Reize, die als Schutzmechanismus dienen. Der Reflexbogen ist ein neuronaler Schaltkreis aus dem Rezeptor bzw. Sinneszelle, Reflexzentrum als Umschaltstelle im RM sowie der efferenten Bahn zum Erfolgsorgan.

*Leitungsfunktion*: In der weißen Substanz enthält das RM viele Bahnen (Nervenfaserbündel), die Impulse heran- und fortführen. Die aufsteigenden (afferenten) Bahnen haben im allgemeinen eine sensible Funktion, sie leiten die Impulse von den Sinneszellen zu den höher gelegenen Teilen des ZNS. Die absteigenden (efferenten) Bahnen haben eine motorische Funktion, sie leiten Impulse von höher gelegenen Zentren zu den Vorderhornzellen, die sie ihrerseits an die quergestreiften Muskeln weitergeben. Ein drittes System von kurzen Assoziationsbahnen liegt an der Grenze zwischen grauer und weißer Substanz und verbindet benachbarte Rückenmarkssegmente funktionell miteinander.

*Rückenmarkserkrankungen*

Bei RM-Erkrankungen sind die Symptome (Lähmung, Schmerzen, Sensibilitätsstörung, Inkontinenz) stets abhängig von der Lokalisation des Herdes. Häufige Ursachen sind

- traumatische (Querschnitts-Syndrom durch Wirbelfraktur und -luxation),
- entzündliche (Myelitis, Multiple Sklerose),
- degenerative (Diskusprolaps, Vertebrostenose),
- neoplastische (Metastasen oder RM-Tumoren) und
- vaskuläre Schädigungen.

## 9.3.3 Lähmungen (Abb. 9.3)

Die Ursache für motorische Ausfälle, d. h. die Unfähigkeit, einzelne Muskeln bzw. Muskelgruppen zu bewegen, besteht entweder in einer Störung der Innervation (neurogene Lähmung) oder in einer Erkrankung der Muskulatur selbst (myogene Lähmung). Die neurogenen Lähmungen werden unterteilt in:

- Periphere (schlaffe) Lähmungen mit Läsion des 2. motorischen Neurons: Die Muskulatur wird atrophisch (verkümmert), der Tonus (Muskelspannung) ist vermindert, die Eigenreflexe fehlen.
- Zentrale (spastische) Lähmungen mit Läsion des 1. motorischen Neurons: Die betroffenen Extremitäten zeigen keine Muskelatrophie, aber einen spastischen Lähmungstyp mit erhöhtem Anfangswiderstand bei passiven Bewegungen und gesteigerten Eigenreflexen.

Nach der topographischen Verteilung der Lähmung unterscheidet man eine Monoplegie (Lähmung einer Extremität), eine Para- oder Diplegie (Lähmung beider Beine), eine Tetraplegie (Lähmung aller vier Extremitäten) und eine Hemiplegie (Lähmung einer Körperhälfte). Eine vollständige Lähmung heißt Plegie, als Parese bezeichnet man eine inkomplette Lähmung.

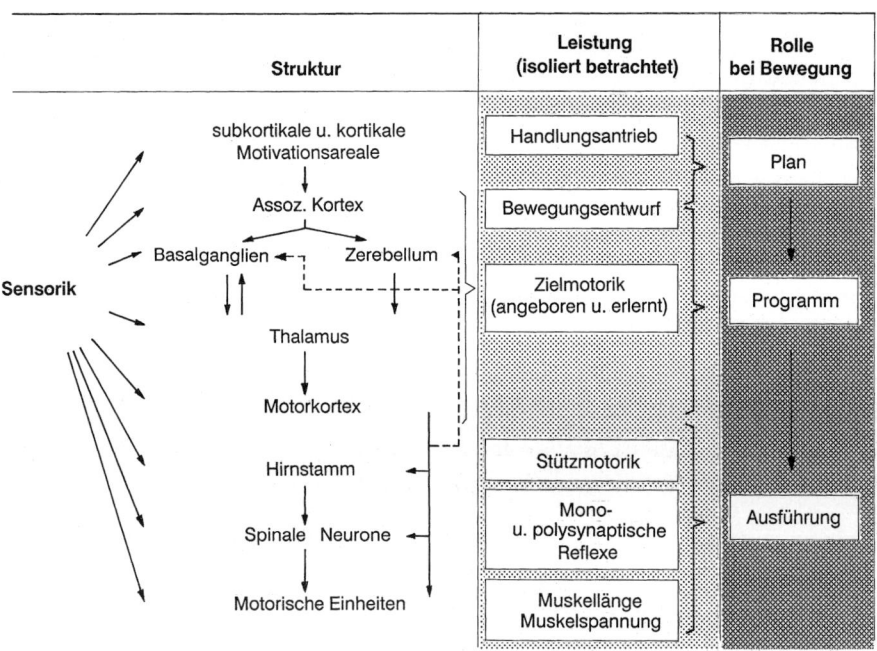

**Abbildung 9.3:** Funktion des motorischen Systems. Diagramm der spinalen und supraspinalen motorischen Zentren mit ihren wichtigsten Verbindungen (aus Poeck 1992).

Der Myasthenia gravis (Symptome: Schwäche und abnorme Ermüdbarkeit der Muskulatur) liegt keine neurogene Störung, sondern eine Störung der neuromuskulären Erregungsübertragung an der motorischen Endplatte zugrunde.

Läsionen des extrapyramidal-motorischen Systems führen nicht zu Lähmungen, sondern zu Bewegungsstörungen und Tonusveränderungen, z. B. Rigor.

### 9.3.4 Hirnstamm

*Aufbau*

Das Mittelhirn (Mesenzephalon), die Brücke (Pons) und das verlängerte Mark (Medulla oblongata) werden im klinischen Sprachgebrauch unter dem Begriff Hirnstamm zusammengefasst. Die drei Abschnitte gehen kontinuierlich ineinander über und weisen einen dem RM analogen inneren Aufbau, bestehend aus Bahnsystemen (weiße Substanz) und Kerngebieten (graue Substanz), auf. In Brücke und verlängertem Mark befinden sich neben den langen motorischen und sensiblen Bahnen Ursprungskerne von Hirnnerven; daneben liegen Koordinationszentren für lebenswichtige Körperfunktionen wie Atmungs- und Kreislaufregulation sowie Umschalt- und Koordinationszentren der extrapyramidal-motorischen Bahnen.

Das Mittelhirn als oberster Hirnstammanteil leitet zum Zwischenhirn über; es beherbergt im ventralen Anteil die großen Bahnen vom Großhirn, Kerngebiete von Hirnnerven und des extrapyramidal-motorischen Systems sowie im dorsalen Anteil die Vierhügelplatte mit Umschaltstellen für die Hör- und Sehbahn.

In allen Abschnitten des Hirnstamms finden sich verstreut gelegene Nervenzellen verschiedener Größe mit netzartig verknüpften Fortsätzen, die Formatio reticularis. Sie hat afferente und efferente Verbindungen zu fast allen anderen Abschnitten des ZNS, besonders zum Thalamus.

*Funktionen*

Der Hirnstamm enthält:

- Vegetative Zentren für vitale Lebensfunktionen; sie liegen hauptsächlich in der Medulla oblongata, z. B. Atemzentrum, Kreislaufzentrum.

- Reflexzentren, z. B. Blinzelreflex (Kornealreflex), Nies- und Hustenreflex, Schluckreflex. Halte- und Stellreflexe zur Aufrechterhaltung der normalen Körperhaltung und des Körpergleichgewichtes.

- Das aufsteigende retikuläre Aktivierungssystem (ARS): In der Formatio reticularis lokalisiertes System, dessen aszendierend zur Großhirnrinde gelangenden Impulse den jeweiligen Wachzustand (Vigilanz) beeinflussen.

*Pathologie des Hirnstamms*

Eine strukturelle oder funktionelle Schädigung der Formatio reticularis führt zu einer progredienten Bewusstseinstrübung bis zum Koma. Infolge erhöhten Hirndrucks kann es durch Hirnstammkompression zu Beuge- oder Streckkrämpfen bis zum Atemstillstand kommen (z. B. Hirnstammeinklemmungssymptomatik bei SHT). Bei verminderter Blutzirkulation treten Zeichen der vertebrobasilären Insuffizienz (Schwindel, Hörminderung, Nystagmus, Dysarthrie, Drop attacks, Ataxie und Augenmuskellähmungen) bis hin zu kompletten Lähmungen (Alternans-Syndrome) auf.

## 9.3.5 Hirnnerven

Die Hirnnerven (HN) gelangen durch Öffnungen in der Schädelbasis in die Peripherie. Im Einzelnen unterscheidet man:

| | | |
|---|---|---|
| I. HN | Riechnerv | wird von den Fortsätzen der Sinneszellen des Riechorgans gebildet |
| II. HN | Sehnerv | entspricht einer Leitungsbahn des Zwischenhirns zur Netzhaut |
| III., IV., VI. HN | Augenmuskelnerven | versorgen die Muskeln zur Bewegung des Auges |
| V. HN | N. trigeminus | vor allem für sensible Innervation des Gesichtsbereichs |
| VII. HN | N. facialis | Gesichtsnerv; versorgt mimische Muskulatur |
| VIII. HN | N. statoacusticus | Hör- und Gleichgewichtsnerv |
| IX. HN | N. glossopharyngeus | an der motorischen und sensiblen Versorgung von Gaumen, Rachen und hinterer Zunge beteiligt |
| X. HN | N. vagus | innerviert Schlund- und Kehlkopfmuskulatur; enthält großen parasympathischen Anteil |
| XI. HN | N. accessorius | versorgt Nackenmuskel |
| XII. HN | N. hypoglossus | motorischer Zungennerv |

Am Sprechakt sind in erster Linie die HN V, VII, IX, X und XII beteiligt. Periphere Lähmungen dieser Nerven können zu einer Störung der Artikulation (Dysarthrie, siehe Kap. 10) führen.

### 9.3.6 Kleinhirn

Das Kleinhirn (Zerebellum) liegt in der hinteren Schädelgrube und ist mit der Brücke über die Kleinhirnstiele verbunden. Es weist eine Hemisphärengliederung auf und besitzt an der Oberfläche eine Vielzahl schmaler Windungen. Die Schnittfläche zeigt oberflächlich eine baumartig verästelte Rindenschicht (graue Substanz), das Marklager (weiße Substanz) und die Kleinhirnkerne. Afferente Bahnen stammen vom Großhirn, der Medulla oblongata sowie vom RM, efferente Systeme ziehen vor allem zu den Kernen des extrapyramidal-motorischen Systems.

Das Kleinhirn ist ein Integrationsorgan für die Koordination und Feinabstimmung der Körperbewegungen und für die Regulierung des Muskeltonus; gemeinsam mit dem extrapyramidal-motorischen System ist es auch für die Aufrechterhaltung des Körpergleichgewichts zuständig. Die Anpassung und Glättung der Bewegungen erfolgt durch ständiges Vergleichen der aktuellen Körperstellung mit der vom Kortex signalisierten Position.

Kleinhirnläsionen manifestieren sich in Form von Störungen der automatischen Bewegungsabläufe, des Muskeltonus und des Gleichgewichts. Charakteristische Symptome sind:

- Zerebelläre Ataxie: Hin- und Herschwanken um die ideale Bewegungslinie (Extremitätenataxie, Fallneigung, Gangabweichung).

- Dysmetrie: Unfähigkeit, eine Zielbewegung rechtzeitig vor dem Ziel zu stoppen (Vorbeizeigen).

- Intentionstremor: Tremor, der bei Zielbewegungen auftritt und umso stärker wird, je mehr sich der Finger dem Ziel nähert.

- Skandieren: Abgehackte, explosive Sprechweise durch fehlende Synergie der Sprechmuskulatur (zerebelläre Dysarthrie).

### 9.3.7 Extrapyramidal-motorisches System

Das extrapyramidal-motorische System (EPS) umfasst Zentren und Bahnen des Gehirns, die neben der Pyramidenbahn regelnd in die Motorik eingreifen. Seine Kerngebiete liegen in Großhirn und Hirnstamm (Basalganglien). Über aufsteigende Bahnen werden motorische Rindengebiete beeinflusst, absteigende Bahnen

ziehen zu den motorischen Hirnnervenkernen und den motorischen Vorderhornzellen des RM; sie üben sowohl einen fördernden als auch hemmenden Einfluss
auf die motorischen Reflexe aus und sind weiters auch für die Regulation des
Muskeltonus verantwortlich. Die Aufgabe des EPS ist die automatische Ausführung von Bewegungen zur Haltungskontrolle (Aufrechterhaltung des Körpergleichgewichts) sowie bei Körperbewegungen, z. B. Gehen, Laufen. Läsionen der
Basalganglien führen zu charakteristischen Bewegungsstörungen.

Beim hyperkinetisch-dystonen Syndrom beobachtet man unwillkürliche, übersteigerte und abnorme Bewegungen, verbunden mit einer Ruhehypotonie der
Muskulatur, z. B. Athetose, Chorea, Dystonie.

Beim hypokinetisch-rigiden Syndrom besteht neben einer auffälligen Armut
der Spontanbewegungen eine Tonuserhöhung der Muskulatur, z. B. Parkinson-
Syndrom.

## 9.3.8 Zwischenhirn

Das Zwischenhirn umgibt den dritten Hirnventrikel und wird fast zur Gänze von den
beiden Großhirnhemisphären verdeckt. Der größere, hintere Abschnitt besteht aus
dem Kernmassiv des Thalamus, der vordere Anteil wird vom Hypothalamus gebildet.

*Thalamus*

Die Kerne des Thalamus sind über entsprechende Fasersysteme mit anderen Teilen
des ZNS, besonders der Großhirnrinde, dem extrapyramidal-motorischen System,
dem Kleinhirn und dem RM verbunden, weiters findet in ihnen eine Umschaltung der optischen und akustischen Bahnen statt.

Der Thalamus ist die zentrale, subkortikale Sammel- und Umschaltstelle für
alle der Großhirnrinde zufließenden sensibel-sensorischen Informationen aus der
Umwelt (Ausnahme: Riechbahn) und der Innenwelt («Tor zum Bewusstsein»).
Außerdem ist er ein Koordinationszentrum für die Verknüpfung und affektbe-
tonte Färbung von sensibel-sensorischen Empfindungen (Lust-, Unlustempfin-
dungen) und am Zustandekommen der sog. Ausdrucksbewegungen (z. B. Schmerz-
äußerungen) beteiligt.

*Hypothalamus*

Der Hypothalamus enthält die Steuerzentren des autonomen NS; er wird als Kon-
trollorgan für viele elementare Lebensfunktionen wie z. B. Wasserhaushalt, Ther-
moregulation, Kreislauf, Nahrungsaufnahme, Stoffwechsel sowie Wach- und
Schlafzustand angesehen. Vom Hypothalamus aus wird die Tätigkeit der Hirnanhangsdrüse (Hypophyse) gesteuert und diese zur Produktion von stimulierenden

bzw. «-tropen» Hormonen aktiviert; mittels dieser Hormone werden z. B. das Wachstum, die Geschlechtszyklen, die Schilddrüsenfunktion gesteuert.

### 9.3.9 Großhirn

Die beiden Großhirnhemisphären sind durch eine Längsfurche voneinander getrennt und in deren Tiefe durch den Balken (Corpus callosum) verbunden. Die äußere Oberfläche wird durch die gefaltete Hirnrinde (Cortex cerebri), die 2 bis 3 mm dick ist, gebildet. Darunter liegt eine breite Schicht weißer Substanz (Bahnsysteme, Marklager). Noch tiefer in den Hemisphären liegen Kerngebiete, die den Basalganglien angehören.

Jede Hemisphäre wird in vier große Lappen unterteilt, deren Benennung sich aus der Lage zum knöchernen Schädel ableitet, und zwar werden ein Stirnlappen (Lobus frontalis), Scheitellappen (Lobus parietalis), Hinterhauptslappen (Lobus occipitalis) und Schläfenlappen (Lobus temporalis) unterschieden (Abb. 9.4).

Das Marklager enthält die Bahnsysteme des Großhirns, nämlich

- Projektionsfasern: große auf- und absteigende Bahnen wie z. B. die Pyramidenbahn

- Assoziationsfasern: Verbindungen innerhalb einer Hemisphäre

- Kommissurenfasern, die beide Hemisphären miteinander verbinden.

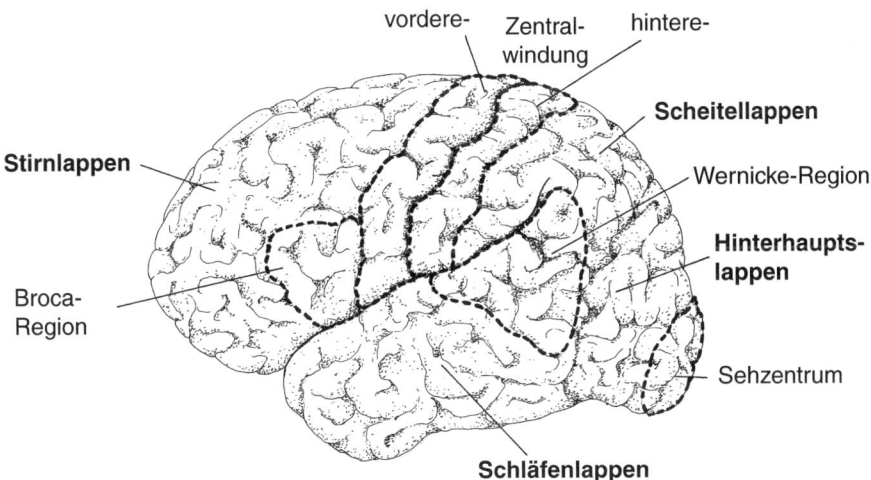

**Abbildung 9.4:** Anatomische und funktionelle Gliederung der dominanten Hemisphäre.

An der Rinde werden motorische, primär rezeptive Areale und Assoziationsfelder unterschieden. Hinsichtlich der Leistungen des Großhirns wird eine Unterteilung in Neokortex und limbisches System getroffen.

*Neokortex*

Zum Neokortex gehört beim Menschen der weitaus größte Teil des Großhirns. An seine Intaktheit sind die wichtigsten höheren Funktionen des NS wie Bewusstsein, Intelligenz, Sprache, Gedächtnis und Wille gebunden. Nur diejenigen Sinnesreize werden bewusst wahrgenommen, die bis zur Hirnrinde geleitet werden. Werden die Verbindungen des Kortex zu den subkortikalen Zentren unterbrochen, tritt eine tiefe Bewusstlosigkeit ein (apallisches Syndrom).

Die Hemisphären machen im Laufe der Entwicklung eine Spezialisierung durch, sodass bestimmte Fähigkeiten an kortikale Areale gebunden sind, die nur in einer Hemisphäre liegen (z. B. Sprachzentren). Diese wird als dominante Hemisphäre bezeichnet und ist beim Rechtshänder normalerweise die Linke.

Der Stirnlappen enthält vorwiegend motorische Areale wie z. B. in der vorderen Zentralwindung den Ursprung der Pyramidenbahn, das motorische Sprachzentrum (Broca-Region nur in der dominanten Hemisphäre), ein Blickzentrum u. a. In der vorderen Polregion und der Basis ist die erlernte Kontrolle angeborener Verhaltensweisen lokalisiert (bei Störung Persönlichkeitsveränderung).

Der Scheitellappen enthält in der hinteren Zentralwindung die Endstelle der sensiblen Bahnen für bewusste Empfindungen, weiters eine Reihe von Assoziationsfeldern. Läsionen führen zur Apraxie (dominante Hemisphäre), zu Neglect, Störungen des Körperschemas und der dreidimensionalen Raumvorstellung (nicht-dominante Hemisphäre). Im Hinterhauptslappen die Sehrinde und ihre Assoziationsfelder.

Im Schläfenlappen finden sich die Hörregion, das sensorische Sprachzentrum (Wernicke-Region; nur in dominanter Hemisphäre), Integrationsgebiete für Lesen und Schreiben sowie Assoziationsfelder, denen eine Aufgabe als Speicher früherer Erfahrungen zukommt.

*Limbisches System*

Zum limbischen System, das entwicklungsgeschichtlich der älteste Teil des Kortex ist, gehört eine Schicht von Rindengewebe um den jeweiligen Hemisphärenstiel mit den zugehörigen tiefen Strukturen (beim Menschen ca. 10 % des Großhirns). Es reguliert:

- Instinktverhalten: Selbsterhaltung sowie Arterhaltung; z. B. Nahrungsaufnahmeverhalten, Sexualtrieb.

- Emotionen: Gefühle und Stimmungen und deren Ausdruck im motorischen Verhalten, in den Reaktionen des vegetativen NS und der endokrinen Systeme; außerdem umfassen sie alle positiven und negativen affektiven Zustände (Furcht, Wut, Wohlempfinden, Zuneigung).

# 9.4 Untersuchungsmethoden des Nervensystems

### 9.4.1 Neurologische Untersuchung

Der klinisch-neurologische Befund basiert auf der Anamnese, der Überprüfung von Motorik, Sensibilität, Reflexen und Sensorik sowie auf der Beurteilung höherer Hirnfunktionen wie Wahrnehmung, Gedächtnis, Sprache und Denken. Ziel der Untersuchung ist, Informationen über die Art einer neurogenen Störung, ihren Sitz und ihre Ausdehnung zu erlangen.

### 9.4.2 Elektroenzephalographie (EEG)

Über an der Kopfhaut angelegte Elektroden werden Potenzialschwankungen vom Kortex abgeleitet, welche die bioelektrische Aktivität der Großhirnrinde repräsentieren. Elektrodenlage und Ableitungsparameter sind international standardisiert. Entsprechend der Zahl der Hirnstromwellen pro Sekunde unterscheidet man verschiedene Rhythmen, z. B. den Alpha-Rhythmus (8–13 Wellen/s.), der in Ruhe und bei geschlossenen Augen beim Erwachsenen vorherrscht, sowie schnellere und langsamere Frequenzen. Deutliche Veränderungen des Grundrhythmus werden bei physiologischen Zuständen wie Schlaf, nach Medikamenteneinnahme und bei krankhaften Prozessen beobachtet. In der Klinik wird das EEG in erster Linie bei Verdacht auf zerebrale Anfälle (z. B. Epilepsie) und zur Abgrenzung nicht-organischer Erkrankungen eingesetzt.

### 9.4.3 Evozierte Potenziale

Peripher gesetzte, sensible bzw. sensorische Reize werden kortikal wie beim EEG registriert und als evozierte Potenziale abgeleitet, wodurch Rückschlüsse auf die Funktion der an der Reizleitung beteiligten Strukturen möglich sind (Funktionsüberprüfung der motorischen, sensiblen, visuellen und akustischen Bahnen).

### 9.4.4 Bildgebende Verfahren

Die kraniale Computertomographie (CT) ermöglicht die Feststellung von strukturellen Veränderungen des Gehirns, wie Tumore, Schlaganfall, Trauma, Blutung usw.

Die Magnetresonanztomographie (MRT) erlaubt eine noch genauere Darstellung zerebraler Veränderungen ohne Strahlenbelastung.

Die Sonographie gewinnt als nichtinvasive Methode (Carotis-Duplex, Transkranielle Dopplersonographie) zur Untersuchung der hirnversorgenden Gefäße in der Diagnostik und Prävention von Schlaganfällen einen immer höheren Stellenwert.

Die Angiographie (Gefäßdarstellung) ist bei Verdacht auf Gefäßverschlüsse und zerebralen Thrombosen, Aneurysmen bzw. auch zur genaueren Lokalisation von raumfordernden intrakraniellen Prozessen indiziert.

Nuklearmedizinische Emissionsverfahren (SPECT, PET) erlauben die bildliche Darstellung von fokalen und diffusen Hirnfunktionsstörungen (z. B. verminderte Durchblutung oder Stoffwechselaktivität, Veränderungen der synaptischen Rezeptoren in den Basalganglien).

### 9.4.5 Liquoruntersuchungen

Mittels Lumbalpunktion (Kreuzstich) wird Liquor gewonnen, dessen Zusammensetzung für die Diagnose von Entzündungen, Blutungen, seltener auch von malignen Tumoren des ZNS von Bedeutung ist.

### 9.4.6 Elektromyographie (EMG) und Elektroneurographie (NLG)

Mit Oberflächen- und Tiefenelektroden (Nadelelektroden) wird die elektrische Funktion eines quergestreiften Muskels (EMG) bzw. eines peripheren Nervenstammes (NLG) registriert. Der Einsatz dieser Untersuchungsverfahren erfolgt vor allem zur Diagnostik von neuromuskulären Erkrankungen.

### 9.4.7 Psychologische Testverfahren

Bei den testpsychologischen Methoden unterscheidet man Leistungsuntersuchungen (Intelligenz, Aufmerksamkeit, Gedächtnis) und solche, die über die Persönlichkeit (Affekt, Motivation, unbewusste verhaltenssteuernde Mechanismen, Erlebnisverarbeitung) Auskunft geben können. Neuropsychologische Störungen werden anhand spezieller Testverfahren diagnostiziert und sind in der Therapieplanung der neurologischen Rehabilitation von Bedeutung.

# Literatur

Benninghof/Goerttler: Lehrbuch der Anatomie des Menschen. 3. Band: Nervensystem, Haut und Sinnesorgane. Hrsg. v. Ferner, H., Staubesand, J., 11./12. Aufl., Urban & Schwarzenberg, München, Wien, 1979.

Bigenzahn, W., Höfler, H.: Das Nervensystem. Einführung in die Anatomie, Physiologie und Pathogenese des Nervensystems und der zentralen Sprachprozesse. Der Sprachheilpädagoge 2, 26–53, 1987.

Brandt, T., Dichgans, J., Diener, H.C.: Therapie und Verlauf neurologischer Erkrankungen. Kohlhammer, Stuttgart, 1993.

Duus, P.: Neurologisch-topische Diagnostik. Thieme Verlag, Stuttgart, 1980.

Fonds Jahr des Gehirns 1999: Das menschliche Gehirn. Aufbau, Funktionsweisen und Fähigkeiten eines erstaunlichen Organs. Verlag Christian Brandstätter, Wien – München, 1999.

Hopf H.C., Deuschl G., Diener H.C., Reichmann H.: Neurologie in Praxis und Klinik, 3. Auflage, Thieme Verlag, Stuttgart, 1999.

Kahle, W.: Nervensystem und Sinnesorgane, Taschenatlas der Anatomie. Band 3, Thieme, Stuttgart, 1979.

Mumenthaler, M.: Neurologie. Thieme, Stuttgart, 1986.

Poeck, K.: Neurologie. 9. Aufl., Springer Verlag, Berlin, Heidelberg, New York, 2000.

Prosiegel, M.: Neuropsychologische Störungen und ihre Rehabilitation. 2. Aufl. Pflaum Verlag, München, 1998.

Schenk, E.: Neurologische Untersuchungsmethoden. Thieme Verlag, Stuttgart, 1985.

Schmidt, R.F.: Fundamentals of Neurophysiology. Springer Verlag, New York, 1985.

# 10. Dysarthrien (Dysarthrophonien)

> Unter Dysarthrie (Dysarthrophonie) versteht man eine zentrale Störung der Sprechmotorik (motor speech disorder), die neben der Artikulation auch die Stimmgebung und Sprechatmung betrifft. Auf funktioneller Ebene («activity» nach ICF-Klassifikation) führt eine Dysarthrie zur Beeinträchtigung in Kommunikationssituationen durch reduzierte Verständlichkeit und Sprechgeschwindigkeit sowie durch «unnatürliche» Sprechweise.

Je nach zugrunde liegender Störung der Sprechmotorik erfolgt die Ausführung der Sprechbewegungen langsam, unkoordiniert, schwach und mit verändertem Muskeltonus; meist liegt jedoch eine Mischform vor.

Die Einteilung der Dysarthrien ist derzeit durch neurophysiologische Untersuchungsansätze im Fluss. Ursprünglich wurden schlaffe, spastische, rigide, hyperkinetische und ataktische Formen abgegrenzt; in der phoniatrischen Terminologie unterschied man je nach der Lokalisation des Krankheitsprozesses und unter Berücksichtigung der neurologischen Befunde eine kortikale, pyramidale, extrapyramidale, zerebelläre und bulbäre Dysarthrie sowie kombinierte Formen.

Ursachen für Dysarthrien können angeboren (z. B. perinatale Hirnläsionen mit Zerebralparese) oder erworben sein (z. B. Parkinson-Syndrom).

Die neuronale Steuerung des Sprechens erfolgt über vom Großhirn absteigende und vom Hirnstamm aufsteigende Bahnen der Artikulationsorgane; deren gemeinsame Endstrecke sind die motorischen und sensiblen Anteile der Hirnnerven V, VII, IX bis XII. Die Bewegungsmuster werden im präzentralen Kortex ausgelöst, die Ausführung wird online über taktile und propriozeptive Informationen aus den sensiblen Bahnen kontrolliert. Im Kleinhirn und in den Basalganglien werden die Bewegungsmuster fortlaufend registriert und moduliert.

## 10.1 Dysarthrien im Erwachsenenalter

Die häufigsten Ursachen für erworbene Dysarthrien sind neurologische Erkrankungen wie Parkinson-Syndrom, Schädel-Hirn-Trauma, Schlaganfall und Amyotrophe Lateralsklerose (ALS, «motor neuron disease»).

Ein Parkinson-Syndrom tritt bei etwa 1% der Bevölkerung über 50 Jahre auf, wobei aufgrund des progredienten Verlaufes mit einer zunehmenden Prävalenz der Dysarthrie gerechnet werden muss. Subjektiv geben bis zu 70% der Parkinson-Patienten Probleme beim Sprechen und bei der Stimmgebung an. Zur Behandlung der Parkinson-Dysarthrie gibt es bereits eine umfangreiche Literatur, die für die Effizienz der verschiedenen logopädischen Behandlungsansätze spricht.

Dysarthrie ist auch eine häufige Folge des Schlaganfalles – meist bei bilateralen Großhirnläsionen oder bei Hirnstamminfarkten –, wobei genaue Zahlen zur Häufigkeit fehlen.

Etwa ein Drittel aller Patienten, die ein mittelschweres bis schweres Schädel-Hirn-Trauma erleiden (ca. 20 Personen von 100 000 Einwohnern/Jahr) leidet unter einer behindernden Dysarthrie.

Bei der relativ häufigen degenerativen motorischen Systemerkrankung ALS ist die Dysarthrie meist ein Initialsymptom, dessen Prävalenz im Verlauf enorm zunimmt und zur schwersten Behinderung der intellektuell unbeeinträchtigten Patienten führt.

## 10.2 Diagnostik der Dysarthrien

Neben dem klinisch-neurologischen Befund und dem HNO-Status hat die phoniatrisch-logopädische Untersuchung eine Schlüsselrolle in folgenden Bereichen:

● Traditionelle klinisch-auditive Untersuchung der Leitsymptome (Störung der Respiration, Phonation, Artikulation, Resonanz, Prosodie, Sprechgeschwindigkeit) und Abgrenzung anderer Störungen wie etwa der Sprechapraxie. Ein standardisiertes Testverfahren zur neurophonetischen Untersuchung ist die Frenchay Dysarthrie-Untersuchung nach Enderby.

● Analyse der Verständlichkeit des Patienten anhand semiquantitativer klinischer Rating-Scales oder mit PC-gestützten Wortanalysesystemen

● Nutzung von technischen Hilfsmitteln zur Etablierung eines neurophysiologischen Behandlungsansatzes (z. B. EMG der Sprechmuskulatur, Elektromagnetische Artikulographie, Ultraschall- und Röntgenverfahren, kinematische Untersuchungen).

## 10.3 Therapie

Die Behandlung von Dysarthrien umfasst einerseits die meist neurologische Behandlung der Grundkrankheit sowie die logopädische Intervention auf der Ebene von «activity» und «participation» (siehe Kap. 11).

Da die Untersuchungsmethoden der Dysarthrie noch nicht so ausgereift sind, hinkt auch die Therapieforschung im Vergleich zur Aphasie nach. Dennoch zeigen sowohl die klinische Erfahrung wie auch wissenschaftliche Studien, dass die vielfältigen Behandlungsansätze der Dysarthrie wirksam sind. Neben den klassischen restaurativen Therapiemethoden nach dem Prinzip des «Defizittrainings» gewinnen vor allem bei weitgehend unverständlichen Patienten kompensatorisch eingesetzte Hilfsmittel (z. B. Kommunikator, Light-writer, PC-gestützte Kommunikationssysteme) immer mehr an Bedeutung.

# 10.4 Dysarthrien im Kindesalter

Die häufigste Ursache sind zerebrale Bewegungsstörungen, die als Folgezustände genetischer Störungen der Hirnentwicklung, frühkindlicher Hirnschädigungen sowie bei Stoffwechsel- und degenerativen Erkrankungen des ZNS, Systemerkrankungen, Hirntumoren und nach Schädeltraumen auftreten können.

Analog zur Pathogenese der erworbenen Dysarthrien können drei Hauptgruppen zerebraler Bewegungsstörungen unterschieden werden:

- Spastik entsteht durch Schädigung der Pyramidenbahn. Der Muskeltonus ist erhöht und steigert sich noch beim Sprechen und bei Gemütsbewegungen. Es zeigen sich primitive und pathologische Bewegungsmuster mit erhaltenen tonischen Reaktionen. Stell- und Gleichgewichtsreaktionen fehlen fast oder ganz.

- Dyskinesien (Athetose und Dystonie) entstehen durch Schädigungen am extrapyramidal-motorischen System. Der Muskeltonus wechselt zwischen hyper- und hypoton, die Bewegungen sind unkoordiniert und ausfahrend, verstärkt beim Sprechen bei Willkürbewegungen und bei Erregung.

- Ataxie entsteht durch Dysfunktion des Kleinhirns. Der Muskeltonus ist hypoton, der Bewegungsablauf unkoordiniert und dysharmonisch, die Gleichgewichtsreaktionen sind gestört.

Die Frühdiagnose zerebraler Bewegungsstörungen ist entscheidend für deren Prognose, die Erkennung sollte in den ersten sechs Lebensmonaten erfolgen.

Wichtige Hinweise und Auffälligkeiten sind Saug- und Schluckschwierigkeiten, Steifmachen beim Füttern und Baden, Ablehnung der Bauchlage, schlechte Kopfkontrolle, asymmetrische Körperhaltung, abnorme Schreckhaftigkeit, Bewegungsarmut und ständig geschlossene Fäuste.

Die dysarthrische Symptomatik ähnelt der Gesamtsymptomatik zerebraler Bewegungsstörungen: Bei der Spastik ist die Atmung oberflächlich, oft wird inspiratorisch gesprochen. Die Stimme klingt gepresst, monoton und näselnd. Die Mimik ist starr. Infolge schlechter Kopfkontrolle bestehen mangelnder Mundschluss, vermehrter Speichelfluss und Schluckschwierigkeiten. Die Artikulation ist schwerfällig und verkrampft.

Bei Dyskinesien schwankt die Atmung zwischen oberflächlich und tief, schnell und langsam, die Stimmstärke zwischen laut und leise. Die Mimik wechselt mit Grimassieren. Die Artikulation wirkt schwer und wechselt zwischen deutlich und verwaschen.

Bei der Ataxie ist die Atmung meist oberflächlich und kurz, die Stimme leise, monoton und abgehackt. Die Mimik ist starr, die Artikulation langsam, dysrhythmisch und verwaschen.

### 10.4.1 Therapie

Eine Sprach- und Sprechtherapie sollte bereits mit der Diagnosestellung im Säuglingsalter einsetzen. Als Basistherapie dient zumeist die von Bobath entwickelte neurophysiologische Bewegungsbehandlung mit ihren Grundprinzipien der Hemmung von Reflexen, welche die Sprachlautentwicklung verhindern oder stören (Saug-, Schluck-, Beiß-, Würgereflex, Zungenstoß) und Bahnung der Bewegungsmuster, welche die normale neuromuskuläre Entwicklung der Sprechmuskulatur ermöglichen (Saugen, Kauen, Lallen, Phonieren). Auch die spezifische Methode von Castillo-Morales kann angewandt werden.

Das logopädische Programm im sprachvorbereitenden Bereich umfasst u. a. eine Mundbehandlung mit Abbau pathologischer Reflexe, Ess- und Trinkbehandlung, Atem- und Stimmbehandlung und den Aufbau des Phonemsystems.

Das Behandlungsziel ist nicht eine perfekte Artikulation, sondern die Fähigkeit, sich der Sprache ohne übermäßige körperliche Anstrengung bedienen zu können. Bei Kindern mit bleibender Anarthrie müssen der passive Wortschatz und das Sprachverständnis erweitert werden. Sie können lernen, mit geringen motorischen Restleistungen der Zunge, des Kopfes, der Finger und Zehen spezielle Kommunikationsgeräte (z. B. elektrische Schreibmaschinen) zu bedienen.

# Literatur

Bobath, B.: Abnorme Haltungsreflexe bei Gehirnschäden. 3. Auflage, Thieme, Stuttgart, 1976.

Bobath, B.: Die Hemiplegie Erwachsener. 3. Aufl., Thieme, Stuttgart, 1983.

Crickmay, M.C.: Sprachtherapie bei Kindern mit zerebralen Bewegungsstörungen auf der Grundlage der Behandlung von Bobath. 3. Aufl., C. Marhold, Berlin, 1978.

Duffy, J.R.: Motor speech disorders. Mosby, St. Louis, 1995.

Enderby, P.M.: Frenchay Dysarthrie-Untersuchung. Gustav Fischer, Stuttgart, 1991.

Hagberg, B.: Klinische Syndrome bei Zerebralparese. Mschr. Kinderheilk. 121, 253, 1973.

Hartje, W., Poeck, K. (Hrsg.): Klinische Neuropsychologie. 3. Aufl., Thieme Verlag, Stuttgart, 1997.

Poeck, K., Spiecker-Hencke, M.: Sprach- und Sprechstörungen bei neurologischen und psychiatrischen Krankheiten. In: Biesalski, P., Frank, F.: Phoniatrie-Pädaudiologie. Thieme, Stuttgart, 1994.

Springer, L., Schrey-Dern, D. (Hrsg.): Dysarthrie. Grundlagen – Diagnostik – Therapie. Thieme, Stuttgart, New York, 1998.

World Health Organization: ICF. International Classification of Functioning, Disability, and Health. WHO, 2001. http://www3.who.int/icf/icftemplate.cfm

Yorkston, K.M.: Treatment efficacy: Dysarthria. J. Speech Hear. Disord. 39, 46–57, 1996.

# 11. Aphasien

Nach Poeck sind Aphasien zentrale Sprachstörungen, die sich als Beeinträchtigung aller linguistischen Komponenten des Sprachsystems (Phonologie, Lexikon, Syntax, Semantik) äußern und prinzipiell in allen expressiven und rezeptiven sprachlichen Modalitäten (Sprechen und Verstehen, Lesen und Schreiben) nachzuweisen sind.

Bei Kindern kann der Begriff Aphasie erst mit abgeschlossener Sprach- und Sprechentwicklung und vorhandener Hemisphärendominanz (etwa nach dem 5. Lebensjahr) angewendet werden. Kindliche Aphasien sind selten (z. B. Landau-Kleffner-Syndrom).

Bei mehr als 95 % der Menschen sind die expressiven sprachlichen Leistungen und die differenzierten rezeptiven Sprachfunktionen in der linken Großhirnhemisphäre repräsentiert. Nach neuesten Ergebnissen ist das Sprachzentrum der dominanten Hemisphäre als Netzwerk aus kortikalen und subkortikalen Zentren gestaltet. Die Ausdehnung ist individuell etwas unterschiedlich.

Der Schlaganfall – definiert als ischämischer oder hämorrhagischer Hirninfarkt – ist die häufigste Ursache einer Aphasie (Prävalenz der «post stroke»-Aphasie in Deutschland etwa 70 000 Personen). Da zur Diagnostik, Behandlung, Verlauf und Prognose dieser schwerwiegenden Beeinträchtigung bereits eine umfangreiche Literatur existiert, wird in diesem Kapitel die Aphasie nach Schlaganfall stellvertretend für alle möglichen Aphasieformen ausgeführt. Seltenere Ursachen sind Schädel-Hirn-Traumen, Entzündungen und Hirntumoren.

## 11.1 Diagnostik

Menschen mit Aphasie haben nicht nur eine Sprachstörung, sie sind vor allem in ihrer Kommunikations- und Handlungsfähigkeit erheblich eingeschränkt. Nach der von der WHO propagierten ganzheitlichen Betrachtung des Patienten in der Rehabilitation ist die Abklärung einer Aphasie eine multimodale und multidisziplinäre Aufgabe, die neben dem klinisch tätigen Arzt vor allem Logopäden und Neuropsychologen betrifft.

● Schädigung («impairment»): Die Beantwortung der Frage, ob eine Aphasie oder eine andere Ursache für eine gestörte Sprachfunktion (z. B. Verwirrungszustand bei Delir) vorliegt, obliegt dem Arzt. Der klassische Syndromansatz der Aphasiologie, der anhand weniger Kernsymptome eine lokalisatorische Zuordnung der Hirnläsion erlaubt, hat in diesem medizinischen Kontext weiterhin klinische Relevanz. Eine detaillierte Analyse der bestehenden Funktionseinbußen erfolgt in der Postakutphase im Rahmen einer logopädisch-neuropsychologischen Diagnostik. Zur Therapieplanung und Prognoseerstellung bedarf es spezifischer Testbatterien, welche die wesentlichen Symptome auf den einzelnen linguistischen Ebenen in allen Modalitäten (Sprechen, Verstehen, Schreiben, Lesen) erfassen. Im deutschen Sprachraum hat sich der Aachener Aphasie-Test (AAT) etabliert. In sechs Untertests (Spontansprache, Token-Test, Nachsprechen, Schriftsprache, Benennen und Sprachverständnis) werden die aphatischen Symptome qualitativ und quantitativ erfasst. Zur Beurteilung des Kommunikationsverhaltens im Alltag ist der AAT jedoch nicht geeignet. Mittlerweile wurden etliche praktikable Kurztestverfahren entwickelt, die sich im deutschsprachigen Raum noch bewähren müssen (z.B. AABT – Aachener Aphasie-Bedside-Test nach Biniek; KAP – Kurze Aphasie-Prüfung nach Lang; AST – Aphasie-Schnell-Test nach Kroker; ACL – Aphasie-Check-Liste nach Kalbe).

● Fähigkeitsstörung («activity»): Der kommunikative Aspekt wird in den meisten Aphasietests vernachlässigt. Für den Bereich der Alltagsauswirkungen einer Aphasie gibt es noch kaum Messverfahren. Ein Beispiel für ein praktikables Selbstratingverfahren, das sich zur Verlaufskontrolle eignet, wird der CETI (Communicative Effectiveness Index; Übersetzung in Tesak, 2001) empfohlen.

● Soziale Beeinträchtigung («participation»): Ohne Hilfe kann der aphasische Mensch seine bisherige gesellschaftliche Rolle nicht mehr erfüllen und ist somit oft mitsamt seiner Familie von sozialer Isolation bedroht. Die fachgerechte Diagnostik hat vor allem die Aufgabe, durch Beratung des Betroffenen und seines Umfeldes unter Nutzung der Angehörigen als Co-Therapeuten eine derart ungünstige Entwicklung zu vermeiden.

## 11.2 Aphasische Syndrome

### 11.2.1 Amnestische Aphasie

Leitsymptom ist die Wortfindungsstörung. Die Patienten artikulieren gut und sprechen mit normaler Intonation und Betonung (Prosodie). Der Sprachfluss kommt ins Stocken, wenn die Patienten bestimmte Objekte, Ereignisse, Eigenschaften oder Tätigkeiten nicht mit dem gerade passenden Wort belegen können.

Der fehlende Ausdruck kann jedoch durch Ersatzworte oder -formulierungen umschrieben werden. Gelegentlich treten semantische, selten auch phonematische Paraphrasien auf:

- Semantische Paraphrasie: fehlerhaftes Auftreten eines Wortes der Standardsprache, das zum Zielwort eine unterschiedliche bedeutungsmäßige Ähnlichkeit aufweist.

- Phonematische Paraphrasie: lautliche Veränderungen eines Wortes durch Substitution, Auslassung, Umstellung oder Hinzufügung einzelner Laute.

Die der amnestischen Aphasie zugrunde liegenden Hirnläsionen liegen vorwiegend im temporo-parietalen Bereich, lassen sich jedoch keinen umschriebenen Gefäßgebieten zuordnen. Bei nicht fortschreitendem Krankheitsprozess ist die Prognose günstig.

## 11.2.2 Wernicke-Aphasie (sensorische, rezeptive Aphasie)

Leitsymptome sind die Störung des Sprachverständnisses, d. h. die Patienten verstehen Gesprochenes nur unzureichend, Paragrammatismus und Neologismen. Das Spontansprechen ist weitgehend erhalten, die Sprechgeschwindigkeit normal, die Artikulation meist nicht gestört und die Prosodie ebenfalls intakt. Die Lautstruktur der Äußerungen ist häufig durch phonematische Paraphrasien verändert, in anderen Fällen überwiegen semantische Paraphrasien, wobei das Zielwort entweder durch ein semantisch naheliegendes (z. B. «Licht» statt «Kerze») oder durch ein Wort ohne direkten Bedeutungszusammenhang ersetzt wird. Die paraphrasischen Entstellungen können auch zu Neologismen führen, d. h. zu Wörtern, die in der Standardsprache aus lautlichen bzw. semantischen Gründen nicht vorkommen («Jargon-Aphasie»). Patienten mit Wernicke-Aphasie legen oft lange, komplexe Sätze an, die sie dann nicht zu Ende führen können oder aber mit anderen grammatikalischen Konstruktionen versehen (Paragrammatismus). In der Kommunikation ist für Wernicke-Aphasiker typisch, dass durch eine einzige Frage eine fast ungehemmte Sprachproduktion (Logorrhoe) in Gang gesetzt werden kann. Schreiben und Lesen sind gewöhnlich in gleicher Weise gestört wie Sprechen und Sprachverständnis.

Ursache der Wernicke-Aphasie sind Läsionen im rückwärtigen Anteil des Schläfenlappens. Die Region entspricht dem Versorgungsgebiet der A. temporalis post. aus der A. cerebri media.

## 11.2.3 Broca-Aphasie (motorische, expressive Aphasie)

Leitsymptome sind die nichtflüssige Spontansprache mit Agrammatismus, phonematischen Paraphrasien und großer Sprechanstrengung. Die Patienten sprechen langsam, mit vielen Pausen, nicht selten mit krampfhafter Anspannung der Sprech- und Atemmuskulatur. Die kurzen Sätze, die sie gebrauchen, bestehen nur aus wenigen Wörtern und haben eine sehr vereinfachte sprachliche Struktur, wobei Flexionsformen und Funktionswörter fehlen.

Eine Differenzierung nach grammatikalischen Relationen, z. B. Subjekt gegenüber Objekt, Hauptsatz gegenüber Nebensatz, ist nicht erkennbar (Agrammatismus). Ein eingeengter Wortschatz trägt zusammen mit dem Agrammatismus zur Ausdrucksarmut der Sprache bei. Häufig treten phonematische Paraphrasien auf. Das Sprachverständnis ist relativ gut erhalten. Das Schreiben ist in einer ähnlichen Weise gestört wie das Sprechen und das laute Vorlesen. Die häufig begleitende kortikale Dysarthrie führt zusätzlich zu einer Nivellierung der Sprechmelodie, zu einer schlechten Artikulation und Phonation.

Die Ursache der Broca-Aphasie sind Hirnläsionen im hinteren Abschnitt des Stirnlappens entsprechend dem Versorgungsgebiet der A. praerolandica aus der A. cerebri media.

Viele Patienten mit Broca-Aphasie haben auch eine bukkofaziale Apraxie. Dabei können Bewegungen aktiv weder auf Aufforderung noch bei Nachahmung richtig ausgeführt werden. Es liegt dabei keine Lähmung, sondern eine Störung in der motorischen Organisation von Handlungsfolgen vor. Als häufiges Begleitsyndrom findet sich auch eine brachiofaziale Hemisymptomatik rechts.

### 11.2.4 Globale Aphasie (totale, expressiv-rezeptive Aphasie)

Eine Globalaphasie gilt als die schwerste Aphasieform. Spontansprache und Sprachverständnis sind schwer beeinträchtigt. Der Patient kann nur Bruchstücke von Wörtern mühevoll hervorbringen und versteht kaum einfachste Aufforderungen. Die wenigen spontanen Äußerungen sind stark von Stereotypien, d. h. von Automatismen und Floskeln, durchsetzt.

Beim Nachsprechen wird die Neigung zum Perseverieren und zur Bildung phonematischer Neologismen deutlich, ebenso beim Benennen von Gegenständen. Schreiben und Lesen sind gewöhnlich überhaupt unmöglich, auch zeigen die Patienten meist eine erhebliche bukkofaziale Apraxie.

Ursache einer Globalaphasie ist immer der Verschluss des Hauptstammes der A. cerebri media in der dominanten Hemisphäre. Die Prognose ist meist schlecht, da die andere Hirnhälfte nur beschränkt zu expressiven Sprachäußerungen und Leistungen im Sprachverständnis aktiviert werden kann.

### 11.2.5 Sonderformen

- Bei der Leitungsaphasie (Nachsprechaphasie) sprechen die Patienten flüssig, ihre Rede ist aber durch viele phonematische Paraphrasien entstellt. Im Vergleich zu den übrigen sprachlichen Leistungen findet sich eine unverhältnismäßig schwere Störung beim Nachsprechen.

- Bei der transkortikal-motorischen Aphasie sprechen die Patienten nicht oder kaum spontan, können aber prompt nachsprechen mit relativ guter Artikulation. Die Patienten haben ein gutes Sprachverständnis und können laut lesen.

- Bei der transkortikalen-sensorischen Aphasie bestehen schwere Störungen im Sprachverständnis, das Benennen ist sehr stark gestört, und meist bleiben Antworten überhaupt aus.

## 11.2.6 Mit der Aphasie assoziierte Störungen

Dazu zählen Dysarthrie, Sprechapraxie, kognitive (Beeinträchtigung von Gedächtnis, Denken und Aufmerksamkeit) und emotionale Störungen (poststroke Depression). Etwa 80 % aller Aphasiker weisen eine Apraxie auf, d.h. eine Beeinträchtigung automatisierter Bewegungsabläufe ohne zugrunde liegende Paresen. Sie zeigt sich vor allem als Sprechapraxie mit massivem artikulatorischem Suchverhalten, etwas seltener als ideatorische Extremitätenapraxie. Die Abgrenzung von Sprechapraxie und Dysarthrie erfordert eine genaue Evaluation des Sprechverhaltens. Bei Läsionen der sprachdominanten Hemisphäre kann sich die Apraxie gut zurückbilden, während eine Restaphasie bestehen bleibt.

Rechenstörungen entstehen bei aphasischen Patienten zum Teil durch einen gestörten Umgang mit Zahlwörtern und den Bezeichnungen für Rechenoperationen. Eine generelle Intelligenzminderung, wie sie im Rahmen jeder bleibenden Hirnschädigung möglich ist, ist bei den meisten Aphasieformen nur von untergeordneter Bedeutung; am ehesten tritt sie bei Patienten mit Globalaphasie, d.h. mit einem kompletten Mediainfarkt, in Erscheinung.

Die Fahrtauglichkeit ist für viele Menschen ein wesentlicher Bestandteil der Lebensqualität. Es ist bekannt, dass Aphasiker ihre Fähigkeiten zur Lenkung eines Personenkraftwagens häufig überschätzen. Eine Beurteilung anhand von Testergebnissen, praktischer Fahrprobe und individueller Beratung ist im Verlaufe der Aphasierehabilitation wesentlich.

Zwischen 40–70 % aller Aphasiker fallen in der subakuten oder chronischen Phase in eine klinisch relevante Depression, entweder als direkte Folge der akuten Hirnschädigung oder als Reaktion auf die Auswirkungen des Schlaganfalles. Da eine Fülle an wirksamen Therapieverfahren zur Verfügung steht, ist die Frühdiagnose einer depressiven Entwicklung in Kooperation mit fachspezifischen Ärzten entscheidend.

Wesentlich für das Patienten-Management ist das Erkennen der Symptome Dysphagie/Aspiration. Nach zerebralem Insult leiden 41 % (Akutphase) bis 16 % (chronische Phase) der betroffenen Patienten an einer Schluckstörung.

## 11.3 Therapie

Wie aus Verlaufsstudien bekannt ist, kommt es innerhalb der ersten Wochen nach einem Schlaganfall in Abhängigkeit vom Schweregrad der Aphasie zu einer gewissen Spontanremission. Eine völlige Wiederherstellung der Sprachfunktion ist in vielen Fällen unmöglich; die gezielte Aphasietherapie bringt den Patienten jedoch immer weiter als die Spontanheilung.

> Ziel der interdisziplinären spezifischen Aphasietherapie ist einerseits die Reaktivierung und Optimierung der verbleibenden sprachlichen Fähigkeiten und andererseits der Erwerb von Kompensationsstrategien, um die Kommunikationsfähigkeit zu verbessern.

Jede Aphasietherapie kann als eine Einzelfallstudie gesehen werden, wobei methodisch viele Wege zum Ziel führen. Letztlich ist die Zahl der therapeutischen Zugänge nur durch die Zahl der Therapeuten limitiert. Qualität zeigt sich dabei in exakter Dokumentation und individuell maßgeschneiderten Methoden. Vom Wirkprinzip her handelt es sich stets um «Defizittraining», wobei die fehlenden Sprachleistungen im Rahmen der Diagnostik möglichst bis zu den linguistischen Basisfunktionen analysiert werden. Der neuerliche Spracherwerb erfolgt dann hypothesengeleitet in hierarchisch gestuftem Aufbau der notwendigen Basisfunktionen. Der kritische Therapeut muss in geeigneten Abständen die Wirksamkeit seines Therapieprogramms überprüfen, um eventuell Alternativhypothesen zum Sprachaufbau zu entwickeln.

Da Aphasietherapie wirksam ist, wäre es unethisch, sie zu verweigern; bei der Indikationsstellung müssen jedoch die Ziele des Betroffenen und der Wissensstand über Dauer und Wirksamkeit verfügbarer Behandlungsstrategien in Relation gesetzt werden. Das individuelle Rehabilitationsziel wird durch Art, Schweregrad, Ätiologie und Dauer der Aphasie sowie durch soziale und motivationsabhängige Faktoren bestimmt. Der Therapieerfolg ist vom Zeitpunkt des Therapiebeginns und der Therapieintensität abhängig.

Generell lassen sich in der logopädischen Aphasiebehandlung drei unterschiedliche Therapieansätze unterscheiden:

- Indirekte, stimulierende und deblockierende Verfahren: Dabei wird versucht, gestörte Modalitäten über relativ intakte zu reaktivieren.

- Direktes, linguistisch orientiertes Vorgehen: Die einzelnen Störungskomponenten werden linguistisch analysiert und mit entsprechendem Therapiematerial gezielt und direkt angegangen.

- Kompensatorische Methoden: Die sprachlichen Ausfälle werden durch andere kommunikative Ausdrucksmittel (z. B. Bildtafeln) kompensiert.

Bei der Wahl der Behandlungsmethoden und Übungsmaterilien muss stets individuell störungs- und phasenspezifisch vorgegangen werden. Dem Rückbildungsverlauf entsprechend können drei Therapiephasen unterschieden werden:

- In der Aktivierungsphase – unmittelbar nach dem Schlaganfall – soll der Patient zu sprachlichen Äußerungen angeregt werden. Die therapeutischen Hilfen sind auf Vor- und Mitsprechen, nicht jedoch auf korrigierende Maßnahmen gerichtet. Wichtig ist der Aufbau eines guten Kontaktes zwischen Therapeut und Patient.

- Sobald sich nach einigen Wochen das aphasische Syndrom ausbildet, setzt die störungsspezifische Übungsphase ein. Dabei sollen nur Übungsformen, die dem Patienten Einsicht in die sprachlichen Gesetzmäßigkeiten vermitteln und sich an Alltagssituationen orientieren, Anwendung finden; außerdem müssen Lesen, Schreiben und Rechnen geübt werden.

- Die Konsolidierungsphase beginnt meist nach der Entlassung aus der Klinik; die logopädische Einzeltherapie kann dann noch durch eine Gruppentherapie ergänzt werden. In dieser Phase wird primär eine Generalisierung der erlernten Fähigkeiten mit dcm Ziel der verbesserten sozialen und kommunikativen Interaktionsfähigkeit des Patienten angestrebt.

Neben der herkömmlichen logopädischen Therapie gibt es auch etliche neue Behandlungsansätze, deren Wirksamkeit bereits belegt ist:

- additive Gabe von Pharmaka, die den zerebralen Stoffwechsel in der Phase der Neuroplastizität aktivieren (z.B. Piracetam)

- additives Kommunikationstraining für Laien, um den Umgang mit dem Aphasiker zu erleichtern

- Sprachtherapie bei chronischer Aphasie nach dem «constraint-induced» Prinzip (Verbesserung der expressiven Sprachleistung durch gezielte Unterbindung von nichtsprachlichen Kompensationsstrategien im Rahmen eines intensiven Kurzzeitprogramms in der Gruppe).

# 11.4 Aphasie im Kindesalter

> Eine Aphasie kann definitionsgemäß nur entstehen, wenn das Kind eine abgeschlossene physiologische Sprach- und Sprechentwicklung mit ausgebildeter Hemisphärendominanz aufweist.

Sie ist im Kindesalter mehr durch Einschränkung und Vereinfachung des Sprachverhaltens und weniger durch Veränderungen im normalen Sprachsystem gekennzeichnet.

Die Sprachprobleme betreffen vornehmlich Wortfindungsstörungen, mangelndes Sprachverständnis, eine gestörte Sprechflüssigkeit (langsames, zögerndes, suchendes Sprechen) und eine allgemeine Sprechhemmung; auch das übersprachliche, kategoriale Denken ist betroffen. Die häufigsten Ursachen einer Aphasie bei Kindern sind u. a. akute Meningoenzephalitis, Hirnkontusion (Hirnprellung), Gefäßerkrankungen, Hemisphärentumoren.

Für die Therapie erweist sich die möglichst frühzeitige Aufnahme eines gezielten Sprachtrainings als unbedingt erforderlich und wichtig. Für den Rückbildungsverlauf sind der Zeitpunkt und das Ausmaß der Hirnschädigung entscheidend. Besteht zusätzlich eine Epilepsie, ist die Prognose ungünstig.

## Literatur

Biniek, R.: Akute Aphasien. Forum Logopädie. Thieme Verlag, Stuttgart, 1993.

Elbert, Th., Rockstroh, B., Bulach, D., Meinzer, M., Taub, E.: Die Fortentwicklung der Neurorehabilitation auf verhaltenswissenschaftlicher Grundlage. Beispiel Constraint-induced-Therapie. Nervenarzt 2003; 74: 334–42.

Hartje, W., Poeck, K.: Klinische Neuropsychologie. 4. Aufl., Thieme, Stuttgart, 2002.

Helm-Estabrooks, N., Holland, A.: Approaches to the Treatment of Aphasia. Clinical Competence Series. Singular Publishing Ltd., San Diego 1998.

Huber, W., Poeck, K., Springer, L. (Hrsg.): Sprachstörungen. Trias-Enke-Thieme-Hippokrates, Stuttgart, 1991.

Huber, W., Poeck, K., Weninger, D., Willmes, K.: Der Aachener Aphasietest. Hogrefe, Göttingen, 1982.

Huber, W.: Ansätze in der Aphasietherapie. Neurolinguistik 5, 71–92, 1991.

Kessler J., Kalbe E., Heiss W.-D.: Sprachstörungen – Phänomenologie, Diagnostik und Therapie der Aphasie. Uni-Med Science, Bremen 2003.

Leischner, A.: Aphasien und Sprachentwicklungsstörungen. 2. Aufl., Thieme, Stuttgart, 1987.

Pedersen, P.M., Jorgensen, H.S., Nakayama, H., Raaschou, H.O., Olsen, T.S.: Aphasia in acute stroke: Incidence, determinants, and recovery. Ann. Neurol. 38, 659–666, 1995.

Springer, L.: Behandlungsphasen einer syndromspezifischen Aphasietherapie. Sprache-Stimme-Gehör 10, 22–29, 1986.

Springer, L.: Gruppentherapie mit Aphasikern. In: Grohnfeldt, M.: Zentrale Sprach- und Sprechstörungen. Handbuch der Sprachstörungen. Bd. 6, 213–225, 1993.

Springer, L.: Logopädische Behandlung von neurologisch bedingten Sprach- und Sprechstörungen. In: Biesalski, P., Frank, F.: Phoniatrie-Pädaudiologie. Band 1: Phoniatrie. Thieme, Stuttgart, 1994.

Tesak, J.: Einführung in die Aphasiologie. Thieme, Stuttgart, 1997.

Tesak J.: Grundlagen der Aphasietherapie. Schulz-Kirchner, 2001.

World Health Organization: ICF. International Classification of Functioning, Disability, and Health. WHO, 2001. http://www3.who.int/icf/icftemplate.cfm.

# 12. Sprachstörungen bei psychiatrischen Krankheitsbildern

Akute und chronische psychiatrische Erkrankungen äußern sich in Störungen des Verhaltens, des Interaktionsmusters und der Sprache des Betroffenen. Was und wie der Patient spricht, gibt Einblick in die Art des psychischen Krankheitsbildes. Für die Phoniatrie besitzen diese Sprach- und Sprechstörungen den Wert von Früh- oder Begleitsymptomen. Es gibt keine Systematik der Sprachsymptome bei psychischen Erkrankungen, sodass in diesem Kapitel ein kurzer Abriss über die häufigsten Krankheitsbilder und deren Abgrenzung zu organneurologisch bedingten Aphasien, Dysarthrien und Sprechapraxien folgt.

## 12.1 Psychosen

Psychosen sind seelische Störungen, bei denen der Realitätsbezug gestört ist. Man unterscheidet endogene, d. h. hauptsächlich anlagebedingte, und exogene, d. h. körperlich begründbare Psychosen.

### 12.1.1 Endogene Psychosen

Die Schizophrenie tritt bei etwa 0,8 % der Bevölkerung zwischen Pubertät und viertem Lebensjahrzehnt auf. Als Leitsymptome gelten Störungen des Denkens, des Affektes und der Ich-Identität sowie produktive Symptome (Wahnideen und Halluzinationen). Die Vielfalt an sprachlichen Symptomen sind Folgeerscheinungen der zugrunde liegenden Denkstörung. Die Patienten sprechen viel, ohne etwas auszusagen (Logorrhoe). Sie können aber auch mutistisch sein. Stimmgebung und Prosodie sind gestört (staccato, zu laut oder zu leise, überstürztes Reden, eintönig, affektlos oder maniertes Erzählen). Die Semantik wird aufgelöst, häufig für Außenstehende unverständliche Wortbedeutung («Privatsymbolik») bis zu echten

Neologismen. Durch inkohärentes Denken ist auch der Satzbau verändert, es entsteht Paragrammatismus bis zu einem unverständlichen Wortsilbengemisch (Sprachzerfall, «Wortsalat», Schizophrasie).

Die Abgrenzung zur Wernicke-Aphasie kann schwierig sein. Bei einer Aphasie ist die Sprachform stärker gestört als der Inhalt, d. h. der Gedankengang ist trotz Paragrammatismus und semantischer Fehler als kohärent erkennbar.

Die Therapie der Schizophrenie liegt in der Hand des Psychiaters und ist zumeist eine kombinierte medikamentöse und psychotherapeutische Behandlung.

Die manisch-depressive Erkrankung (MDK) kann in jedem Lebensalter auftreten und ist gekennzeichnet durch in unregelmäßigen Abständen wiederkehrende manische und depressive Phasen. Die Veränderungen des Sprechaktes und der Stimmgebung bei Manien und Depressionen sind Ausdruck der jeweiligen Stimmungs- und Antriebslage. Die manische Phase ist gekennzeichnet durch eine Beschleunigung der Psychomotorik mit Logorrhoe und Ideenflucht (leicht ablenkbare Rede- und Denkvorgänge). Weiters finden sich im Sprechen manischer Patienten auffällige Tonhöhen- und Lautstärkeschwankungen, Akzentveränderungen (dynamische, melodische und zeitlich veränderte Akzente) und manchmal auch situationsinadäquates Reimsprechen oder Klangassoziationen (z. B. «Saal – Schal – Aal – Gral»). In der depressiven Phase kommt es zur Verlangsamung und Einengung der Gedankengänge. Die Stimme klingt leise und monoton, die Sprache des Depressiven ist inhaltlich und syntaktisch ungestört, jedoch zögernd und verlangsamt. Oft sind die depressiven Patienten wortkarg und still, im extremsten Fall geraten sie in eine sprachliche Entäußerungslosigkeit, sodass man von einem melancholischen Mutismus sprechen kann.

## 12.1.2 Exogene (organische) Psychosen

Es handelt sich um psychische Störungen, die auf strukturelle oder funktionelle Hirnläsionen zurückzuführen sind. Die Ursachen einer Hirnläsion können vielfältig sein: metabolisch, vaskulär, hypoxisch, entzündlich, traumatisch, degenerativ, neoplastisch oder Vergiftungen (Alkohol, Drogen).

Im Gegensatz zur Vielfalt der möglichen Ursachen steht die relativ gleichförmige Reaktionsweise des Gehirns. Die psychische Symptomatik der organischen Psychosen beschränkt sich auf wenige Syndrome, die ätiologisch unspezifisch sind (z. B. organisches Psychosyndrom).

Der Prototyp akuter organischer Psychosen ist das Delir, das meist nach Alkoholentzug auftritt. Es kommt dabei zur Desorientierung mit motorischer Unruhe, Entzügelung des impressiven Wahrnehmungsmodus (Illusionen, Halluzinationen) und vegetativen Symptomen wie Tremor, Schwitzen und Blutdruckschwankungen.

## 12.1.3 Autismus

Der Begriff «Autismus» bezeichnet die Ich-Versunkenheit, den Verlust der Realitätsbeziehungen und die Kontaktstörung. Autistisches Verhalten ist bei Menschen als sozialen Wesen pathologisch, findet sich aber zuweilen auch bei Gesunden, z. B. beim spielenden Kind, bei Künstlern und Tagträumern.

Autismus-Syndrome im Kindesalter sind extrem selten (Prävalenz 0,04–0,05 %). Die Genese der zwischen Psychose und Entwicklungsstörung angesiedelten Krankheit ist noch unklar, hirnorganisch-genetische Faktoren spielen jedoch eine wichtige Rolle.

*Frühkindlicher Autismus (Kanner-Syndrom)*

Bereits im Säuglingsalter bestehen Verhaltensauffälligkeiten; fehlender Blickkontakt, keine Antizipationsgesten (Ausstrecken der Arme, um hochgenommen zu werden), kein Antwortlächeln, Ablehnung von Zuwendung und Zärtlichkeit. Die Sprachentwicklung beginnt verzögert und erreicht nicht das normale Niveau: verlängerte Echolaliephase, Sprachstereotypien, gestörtes Sprachverständnis; die kommunikative Funktion der Sprache wird nicht eingesetzt. Es besteht ein deutlicher Mangel an emotionaler Reaktion auf andere Menschen, dafür aber eine bizarre Bindung an Objekte. Ebenso beharren diese Kinder auf einer geradezu zwanghaften Konstanz ihrer dinglichen Umgebung. Charakteristisch ist auch eine individuell unterschiedliche intellektuelle Behinderung, die oft eine Schulausbildung unmöglich macht. Motorisch fallen die Betroffenen durch Stereotypien (z. B. rhythmisches Schaukeln, unentwegtes Drehen kleiner Gegenstände) und geradezu ritualisiertes Verhalten auf. Nach dem Schulalter treten häufig aggressive Durchbrüche mit Wutanfällen auf. Die Prognose lässt sich etwa ab sechs Jahren abschätzen, hängt hauptsächlich von der individuellen Intelligenz und Sprachentwicklung ab und ist meist ungünstig. Zwei Drittel der Patienten sind im Jugendalter noch auf fremde Hilfe angewiesen, und die Hälfte bleibt auch als Erwachsene stumm.

*Autistische Psychopathie (Asperger-Syndrom)*

Diese Kinder entwickeln sich sprachlich und intellektuell in den ersten Lebensjahren weitgehend unauffällig, massive Schwierigkeiten entstehen meist erst, wenn die Einordnung in eine Gruppe Gleichaltriger und die Anerkennung sozialer Regeln nötig werden (Kindergarten- oder Schuleintritt). Die Sprachfähigkeit entwickelt sich normal, Wortwahl und Grammatik sind nicht auffällig, häufig treten jedoch originelle Wortschöpfungen und Neologismen auf. Die Kinder reden, wann und worüber es ihnen einfällt, ohne Anpassung an Situation und Zuhörer. Sie führen oft Selbstgespräche und zeigen auch stimmliche Manierismen. Die kommunikative Funktion der Sprache ist deutlich gestört. Die Intelligenz ist meist gut bis überdurchschnittlich, wobei die Kinder aufgrund einer Störung der Daueraufmerksamkeit nur begrenzt lernfähig sind. Motorisch fallen die Betroffenen durch eine deutliche Ungeschicklichkeit, die Neigung zu Stereotypien und zwanghaften Ritualen auf. Nach dem Schulalter fällt die soziale Anpassung meist leichter, die berufliche Eingliederung kann gelingen, etwa in Berufen mit geringer sozialer Interaktion, jedoch hohen rationalen Anforderungen.

## 12.2 Neurosen

> Eine Neurose ist eine primär umweltbedingte seelische Störung, der Realitätsbezug bleibt erhalten. Unbewältigte psychische Traumata in der frühen Kindheit werden für ein buntes Spektrum von unbewussten psychischen Symptomen verantwortlich gemacht. Neurotische Störungen können zu einer Einschränkung des normalen Sozialverhaltens führen und die Fähigkeit zu einer zwischenmenschlichen Begegnung massiv beeinträchtigen.

Stottern, das als kommunikative Störung besonders beim mitteilenden Sprechen in Erscheinung tritt, kann u. a. als neurotische Verhaltensstörung gesehen werden. Auch erbliche Faktoren spielen eine Rolle.

Bei Hemmungen der mitteilenden Rede durch Erwartungsangst spricht man von Logophobie (Synonyme: Sprechangst, Sprechscheu). Im Unterschied zum Stottern treten bei einer Logophobie hörbare Entgleisungen während des Sprechens nicht auf. Leichtere Formen, etwa als «Lampenfieber» vor einer Prüfung oder einem Vortrag, bedürfen keiner besonderen Behandlung. Hat jedoch eine neurotische Entwicklung im Sinne einer echten Phobie stattgefunden und sich zugleich ein Krankheitsbewusstsein entwickelt, sind psychotherapeutische Maßnahmen erforderlich.

Beim kindlichen Mutismus kommt es nach bereits vollzogenem oder partiellem Erwerb der Sprache zur Verweigerung jeglicher Lautäußerungen. Das Kind macht von seinen sprachlichen Fähigkeiten keinen Gebrauch. Verschiedene Aspekte lassen den Mutismus als eine psychosomatische Störung der Gesamtpersönlichkeit, eine Kinderneurose, erkennen. Die Kinder verstummen, weil sie mit irgendeiner Situation nicht fertig werden, sie weichen dem verbalen Kontakt mit der Umwelt aus. Als häufigste Ursache werden Erziehungsfehler und Milieustörungen angesehen. Gelingt es über psychotherapeutische Verfahren, abnorme Reaktionen beim mutistischen Kind abzubauen, treten meist sprachliche Fehlleistungen wie Dyslalie oder Dysgrammatismus deutlich hervor. Diese müssen dann vom Sprachtherapeuten besonders intensiv behandelt werden, damit das Kind über Erfolgserlebnisse seine Sprachscheu zu überwinden lernt.

Mutismus kommt auch bei Erwachsenen im Rahmen von neurologischen (z. B. akinetischer Mutismus nach Schädel-Hirn-Trauma) oder psychiatrischen Krankheitsbildern (z. B. katatoner Mutismus bei Schizophrenie) vor.

# 12.3 Oligophrenie

Schwachsinn bzw. intellektuelle Minderbegabung ist die häufigste psychische Störung im Kindes- und Jugendalter. Es handelt sich um eine angeborene oder perinatal erworbene Hirnleistungsstörung verbunden mit einer mangelhaften Differenzierung der Persönlichkeit. Eine klinische Einteilung orientiert sich nach Angaben der WHO an den Abstufungen des Intelligenzquotienten.

- Debilität (leichte Intelligenzminderung): IQ 50–69; Sprachverständnis und Sprachgebrauch sind verzögert, Sonderschule nötig, Berufsausbildung meist nicht möglich, unabhängig in der Selbstversorgung.

- Imbezillität (mittelgradige bis schwere Intelligenzminderung): IQ 20–49; nicht ausreichend bildungsfähig (individuelle Lehrprogramme nötig, schulunfähig); sprachliche Kommunikation auf niederem Niveau, Selbstpflege und einfache Leistungen möglich.

- Idiotie (schwerste Intelligenzminderung): IQ < 20; nicht bildungsfähig; sprachliche Kommunikation und Selbstpflege nicht möglich.

Man rechnet in der Durchschnittsbevölkerung mit einer Häufigkeit der Debilität von 3 bis 4 %, Imbezillität von 0,5 % und Idiotie von 0,25 %. Ein Anteil von etwa 10 % der Bevölkerung bewegt sich im intellektuellen Vermögen in einem Grenzbereich zur Debilität. Die Sprach-, Sprech- und Stimmauffälligkeiten bei Oligophrenie im Kindes- und Erwachsenenalter bezeichnet man als Dyslogie. Als Leitsymptom gilt immer eine verzögerte Sprach- und Sprechentwicklung. In der Differentialdiagnose müssen stets eine audiogene Sprachstörung und Pseudodebilität ausgeschlossen werden.

Die Früherfassung ist für jede Art von geistiger Entwicklungsstörung entscheidend, damit möglichst frühzeitig eine mehrdimensionale Behandlung mit jeweils fachspezifischen therapeutischen Maßnahmen einsetzen kann. Außerdem sollte eine komplexe Förderung der Lernprozesse aus wahrnehmungspsychologischer, motorischer, sprachlicher, emotionaler und sozialer Sicht erfolgen.

Für die Sprachheilpädagogik gilt grundsätzlich, dass der geistig Behinderte als Ganzheit in seiner Gesamtpersönlichkeit gesehen werden muss und seine emotionalen und kreativen Möglichkeiten keineswegs unterschätzt werden dürfen. Die Einstufung nach dem Intelligenzquotienten darf daher nicht als alleinig entscheidende Basis für therapeutische und pädagogische Maßnahmen herangezogen werden.

# Literatur

Arentsschild, V.O.: Sprach- und Sprechstörungen. In: Biesalski, P., Frank, F.: Phoniatrie-Pädaudiologie. Thieme, Stuttgart, 1994.

Bach, H.: Früherziehung geistig behinderter und entwicklungsverzögerter Säuglinge und Kleinkinder. Dt. Ärztebl. 72, 3469–3472, 1975.

Bleuler, E., Bleuler, M.: Lehrbuch der Psychiatrie. Springer Verlag, Berlin, Heidelberg, 1983.

Friedmann, A., Thau, K.: Leitfaden der Psychiatrie. Maudrich Verlag, Wien, 1987.

Göllnitz, G.: Neuropsychiatrie des Kindes- und Jugendalters. 4. Aufl., Fischer, Stuttgart, 1981.

Hartje, W., Poeck, K.: Klinische Neuropsychologie. 3. Aufl., Thieme, Stuttgart, 1997.

Hellbrügge, T. (Hrsg.): Klinische Sozialpädiatrie. Springer Verlag, Berlin, Heidelberg, 1981.

Kisker, K.P., Corboz, R.J. et al. (Hrsg.): Psychiatrie der Gegenwart, Kinder- und Jugendpsychiatrie. Springer Verlag, Berlin, Heidelberg, 1988.

Leixnering, W., Toifl, K.: Leitfaden der Neuropsychiatrie des Kindes- und Jugendalters. W. Maudrich Verlag, Wien, 1986.

Scharfetter, C.: Allgemeine Psychopathologie. Thieme Verlag, Stuttgart, 1991.

Spiel, W., Spiel, G.: Kompendium der Kinder- und Jugendneuropsychiatrie. Ernst Reinhardt Verlag, München, 1987.

Spoerri, T.: Sprachphänomene und Psychose. S. Karger, Basel, 1964.

Tölle, R.: Psychiatrie. Springer Verlag, Berlin, Heidelberg, 1991.

# 13. Grundlagen III: Entwicklung von Sprache und Sprechen

Sprache ist als wichtigste zwischenmenschliche Kommunikation eine hochdifferenzierte Ausdrucksform des Menschen und vermittelt geistige Inhalte. Sie ist als Summationsleistung von Intelligenz, Psyche, Sprechantrieb, Konstitution, Motorik, Sinnesorganen und Umwelt zu verstehen. Der Spracherwerb ist nur dem Menschen möglich.
Vorbedingungen für eine normale Sprach- und Sprechentwicklung sind organische und mentale Gesundheit sowie ein geeignetes sozio-kulturelles Umfeld. Die Sprach- und Sprechentwicklung ist keineswegs ein isolierter Prozess, sondern in die Gesamtentwicklung des Kindes eingebettet.

Nach Bühler macht die Nenn- und Urteilsfunktion die menschliche Sprache aus und unterscheidet sie von der «Tiersprache». In der Definition nach Kainz wird sie als System konventioneller Lautzeichen beschrieben, das sich zur symbolischen Darstellung von gedanklich erfassten Sinnzusammenhängen eignet. Sie enthält verbale und non-verbale Elemente, wie Sprechmelodie und Sprechdynamik. Eine sprachliche Äußerung hat eine äußere Form, vermittelt einen Inhalt und erfüllt eine Funktion.

Sprechen ist die Fähigkeit, Gedanken durch hörbare Worte mit Hilfe der Sprech- und Stimmorgane auszudrücken. Unter Artikulation versteht man Bewegungen der peripheren Sprechwerkzeuge, um Sprache zu formen.

## 13.1 Biologische Grundlagen

Durch die Gehirnforschung werden wesentliche neuroanatomische und neurophysiologische Grundlagen der Sprache und der Sprachentwicklung erklärt. Im Gegensatz zu den *primären Hirnfunktionen*, wie z.B. Sehen, Hören, Riechen, Schmecken, die eigene Ausführungsorgane (Auge, Ohr, Nase, Zunge) besitzen und in der Hirnrinde an bestimmte Lokalisationen gebunden sind, ist Sprache eine *sekundäre Hirnfunktion*. Als Ausführungsorgane dienen die Organstrukturen des

Kau-, Schluck-, Stimm- und Atemapparates. Kortikal (in der Hirnrinde) ist die Sprachfunktion in den verschiedenen Sprachzentren repräsentiert.

Als Sprachzentren gelten:

● *Broca-Region* (*motorisches Sprachzentrum*), in der 3. Stirnwindung lokalisiert. Dort entsteht der «Bewegungsentwurf» für das zu artikulierende Wort

● *Wernicke-Region* (*sensorisches Sprachzentrum*), in der 1. Schläfenwindung lokalisiert; sie ist gleichsam ein «Depot» für Wortklangbilder.

## 13.1.1 Lateralität und Dominanz

Für die Sprache sind nicht beide *Gehirnhälften* (Hemisphären) gleichwertig. Vielmehr wird die *Sprachfunktion* im Wesentlichen nur in einer Hirnhälfte ausgebildet, d. h. *lateralisiert.* Diese funktionelle Hemisphärenspezialisierung zeigt sich auch in anatomischen Unterschieden; zum Beispiel ist das Planum temporale (Areal im Bereich des Schläfenlappens) bereits bei der Geburt bei 65 % der Menschen auf der linken Hemisphäre größer als auf der rechten.

Unter *Lateralität* (Seitigkeit) versteht man die Bevorzugung der peripheren Organe einer Körperhälfte (z. B. Händigkeit, Beinigkeit, Ohrigkeit, Züngigkeit, Äugigkeit). Lateralitätsprüfungen lassen die bevorzugte Seite der peripheren Organe erkennen. 85 bis 90 % der Europäer sind Rechtshänder, wobei bei der Angabe der Häufigkeit soziokulturelle Faktoren berücksichtigt werden müssen.

Mit der Lateralität entwickelt sich die Bevorzugung einer Gehirnhälfte (Hemisphärendominanz). Diese Hemisphärendominanz ist eine spezifisch menschliche Fähigkeit zur asymmetrischen Spezialisierung der Hirnhälften für verbale und nicht-verbale Funktionen.

Die *Sprachdominanz* wird erst im Laufe der Kindheit ausgebildet. In den ersten zwei Lebensjahren sind beide Hemisphären funktionell gleichwertig und haben beide noch die Möglichkeit, die Dominanz für Sprache zu übernehmen. Die *Entwicklung der Sprachdominanz* verläuft parallel zur Entwicklung der Händigkeit, es besteht jedoch kein kausaler oder statistischer Zusammenhang. Ab dem 3. Lebensjahr tritt die Bevorzugung einer Hand (überwiegend der rechten Hand) auf. Parallel dazu bildet sich die Hemisphärendominanz aus, wobei das Gehirn im Kindesalter noch eine Plastizität aufweist und die Dominanzbildung, zum Beispiel durch Hirnverletzungen, noch umkehrbar ist. Ab der Pubertät sind die Sprachzentren unverrückbar lokalisiert, das Gehirn hat seine Plastizität eingebüßt (Tab. 13.1).

Der Normalfall nach Abschluss der Hirnreifung ist eine für Sprache dominante linke Hirnhälfte (97 % aller Menschen, unabhängig von soziokulturellen Einflüssen) und eine Rechtslateralität (60–80 %, abhängig von soziokulturellen Einflüs-

**Tabelle 13.1:** Hirnreifung, Lateralisation und Dominanzentwicklung (modif. nach Lenneberg 1967).

| Alter | Normale Sprach-entwicklung | Physiologische Reifung des ZNS | Lateralität und Dominanzentwicklung |
|---|---|---|---|
| 0–3 Monate<br><br>4–20 Monate | Schreiperiode Gurrperiode<br><br>Lallperiode Einwortsatzstadium | bei der Geburt ca. 30 % entwickelt<br>bei Sprachbeginn 60–70 % der Entwicklung vollendet | Vollkommene funktionelle Gleichwertigkeit der Hemi-sphären; keine Lateralität |
| 21–36 Monate | Spracherwerb | Verlangsamung der Reifung | Das gesamte Gehirn scheint an der Sprache beteiligt zu sein. Obwohl die linke Hemisphäre gegen Ende dieser Periode zu dominieren beginnt, kann die rechte Hemisphäre noch die Sprachfunktion übernehmen. Bevorzugung einer Hand ent-wickelt sich. |
| 3–10 Jahre | grammatikalische Vervollkommnung, Wortschatzerweiterung | sehr langsame Vollendung der Reifungsprozesse | Ausbildung der zerebralen Do-minanz mit Lokalisation der Sprache, überwiegend in die linke Hemisphäre. Die «physiologische Redundanz» wird allmählich reduziert, und die Polarisation der Tätigkeiten zwischen rechter und linker Hemisphäre prägt sich aus. So-lange die Reifungsprozesse noch nicht abgeschlossen sind, ist jedoch noch eine Reorgani-sation möglich. |
| 14–11 Jahre | Auftreten fremder Akzente | Abschluss der Reifung | Dominanz und Lateralität deutlich ausgeprägt, weitge-hende Reduktion der Gleich-wertigkeit der Hemisphären. |
| nach Pu-bertät bis Greisen-alter | Fremdsprachen-erwerb zunehmend schwieriger | abgeschlossen | Keine sprachliche Gleichwer-tigkeit der Hemisphären; in 97 % Sprache in der linken Hemisphäre lokalisiert. |

sen). Zwischen der zerebralen Dominanz und der Lateralität besteht kein eindeu-tiger Zusammenhang. So sind 95 % der Rechtshänder linksdominant. Bei den Linkshändern weisen 70 % eine linksseitige, 15 % eine rechtsseitige und 15 % eine bilaterale Dominanz auf.

Bisher ist nicht geklärt, warum die linke Hemisphäre für Sprache dominant ist. Bestimmend sind erbliche, angeborene sowie erworbene Faktoren. Sowohl für

Sprache als auch für Handgeschicklichkeit ist eine exakte motorische Steuerung Vorbedingung. Die sprachdominante (meist linke) Hemisphäre steuert daher auch im Rahmen der Händigkeit die rasche Koordination motorischer Abläufe (Praxie).

Die Umerziehung eines Linkshänders auf Rechtshändigkeit sollte vermieden werden. Ungeklärt ist, ob diese «Umerziehung» eine Störung der Sprachentwicklung und/oder des Redeflusses nach sich ziehen kann. Hingegen ist eine Umkehrung der Lateralisation nach hirnorganischer Schädigung anzustreben, sie ist durch die Plastizität des Gehirns im Kindesalter möglich. Für höchste verbale und non-verbale Leistungen ist die Funktion beider Hemisphären notwendig. Sprachliche Leistungen der subdominanten Hemisphäre sind u. a. die Prosodie, Diskrimination und Perzeption. Die musikalischen Fähigkeiten, das Vermögen, komplexe Muster zu erkennen und Emotionen zu äußern und wahrzunehmen, sind ebenso Leistungen der subdominanten Hemisphäre (Tab. 13.2).

## 13.1.2 Phylogenese, Ontogenese und Sprachentwicklung

Die Ausbildung des aufrechten Ganges, das Freiwerden der Hände, das Verwenden von Werkzeugen hat die Weiterentwicklung des Gehirns und damit auch die Entwicklung der Sprache ermöglicht. Ebenso waren die Entwicklung der orofazialen Strukturen, des Stimmapparates sowie die Weiterentwicklung des Seh- und Gehörsinns unabdingbare Voraussetzungen.

Früher wurde die *Ontogenese* (individuelle Entwicklung) als ein analoges Nachvollziehen der *Phylogenese* (Entwicklung der Art, Evolution) angesehen. Aus der Kindersprache lassen sich jedoch keine Rückschlüsse auf die sprachliche Entwicklung vom Tierlaut über den Kinderlaut zum menschlichen Wort ziehen.

Die sprachliche Entwicklung des Kindes erfolgt in einem bestimmten zeitlichen Rahmen. Es gibt eine biologisch festgelegte *kritische bzw. sensible Periode* für den

Tabelle 13.2: Eigenschaften der linken und rechten Hemisphäre.

| Hemisphäre | |
|---|---|
| **linke** | **rechte** |
| verbal | nonverbal |
| | visuell-räumlich |
| sequenziell | gleichzeitig |
| zeitlich | räumlich |
| digital | analog |
| logisch | ganzheitlich |
| analytisch | synthetisch |
| rational | intuitiv |

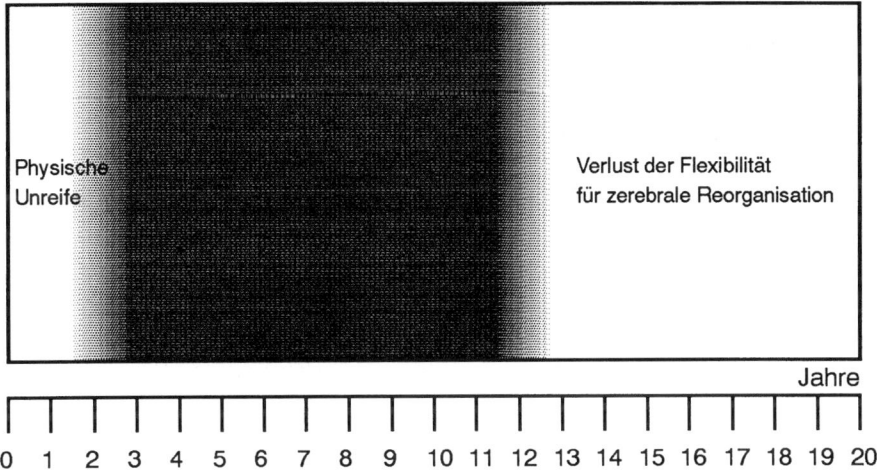

**Abbildung 13.1:** Kritische Periode für den Spracherwerb; Faktoren, die den Erwerb der primären Sprachfertigkeiten begrenzen (nach Lenneberg 1967, modifiziert).

Spracherwerb: vor dem zweiten Lebensjahr ist der Spracherwerb aufgrund mangelnder Reife, nach der Pubertät aufgrund der abnehmenden Plastizität des Gehirnes nicht möglich (**Abb. 13.1**). Das Kind durchläuft eine geordnete Folge von Entwicklungsstufen, die allerdings eine individuelle Varianz aufweisen.

## 13.2 Linguistische Grundlagen

### 13.2.1 Definition und Aufgabenbereiche

> Die Linguistik (Allgemeine und Angewandte Sprachwissenschaft) erstellt Theorien zu Aufbau und Veränderungsgesetzlichkeiten von Sprachsystemen, beschreibt und analysiert aktuell geäußerte Sprache unter Bezugnahme auf diese Theorien in expliziter Form und sucht Erklärungsmodelle zu internen sprachlichen Strukturen und Regularitäten.

Das in der Theorie primär geisteswissenschaftliche Fach Linguistik hat eine Vielzahl interdisziplinär ausgerichteter Anwendungsbereiche. Teildisziplinen sind aus der Zusammenarbeit mit z. B. Soziologie, Philosophie, Psychologie, Pädagogik und nicht zuletzt Medizin entstanden (vgl. **Abb. 13.2**). Untersuchungsobjekte sind dabei alle Arten von Einzelsprachen (wie z. B. Deutsch), aber auch in Entwicklung

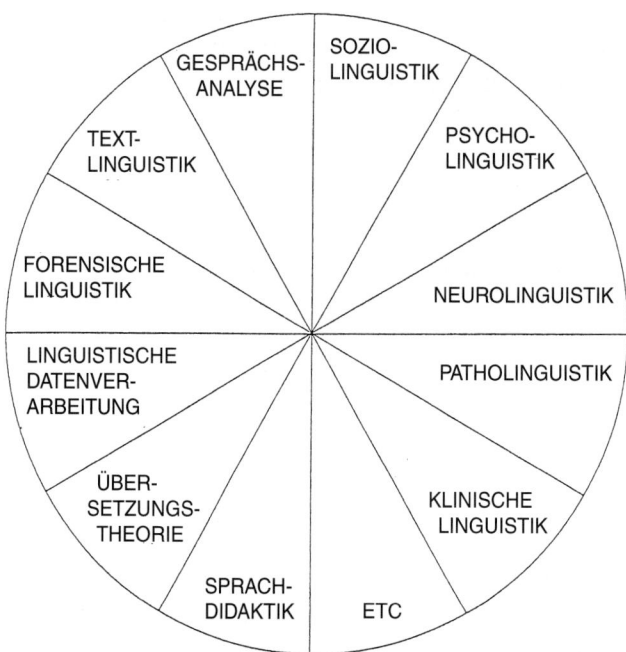

**Abbildung 13.2:** Anwendungsbereiche der Linguistik.

befindliche Sprachsysteme (z. B. Kindersprache) sowie pathologische Abweichungen gegenüber einer sprachlichen «Norm».

Von Interesse für die Phoniatrie sind in erster Linie die folgenden anwendungsorientierten Teilbereiche:

● Die *Klinische Linguistik* wendet linguistische Modelle und Methoden zur Diagnostik und Therapie gestörter Sprache an. Ihr Aufgabenbereich umfasst folgende Fragestellungen:
  – Erstellung sprachlicher Normen
  – Standardbeschreibung von Sprachstörungsbildern
  – Entwicklung von diagnostischen Methoden zur systematischen Erfassung pathologischer Sprache
  – Entwicklung von Therapiekonzepten
  – Studien zur Therapie-Effizienz

● Die *Neurolinguistik* befasst sich mit den neurologischen Grundlagen des Sprachvermögens beim Gesunden sowie dem Sprachverhalten bei neurologischen Ausfällen.

● Die *Psycholinguistik* beschäftigt sich mit Beziehungen zwischen linguistischen Sprachmodellen und psychologischen Hypothesen über Spracherwerb und Sprachgebrauch bei Sprecher und Hörer.

● Die *Soziolinguistik* untersucht die wechselseitige Abhängigkeit von Sprache und Gesellschaft.

## 13.2.2 Sprachliche Beschreibungsebenen

Zur Beschreibung des komplexen Phänomens Sprache hat sich deren Aufgliederung in einzelne sprachliche Ebenen als sinnvoll erwiesen.

*Phonetik (vgl. Kap. 1.7)*

Als sprachunabhängige Analyse von Sprechlauten stellt die Phonetik Methoden zur Verfügung, Lautrealisationen (Phone) aller Sprachen bzw. aller Sprecher der Welt zu beschreiben. Gegenstand der Untersuchung sind auch Laute der frühen Lallphase, die zum Teil gar keiner Einzelsprache zuzuordnen sind oder Laute pathologischer Sprache. Die Lautmerkmale werden dabei unter drei Aspekten untersucht:

Die *artikulatorische Phonetik* beschreibt die Lautproduktion. Konsonanten werden nach Ort und Art der Artikulation sowie der Stimmtonbeteiligung, Vokale nach Zungenhöhe und -lage sowie Lippenstellung definiert. Die Beschreibung erfolgt mittels eines eigenen, international anerkannten Notationssystems, des «International Phonetic Alphabet» (IPA; **Abb. 13.3**).

Die *akustische Phonetik* charakterisiert die Struktur der akustischen Abläufe konkreter Lautrealisationen. Als Beschreibungsparameter gelten hier im Wesentlichen Frequenz (Tonhöhe), Amplitude (Intensität) und zeitliche Dauer der Schallwellen.

Die *perzeptive Phonetik* beschäftigt sich mit den neurologisch-psychologischen Vorgängen des Wahrnehmungsprozesses, d. h. mit Aufnahme und Verarbeitung akustischer Signale durch Ohr und ZNS.

Bei folgenden Störungsbildern kommt es zu Auffälligkeiten auf der phonetischen Ebene der Lautrealisation:

● *Dyslalien*: fehlerhafte Lautbildung (z. B. Sigmatismus lateralis oder multiple Interdentalität, audiogene Dyslalie oder Lautfehlbildungen aufgrund einer myofunktionellen Störung)

● *Sprechapraxie* mit inkonstanten Artikulationsfehlern und artikulatorischem Suchverhalten

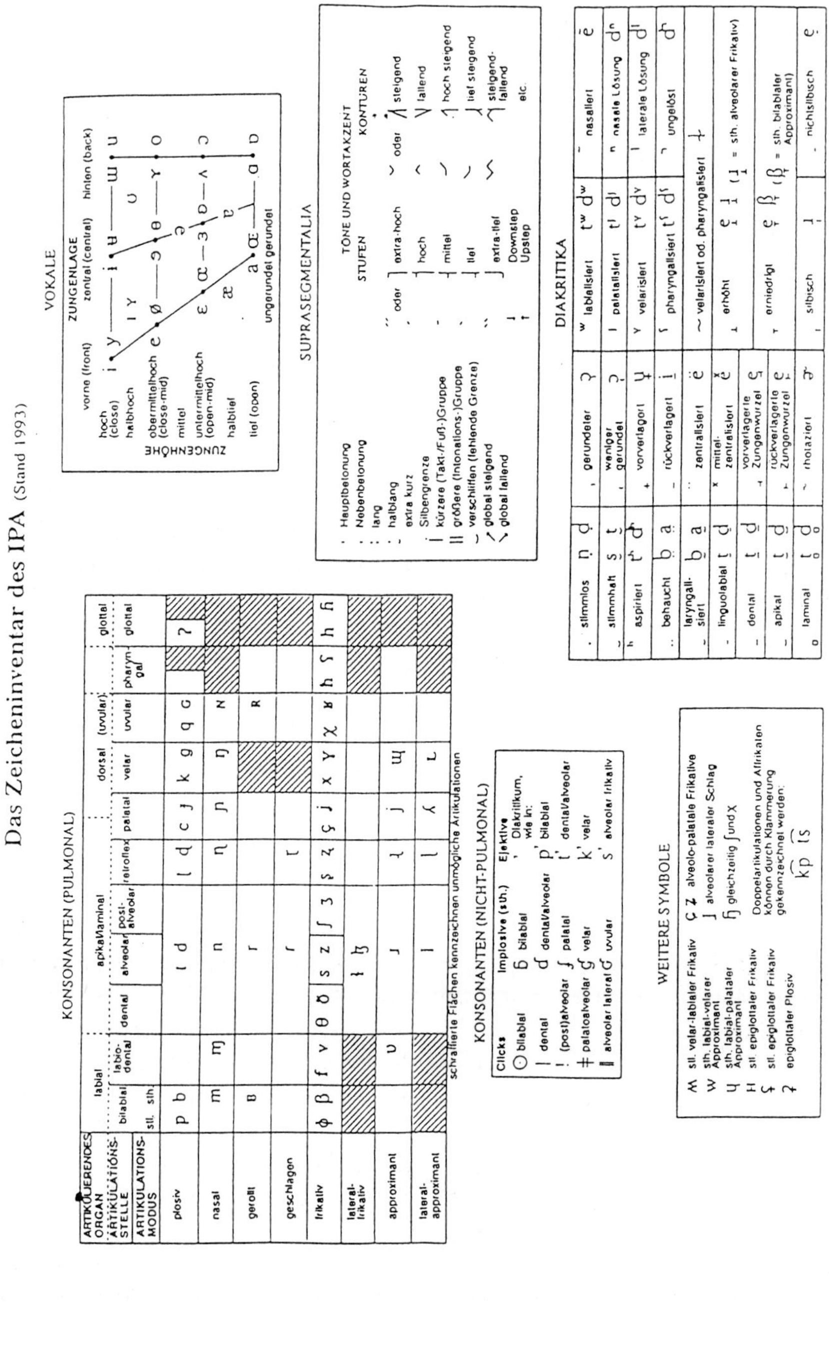

Das Zeicheninventar des IPA (Stand 1993)

**Abbildung 13.3:** International Phonetic Alphabet (IPA).

- *Dysarthrie* mit verwaschener Artikulation im Rahmen einer Koordinationsstörung von Atmung, Stimme und Artikulation
- *Dysglossie* mit Fehlartikulationen aufgrund organischer Beeinträchtigung der Artikulationsorgane.

Von klinischer Relevanz ist die Möglichkeit einer reproduzierbaren Beschreibung der Laut(fehl)bildungen durch das IPA, die «phonetische Transkription». Auch für die Therapie von Störungen der Lautbildung wird die Phonetik herangezogen: Kenntnisse aus der Artikulatorischen Phonetik helfen beispielsweise bei der Lautanbildung; Bio-Feedback-Methoden im Rahmen einer Artikulationstherapie sind aus der Akustischen Phonetik abgeleitet.

*Phonologie (vgl. Kap. 1.7.2)*

Die Phonologie untersucht die Funktion der *Laute im System einer Sprache*, d. h. die sprachspezifische Auswahl sowie Kombinationsmöglichkeiten der Einzellaute und deren bedeutungsunterscheidende Funktion. Beispielsweise sind im deutschen Sprachsystem die Laute /r/ und /l/ bedeutungsunterscheidend; dies kann anhand von Wortpaaren (sog. Minimalpaaren), die sich nur durch diesen einen Laut unterscheiden, gezeigt werden (z. B. Rot-Lot, Reim-Leim). Diese kleinsten potenziell bedeutungsunterscheidenden Einheiten einer Sprache werden als Phoneme bezeichnet; in der deutschen Sprache werden ca. 40 derartige abstrakte Sprachlaute unterschieden. Konkrete Realisierungsvarianten dieser Phoneme werden *Allophone* genannt; beispielsweise kann ein /r/-Laut verschieden gebildet werden: Ob dieser mit der Zungenspitze (apikales /r/) oder mit dem Zäpfchen (uvulares /R/) realisiert wird, ergibt keinen Bedeutungsunterschied – das apikale /r/ und das uvulare /R/ sind im Deutschen daher Allophone desselben Phonems.

Zur genaueren Beschreibung zugrunde liegender lautlicher Regularitäten eines (normkonformen, sich in Entwicklung befindlichen oder abweichenden) Sprachsystems werden Phoneme in Merkmale wie z. B. Stimmhaftigkeit oder Nasalität zerlegt, die deren distinktive (bedeutungsunterscheidende) Funktion ausmachen.

Zu Auffälligkeiten auf der phonologischen Sprachebene kommt es bei gewissen Formen der Dyslalie (z. B. bei «K-T-Stammeln») sowie der Aphasie. Diese äußern sich beispielsweise in systematischen Lautverwechslungen, dem Fehlen gewisser sprachspezifischer Lautkombinationen oder anderen Anwendungsfehlern, die Aussprache der Einzellaute ist jedoch bei rein phonologischen Störungsbildern nicht betroffen. Eine Analyse derartiger Lautanwendungsfehler mit Hilfe phonologischer Beschreibungstechniken ist Grundlage für Therapiekonzeptionen zur gezielten Erweiterung des Phoneminventars, z. B. durch perzeptive und produktive Diskriminationsübungen.

Neben der bisher beschriebenen Segmentalen Phonologie hat die *Suprasegmentale Phonologie* distinktive Merkmale zum Inhalt, die nicht – wie Phoneme – einzeln segmentierbar («herausschneidbar») sind, sondern sich über eine gesamte Äußerung hinwegziehen. Bei diesen *prosodischen Merkmalen* unterscheidet man einen dynamischen (Betonung, Veränderung der Lautstärke), melodischen (Intonation, Veränderung der Tonhöhe) sowie temporären Akzent (Dauer, Grenzsignale, Pausenstruktur). Diese suprasegmental-phonologische Ebene ist bei Dysarthrie, Sprechablaufstörung, Stimmstörungen sowie der Sprache Hörgestörter betroffen. In der Therapie werden dem Patienten prosodische Merkmale bewusst gemacht und eine Annäherung an vorgegebene prosodische Muster vermittelt.

*Morphologie*

Morphologie, die *Analyse von Struktur und Form der Wörter*, untersucht Wortbildung sowie Abwandlung (Flexion) von Wörtern. Wortbildung erfolgt durch Komposition (Zusammensetzung wie z. B. Lese-buch) oder Derivation (Ableitung wie z. B. Lesung). Flexion wird als Deklination (des Nomens), Konjugation (des Verbs) oder Komparation (des Adjektivs) beschrieben.

Das *Morphem*, die kleinste bedeutungtragende Einheit der Sprache, ist – analog zum Phonem in der Phonologie – die abstrakte Beschreibungseinheit der Morphologie. Realisiert werden Morpheme durch Allomorphe: so hat z. B. im Deutschen das abstrakte Morphem «Plural» neun mögliche konkrete Ausprägungsformen (z. B. die Allomorphe «-er» in Kinder, «-en» in Frauen oder «-s» in Autos). Ein Morphem kann als freies Morphem alleine (Buch, rot, und) oder als gebundenes Morphem in Verbindung mit anderen Morphemen («les-» in lesen, «-st» in du gehst, «-bar» in wunderbar) Wörter bilden. Hinsichtlich ihrer Bedeutungsfunktion werden lexikalische Morpheme mit referenzieller Funktion (Buch, rot) von grammatikalischen Morphemen (und, aus) unterschieden.

Fehlleistungen bei der Bildung und Abwandlung von Wörtern findet man beim kindlichen Dysgrammatismus sowie dem aphatischen A- und Paragrammatismus. Linguistische Begriffe und Beschreibungsprozeduren ermöglichen eine systematische Beschreibung des Entwicklungsstandes bzw. der Normabweichungen sowie eine störungsspezifische Förderung.

*Syntax*

Die Syntax setzt sich mit der *Analyse von Satzstrukturen* auseinander. Mit Hilfe eines Systems von Regeln wird beschrieben, wie aus einem Inventar von Grundelementen (Wörtern, Satzgliedern) die Sätze einer Sprache abgeleitet werden; alle natürlichen Sprachen wie auch pathologische Varianten sind mögliche Beschreibungsobjekte. In verschiedenen Darstellungsformen werden einfache Sätze (Subjekt und Prädikat), erweiterte Sätze (zusätzliche Satzglieder wie Objekte), Matrixsätze (zusätzliche Gliedsätze) oder Ellipsen (unvollständige Sätze) veranschaulicht (vgl. **Abb. 13.4**). Dies ermöglicht die Abstraktion allgemeiner Satzmuster, die in der klinischen Anwendung eine Analyse der Fehlersystematik und damit eine gezielte Therapiekonzeption bei Störungsbildern wie dem kindlichen oder aphatischen Dysgrammatismus erleichtern.

*Semantik*

In der Semantik wird die *Bedeutung sprachlicher Einheiten* analysiert und beschrieben. Beispielsweise ist die Erforschung des Wortschatzes einer Sprache mit der Beschreibung von Bedeutungen der Einzelwörter sowie den Beziehungen zwischen Wörtern im Rahmen der Lexikologie ein Teilbereich semantischer Fragestellungen. Als Beispiele für Ausfälle auf dieser sprachlichen Beschreibungsebene sind zu nennen: reduzierter Wortschatz im Rahmen einer Sprachentwicklungsstörung, Wortfindungsstörungen bei amnestischer und motorischer Aphasie, bei Alzheimer-Erkrankungen sowie in der Alterssprache, das Auftreten von semantischen Paraphasien und Neologismen bei sensorischer Aphasie. Sowohl zur Diagnostik als auch zur Therapiekonzeption können hier mit linguistischen Methoden aufgezeigte Wortfelder (z.B. Farbbezeichnungen), hierarchische Strukturen des Wortschatzes (z.B. Hyper- und Hyponyme) oder semantische Beziehungen zwischen sprachlichen Ausdrücken (z.B. Syn- und Antonymien) beitragen.

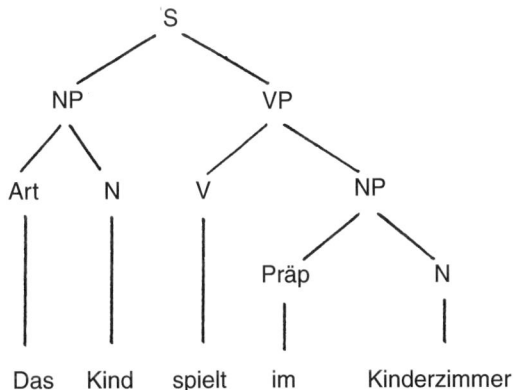

**Abbildung 13.4:** «Strukturbaum» zur Darstellung der Satzstruktur.

### 13.2.3 Andere Aspekte linguistischer Sprachbetrachtung

Die bisher vorgestellte *systemlinguistische Betrachtungsweise* fasst Sprache als ein in sich strukturiertes Gebilde auf und unterteilt dieses in einzelne Beschreibungsebenen; systemlinguistisch orientierte Beschreibung und ebenenspezifische Therapiekonzeption haben im klinischen Bereich Tradition. Dennoch gibt es noch andere Aspekte der Sprachbetrachtung, die ebenfalls Bedeutung für Anwendungen im klinisch-linguistischen Bereich haben, obgleich sie hier erst in jüngerer Zeit stärker an Einfluss gewonnen haben (Abb. 13.5).

*Semiotik*

Während mit den bisher vorgestellten Mitteln nur eine Analyse der verbalen Kommunikation möglich ist, beschäftigt sich die Semiotik als *Lehre von sprachlichen und nichtsprachlichen Zeichensystemen* auch mit nonverbalen Mitteln der Kommunikation. Untersucht werden Relationen zwischen Zeichen untereinander (Syntax), zwischen Zeichen und deren Bedeutung (Semantik) sowie zwischen Zeichen und deren Benutzer (Pragmatik).

Gerade im klinischen Bereich kommt der Integration nonverbaler Mittel in die Kommunikation große Bedeutung zu. Bei der Untersuchung eines Patienten dürfen nicht allein Verbaläußerungen Berücksichtigung finden; dies wird in der Kommunikation mit einem schweren Anarthriker deutlich: ohne jede Möglichkeit zur verbalen Äußerung verfügt dieser womöglich über erstaunliche kommunikative Fähigkeiten. Semiotische Überlegungen spielen auch im therapeutischen Bereich eine Rolle, vor allem bei der Entwicklung von Ersatzstrategien für schwerste Sprachstörungen (z.B. Piktogramme wie die Bliss-Symbole oder gestisch-mimische Kommunikationssysteme wie die Gebärdensprache der Gehörlosen).

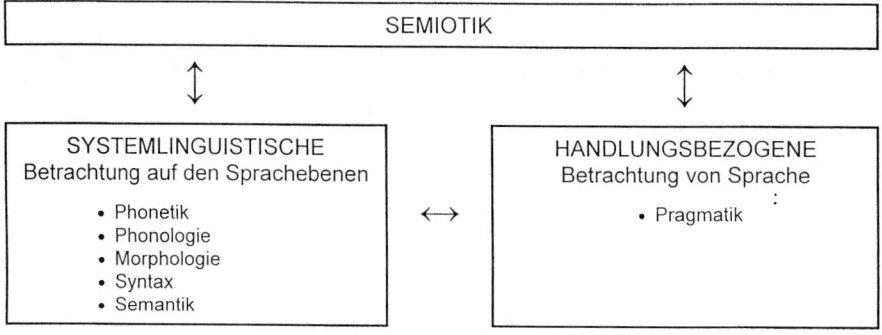

**Abbildung 13.5:** Aspekte der Sprachbetrachtung (in Anlehnung an Linke et al. 1991).

*Pragmatik*

In der *Pragmatik* wird Sprache nicht in Einzelebenen unterteilt, sondern als Ganzes in ihrer Funktion bzw. ihren Auswirkungen auf den Kommunikationsverlauf gesehen. Zum Unterschied von der Semantik, der wörtlichen, kontextunabhängigen Bedeutung, wird hier die situationsabhängige Bedeutung analysiert. Diese *Analyse der Sprachanwendung* interpretiert Sprechen als eine Form des Handelns, mit der kommunikative Ziele (z. B. Mitteilung, Handlungsaufforderung oder «Pausenfüllung») erreicht werden können.

Unter Berücksichtigung dieses Aspektes hat jede Sprach-, Sprech- und Stimmstörung eine pragmatische Dimension, da sie die sprachlichen Handlungsmöglichkeiten des Betroffenen einschränkt. Jede Sprachstörung hat daher weitreichende Auswirkungen auf Sozialleben bzw. -entwicklung des Patienten. Primäres Ziel jeder Sprachtherapie ist es daher, dem Patienten zu ermöglichen, seine Äußerungsziele zu erreichen. Erst in zweiter Linie ist es von Bedeutung, wie die Äußerungen auf den einzelnen systemlinguistischen Ebenen realisiert sind.

Systemlinguistische und handlungsorientierte Betrachtungsweisen ergänzen einander zu einer umfassenden Charakterisierung des Problembereiches «Sprache – Sprachstörung». Daher gelingt es der Linguistik in der Phoniatrie einen wesentlichen Beitrag zu leisten, um Sprache möglichst vollständig zu erfassen. Eine rein naturwissenschaftlich orientierte medizinische Sicht von Sprache ist unzureichend, es bedarf einer interdisziplinären Zusammenarbeit mit der Linguistik (Abb. 13.6), um der Theorie, Diagnostik und Therapie von Sprachstörungen gerecht zu werden.

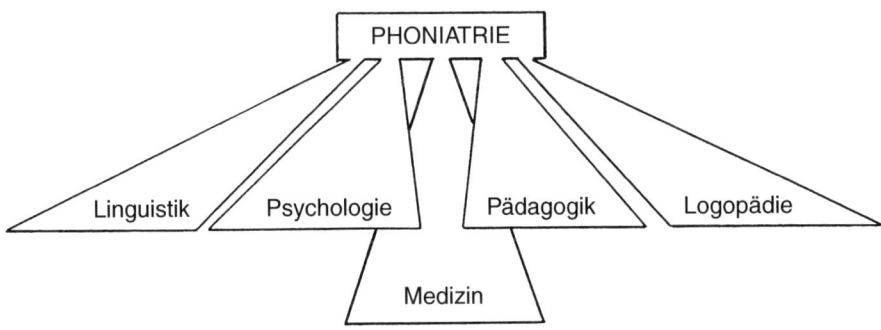

**Abbildung 13.6:** Linguistik als eine der Säulen der Phoniatrie.

## 13.3 Vererbung und Umwelt

Wie lernt ein Kind die Sprache? Die Sprachentwicklung ist nicht durch den Prozess des Konditionierens erklärbar, indem das Kind bemerkt, dass vokales Verhalten belohnt wird. Auch die Imitation der Erwachsenensprache spielt eine untergeordnete Rolle. Kinder verwenden z. B. Formen, die sie von Erwachsenen nie gehört haben. Gegen alleiniges Imitationslernen spricht, dass Verstehen dem aktiven Sprechen vorausgeht. Es gibt Kinder, die ein ausgezeichnetes Sprachverständnis entwickeln, obwohl sie aus neuromuskulären Ursachen nie sprechen lernen, nie imitieren können. Der Spracherwerb erfolgt durch *Entfaltung angeborener Sprachfähigkeiten*, der Umwelt kommt dabei eine auslösende Funktion zu. Es liegt somit eine Interaktion zwischen den linguistischen Erfahrungen des Kindes und seiner angeborenen Sprachfähigkeit vor. Sowohl anlagebedingte als auch umweltbedingte Faktoren sind für die Sprachentwicklung entscheidend.

## 13.4 Voraussetzungen für eine normale Sprachentwicklung

Die Sprachentwicklung ist ein Teil der Gesamtentwicklung des Menschen. Dies veranschaulicht der sog. «Sprachbaum» nach Wendlandt (1992) **(Abb. 13.7)**. Die Sprache («Krone») mit den Bereichen Wortschatz, Artikulation und Grammatik kann sich nur dann entwickeln, wenn grundlegende Fähigkeiten («Wurzeln») angemessen ausgebildet und Sprachverständnis und Motivation zum Sprechen («Stamm») vorhanden sind. Der «Erdbereich» der Wurzeln bedeutet Lebensumwelt, Gesellschaft und Kultur. Der Baum kann nur dann gedeihen, wenn genügend «Sonne» (Wärme, Liebe, Akzeptanz), lebensnotwendiges «Wasser» (Kommunikation) sowie «Nährstoffe» (Sprachanregung) zur Verfügung stehen. Zum sprachfördernden Verhalten der Eltern/Bezugspersonen zählen:

- Blickkontakt aufbauen
- nicht (nur) nachsprechen lassen
- zuhören
- aussprechen lassen
- Sprachanregung geben, gutes Sprachvorbild sein.

Die «Wurzeln» symbolisieren zugrunde liegende Entwicklungsprozesse, die das Kind durchlaufen muss, um Sprache zu erwerben und anwenden zu können.

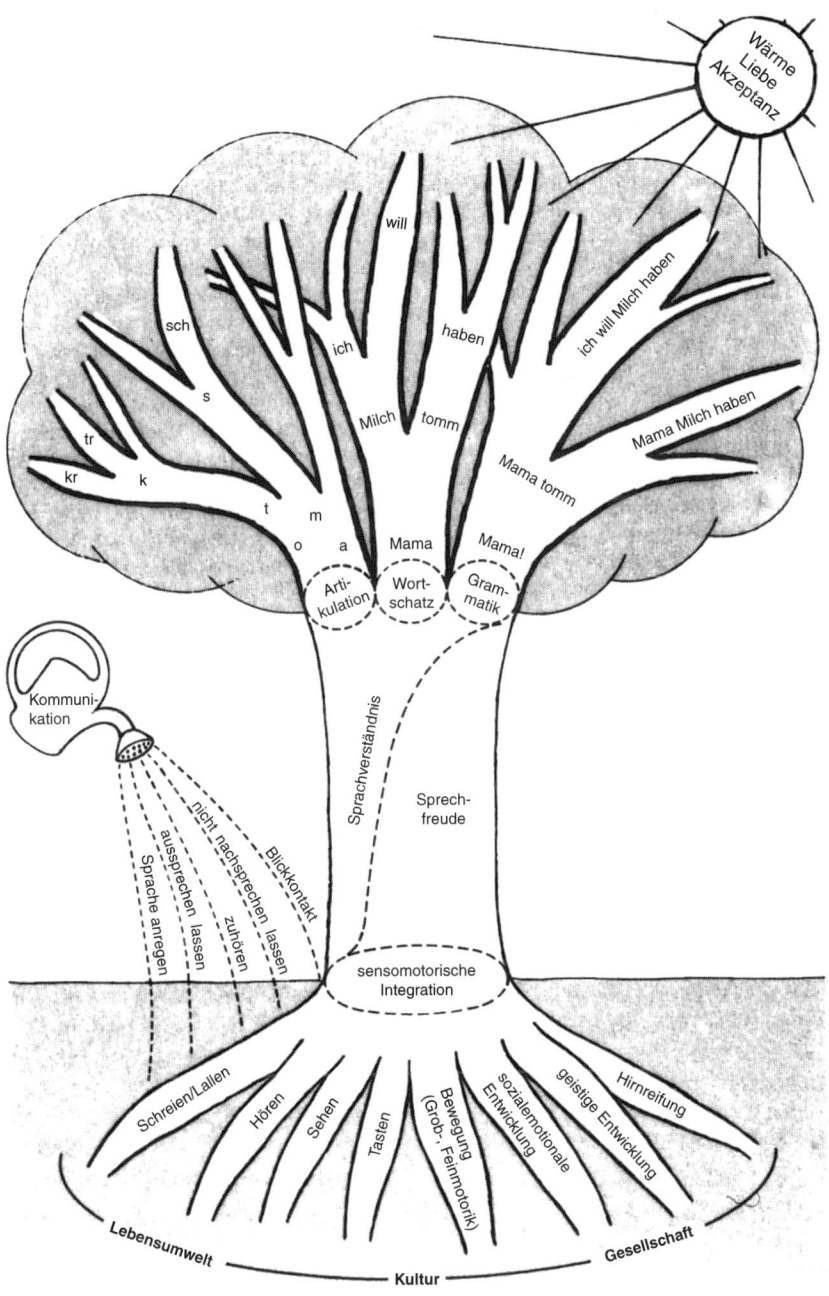

**Abbildung 13.7:** Der Sprachbaum (nach Wendlandt 1992).

Nach der psychologisch orientierten Wahrnehmungslehre von Piaget verläuft die kindliche Entwicklung – einschließlich der Sprachentwicklung – in fünf Stufen:

- Sensomotorische Phase: Von der Geburt bis zu $1\,^1/_2$ Jahren erfolgt eine besonders rasche Entwicklung der motorischen Fähigkeiten und der Sinne.

- Phase des Spracherwerbs: Zwischen $1\,^1/_2$ und 4 Jahren entwickelt sich die Fähigkeit, mit Symbolen umzugehen. Sprache entwickelt sich aus Spielhandlungen des Kindes und den Nachahmungen von Tätigkeiten Erwachsener.

- Phase der Wahrnehmungsentwicklung: Im Alter zwischen 4 und 7 Jahren versucht das Kind, die Welt direkt durch die Sinne intuitiv zu verstehen. Eine Unterscheidung von z. B. Größe, Form, Farbe etc. ist noch anschauungsgebunden, jedoch ohne direktes «sensomotorisches Begreifen» möglich.

- Phase der konkreten Operationen: Vom 8. bis 12. Lebensjahr werden Denkprozesse höherer Ordnung entwickelt.

- Phase des formalen (operationellen) Denkens: Ab dem 12. Lebensjahr entwickelt sich das formale, von der Realität abgehobene Denken.

Neben der allgemeinen körperlich-geistigen Entwicklung haben auf die Sprachentwicklung u. a. Einfluss: Intelligenz, Hirnreifung und Dominanzentwicklung, Sinnesorgane, Motorik, Artikulationsorgane, sozio-kulturelles Umfeld. Die Komplexität der Sprachentwicklung lässt sich anhand der «Sprachkreise» nach Wurst (1987) darstellen (Abb. 13.8).

*Intelligenz*

Für die Sprachentwicklung sind nicht nur Merk- und Lernfähigkeit entscheidend, sondern vor allem auch das Denkvermögen. Die Entwicklung der Sprache weist auf die Entwicklung des Denkens hin. Sprechen ohne Denken ist nicht vorstellbar. Es herrscht Uneinigkeit über die Priorität von Denken und Sprache. Nach Piaget ist die Sprachentwicklung weitgehend von der Entwicklung des Denkens (Wahrnehmung, Motorik) abhängig.

*Hirnreifung und Dominanzentwicklung*

Parallel zur Ausbildung der Lateralität bildet sich die sprachliche Hemisphärendominanz aus, die für die normale Sprachentwicklung unerlässlich ist. Im Zusammenhang mit einer Störung der Dominanzentwicklung bzw. der Lateralisation werden im Kindesalter vor allem sprachliche Auffälligkeiten wie Sprachentwicklungsverzögerung, Stottern und Poltern sowie Teilleistungsschwächen beobachtet.

EFFEKTORISCHE
PROZESSE

REZEPTORISCHE
PROZESSE

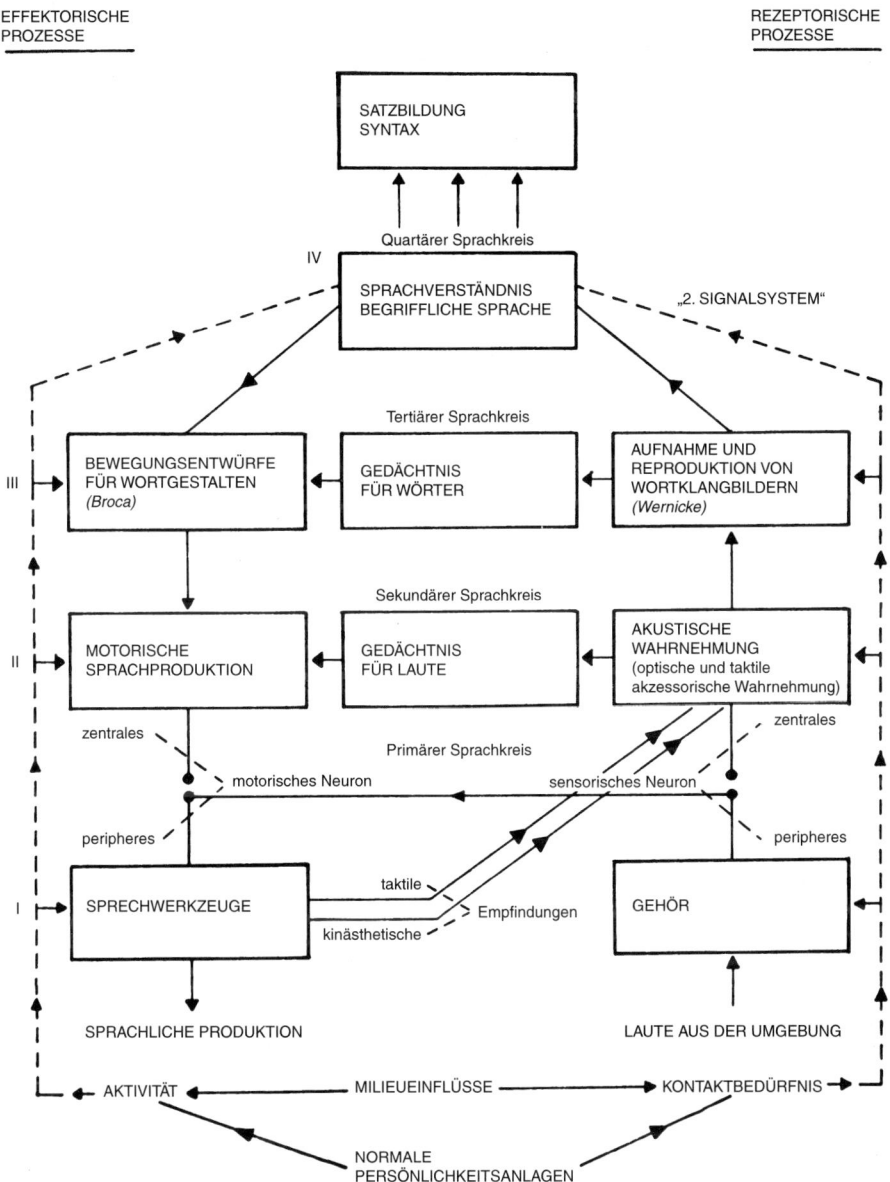

**Abbildung 13.8:** Schema der Sprachentwicklung – «Sprachkreise». Motorische und sensorische Funktionen schließen sich auf verschiedenen Ebenen zu Sprachkreisen (nach Wurst 1987).

*Intakte Sinnesorgane (insbesondere intaktes Hör- und Sehvermögen)*

Das Kind erfasst seine Umwelt akustisch und visuell. Für die Sprachentwicklung ist ein normales Gehör notwendige Voraussetzung. Der Frequenzbereich zwischen 250 und 4000 Hz ist wichtig, da er die Vokalformanten und stimmhaften Konsonanten beinhaltet. Schwerhörigkeit bedingt eine audiogene Beeinträchtigung der Sprachentwicklung. Ab 65 dB Hörverlust beidseits kann Sprache nicht erlernt werden («Welt des Schweigens»). Bereits ein beidohriger Hörverlust von 25 dB über den Zeitraum von 3 Monaten kann sich auf die sprachliche Entwicklung auswirken.

Über den visuellen Sinneskanal erfasst das Kind sowohl Artikulationsbewegungen als auch mimische und gestische Ausdrucksmittel; ebenso erfolgt die Zuordnung von Begriffen zu Gegenständen und Vorgängen aus der Umwelt.

*Motorik*

Die Motorik, insbesondere im orofazialen System (vgl. Kap. 6), ist für die sprachliche Entwicklung von Bedeutung. Die Sprach- und Sprechentwicklung bedarf einer differenzierten fein- und grobmotorischen Koordination. Saug- und Schluckreflexe sind wichtige motorische Grundlagen der Sprechbewegungen. Unwillkürliche Bewegungen sind beim primären Lallen vorhanden, später treten willkürlich bewusste Bewegungen hinzu.

In der motorischen und sprachlichen Entwicklung werden wesentliche Fertigkeiten oftmals parallel erlernt, ohne dass eine kausale Verknüpfung erkennbar ist. Einen umfassenden Überblick darüber gibt Lenneberg.

*Intakte periphere Artikulationsorgane*

Für die normale Sprach- und Sprechentwicklung sind auch intakte periphere Artikulationsorgane erforderlich. Fehl- und Missbildungen erhöhen das Risiko für eine gestörte Sprachentwicklung.

*Soziokulturelles Umfeld*

Für den Sprechantrieb sind neben genetischen Einflüssen und Reifungsprozessen des Zentralnervensystems die sprachliche Anregung und Zuwendung notwendig (Sprache als «Visitenkarte der Herkunft»). Großen Einfluss haben sozio-ökonomische Faktoren und die Familienstruktur. Eine größere Geschwisteranzahl führt nicht automatisch zu einer vermehrten Sprachanregung. Vielmehr ist die direkte Kommunikation der Bezugsperson(en) mit dem Kind eine unerlässliche Voraussetzung. Radio, Fernsehen und andere mediale Kommunikationsmittel sind kein Ersatz für sprachliche Förderung. Der Erwachsene passt in der Kommunikation mit dem Kind seine Sprache dem noch beschränkten Sprachverständnis des Kindes an – er verwendet die sog. «Babysprache» oder «Ammensprache». Sie ist durch langsames Sprechen, deutliche Artikulation, übertriebene Sprachmelodie, Redundanz (Wiederholung von Silben, Wörtern und Satzgliedern), Einfachheit und häufigere Verwendung von Fragen, Imperativ- und Verkleinerungsformen charakterisiert. Letztere sowie Umschreibungen von Zielwörtern, wie z. B. «Wau-Wau» statt Hund, sollten vermieden werden.

Fehlt jegliche Sprachanregung, z. B. bei Deprivation, entwickelt sich keine Sprache. Andererseits führt eine übertriebene Fürsorglichkeit (Overprotection) zu einer Überforderung des Kindes.

Dialekte und Mehrsprachigkeit können die Entwicklung der verbalen Kommunikationsfähigkeit ungünstig beeinflussen.

**Tabelle 13.3:** Voraussetzungen für eine normale Sprachentwicklung (modif. nach Böhme 1983, 1997).

- Normale körperlich-geistige-emotionale Entwicklung
- Intelligenz
- Hirnreifung, Dominanzentwicklung, Lateralität
- Intakte Funktion der Sinnesorgane (insbesondere Gehör, Sehsinn)
- Motorik
- Intakte periphere Artikulationsorgane
- Sozio-kulturelles Umfeld

# 13.5 Verlauf der Sprachentwicklung

Die Sprachentwicklung verläuft in Etappen (Entwicklungsstufen; Tab. 13.4). Sie vollzieht sich nicht gleichmäßig schnell, das Entwicklungstempo zeigt individuelle Variationen. Die Kenntnis des normalen Verlaufes der Sprachentwicklung ist Voraussetzung für die Früherkennung von Sprachauffälligkeiten. Neben entwicklungsneurologischen Zusammenhängen sind linguistische und psychologische Aspekte zu berücksichtigen.

Kriterien für eine ungestörte Sprachentwicklung sind eine altersentsprechende Spontansprache, ein normaler Sprechantrieb, eine normale auditive Sprachperzeption und natürliche Prosodie. Zur Beurteilung der Sprachentwicklung werden als Angelpunkte herangezogen: Sprechbeginn, Verlauf, Wortschatz und Grammatikentwicklung.

Die sensible Phase für den Spracherwerb ist die Zeit bis zum 4. Lebensjahr. Bis dahin sollte der primäre Spracherwerb abgeschlossen sein, wenngleich bis ins

**Tabelle 13.4:** Etappen der Sprachentwicklung.

| Lebensalter (Monate) | |
| --- | --- |
| 0 – 12 | Präverbale Phase |
| 1 – 3 | Schreiperiode |
| 1,5 – 4 | Gurrperiode |
| 4 (6) – 12 | Lallperiode |
| ab 8 | Sprachverständnis |
| ab 12 | Verbale Phase |
| 10 – 12 | «Das erste Wort» |
| 12 – 18 | Einwortsatzstadium |
| 18 – 24 | Zweiwortsatzstadium |
| 24 – 36 | Mehrwortsatzstadium |
| 36 – 60 | Komplexere Sätze |
| ab 60 | Perfektionierung |

Erwachsenenalter eine Erweiterung des Wortschatzes und Differenzierung der grammatikalischen Fähigkeiten erfolgt.

Man unterscheidet zwei Phasen der Sprachentwicklung, die präverbale und die verbale Phase.

## 13.5.1 Präverbale (prälinguale) Phase

Diese beginnt mit der Geburt und dauert bis zum Ende des 1. Lebensjahres. Voraussetzungen für einen regelrechten Verlauf sind neben intakten Sprechwerkzeugen eine altersentsprechende Motorik, normale Reifung der Sinnesorgane und eine altersentsprechende kognitive, psychische und emotionale Entwicklung.

*Schreiperiode: 1 bis 3 Monate*

Das Schreien – als erste Form der Kommunikation – ist eine physiologische Aktivität. Es kann zunächst als reflexartiges Verhalten verstanden werden, mit dem das Kind z. B. auf Hunger, Schmerz, Kälte reagiert. Ab der 4. bis 5. Lebenswoche differenziert sich das Schreien, es kann zwischen Lust- und Unlustschreien unterschieden werden (modulierter Schrei). Diese sind im Klang und Stimmeinsatz verschieden, das Schreien erhält einen kommunikativen Charakter. Die Eltern-Kind-Kommunikation ist als dynamisch-interaktiv anzusehen. Mängel in der intuitiven Früherziehung können zu einem Risikofaktor für die vorsprachliche Kommunikation werden.

*Gurrperiode (primäres, instinktives Lallen): 1 $^1/_2$ bis 4 Monate*

Zusammen mit dem ersten Lächeln treten ab der 6. bis 8. Woche Vokalisationen der Zufriedenheit auf, die als Gurren bezeichnet werden und als erste Form der Artikulation gelten. Es erfolgt gleichsam ein Spiel mit den orofazialen Organstrukturen. Mit Ende dieses Abschnittes entstehen Lautfolgen, meist einfachste Verbindungen eines Konsonanten mit einem Vokal. Man diskutiert, ob diese Lautfolgen für alle Sprachen gleich sind («Universalien», «neutrales Sprachpotenzial aller Nationen»). Einige Autoren sprechen jedoch von einem «Lalldrift», wonach das Lautrepertoire auf die Laute der Muttersprache hinstrebt. Das primäre Lallen klingt bei allen Kindern praktisch gleich und ist auch bei Gehörlosen und Kindern mit mentalen Entwicklungsstörungen vorhanden. Autistische Kinder zeigen ein primäres Lallen nur geringfügig.

*Lallperiode (sekundäres Lallen): 4 (6) bis 12 Monate*

Mit dem sekundären Lallen tritt eine Differenzierung ein, es erfolgt eine lustbetonte und spielerische Betätigung der Sprechorgane. Das Lallen ist einerseits ein motorisches Üben mit den Sprechorganen, andererseits hat es eine kommunikative Funktion. Durch Verarbeitung auditiver und kinästhetischer Wahrnehmungen verfeinert sich die Funktion der Sprechorgane. Dies ist im Konnex mit der motorischen Entwicklung zu sehen; das Kind kann sitzen und ohne Daumen-Opposition greifen.

Erste absichtliche Lautnachahmungen sind zu beobachten. Auch Laute, die in der Sprache der Umgebung nicht vorkommen, werden verwendet. Charakteristisch sind Reduplikationen, d.h. Wiederholungen von silbenähnlichen Konsonant-Vokal-Konsonant-Verbindungen, sog. Lallketten (z.B. bababa, gugugu), die bereits eine bestimmte Sprachmelodie aufweisen. Eigene Laute werden um die Mitte des ersten Lebensjahres, die der Umwelt im 8. oder 9. Monat nachgeahmt (Echolalie). Für das Gelingen der Nachahmung sind gewisse Voraussetzungen notwendig: Genauigkeit der akustischen Wahrnehmung, auditive Differenzierung und optische Absehbarkeit der Laute sowie motorische Sprechgeschicklichkeit.

In der eigentlichen Lallperiode werden hörgestörte Kinder erstmals im Verlauf der Sprachentwicklung durch ihr gestörtes Lallverhalten auffällig.

*Sprachverständnis (8 Monate)*

In der Phase der Entwicklung des Sprachverständnisses wird die orofaziale Motorik, die bisher stammhirnabhängig war, kortikal zugeordnet, d.h. dem Großhirn unterstellt.

Das Kleinkind, das etwas ruhiger wird (Periode des Schweigens, sog. «physiologische Hörstummheit»), beobachtet und hört die Worte und Sätze der Erwachsenen und versucht, Laute und Silben bewusst nachzuahmen. Diese Periode darf nicht mit dem Verstummen des hörgeschädigten Kindes verwechselt werden. Das Kind lernt, auf weitere präverbale Kommunikationsmöglichkeiten zu achten, wie z. B. Sprachmelodie, Betonungen und mimische Ausdrucksfähigkeit. Allmählich bilden sich enge Beziehungen zwischen Objekt und Sprache. Somit bahnt sich in weiterer Folge der sinnentsprechende Gebrauch von «Mama» und «Papa» (10.–12. Monat) an, das verbale Stadium der Sprachentwicklung wird eingeleitet.

## 13.5.2 Verbale (linguale) Phase

Die verbale Sprachentwicklung ist in den verschiedenen Ebenen verfolgbar:

- phonetisch-phonologische Ebene (Artikulation)

- morphologisch-syntaktische Ebene (Grammatikalische Struktur)

- semantisch-lexikalische Ebene (Wortschatz)

- pragmatisch-kommunikative Ebene.

Zunächst ist die phonetisch-phonologische Ebene wesentlich, erst später folgt die morphologische.

*Das erste Wort: 10. bis 12. Monat*

Die ersten Worte («Mama», «Papa»), mit denen die vorsprachliche Entwicklung endet, sind in allen Sprachen nahezu gleich (phonetische Universallaute nach Jakobson). Das Kind verwendet diese Worte zunächst übergeneralisierend, d. h. für alle möglichen Gegenstände.

Nach der Theorie des maximalen Kontrastes von Jakobson erfolgt der Lauterwerb, indem nicht Einzelphoneme, sondern Kontraste von Phonemen erworben werden. Das /a/ ist ein Vokal, bei dem sich die Mundhöhle maximal öffnet, /p/ ein bilabialer Plosiv mit dem stärksten Schluss. Das /p/ wird im Weiteren dem nasalen bilabialen /m/ gegenübergestellt. Danach folgen /t/, /i/, /u/, /k/. Frikative werden nach Plosiven erworben, hintere Konsonanten setzen vordere voraus. Das Kind erwirbt die Phoneme der Sprache also nicht vereinzelt, sondern in einer Folge.

*Einwortsatzstadium:12 bis 18 Monate*

Die Holophrasen (Einwortsätze) unterscheiden sich von den Lallgruppen durch ihre symbolische Bedeutung (Entstehung der Symbolfunktion der Sprache). Das Kind erkennt, dass Wort und Gegenstand zusammengehören. Einwortsätze sind kein einfaches Benennen von Dingen oder Personen. So sagt ein Kind nicht nur

«Papa», wenn es seinen Vater sieht, sondern auch z. B. beim Anblick des Mantels des Vaters. Das Kind drückt einen Satz global mit einem Wort aus; durch Prosodie und Gestik kann die Bedeutung der Einwortsätze variiert werden.

Zu Beginn des zweiten Lebensjahres erfolgt die Intellektualisierung der Sprache; dieser Vorgang reicht bis in die Schulzeit hinein. Der Wortschatz umfasst etwa 50 Wörter, dabei sind fast keine Zeitwörter enthalten.

Im Einwortsatzstadium werden substanzielle und rationale Wörter verwendet. Substanzielle Wörter leiten sich aus der Klasse der Substantiva der Erwachsenensprache her. Sie beziehen sich auf einzelne Gegenstände oder auf eine Klasse von Gegenständen, z. B. «Auto». Rationale Wörter sagen aus, was mit Gegenständen geschehen kann und in welchem Zustand sie sein können, z. B. «kein, da.»

*Zweiwortsatzstadium: 18 bis 24 Monate*

Auch in diesem Stadium sind die sprachlichen Äußerungen noch mehrdeutig. So kann z. B. «Mami Tasche» bedeuten: Mami, gib mir die Tasche!/ Mami, wo ist die Tasche?/ Das ist Mamis Tasche.

Früher wurden die Zweiwortsätze als Reduktion der Sätze der Erwachsenen erklärt (telegraphische Sprache). Heute wird ihnen ein kindliches Grammatikmodell zugrunde gelegt. Die Wortfolge Subjekt vor Objekt oder Verb, Negationspartikel vor dem Negierenden, Fragefürwörter vor dem Gefragten entspricht der Erwachsenensprache. Weitere mögliche Wortfolgen sind: Subjekt + Objekt, Subjekt + Adverb, Subjekt + Prädikatsnomen und Subjekt + Verb.

Die grammatikalische Regel, nach der Zweiwort- und später auch Mehrwortsätze gestaltet werden, ist die der Pivot-Grammatik (Angelpunktgrammatik). Diese ist jedoch nicht für die Sprachentwicklung aller Kinder ausschließlich gültig. Verwendet werden in der Pivot-Grammatik zwei Klassen von Wörtern: Inhaltswörter (vorwiegend Substantiva) und Pivots (Operatoren, z. B. Demonstrativpronomina, Possessivpronomina, Artikel). Einem Wort der Pivot-Klasse wird ein Inhaltswort hinzugefügt (z. B. «mehr Saft», «da Ball»).

Nach Slobin können bis zu 7 Kategorien von Sätzen ausgeführt werden: Lokalisierung («da Ball»), Wunsch («bitte Milch»), Beschreibung einer Handlung oder Situation («Mama trinken, spielen Ball, Baby Milch»), Besitzbezeichnung («mein Papa»), Modifikation oder Qualifikation («Ball rot»), Frage («wo Papa»), Negation («nicht Milch» als Nichtexistieren, Ablehnung oder Kontradiktion).

Zunächst ist der Satz ein «amorpher Worthaufen», der aber nicht korrigiert werden sollte. Noch in der Zweiwortphase können die ersten Ansätze der morphologischen Entwicklung wahrgenommen werden. Es treten Flexionsendungen (Partizip des Perfekts, schwache generalisierte Beugung der Substantiva) auf. Man unterscheidet in der Entwicklung der grammatikalischen Morpheme 4 Stadien:

- Es werden keine grammatischen Morpheme gebraucht («zwei Frau»).
- Es werden eher imitativ hie und da richtige Formen inkonstant verwendet.
- Regeln werden erworben und übergeneralisiert («zwei Mannen», «getrinkt»).
- Es erfolgt die Annäherung an die Sprache der Erwachsenen.

Da in der deutschen Sprache das Flexionssystem sehr kompliziert ist, sind auch bei Vier- oder Fünfjährigen manchmal noch grammatikalische Fehler zu beobachten.

*Mehrwortsatzstadium: 24 bis 36 Monate*

Nach dem zweiten Geburtstag erfolgt der Erwerb von komplexeren grammatikalischen Strukturen: Mehrwortsätze, Negationssätze, Fragesätze und Satzketten treten auf. Die ersten Satzketten sind reine Verbindungen von Hauptsätzen («Mama weglauft. Eva weinen».)

Bis zum Ende des 3. Lebensjahres kann ein sog. «physiologischer Dysgrammatismus beobachtet werden. Das Kind lernt in dieser Zeit Beugungsformen, Plural, Fallendungen, Hilfszeitwörter und Vergangenheitsform.

Ebenso kann auch ein «Entwicklungsstammeln» auftreten, das sich bei normalem Verlauf der Sprachentwicklung spontan bis zum Ende des 4. Lebensjahres verliert.

Der Wortschatz nimmt in dieser Phase rasch zu. Beträgt der aktive Wortschatz mit 2 Jahren noch etwa 300 Wörter, umfasst er mit 3 Jahren bereits 1000 und mit 4 Jahren 2000 Wörter (Tab. 13.5).

*Komplexere Sätze (Satzentwicklung): 36 bis 60 Monate*

Zwischen 3 und 5 Jahren entwickelt sich die Syntax immer mehr in Richtung der Erwachsenensprache. Verschiedene Arten von Nebensätzen werden verwendet (indirekter Fragesatz, Temporalsatz, Kausalsatz etc.). Mit 5 Jahren hat das Kind die meisten Regeln der Grammatik erworben, schwierige grammatikalische Konstruktionen werden erst im Schulalter erlernt.

**Tabelle 13.5:** Aktiver Wortschatz (nach Böhme 1997).

| Jahre | Wörter |
|:-----:|:------:|
| $1^1/_2$ | 10 – 15 |
| 2 | 300 |
| 3 | 1000 |
| 4 | 2000 |
| 5 | 2500 |

*Weitere Perfektionierung der Sprache: ab 60 Monaten*

Mit dem 4. Lebensjahr ist die sprachliche Entwicklung noch nicht ganz abgeschlossen. Kinder dieses Alters können jedoch bereits inhaltlich, artikulatorisch und grammatikalisch verständlich sprechen. Die eigentliche Sprachentwicklung ist mit Abschluss der Hirnreife, also mit der Pubertät, abgeschlossen. In den Folgejahren wird die Sprache weiter perfektioniert.

Zusammenfassend können für eine normale Sprachentwicklung folgende Kriterien angesehen werden:

● Sprachverständnis: 8 Monate

● Sprechbeginn: 12–18 Monate

● altersentsprechender Wortschatz

● Grammatikentwicklung: 4–5 Jahre

● korrekte Artikulation und Grammatik: 5 Jahre.

# 13.6 Entwicklungsbedingte Redeunflüssigkeit

Eine entwicklungsbedingte Redeunflüssigkeit wird mitunter gegen Ende der physiologischen Sprach- und Sprechentwicklung, im 3. bis 4. Lebensjahr, beobachtet. Die Begriffe «Entwicklungsstottern» oder «physiologisches Stottern» sollten nicht mehr verwendet werden, da keine krankhafte Redeflussstörung vorliegt.

Bei Zutreffen folgender Kriterien kann von einer «entwicklungsbedingten normalen Redeunflüssigkeit» (nach Schorr 1992) gesprochen werden:

● Dauer der stotterähnlichen Symptomatik kürzer als 6 Monate

● normale sprachliche Entwicklung

● keine nachweisbaren Risikofaktoren, wie z. B. genetische Stotter-Disposition

● kein Störungsbewusstsein

● keine Mitbewegungen der mimischen Muskulatur begleitend zur Artikulation.

Die Redeunflüssigkeit beruht auf einem Missverhältnis zwischen rezeptiven und expressiven Leistungen, also zwischen sensorischen Fähigkeiten, Denkvorgang und motorischer Sprechgeschicklichkeit. Es kann sich einerseits um einen ausgeprägten Sprechdrang handeln, andererseits kann ein Zurückbleiben der Sprechfähigkeit zu «physiologischen Wortfindungsstörungen» führen. Normalerweise klingt die entwicklungsbedingte Redeunflüssigkeit spätestens nach 6 Monaten spontan ab. Die Notwendigkeit einer logopädischen Therapie besteht dann, wenn die Stottersymptomatik über 6 Monate andauert, die sprachliche Entwicklung auffällig ist, eine familiäre Stotter-Disposition besteht, beim Kind ein deutliches Störungsbewusstsein vorhanden ist und Mitbewegungen der mimischen Muskulatur während der Artikulation zu beobachten sind.

## Literatur

Biesalski, P., Frank F.: Phoniatrie – Pädaudiologie. Thieme, Stuttgart, 1982.

Böhme, G.: Sprach-, Sprech-, Stimm- und Schluckstörungen. Band 1: Klinik. Fischer, Stuttgart, 1997.

Brack, U.B.: Spracherwerb und Imitationslernen. Beltz, Weinheim, 1977.

Brack, U.B.: Frühdiagnostik und Frühtherapie. Psychologische Behandlung von entwicklungsgestörten und verhaltensgestörten Kindern. Urban und Schwarzenberg, München, 1986.

Bühler, K.: Die geistige Entwicklung des Kindes. 6. Auflage, G. Fischer, Jena, 1930.

Bünting, K.-D., Bergenholtz, H.: Einführung in die Syntax. Grundbegriffe zum Lesen einer Grammatik. Athenäum, Königstein, 1979.

Bussmann, H.: Lexikon der Sprachwissenschaft. Kröner, Stuttgart, 1983.

Clahsen, H.: Die Profilanalyse. Ein linguistisches Verfahren für die Sprachdiagnose im Vorschulalter. Marhold, Berlin, 1986.

Crystal, D.: Clinical Linguistics. Springer, New York, 1981.

Crystal, D.: Die Cambridge-Enzyklopädie der Sprache. Campus, Frankfurt, 1993.

Crystal, D.: Profiling Linguistic Disability. Whurr, London, 1992.

Franke, U.: Prävention von Kommunikationsstörungen. Gustav Fischer, Stuttgart 1997.

Füssenich, I., Gläss, B. (Hrsg.): Dysgrammatismus. Theoretische und praktische Probleme bei der interdisziplinären Beschreibung gestörter Kindersprache. Schindele, Heidelberg, 1985.

Geschwind, N.: Die Großhirnrinde. In: Gehirn und Nervensystem. Spektrum der Wissenschaft, Heidelberg, 1985.

Gipper, H.: Kinder unterwegs zur Sprache. Schwann 1985.

Grohnfeldt, M.: Störungen der Sprachentwicklung. 2. Auflage, Marhold, Berlin, 1983.

Grunwell, P.: Clinical Phonology. Croom Helm, London, 1982.

Heinemann, M., Höpfner, C.: Screening-Verfahren zur Erfassung von Sprachentwicklungsverzögerungen (SEV). Der Kinderarzt 23 (10), 1992, 1635–1638.

Jakobson, R.: Kindersprache, Aphasie und allgemeine Lautgesetze. Suhrkamp, Frankfurt, 1969.

Kainz, F.: Sprachentwicklung im Kindes- und Jugendalter. F. Enke, Stuttgart 1964.

Kainz, J., Friedrich, G.: Neuroanatomische und neurophysiologische Grundlagen der Sprache und der Sprachentwicklung. *Der Sprachheilpädagoge* 1, 1990.

Kiese-Himmel, C.: Ein Jahrhundert Forschung zur gestörten Sprachentwicklung. Sprache – Stimme – Gehör 23, 1999, 128–137.

Kittel, G.: Phoniatrie und Pädaudiologie. Deutscher Ärzte-Verlag, Köln, 1989.

Lenneberg, E.H.: Biological foundations of language. J. Wiley and Sons, New York, 1967.

Levy, J.: Das Gehirn hat keine bessere Hälfte. *Psychologie heute* 13 (32), 1986.

Linke, A., Nussbaumer, M., Portmann, P.: Studienbuch Linguistik. Niemayer, Tübingen, 1991.

List, G.: Sprachpsychologie. Kohlhammer, Stuttgart, 1981.

Nation, J.E., Aram, M.: Diagnostik von Sprech- und Sprachstörungen. Fischer, Stuttgart, 1989.

Offergeld, K.: Gestörte Sprachentwicklung. Ursachen – Symptome – Behandlung. Reha-Verlag, 1988.

Pétursson, M., Neppert, J.: Elementarbuch der Phonetik. Buske, Hamburg, 1991.

Piaget, J.: Das Erwachen der Intelligenz beim Kinde. Klett, Stuttgart, 1973.

Pompino-Marschall, B.: Einführung in die Phonetik. De Gruyter, Berlin, 1995.

Rickheit, G., Mellies, R., Winnecken, A. (Hrsg.): Linguistische Aspekte der Sprachtherapie. Forschung und Intervention bei Sprachstörungen. Westdeutscher Verlag, Opladen, 1992.

Schorr, U.: Störungen der Redefähigkeit. In: Grohnfeldt, M. (Hrsg.): Handbuch der Sprachtherapie. Band 5, Edition Marhold, Berlin, 1992.

Springer, S.P., Deutsch, G.: Linkes/Rechtes Gehirn. Funktionelle Asymmetrien. Spektrum der Wissenschaft, Heidelberg, 1987.

Szagun, G.: Sprachentwicklung beim Kind. Eine Einführung. 3. Auflage, Urban und Schwarzenberg, München, 1986.

Wendlandt, W.: Sprachstörungen im Kindesalter. G. Thieme, Stuttgart, 1992

Wendler, J., Seidner, W., Kittel, G., Eysholdt, U.: Lehrbuch der Phoniatrie und Pädaudiologie. Thieme, Stuttgart, 1996.

Wirth, G.: Sprachstörungen, Sprechstörungen, kindliche Hörstörungen. 3. Auflage, Deutscher Ärzte-Verlag, Köln, 1990.

Wurst, F.: Sprachentwicklungsstörungen und ihre Behandlung. 4. Auflage, Österreichischer Bundesverlag, Wien, 1987.

# 14. Grundlagen IV: Entwicklungs- und Wahrnehmungspsychologie

## 14.1 Allgemeine Entwicklungspsychologie

### 14.1.1 Entwicklung

> Die kindliche Entwicklung wird im Wesentlichen von zwei Prozessen gesteuert, den *Reifungsvorgängen* und den *Anpassungsvorgängen*. Während die Reifungsvorgänge genetischen Steuerungen unterliegen (endogene Faktoren), werden die Anpassungsvorgänge von physikalischen und sozialen Umweltgegebenheiten bestimmt (exogene Faktoren). Im normalen Entwicklungsverlauf stehen genetisch bedingte Reifungsprozesse und Umweltfaktoren in ständiger Wechselwirkung.

Die noch bis vor kurzem im pädagogischen Bereich gültigen Phasen- und Stufenmodelle des Entwicklungsgeschehens wurden von neueren Theorien abgelöst, die einen *dynamischen*, von ständigen Wechselwirkungen beeinflussten Entwicklungsverlauf annehmen.

Das Kind entwickelt sich als aktives, heranwachsendes Individuum entsprechend seiner genetischen Veranlagung und der jeweiligen Umwelteinflüsse. Durch seine spezifischen Antriebs- und Temperamentseigenschaften werden in seinem sozialen Umfeld unterschiedliche entwicklungsfördernde Prozesse ausgelöst. Ein zurückhaltendes Kind wird andere soziale Reaktionen und Erfahrungen erleben als ein kontaktfreudiges, motorisch aktives Kind.

### 14.1.2 Grundprinzipien des Entwicklungsgeschehens

Das Konzept der «Differenzierung und Integration» beschreibt die wesentlichen Mechanismen der kindlichen Entwicklung.

In den ersten Lebensjahren erfährt das Kind vielfache Reizeindrücke aus seiner Umgebung und bildet daraus seine Erfahrungen über Gesetzmäßigkeit und Beschaffenheit der Realität außerhalb seines Ichs. Die Sinnesfunktionen sind dabei Vermittler zwischen Außenwelt und innerer Wahrnehmung. Die Informationsaufnahme durch die Sinnessysteme unterliegt im Laufe der Entwicklung einer ständigen Anpassung und Verbesserung. Dabei wirken zwei wesentliche Mechanismen zusammen: einerseits die *Differenzierung* von Fähigkeiten und Fertigkeiten des heranwachsenden Individuums, andererseits die fortschreitende *Integration* von Sinneseindrücken im gesamten Nervensystem.

Die immer differenzierteren Wahrnehmungsleistungen der einzelnen Sinnessysteme werden miteinander in Beziehung gesetzt, wodurch komplexe Strukturen von Sinneserfahrungen entstehen. Dieser Entwicklungsprozess der Differenzierung und Integration erfolgt hauptsächlich in den ersten sieben Lebensjahren.

## 14.2 Entwicklungsstadien

Bereits zum Zeitpunkt der Geburt sind alle Nervenzellen des Gehirns angelegt, jedoch nicht voll funktionstüchtig. Entwicklungsvorgänge vollziehen sich vor allem in der Ausreifung von Ganglienzellen und Ausbildung von Stützgewebe. Es entstehen funktionale Verbindungen zwischen einzelnen Neuronen in Form von Axonen und Dendriten, die zu einem weit verzweigten Netzwerk zusammengeschlossen werden und so einen komplexen Informationsaustausch ermöglichen.

Die Form der *neuronalen Vernetzung* steht in direktem Zusammenhang mit Art und Ausmaß *sensorischer Stimulation*. Für die Praxis bedeutet dies, dass sich eine Umgebung mit vielfältigen Reizeindrücken auf die Entwicklungsförderung des heranwachsenden Kindes äußerst positiv auswirkt.

### 14.2.1 Das erste Lebensjahr

*Vorgeburtliche Periode*

Man unterscheidet:

- das Stadium des Ovums (bis zur Einbettung der befruchteten Eizelle in den Uterus)

- die Embryonalzeit (bis zur achten Schwangerschaftswoche, Anlage der inneren Organe und des Gehirns, erhöhte Anfälligkeit für schädigende Einflüsse, z. B. Erkrankungen der Mutter, Medikamente, Drogen, toxische Schädigung)

- die Fötalzeit (bis zur Geburt, Ausbildung motorischer Funktionen, ab der 28. Lebenswoche ist der Fötus bereits selbstständig lebensfähig).

*Neugeborenenperiode (bis zur achten Lebenswoche)*

Unmittelbar nach der Geburt gewöhnt sich das Kind vor allem an die neue, noch nicht vertraute Umgebung. Das kindliche Verhalten wird vorwiegend von *Reflexen* (Schutz- und Orientierungsreaktionen) gesteuert. Saug- und Suchreflexe regulieren die Nahrungsaufnahme, Atmungs- und Schluckreflexe ermöglichen die Koordination von Trinken und Atmen. Wichtige Reflexe sind u. a. Greifreflex, Babinski-Reflex, Moro-Reflex, Schreitreflex und tonischer Nackenreflex.

Im Verlauf der weiteren Entwicklung verschwinden die meisten der für das Neugeborene charakteristischen Reflexe allmählich. Der Greifreflex z. B. erscheint in den ersten sieben Wochen stark ausgeprägt und lässt sich später nur mehr abgeschwächt auslösen. Bestehen Reflexe über das erste Lebensjahr hinaus, so kann dies als Hinweis auf Störungen im motorischen Bereich gelten.

In der Neugeborenenperiode werden auf allen Sinnesebenen *Reizeindrücke* aufgenommen. Fühlen, Schmecken, Riechen, Hören und Sehen wird erst ab einer bestimmten Reizstärke und mit noch unspezifischen Reaktionen (z. B. Schreckreaktion) beantwortet. Reize mit zu geringer Intensität bleiben unbeantwortet.

Schwerkraft- und Bewegungsempfindungen sind für das Neugeborene bedeutsam. Schaukeln und Getragenwerden empfindet es als äußerst angenehm. Dabei erfolgt eine zerebrale Stimulierung des Gleichgewichtszentrums. Die ersten Bewegungseindrücke des Kindes bilden die Voraussetzung für spätere selbstgesteuerte Körperbewegungen.

*Dritter bis sechster Lebensmonat*

Aufgrund verschiedener Sinneseindrücke entwickeln sich im weiteren Verlauf neue Verhaltensweisen. Als erste *spezifische Reaktion* wendet sich das Kind Geräuschen zu und folgt einer Lichtquelle durch Drehen des Kopfes. Als Schlüsselreiz scheint das menschliche Gesicht zu wirken. Es hebt sich schon frühzeitig als ein wichtiges Wahrnehmungsobjekt von seiner Umgebung ab. Spätestens ab dem vierten Lebensmonat zeigt das Kind als spezifische Reizantwort ein Lächeln beim Auftauchen des Gesichtes der Mutter oder anderer Personen.

Die Wachperioden des Kindes werden länger, und als Folge kommt es zu einer immer intensiveren Auseinandersetzung mit der Umwelt. Es entstehen die Anfänge des *sensomotorischen Handelns*, indem das Kind die Bewegungen seiner Hand mit den Augen verfolgt. Mit Ende des dritten Lebensmonats kann das Kind verschiedene Gegenstände (Rassel, Schnuller usw.) fest umgreifen und festhalten, aber noch nicht willentlich loslassen.

Für die fortschreitende Wahrnehmungsintegration bedeutet das Zusammenführen und Berühren beider *Hände* vor der Körpermittellinie einen weiteren wichtigen Entwicklungsschritt. Dafür koordiniert das Kind optische Wahrnehmungsempfindungen mit seinen Muskel- und Tastempfindungen. Man spricht vom Beginn erster visomotorischer Aktivitäten.

Während der Lallphase moduliert das Kind spielerisch verschiedene und immer wieder neue *Lautbildungen*. Bereits ab dem dritten Lebensmonat sind Lautäußerungen zu beobachten, die ausschließlich im Sozialkontakt vorkommen (z. B. als Reaktion auf eine menschliche Stimme) und als Vorläufer einer sprachlichen Kommunikation betrachtet werden können.

Die *Mimik* des Säuglings zeigt bereits differenzierte Ausdrucksmöglichkeiten. Freude, Trauer, Neugierde, Ärger usw. sind im Gesichtsausdruck deutlich erkennbar.

Erste Gedächtnisleistungen manifestieren sich. Das Kind blickt einem verschwundenen Gegenstand nach und zeigt Erwartungshaltung in Nahrungs- und Pflegesituationen.

*Bis Ende des ersten Lebensjahres*

Mit sechs Monaten halten sich Schlaf- und Wachperioden in etwa die Waage. Das Kind verfügt über genügend Zeit zu *gezieltem Experimentieren* sowohl mit den Dingen seiner Umgebung als auch mit den eigenen Bewegungen. Bestimmte Körperhaltungen werden wiederholt geübt, oft mit beachtlicher Ausdauer, bis sie sicher und kontrolliert gelingen.

Die Handmotorik ist nun entsprechend ausgereift, um mit Gegenständen zu manipulieren. Die Entwicklung der *Greifbewegung* bedeutet einen wesentlichen Schritt in Richtung kontrolliertes und gesteuertes Verhalten. Das Kind kann bereits mit Daumen und Zeigefinger kleine Dinge aufnehmen. Die feinmotorischen Bewegungsabläufe beginnen sich zu differenzieren.

Einer der wichtigsten Entwicklungsschritte ist die Fähigkeit zur *Fortbewegung*. Das Kind erweitert damit seinen Aktionsradius nach eigenen Bedürfnissen. Viele Gegenstände werden erreichbar und können erforscht werden. Die *Raumwahrnehmung* entwickelt sich, indem das Kind lernt, Entfernungen zwischen sich und Gegenständen abzuschätzen.

Im kognitiven Bereich beginnt das Kind mit ca. acht Monaten, eine *innere Vorstellung* von Objekten zu gewinnen. Es entwickelt die Fähigkeit zur *Objektpermanenz*, indem es lernt, nach versteckten Gegenständen zu suchen. Einfache Signalwörter (Mama, Papa) rufen beim Kind bereits eine bestimmte geistige Vorstellung hervor.

Die Fähigkeit zur Objektpermanenz, d. h. das symbolische Vorstellen von Dingen und Personen, gilt als Voraussetzung für die Entwicklung des *Sprachverständnisses* und damit des *Spracherwerbs*. Mit etwa zehn Monaten beginnt das Kind mit Wortäußerungen, sie treten kulturübergreifend als «Mama» und «Papa» auf, wobei sie anfangs mit generalisierender Bedeutung angewendet werden.

## 14.2.2 Kleinkind- und Vorschulalter (ca. 2. bis 7. Lebensjahr)

In der Zeit zwischen dem zweiten und siebenten Lebensjahr erfolgt die Ausreifung der *sensomotorischen Fertigkeiten*. Auf neuronaler Ebene vollzieht sich ein Prozess der Ausdifferenzierung der Sinnes- und Wahrnehmungsfunktionen. Gleichzeitig kommt es zu einer verstärkten Integration und Organisation der Sinneseindrücke. Ayres spricht von der Entwicklung der *sensorischen Integration*: «Sieben oder acht Jahre des Sichbewegens und Spielens sind notwendig, um einem Kind die sensomotorischen Fertigkeiten zu vermitteln, die als Grundlage für seine intellektuelle, soziale und persönliche Entwicklung dienen können.»

*Motorische Entwicklung*

Im zweiten und dritten Lebensjahr eignet sich das Kind vielfältige Bewegungsformen an. Im Alltags- und Spielverhalten erweitert es seinen motorischen Erfahrungsbereich. Bis zum siebten Lebensjahr werden die Bewegungsabläufe in ihrer Steuerung und Ausbildung verbessert. Verschiedene Bewegungsformen können bereits gleichzeitig ablaufen (z. B. Ballspiel beim Laufen).

Alle Bewegungsaktivitäten liefern dem Kind Informationen über seine Körperfunktionen und die physikalische Beschaffenheit seiner Umwelt. Diese Erfahrungen benötigt es für die Entwicklung seines Körperbewusstseins.

Als *Körperbegriff* wird das Wissen über die Form und Funktionsweise des eigenen Körpers bezeichnet.

Der Bildung eines *Körperschemas* liegen die sinnlichen Bewegungserfahrungen des eigenen Körpers zugrunde, die größtenteils unbewusst ablaufen und eine innere Vorstellung des eigenen Körpers formen. Das Kind benötigt ein gut entwickeltes Körperschema bei der Nachahmung von Bewegungen und Körperhaltungen.

*Kognitive Entwicklung*

Für die kognitive Entwicklung ist eine stimulierende Umgebung erforderlich, in der das Kind verschiedene Lernsituationen kennenlernt und erprobt. Eine reizarme Umwelt und fehlende Anregungen wirken hemmend auf den kognitiven Entwicklungsverlauf.

Piaget bezeichnet das Alter zwischen eineinhalb bis sieben Jahre als *präoperationales Stadium* des Denkens. Er unterscheidet drei Phasen der Intelligenzentwicklung:

● Bis zu einem Alter von eineinhalb Jahren befindet sich das Kind auf der Stufe der *sensomotorischen Intelligenz*, in der die aktive (motorische) Auseinandersetzung mit der Umwelt, das sinnliche (sensorische) Kennenlernen der Umgebung und des eigenen Körpers, also ein «Begreifen» der Dinge im eigentlichen

Sinn des Wortes, das hauptsächliche Entwicklungsziel darstellt. Die Entwicklung sensomotorischer Fähigkeiten bildet eine wesentliche Voraussetzung für den Spracherwerb.

● Bis zum Anfang des vierten Lebensjahres erreicht das Kind die Stufe des *vorbegrifflich-symbolischen Denkens*. Es lernt den Umgang mit Symbolen sowohl im Spiel als auch bei Verwendung der Sprache.

● Im vierten bis zum siebten Lebensjahr befindet sich das Kind auf der Stufe des *anschaulichen Denkens*. Es kann bereits komplexe Denkprozesse vollziehen, die jedoch noch anschauungsgebunden ablaufen.

Mit etwa sechs bis sieben Jahren sind die Sinnes- und Wahrnehmungsfunktionen des Kindes soweit ausgereift, dass die Voraussetzungen für den Schuleintritt und das Erlernen der Kulturfähigkeiten des Lesens, Schreibens und Rechnens geschaffen sind.

### 14.2.3 Mittlere Kindheit (ca. 7. bis 12. Lebensjahr)

Mit dem *Schuleintritt* erweitert sich das soziale Umfeld des Kindes. Erfolgreiche Erfahrungen im Umgang mit gleichaltrigen Mitschülern im Klassenverband fördern eine positive Persönlichkeitsentwicklung. Konflikte, Ängste und Störungen des Selbstkonzeptes resultieren aus negativen Erfahrungen in dieser Periode.

Zum Schuleintritt gewinnt das Interesse an gleichgeschlechtlichen Aktivitäten zunehmend an Bedeutung. Während Knaben mehr zu Gruppenbildung neigen, ziehen Mädchen individuellere Kontaktformen vor.

*Kognitive Entwicklung*

Ab dem siebenten bis achten Lebensjahr folgt nach Piaget dem präoperationalen Stadium des Denkens das Stadium der *konkreten Operationen*. In dieser Phase entwickeln sich höhere intellektuelle Funktionen einschließlich der Fähigkeit zu abstraktem Denken. Die Denkprozesse werden dabei von der sinnlichen Anschauung unabhängig. Das Kind entwickelt einen sicheren Umgang mit Mengen, Masse, Gewicht und Zahlen. Es verfügt über die Vorstellung einer *Massenkonstanz*. Es kann geistige Vorstellungsbilder einer Handlungsreihe produzieren, erkennt Verhältnisbegriffe, kann Objekte nach bestimmten Kriterien ordnen und verfügt über Regelbegriffe.

*Gewissensentwicklung*

Die Gewissensentwicklung hängt eng mit der kognitiven Entwicklung des Kindes zusammen. Der Gerechtigkeitsbegriff von Klein- und Vorschulkindern ist noch von den Eltern geprägt und deshalb starr und unflexibel. Das Kind urteilt in diesem Alter mittels einer fremdbestimmten Moral. Ob eine Handlung als gut oder schlecht gilt, hängt von den nachfolgenden Konsequenzen ab (Strafe oder Belohnung). Vom 7. bis zum 12. Lebensjahr entwickelt das Kind immer mehr die Fähigkeit zu einer *selbstbestimmten Moral*. Für eine moralische Beurteilung sind dann vor allem situationsabhängige Faktoren ausschlaggebend. Moralische Regeln der früheren Kindheit verlieren an Absolutheit.

## 14.2.4 Jugendalter (ab ca. 13. Lebensjahr)

Mit Beginn des Jugendalters setzt die *Pubertät* ein (Entwicklung der sekundären Geschlechtsmerkmale). Die körperliche Reifung tritt heute gegenüber vorangegangenen Generationen deutlich früher ein (Akzeleration). Als ursächliche Faktoren gelten u. a. die verbesserten Ernährungs- und Lebensbedingungen. Die Hauptaufgaben der jugendlichen Entwicklung bestehen in einer Loslösung von der Familie, im Akzeptieren der Geschlechtsreifung, im Aufbau von kooperativen Beziehungen zu Gleichaltrigen und in der Bestimmung der Berufslaufbahn.

*Sozialisation und Persönlichkeitsentwicklung*

Im Mittelpunkt der Phase der Pubertät steht die Entwicklung einer *Ich-Identität*. Der Jugendliche löst sich allmählich aus dem Familienverband und schließt sich einer Gleichaltrigengruppe *(peer-group)* an. Das Denken ist egozentrisch, das Hauptinteresse gilt der eigenen Person, dem eigenen Verhalten und Erscheinungsbild. Schließt der Jugendliche die Phase der Pubertät erfolgreich ab, hat er meist seine persönliche Identität gefunden, die in Einklang sowohl mit der Erziehung aus seiner Kindheit als auch mit den Ansprüchen der Gleichaltrigengruppe steht. Der junge Erwachsene findet zu einem ausgewogenen Selbstbewusstsein.

*Kognitive Entwicklung*

Die Entwicklung der geistigen Fähigkeiten des heranwachsenden Jugendlichen steht in engem Zusammenhang mit der für die Pubertät charakteristischen kritischen Betrachtungsweise der gesellschaftlichen Normen und Wertvorstellungen. Ab etwa zwölf Jahren beginnt das Stadium der *formalen Operationen*. Der Jugendliche erreicht ein hohes abstraktes Denkniveau, das dem Möglichen ebensoviel Bedeutung beimisst wie dem Wirklichen. Nun sind bereits *systematische, abstrakte Hypothesenbildungen* möglich.

# 14.3 Wahrnehmungspsychologie

### 14.3.1 Wahrnehmung

> Nach allgemeiner Definition bedeutet «Wahrnehmung» das Auftreten von physiologischen Prozessen der Gewinnung und Verarbeitung von Informationen, die zur bewussten Auffassung von Gegenständen und Vorgängen führen. Sie wird mitbestimmt von Erwartungen, Interessen und Gedächtnisinhalten.

Affolter betrachtet Wahrnehmung als die Summe jener kognitiven, emotionalen und sozialen Prozesse, die durch die Auseinandersetzung mit den Reizen einer gegenwärtigen Situation in Gang gesetzt werden.

### 14.3.2 Wahrnehmungsprozess

Am Beginn eines Wahrnehmungsvorganges steht die *Empfindung*. Durch diese werden physiologische Hirnprozesse in Gang gesetzt, die unbewusst ablaufen und das Einordnen des Reizeindruckes in die allgemeine *Erfahrung* des Individuums zur Folge haben. Die Reizeindrücke werden durch bisherige Erfahrungen und andere Empfindungen vorstellungsmäßig ergänzt.

Anfangs treten Empfindungen isoliert auf und werden zueinander in Beziehung gebracht. Am Beispiel der Wahrnehmung eines Apfels verläuft dieser Prozess wie in Abbildung 14.2 dargestellt. Diese Seh-, Tast- und Geschmacksempfindungen

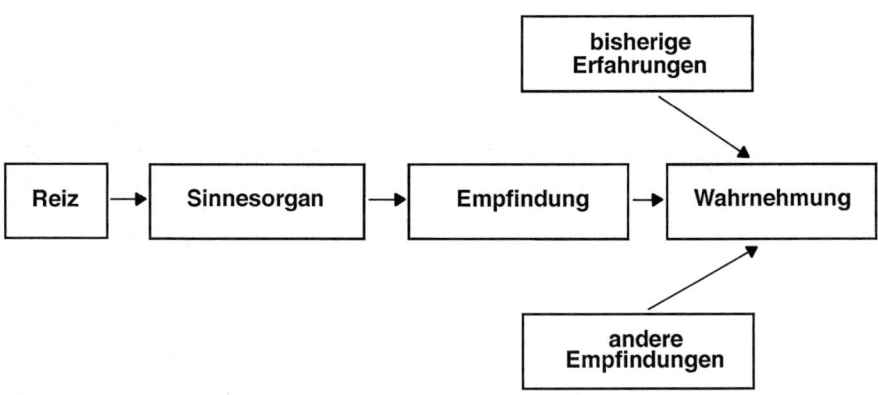

Abbildung 14.1: Der Wahrnehmungsprozess.

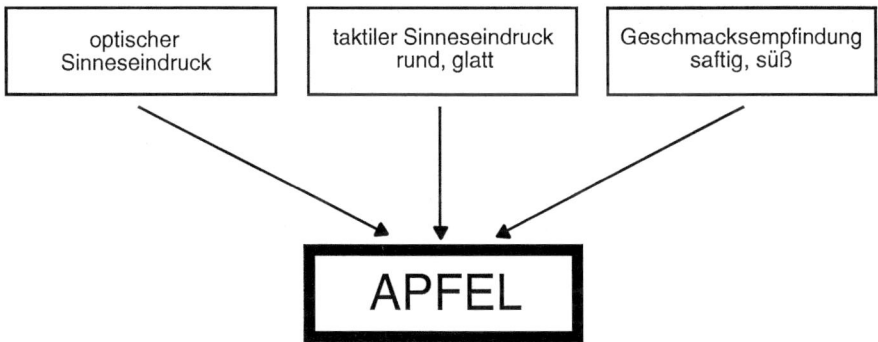

**Abbildung 14.2:** Wahrnehmungsprozess am Beispiel der Wahrnehmung eines Apfels.

ergeben zusammen die *Wahrnehmung* «Apfel». Nach einem oder mehreren dieser Wahrnehmungserlebnisse im Laufe der Entwicklung eines Kleinkindes bilden sich *Erfahrungen*, die bei jedem weiteren Wahrnehmungsprozess eines Apfels wirksam werden.

### 14.3.3 Entwicklung von Wahrnehmungsleistungen

Nach dem Ansatz von Affolter durchläuft das Kind in seiner Entwicklung drei wesentliche Wahrnehmungsstufen. Diese folgen nicht streng hierarchisch aufeinander. In bestimmten Entwicklungsabschnitten treten sie jedoch unterschiedlich dominant in Erscheinung.

*Modalitätsspezifische Stufe*

In den ersten vier Lebensmonaten entwickeln sich die einzelnen Sinnesbereiche (Tasten, Fühlen, Hören, Sehen) hauptsächlich innerhalb jeder Modalität. Die sukzessiven Lernschritte im *optischen* Bereich beginnen mit dem Beachten eines optischen Reizes, dem visuellen Fixieren und schließlich dem Nachblicken eines bewegten Reizes. Die *akustische* Entwicklung verläuft von der Aufmerksamkeit auf Reize über die gerichtete Aufmerksamkeit auf bestimmte akustische Reize bis hin zum Lauschverhalten (längeres Verweilen bei einem Reiz).

*Intermodale Stufe*

Die Information eines Sinnesbereiches wird mit der eines anderen Sinnesbereiches verknüpft. Das Kind beginnt, sich nach einer Schallquelle umzudrehen und verbindet dabei optische mit akustischen Reizeindrücken. Bei der Entwicklung der visomotorischen Koordination (z. B. Auge-Hand-Koordination) wird die visuelle Information gemeinsam mit der taktil-kinästhetischen verarbeitet. Ein gesehener Gegenstand wird auch ein Gegenstand zum Angreifen und erhält Sinn und Bedeutung – das Kind «begreift» die Dinge in seiner Umgebung.

*Seriale Stufe*

Nach dem ersten Lebensjahr lernt das Kind die räumliche und zeitliche Abfolge von mehreren Ereignissen miteinander zu verbinden. Es ist in der Lage, kausale Zusammenhänge und Handlungsabläufe zu verstehen. Ab 18 Monaten ist das Kind zu komplexen kognitiven Leistungen fähig.

## 14.3.4 Das sensorische System

*Die Sinne*

Die Aufnahme der Reizinformation aus der Umwelt und dem Körperinneren erfolgt über die *Sinnesorgane* (Auge, Ohr, Haut, Nase, Zunge, Gleichgewichtsorgan und Propriozeptoren). Nach ihrer Reichweite lassen sich *Nahsinne* und *Fernsinne* unterscheiden. Zu den Nahsinnen zählen der Tastsinn, der Geschmackssinn und der Geruchssinn. Sie dienen der Informationsaufnahme aus dem Körperinneren und der unmittelbaren Umgebung. Die Fernsinne (Hörsinn, Sehsinn) ermöglichen die Informationsaufnahme von Reizeindrücken entfernter Objekte.

*Zentrale Sinnessysteme*

Das *taktile* System ist im Parietallappen lokalisiert und vermittelt die Oberflächensensibilität. Als korrespondierendes Sinnesorgan fungiert die Haut.

Das *kinästhetische* System liegt ebenfalls im Parietallappen und bestimmt die Tiefensensibilität. Die Sinnesinformation entsteht aus den propriozeptiven Empfindungen der Muskeln, Sehnen, Bänder und Gelenke.

Das *vestibuläre* System ist im Frontallappen lokalisiert. Das korrespondierende Sinnesorgan ist das Gleichgewichtsorgan, das sich im Innenohr befindet und die Raumlage des eigenen Körpers angibt.

Das *visuelle/optische* System befindet sich im Okzipitallappen. Entsprechendes Sinnesorgan sind die Augen.

Das *auditive* System hat seine kortikalen Endstellen im Temporallappen. Empfangsorgan für akustische Reize ist das Ohr.

## 14.3.5 Wahrnehmungsfunktionen

Die Wahrnehmungsfunktionen und ihre Entwicklung sind für die einzelnen Sinnesgebiete unterschiedlich gut erforscht. Die Bereiche der *optischen* und *akustischen* Wahrnehmung wurden ausführlich untersucht, über die *Geschmacks-* und *Geruchsperzeption* liegt kaum Literatur vor. Das *taktil-kinästhetische System* ist besonders in Arbeiten von Affolter und Ayres beschrieben.

*Taktil-kinästhetische Wahrnehmung*

Die taktil-kinästhetische Wahrnehmung beruht auf der Verarbeitung von *Tast-* und *Bewegungsempfindungen* und stellt im Entwicklungsverlauf das erste wichtige Informationssystem dar. Fühlen und Tasten sind die primären Wahrnehmungsfunktionen des Neugeborenen. Sie bilden ein wichtiges Schutzsystem. Eine zunehmende *Differenzierung* in diesem Bereich bewirkt eine Verbesserung der Diskriminationsfähigkeit (z. B. Erkennen von Temperaturunterschieden und Unterscheiden von Oberflächenstrukturen). Das Erkennen von Formen und Oberflächenstrukturen mittels des taktil-kinästhetischen Systems bezeichnet man als *Stereognose.*

Eine weitestgehend intakte taktil-kinästhetische Wahrnehmungsverarbeitung bildet eine wichtige Voraussetzung für den Erwerb einer störungsfreien Sprache. Die Steuerung der feinmotorischen Bewegungsabläufe des Sprechapparates erfolgt über das *taktil-kinästhetische Rückkoppelungssystem.* Genaue Informationen über Lage und Bewegung der Sprechorgane ermöglichen den Ablauf ungestörter Bewegungsmuster, die für eine exakte Artikulation und phonematische Diskrimination verantwortlich sind.

*Visuelle Wahrnehmung*

Die visuelle Wahrnehmungsverarbeitung besteht im *Erkennen* und *Unterscheiden optischer Reize.* Sie lässt sich in vier Bereiche gliedern: Figur-Grund-Wahrnehmung, Wahrnehmungskonstanz, Wahrnehmung der Raumlage und Wahrnehmung der räumlichen Beziehungen.

*Figur-Grund-Wahrnehmung* ist die Fähigkeit, bestimmte visuelle Reize isoliert und abgehoben von seinem Hintergrund zu erkennen. Die ausgewählten Reize sind als «Figur» im Wahrnehmungsfeld eingebettet, das aus einer Vielzahl visueller Stimuli besteht und den «Grund» bildet. Das Kind unterscheidet damit relevante von nichtrelevanten Details und erwirbt die Fähigkeit zu *selektieren* und zu *strukturieren.* Voraussetzung dafür ist eine gezielte Aufmerksamkeits- und Konzentrationsleistung. Nur indem sich ein Kind auf einen bestimmten Stimulus konzentriert, kann es ihn sehen und ihn von einem Hintergrund abheben. Ein Kind mit schlechter Figur-Grund-Wahrnehmung erscheint unaufmerksam, zeigt unorganisiertes Verhalten im Alltag und reagiert stimulusgebunden, d. h., es richtet seine Aufmerksamkeit auf jeden Reiz, der sich ihm aufdrängt. Es hat Schwierigkeiten beim Suchen und Erkennen von Gegenständen, beim Finden unterschiedlicher Objekte, beim Sortieren, bei Puzzlespielen usw.

Die *Wahrnehmungskonstanz* beinhaltet die Fähigkeit des Wahrnehmens und Wiedererkennens von Formen, unabhängig von Unterschieden in Größe, Farbe, Anordnung usw. Die Möglichkeit des *Generalisierens* aufgrund von Erfahrungswerten besteht nur bei gut funktionierender Wahrnehmungskonstanz. Sie bildet eine wichtige Voraussetzung für das Lesenlernen (Wiedererkennen eines Wortes in verschiedenen Zusammenhängen bzw. in unterschiedlicher Schrift). Übungsmöglichkeiten bieten alle Arten von Sortierspielen (Domino, Lotto, Memory, Quartett usw.).

Die *Wahrnehmung der Raumlage* ist die Informationsverarbeitung der Beziehung eines Gegenstandes zum Beobachter. Räumlich gesehen ist der Mensch immer Mittelpunkt seiner eigenen Welt und nimmt Dinge hinter sich, vor sich, unter sich, neben sich usw. wahr. Voraussetzung ist daher eine genaue Kenntnis über seinen eigenen Körper, im Speziellen ein gut entwickeltes *Körperschema*. Körperschema ist die Wahrnehmung der Lage der Körperteile und Muskeln zueinander und deren unbewusste Regulation. Ein Kind mit gestörtem Körperschema hat große Schwierigkeiten, koordinierte Bewegungen auszuführen. In engem Zusammenhang damit steht ein funktionsfähiges Gleichgewichtsorgan.

Die gesamte Raumlagewahrnehmung bildet eine wichtige Voraussetzung für das Erlernen von Lesen, Schreiben und Rechnen (z. B. Unterscheidung von p/q, b/d usw.).

Die Entwicklung der visuellen Wahrnehmung erreicht im Alter zwischen sieben und acht Jahren ihren Höhepunkt. Störungen wirken sich besonders auf das schulische Lernen aus. Oft wird erst beim Auftreten von Schulschwierigkeiten eine zugrunde liegende visuelle Wahrnehmungsstörung diagnostiziert.

Eine gut funktionierende visuelle Wahrnehmungsverarbeitung ist besonders wichtig für die Entwicklung der *visomotorischen Koordination*. Dies ist die Fähigkeit, das Sehen mit den Bewegungen des Körpers zu koordinieren. Die visomotorische Geschicklichkeit erprobt das Kleinkind beispielsweise bei Einsetz- und Aufsteckspielen oder beim Schneiden, Kleben, Bauen, Modellieren und Ausmalen. In Alltagsanforderungen findet das Kind beim Knöpfen, Schuhe-Schnüren, Schleifen-Binden, Gefäße-Umfüllen usw. ebenfalls genügend Übungsmöglichkeiten.

*Auditive Wahrnehmung*

Allgemein unterscheidet man folgende auditiven Wahrnehmungsleistungen:

● *Lokalisation*: Räumliche Zuordnung eines akustischen Reizes zu seiner Schallquelle.

- *Figur-Grund-Wahrnehmung*: Abheben eines Geräuschinhaltes von einem akustischen Hintergrund.

- *Diskrimination*: Unterscheidung spezifischer Laute, z. B. in Wortpaaren mit minimaler Abweichung (Tanne – Kanne).

- *Serialität*: Erkennen und Wiedergabe auditiver Sequenzen, Einhalten der richtigen Reihenfolge bei Lautreihen, Zahlen, Wörtern usw.

- *Integration*: Herstellen von Verbindungen zwischen auditiven und visuellen oder motorischen Modalitäten (Zuordnen eines Klangbildes zu einer Abbildung, Umsetzen von Gehörtem in Geschriebenes usw.).

- *Wiedergabe*: Abrufen von Wörtern aus dem Gedächtnis.

- *Verständnis*: Erkennen von Wortbedeutungen, Synonymen, Doppeldeutigkeiten, minimalen Bedeutungsunterschieden, Verbdeklinationen usw.

Für eine korrekte auditive Wahrnehmung ist ein Zusammenspiel all dieser Bereiche notwendig. Eine richtige kognitive Erfassung und Verarbeitung eintreffender Informationen ist Grundlage für die verbale Kommunikation. Störungen in der Sprachentwicklung können erste Anzeichen einer auditiven Wahrnehmungsstörung bedeuten.

## 14.4. Entwicklungs- und Wahrnehmungsstörungen

Jede Störung der kindlichen Entwicklung kann auf organische, psychodynamische und umweltbedingte Ursachen zurückgeführt werden. *Organische* Ursachen können durch pränatale, perinatale oder postnatale Schädigungen bedingt sein. *Psychodynamische* Variablen beziehen sich auf seelische Zustandsbedingungen zum Zeitpunkt des auffälligen Verhaltens. *Umweltbedingte* Störfaktoren können aus einer reizarmen Umgebung entstehen, die dem Kind die nötigen Entwicklungserfahrungen vorenthält.

### 14.4.1 Formen

Störungen der kindlichen Entwicklung lassen sich in folgende Formen einteilen:

- *Modalitätsspezifische* Störungen sind Verarbeitungsstörungen *innerhalb* der jeweiligen Sinnessysteme (akustische Differenzierungsschwäche, optische Figur-Grund-Wahrnehmungsstörung, taktile Fingeragnosie usw.).

- Bei *integrativen* bzw. *intermodalen* Störungen kommt es zu Verarbeitungsstörungen *zwischen* einzelnen Sinnesgebieten (z. B. visomotorische Koordinationsstörungen).

- *Seriale* Störungen bewirken Probleme, räumliche und zeitliche *Abfolgen* von Reizen als Einheit zu erkennen und wiederzugeben (im akustischen Bereich beim Nachsprechen von Zahlenreihen und von Sätzen, Störungen im Handlungsablauf einer Tätigkeit usw.).

Für den *visuellen* Bereich kann man von Störungen der *Figur-Grund-Wahrnehmung*, der *Formkonstanz*, der *Raumlage* und des *Erkennens räumlicher Beziehungen* sprechen.

Eine exakte visuelle Wahrnehmungsverarbeitung bildet neben der auditiven und der taktil-kinästhetischen Perzeption eine wesentliche Komponente für einen ungestörten Spracherwerb. Mittels der taktil-kinästhetischen Rückkopplungsprozesse kann das Kind beim Beobachten der Sprechbewegungen eines sprachlichen Vorbildes (z. B. der Mutter) diese möglichst genau nachahmen. Gleichzeitig werden auch *nonverbale Komponenten* der Kommunikation, wie Gestik und Mimik, eingeprägt.

Im *auditiven* Bereich lassen sich als häufigste Störungen *akustische Diskriminationsstörung*, *Kodierungsschwäche* und eingeschränkte *akustische Merkfähigkeit* nennen.

Störungen der auditiven Wahrnehmung sind vielfach primär organisch bedingt (Schädigung des Ohres, der Reizleitung oder der korrespondierenden akustischen Rindenfelder). Liegt trotz unauffälliger organischer Hörbefunde eine *akustische Diskriminationsschwäche* vor, so lässt sich diese häufig auf mangelnde Lernprozesse in der Phase des Spracherwerbs zurückführen (z.B. bei infektbedingten vorübergehenden Hörminderungen in der frühen Kindheit). Als Folge einer gestörten auditiven Diskriminationsfähigkeit kommt es zu Beeinträchtigungen des *Artikulationsvermögens* und der *schulischen Leistungsfähigkeit*. Häufig kann bei Schülern, die Schwierigkeiten im Erlernen des Lesens und Rechtschreibens haben (z. B. Legasthenie), auch eine Störung der auditiven Diskrimination und der Artikulation vorliegen. *Früherkennung* und *Frühförderung* von auditiven Wahrnehmungsstörungen (Übungen zur Lautartikulation und -diskrimination) sind daher für einen schulischen Erfolg des Kindes von großer Bedeutung.

Im *taktil-kinästhetischen* Bereich betreffen die häufigsten Störungen die *Figur-Grund-Wahrnehmung* und die *Differenzierungsfähigkeit*. Das Kind kann *taktile* und *propriozeptive* Reize nicht richtig einordnen. Es reagiert auf Berührungsreize überempfindlich bzw. mit Abwehr. Weiche, feuchte, glitschige Objekte werden oft abgelehnt, ebenso das Tragen von Kleidungsstücken aus rauen Materialien. Weiters kann infolge ungenügender propriozeptiver Verarbeitung das *Körperschema* schlecht entwickelt sein. Das Kind kann nur erschwert Bewegungen nachahmen und erscheint in seiner Feinmotorik und im grobmotorischen Bewegungsablauf (Laufen) *dyspraktisch*, da es sowohl über die Beschaffenheit der Gegenstände in der Außenwelt als auch von seinen Muskel- und Bewegungsempfindungen zu geringe Information erhält. Beim *Sprechvorgang* beeinträchtigen ungenügende taktil-kinästhetische Informationen die feinmotorischen Bewegungsabläufe der Sprechorgane. Der Sprechablauf wird in der Präzisierung und Differenzierung der Artikulation behindert.

Störungen des *vestibulären* Systems können in Form einer Überfunktion überschießende Gleichgewichtserregungen bewirken, die eine Ablehnung und Unsicherheit des Kindes gegenüber Bewegungen zur Folge haben. Aktivitäten wie Klettern, Schaukeln, Radfahren usw. rufen dann übermäßige Schwindelgefühle hervor.

## 14.4.2 Diagnostik

Da Entwicklungsstörungen in den meisten Fällen hirnorganisch nicht direkt feststellbar und lokalisierbar sind, ergibt sich der wichtigste diagnostische Zugang über *Verhaltensbeobachtung* und *Testdiagnostik*.

*Verhaltensbeobachtung*

*Frühsymptome* können schon im Säuglingsalter auftreten. Umdrehen, Kriechen, Sitzen, Aufstehen, Krabbeln usw. treten möglicherweise verspätet auf. Ältere Kinder zeigen trotz unauffälliger organischer Befunde bestimmte Probleme. Häufig ist eine Entwicklungsverzögerung der *Sprache* beobachtbar, die *Motorik* wirkt oft unsicher (Stolpern, Fallen, Zerbrechen von Gegenständen usw.), eine übersteigerte Berührungsempfindlichkeit kann auftreten und Ablehnung von bestimmten Spielen und Aktivitäten, die für das Kind eine besondere Anstrengung bedeuten. Zumeist werden viele Kinder mit Wahrnehmungsstörungen erst mit Schuleintritt auffällig, da ab diesem Zeitpunkt komplexe kognitive Aufgaben bewältigt werden müssen.

Eine Wahrnehmungsstörung bedeutet nicht gleichzeitig eine Intelligenzminderung, sondern die betroffenen Kinder gelten als *normal intelligent* (d. h. die Verteilung der Intelligenz entspricht der in der Normalbevölkerung). Bei einem allgemein gut begabten Kind spricht man daher von «*Teilleistungsstörungen*», wenn es nur in einem bestimmten Bereich zum Leistungsausfall kommt. Bekannt in diesem Zusammenhang ist die *Legasthenie* als eine weitestgehend isoliert auftretende Lese-Rechtschreib-Schwäche. Es soll jedoch darauf hingewiesen werden, dass der Begriff «Teilleistungsstörung» missverstanden würde, wenn man darunter die Beeinträchtigung einzelner Teilfunktionen verstehen würde, die isoliert therapierbar wären. Einer Legasthenie können verschiedenste Störungsbilder zugrunde liegen, die auf fehlerhaften Integrationsleistungen zwischen einzelnen Wahrnehmungsbereichen beruhen.

*Testdiagnostik*

Jeder testpsychologischen Untersuchung geht ein ausführliches *Anamnesegespräch* mit den Eltern eines betroffenen Kindes voraus. Dabei wird besonders auf die elterlichen Beobachtungen eingegangen, da diese wertvolle Informationen über den bisherigen Entwicklungsverlauf und eventuelle Auffälligkeiten liefern. Von Interesse sind neben prä-, peri- und postnatalen Einflussfaktoren die *motorische, sprachliche und soziale Entwicklung* (Spielverhalten, Integration in Kindergarten bzw. Schule, Beziehung zu Eltern und Geschwistern).

Die psychologische Diagnostik bei Sprachentwicklungsstörungen erfolgt auf der Basis phoniatrischer, pädaudiologischer und logopädischer Untersuchungsergebnisse. Sie umfasst eine differenzierte Beurteilung des *motorischen* und *kognitiven* (einschließlich sprachlichen) Entwicklungsstandes und der *Wahrnehmungs- und Teilleistungsfunktionen*.

Der kognitive und der motorische Entwicklungsstand wird mit *Entwicklungs- und intellektuellen Leistungstests* erfasst (AID2: Adaptives Intelligenzdiagnostikum für Kinder; HAWIK-III: Hamburg-Wechsler Intelligenztest für Kinder; WET: Wiener Entwicklungstest; K-ABC: Kaufman Assessment Battery for Children; u. a.).

Für eine Abklärung im *Wahrnehmungsbereich* stehen verschiedene standardisierte Verfahren zur Verfügung, z. B. die Tübinger Luria-Christensen Neuropsychologische Untersuchungsreihe für Kinder (TÜKI), das Miller Assessement for Preschoolers und der Frostig-Entwicklungstest der visuellen Wahrnehmung. Ergänzend können spezifische Subtests von standardisierten Intelligenztests herangezogen werden, die sich für die Beobachtung der Wahrnehmung eignen. Wichtige Informationen werden auch aus der *klinischen Beobachtung* des Kindes gewonnen. Dabei werden dem Kind Aufgaben gestellt, die nach genau definierten Kriterien erfüllt werden müssen.

## 14.4.3 Therapeutische Maßnahmen

Die aus dem diagnostischen Prozess gewonnenen Informationen bilden die Entscheidungsgrundlage über einen Therapiebedarf bzw. das zu erstellende Therapiekonzept. Regelmäßige entwicklungspsychologische Kontrolluntersuchungen geben eine wichtige Rückmeldung über Symptomveränderungen in der Therapie.

Die Therapie von Sprachstörungen bei Kindern verläuft aufbauend auf den diagnostischen Ergebnissen in vielen Fällen nicht nur auf sprachlicher Ebene, sondern umfasst auch andere Entwicklungsbereiche. Häufig sind parallel zu oder vor einer Sprachbehandlung grob- und feinmotorische Fertigkeiten und Nachahmungsleistungen anzubahnen [oder auch verschiedene Wahrnehmungsleistungen zu verbessern].

Neue Behandlungskonzepte berücksichtigen die Stärken des Kindes und beziehen kompensatorische Möglichkeiten in die Therapie mit ein. Gleichzeitig wird damit das Selbstvertrauen des betroffenen Kindes gestärkt, wenn nicht nur die festgestellten Defizite im Vordergrund der Behandlung stehen. Eine *ganzheitliche psychologische Entwicklungsförderung* impliziert auch immer eine enge Zusammenarbeit mit den Eltern in Form von Beratung und Aufklärung.

Die verschiedenen therapeutischen Angebote unterscheiden sich nach ihren zugrunde liegenden theoretischen Konzepten und setzen auf verschiedenen Entwicklungsstufen der Wahrnehmungsverarbeitung ein:

- Basisprogramme sind vor allem auf sensorische Stimulationen aufgebaut und fördern den *intramodalen* (modalitätsspezifischen) Bereich der Wahrnehmungsverarbeitung. Jeder Sinnesbereich wird dabei in seiner Reizverarbeitung stimuliert. Taktile Reize (verschiedene Berührungsstimulationen), vestibuläre Reize (Augenbewegungen, Haltung, Gleichgewicht, Sicherheit in Beziehung zur Schwerkraft), auditive Reize (Reaktionen auf Lautstärke und Tonhöhe) und visuelle Reize (Reaktionen auf Licht, Farben und Formen) werden in mehreren Variationen vorgegeben.

- Therapieprogramme, die auf der zweiten Entwicklungsstufe der Wahrnehmungsverarbeitung (*intermodalen* Stufe) ansetzen, fördern vor allem die Körperwahrnehmung, Bewegungsplanung, Koordination der Körperhälften, die Aufmerksamkeit und die Konzentration. Therapiekonzepte stammen u. a. von Kiphard (Motopädagogik) und Frostig (Bewegungserziehung).

- Auf der Entwicklungsstufe der *serialen Integration* wird in den verschiedenen therapeutischen Programmen vor allem die Visomotorik, die auditive und visuelle Wahrnehmung und das Planen von Handlungsabläufen gefördert, z. B. im Therapieprogramm der visuellen Wahrnehmung von Frostig, in den Hörtrainingsprogrammen von Reinartz und der Montessori-Pädagogik.

- Darüber hinaus werden pädagogische Übungsprogramme eingesetzt, die sich auf die Förderung des *schulischen Lernens* beziehen und neben Lese-, Rechtschreib- und Rechenübungen auch die Konzentration, das logische Denken und die Arbeitsorganisation trainieren.

# Literatur

Affolter, F.: Wahrnehmungsstörungen. In: Handbuch der Sonderpädagogik, Bd. 8. Marhold, Berlin, 1983.

Affolter, F.: Wahrnehmung, Wirklichkeit und Sprache. Neckar-Verlag, Villingen-Schwenningen, 1987.

Ayres, J.: Bausteine der kindlichen Entwicklung. Springer, Berlin, Heidelberg, New York, Tokyo, 1984.

Bigenzahn, W.: Orofaziale Dysfunktionen. Medizinische Grundlagen, Klinik, Ätiologie, Diagnostik und Therapie. Thieme Verlag, Stuttgart, 1994.

Brand, I., Breitenbach, E., Maisel, V.: Integrationsstörungen. Verlag Maria Stern-Schule, Würzburg, 1986.

Deegener, G. et al.: Neuropsychologische Diagnostik bei Kindern und Jugendlichen. Psychologie Verlags Union, Weinheim, 1992.

Deegener, G. et al.: Tübinger Luria-Christensen Neuropsychologische Untersuchungsreihe für Kinder (TÜKI). Hogrefe, Göttingen, 1993.

Frostig, M.: Visuelle Wahrnehmungsförderung. Band 1, 2, 3, Borgmann, Dortmund, 1972.

Frostig, M., Lockowandt, O.: Frostigs Entwicklungstest der visuellen Wahrnehmung (FEW). Weinheim, 1974.

Frostig, M., Reinartz, A. und E.: Visuelle Wahrnehmungsförderung. 2. Aufl., Borgmann, Dortmund, 1977.

Frostig, M.: Bewegungserziehung. Ernst Reinhardt Verlag, München, 1980.

Frostig, M., Müller, H.: Teilleistungsstörungen – Ihre Erkennung und Behandlung bei Kindern. Urban & Schwarzenberg, München, 1981.

Goldstein, E.B.: Wahrnehmungspsychologie. 2. dt. Aufl. (Hrsg.: M. Ritter), Spektrum Akad. Verl., Heidelberg, Berlin, 2002.

Kastner-Koller, U., Deimann, P.: Wiener Entwicklungstest (WET). Hogrefe, Göttingen, 1998.

Kaufman, A.S., Kaufman, N.L.: Kaufman Assessment Battery for Children (K-ABC) (deutsche Version). Hogrefe, Göttingen, 1994.

Kiphard, E.J.: Motopädagogik. Verlag Modernes Lernen, Dortmund, 1979.

Kubinger, K., Wurst, E.: Adaptives Intelligenz Diagnostikum 2 (AID 2). Beltz, Weinheim, 2001.

Lösslein, H., Deike-Beth, C.: Hirnfunktionsstörungen bei Kindern und Jugendlichen. Deutscher Ärzteverlag, Köln, 1997.

Miller, J.L.: Miller Assessment for Preschoolers (MAP). Psychological Corporation, San Antonio, Orlando, New York, Chicago, Toronto, 1988.

Montessori, M.: The Montessori Method. Schocken Books, New York, 1965.

Montessori, M.: Schule des Kindes. Montessori-Erziehung in der Grundschule. Herder, Freiburg, 1991.

Montessori, M.: Erziehung zum Menschen. Montessori-Pädagogik heute. Fischer, Frankfurt/M., 1993.

Mussen, P.H., Conger, J.J., Kagan, J.: Lehrbuch der Kinderpsychologie. Klett-Cotta, Stuttgart, 1981.

Nickel, H.: Entwicklungspsychologie des Kindes- und Jugendalters. Huber, Bern, 1979.

Oerter, R., Montada, L. (Hrsg.): Entwicklungspsychologie. 5. Aufl. Psychologie Verlags Union, Weinheim, 2002.

Petermann, F.: Lehrbuch der Klinischen Kinderpsychologie. 2. Aufl., Hogrefe, Göttingen, Bern, Toronto, Seattle, 1996.

Piaget, J.: Das Erwachen der Intelligenz beim Kinde. Klett, Stuttgart, 1969.

Reinartz, A., Reinartz, E., Reiser, H.: Wahrnehmungsförderung. Marhold, Berlin, 1990.

Ruf-Bächtiger, L.: Das frühkindliche organische Psychosyndrom. Georg Thieme Verlag, Wien, Stuttgart, New York, 1991.

Schenk-Danzinger, L.: Entwicklungspsychologie. Österreichischer Bundesverlag, Wien, 1980.

Stern, D.N.: Die Lebenserfahrung des Säuglings. Klett-Cotta, Stuttgart, 1992.

Suchodoletz, W.(Hrsg.): Sprachentwicklungsstörung und Gehirn. Kohlhammer, Stuttgart, Berlin, Köln 2001.

Suchodoletz, W. (Hrsg.): Therapie von Sprachentwicklungsstörungen. Kohlhammer, Stuttgart, Berlin, Köln 2001.

Tewes, U.: Hamburg-Wechsler Intelligenztest für Kinder (HAWIK-III). 3. Aufl., Huber, Bern, 1999.

Zimbardo, P.G.: Psychologie. Springer-Verlag, Berlin, Heidelberg, New York, Tokyo, 1983.

# 15. Sprachentwicklungsstörungen

Sprachentwicklungsstörungen sind zeitliche und/oder inhaltliche Abweichungen vom normalen Spracherwerb. Das Kind entspricht in seinen sprachlichen Leistungen – sowohl in den rezeptiven als auch in den expressiven – nicht seinem Altersdurchschnitt.

Da die physiologische Sprachentwicklung nicht starr in Stadien, sondern fließend verläuft, kann erst von einer Sprachentwicklungsstörung gesprochen werden, wenn die *Eckdaten der normalen Sprachentwicklung* nicht erreicht werden (vgl. Kap. 13.5). Das bedeutet, dass ein bestimmtes Kind im Gegensatz zur überwiegenden Mehrzahl der gleichaltrigen Kinder eine sprachliche Stufe noch nicht erreicht hat oder die Sprache des Kindes qualitativ abweichende Elemente enthält.

Bei Vorliegen einer Sprachentwicklungsstörung sollen folgende Fragen geklärt werden:

● Welche Ursachen führten zur Sprachentwicklungsstörung?

● Tritt sie isoliert oder als Teil einer gesamten Entwicklungsretardierung auf?

● Wie ist der sprachliche Entwicklungsstand des betreffenden Kindes und in welchem Ausmaß sind die verschiedenen linguistischen Ebenen betroffen?

## 15.1 Einteilung

Eine Sprachentwicklungsstörung ist meist kein eigenständiges Krankheitsbild, sondern ein Symptom verschiedener Grunderkrankungen, deren Erscheinungsformen und Entstehungsmechanismen vielfältig sind. Sprachentwicklungsstörungen können sowohl isoliert auftreten als auch im Zusammenhang mit weiteren Störungen der kindlichen Entwicklung. Der Begriff «Sprachentwicklungsstörung» (SES) kann als Oberbegriff für verschiedene medizinische Termini gesehen werden.

Die Einteilung der SES ist nicht einheitlich; je nach theoretischem Hintergrund kann sie unter verschiedenen Gesichtspunkten (medizinisch, linguistisch/patholinguistisch, logopädisch, sprachheilpädagogisch, entwicklungspsychologisch) erfolgen. Die medizinische Klassifikation orientiert sich an der Ätiologie, andere Modelle sind vorwiegend auf die Symptomebene ausgerichtet:

- nach klinisch-neurologischen Gesichtspunkten: Es wird unterschieden, ob gleichzeitig eine Hirnschädigung vorliegt oder nicht. Dabei wird definiert:
  - die «*Sprachentwicklungsbehinderung*» als eine Entwicklungsstörung der Sprache, die durch einen Hirnschaden bedingt ist, der vor Abschluss der Sprachentwicklung aufgetreten ist;
  - die «*Sprachentwicklungsverzögerung*» als eine Sprachentwicklungsstörung ohne Hirnschädigung.

- nach patholinguistischen Kriterien: Sprachentwicklungsstörungen werden nach Störungen mit erkennbaren Ursachen (vgl. ätiologische Einteilung) und nach Sprachstörungen ohne ersichtliche Verursachung, so genannte *spezifische Sprachentwicklungsstörungen (SSES)*, unterteilt. Sprachentwicklungsstörungen mit Ursachen können dabei als Sprachentwicklungsbehinderung infolge dauerhafter Behinderung (z.B. mentale, sensorische Behinderung) oder als symptomatische Spracherwerbsstörung infolge behandelbarer Krankheiten (z. B. Schallleitungsschwerhörigkeit, Tonsillen-, Rachenmandelhyperlasie), die zeitlich und/oder inhaltlich abweicht, unterteilt werden.

*Spezifische Sprachentwicklungsstörungen (SSES), Specific Language Impairment (SLI):* Diese Form wird als eigenständiges, isoliertes Krankheitsbild angesehen und ist das einzige Handicap des Kindes, ohne ersichtliche Ursachen wie zentrale oder periphere Organschädigungen, orofaziale Anomalien, neurologische oder psychiatrische Erkrankungen, unbeeinträchtigte non-verbale Intelligenzentwicklung und bei intakter sozialer Umgebung. Genetische Faktoren werden als eine wesentliche Ursache vermutet. Diese Form wurde früher zum «familiären Sprachschwächetypus» gerechnet. Sie zeichnet sich durch verzögerten Sprechbeginn mit 2 bis 2,5 Jahren aus. In den ersten Jahren kann die Störung in den unterschiedlichen Sprachebenen zu unterschiedlichen Zeitpunkten auftreten. Der Höhepunkt wird zumeist mit einem ausgeprägten Dysgrammatismus erreicht und ist durch eine erhebliche Verzögerung im syntaktisch-morphologischen Bereich gekennzeichnet. Die Störung ist oft sehr therapieresistent und reicht bis in das Jugendalter hinein. Häufig sind Störungen des Lesens und Schreibens kennzeichnend. Neuroanatomische und humangenetische Befunde lassen genetische Grundlagen dieser spezifischen Form der Sprachentwicklungsstörung vermuten. So soll die Mutation des Chromosom 7 (FOXP2) zu Hirnregionen in Beziehung stehen, die das Sprechen und die Sprache kontrollieren. Allerdings wird auch diskutiert, dass zur genetischen Prädisposition noch bestimmte Umweltexpositionen als auslösende Faktoren eine entscheidende Rolle spielen können.

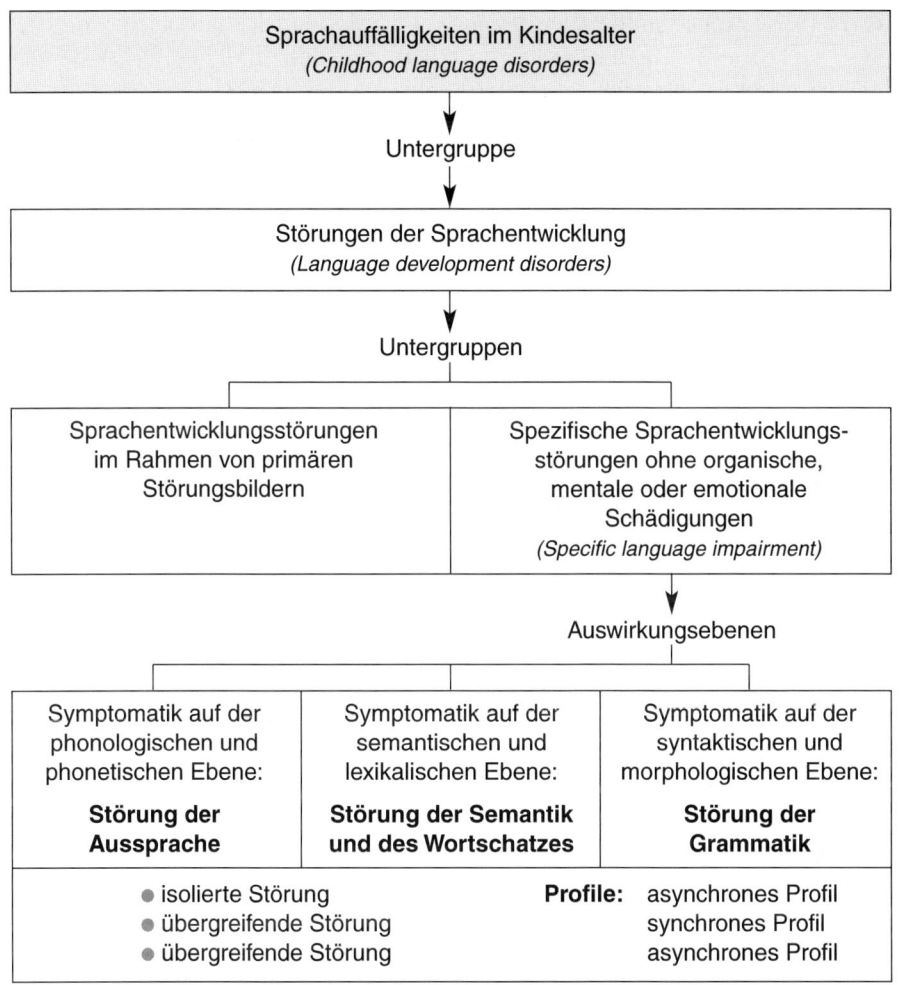

**Abbildung 15.1:** Klassifikation von Sprachentwicklungsstörungen aus patholinguistischer Sicht (n. Kauschke, Siegmüller, 2002).

Als «*Late Talker*» werden Kinder mit einem verpäteten Sprechbeginn bezeichnet. 35 bis 50 % dieser Kindern holen die Defizite bis zum 3. Lebensjahr wieder auf und durchlaufen dann eine regelrechte Sprachentwicklung («Late Bloomer»).

- nach linguistischen Kriterien (Tab. 15.1): Die Sprachentwicklung und ihre Störungen können aus sprachwissenschaftlicher Sicht unter Bezugnahme auf die linguistischen Ebenen (vgl. Kap. 13.2) beschrieben und analysiert werden.

**Tabelle 15.1:** Einteilung der Störungsbilder nach Sprachebenen.

| Ebene der Sprachentwicklung | Störung des Sprachverständnisses (rezeptiv) | Störung der Sprachproduktion (produktiv) |
|---|---|---|
| 1. Phonetisch-phonologische Ebene | Beeinträchtigte Lautdiskrimination | Aussprachestörung (Dyslalie) |
| 2. Morphologisch-syntaktische Ebene | Reduziertes Verständnis komplexerer syntaktischer Strukturen | Dysgrammatismus |
| 3. Semantisch-lexikalische Ebene | Quantitativ geringer und qualitativ undifferenzierter passiver Wortschatz | Quantitativ geringer und qualitativ undifferenzierter aktiver Wortschatz |
| 4. Pragmatisch-kommunikative Ebene | Interpretationsprobleme von Sprache in kontextuell unterschiedlichen Situationen | Nichtverfügbarkeit von potenziell vorhandener Sprache zur Bewältigung von Lebenssituationen; Einschränkung in der Anwendung kommunikativer Regeln (Sprechakte, Turn Taking, Textkohärenz) zur Bewältigung von Lebenssituationen |

- *Phonetisch-phonologische Ebene*: Lautdiskrimination, Lautbildung und darauf aufbauend die Fähigkeit, die phonologischen Strukturen und Regeln der Muttersprache zu kennen, zu verstehen und zu produzieren.
- *Morphologisch-syntaktische Ebene*: Verständnis und Gebrauch grammatischer Regeln. Störungen können die Morphologie (Deklination, Konjugation, Verwendung von Wortklassen etc.) sowie die Syntax (Wortfolge und Satzstruktur) betreffen.
- *Semantisch-lexikalische Ebene*: Begriffsbildung, passiver und aktiver Wortschatz. Das Kind lernt die Zuordnung zwischen Gegenständen, Personen etc. und den betreffenden Bezeichnungen im konkreten Situationszusammenhang. Voraussetzung ist, dass das Kind zur Erkennung von Einzelelementen, Kategorisierung, Differenzierung und Assoziation fähig ist. Der Erwerb der Wortbedeutung hängt eng mit der kognitiven Entwicklung zusammen.
- *Pragmatisch-kommunikative Ebene*: situationsgerechte Verwendung von Sprache sowie nonverbaler Bestandteil der Kommunikation.

Auf allen sprachlichen Ebenen können die rezeptiven und/oder produktiven sprachlichen Fähigkeiten gestört sein.

- Nach ätiologischen Faktoren (nach Nickisch, 1987, Böhme, 2003, modif., siehe dazu auch Kap. 15.3)
  *Isolierte Sprachentwicklungsstörungen (SES)*

- genetische Ursachen: familiärer Sprachschwächetypus
- psychosoziale Ursachen: z. B. mangelhafte Sprachanregung (Deprivation), sprachliche Überforderung, Bilingualität, Overprotection, Medienkonsum und Spracherwerb
- organische Ursachen (Erkrankungen): Störung der peripheren Sprechorgane; Störung der zentralen Koordination der Sprechwerkzeuge (z. B. orofaziale Dyspraxie)

*SES bei weiteren Störungsbildern*
- SES bei peripherer Hörstörung
- SES bei auditiver Perzeptionsstörung
- SES bei peripherer Sehstörung
- SES bei visueller Perzeptionsstörung
- SES bei peripher- oder zentral-motorischer Erkrankung (mit Ausnahme der Sprechorgane)
- SES mit mindestens zwei der vorgenannten Störungsbilder ohne intellektuelle Beeinträchtigung

*SES im Rahmen globaler Entwicklungsstörungen*
- SES bei angeborener geistiger Behinderung mit (z. B. Syndrom) oder ohne assoziierte körperliche Anomalie (SEB)
- SES bei peri- oder postnatal erworbener geistiger Behinderung (z. B. Asphyxie, Entzündung, Trauma)

Eine weitere Einteilung erfolgt nach der internationalen statistischen Klassifikation der Krankheiten und verwandter Gesundheitsprobleme (10. Revision: ICD-10), bei der die umschriebenen Entwicklungsstörungen des Sprechens und der Sprache nach ICD-10 als F80 kodiert werden, die Artikulationsstörungen als F80.0, expressive Sprachstörungen als F80.1, rezeptive Störungen der Sprache als F80.2, erworbene Aphasie mit Epilepsie (Landau-Kleffner-Syndrom) als F80.3, sonstige Entwicklungsstörungen des Sprechens und der Sprache als F80.8 und nicht näher bezeichnete Sprach- und Sprechstörungen als F80.9.

Entwicklungspsychologische Klassifikationsmodelle unterscheiden Störungen der Sprachentwicklung bei sensorischer Behinderung (Hör-, Sehstörungen), neurologischer Schädigung (erworbene Aphasie), mentaler Retardierung (z. B. Down-Syndrom), pervasiver Störung (frühkindlicher Autismus) und nicht offenkundiger Ursache (spezifische Sprachentwicklungsstörung).

# 15.2 Häufigkeit

Die Prävalenz wird in der Literatur sehr unterschiedlich in Abhängigkeit vom Lebensalter des Kindes, der Bezugspopulation und Stichprobengewinnung angegeben und reicht von 4 % bis 25 %. In neueren Untersuchungen werden Häufigkeiten zwischen 6 % und 12 % beschrieben (z.B. Lahey, Tomblin et al., Grimm und Doil). Knaben sind dabei häufig doppelt so häufig betroffen wie Mädchen.

Kinder mit einem verspäteten Sprechbeginn werden als «Late Talker» bezeichnet, und deren Häufigkeit wird mit 18 % angegeben.

# 15.3 Ursachen

Die Sprachentwicklungsstörungen sind zumeist ein multifaktorielles, multimodales Störungsbild, d. h. verschiedene Ursachen bzw. aufrechterhaltende Faktoren können in verschiedener Ausprägung wirksam werden und sich gegenseitig beeinflussen.

## 15.3.1 Umwelteinflüsse

Die sprechende Umwelt (besonders Familienmitglieder und andere Bezugspersonen) hat einen bedeutenden Einfluss auf die Entwicklung der Sprache des Kindes.

*Mangelnde sprachliche Anregung (Deprivationssyndrom)*

Die natürlich vorliegende Sprachfreude eines Kindes wird nicht gefördert. Durch Interaktion mit Bezugspersonen, die zu wenig sprechen oder zu wenig auf Lautäußerungen des Kindes eingehen, wird nur ein eingeschränkter Wortschatz erworben, und die Entwicklung der Grammatik erfolgt erschwert. Mangelnde Sprachanregung kann bei Kindern hör- und sprachgeschädigter Eltern, Heimkindern, bei sehr langen Krankenhausaufenthalten (Hospitalismus) oder schwierigen Familienverhältnissen vorliegen. Nur die direkte Kommunikation mit dem Kind mit Rede- und Antwortverhalten fördert den Spracherwerb; Radio und Fernsehen sind dazu nicht geeignet. Das Kind kann den akustischen Anregungen jeweils nur jenen Teil entnehmen, der seiner geistigen und emotionalen Entwicklungsstufe entspricht.

*Sprachliche Überforderung*

Beispielsweise durch Kommunikation in nicht kindgerechter Erwachsenensprache mit dem Kind.

*Zwei- und Mehrsprachigkeit (Bilinguismus)*

Ein intelligentes Kind kann infolge seiner Auffassungs- und Lernfähigkeit zwei (oder mehr) Sprachen gleichzeitig erlernen. Man unterscheidet sukzessiven und simultanen Zweitspracherwerb von Erstspracherweb in einer Umgebung, in der die Erstsprache eine Minderheitensprache darstellt. Bereitet die zweisprachige Erziehung Probleme beim Erwerb der Muttersprache, sollte das Kind bis zum 4. Lebensjahr nur in einer Sprache aufwachsen und erst später die zweite Sprache schrittweise dazulernen. Aus der primär richtig erlernten Muttersprache ergeben sich viele Vorteile für den Erwerb der Zweitsprache. Bei fehlerhaftem Sprachvorbild wird das Kind in beiden Sprachen Probleme haben.

*Überfürsorge*

Ein nicht altersadäquater Perfektionismus und Überfürsorge (Overprotection) können zu sprachlichen Entwicklungsstörungen führen, im Extremfall kann es zu einer Sprachverweigerung (Mutismus) kommen. Overprotection erschwert eine Auseinandersetzung mit der Umwelt. Es besteht für das Kind keine Möglichkeit, eigene Erfahrungen zu sammeln; Loslösung und Ich-Entwicklung des Kindes sind eingeschränkt mit negativer Auswirkung auf die sprachliche Entwicklung.

*Medienkonsum und Spracherwerb*

Die Auswirkungen von Medienkonsum und Sprachentwicklung werden zum Teil kontrovers diskutiert. Allerdings sollte auf Inhalte und Intensität von beispielsweise Fernsehkonsum und Computerspielen von den Eltern Einfluss genommen werden. Auf keinen Fall können Medien die direkte kommunikative Interaktion zwischen Familienmitgliedern und Kind ersetzen.

## 15.3.2 Familiäre Sprachschwäche

Diese Form, als *anlagebedingte Sprachschwäche* bezeichnet, wird heute zu den spezifischen Sprachentwicklungsstörungen gezählt. Es handelt sich dabei um eine verbale Minderbegabung mit Syndromcharakter. Es kommt zu einer Sprachentwicklungsstörung, einer bis in das Schulalter hartnäckig bestehenden Dyslalie, gelegentlich zu einer Lese-Rechtschreibschwäche oder zu Stottern und/oder Poltern.

## 15.3.3 Veränderung der peripheren Sprechwerkzeuge

Veränderungen an Lippen und Kiefer, Zahnstellungsanomalien, zu kurzes oder angewachsenes Zungenbändchen (Ankyloglossie) oder hyperplastische Adenoide und Tonsillen können zwar *Artikulationsstörungen* oder eine Veränderung des Stimmklangs bedingen, ihr Einfluss auf die Sprachentwicklung wird jedoch überschätzt. Bei Vorliegen skelettodentaler Fehlbildungen (z. B. Lippen-, Kiefer-, Gaumenspalten) kann es sowohl primär als auch sekundär zu einer Sprachentwicklungsverzögerung kommen, wenn z. B. aufgrund einer Tubenfunktionsstörung eine länger dauernde Schallleitungsschwerhörigkeit besteht (audiogene Sprachentwicklungsstörung).

### 15.3.4 Hörstörungen

Beidseitige Hörstörungen von 25 bis 40 dB zwischen 500 und 4000 Hz führen zu *Lautbildungsstörungen (audiogene Dyslalie)* und zu einer *Sprachentwicklungsstörung.* Bei der häufigsten Form der Hörstörung im Kindesalter, der Schallleitungschwerhörigkeit, ist die «Jahreshörblianz» entscheidend hinsichtlich Auswirkung auf die Sprachentwicklung. Bei Hörminderung von mehr als 60 dB beidseits ist ohne Hörgeräteversorgung bzw. ohne spezielle Förderung keine Entwicklung von Lautsprache möglich. Eine einseitige Schwerhörigkeit verursacht keine Sprachentwicklungsstörung.

### 15.3.5 Sehstörungen

Bei sehbehinderten Kindern sind der Umgang mit Objekten, das «Begreifen», die Vorstellung im Raum erschwert. Mimik und Gestik des Sprechenden fallen als zusätzliche Informationsquelle für die Kommunikation weg, sodass sich Probleme beim Spracherwerb ergeben. Etwa die Hälfte aller hochgradig sehbehinderten Kinder zeigen noch bei Schulbeginn Sprachstörungen.

### 15.3.6 Frühkindliche Hirnschädigung

Frühkindliche Hirnschädigungen treffen das kindliche Gehirn in seiner kritischen Entwicklungsphase. Je nach Ort, Zeitpunkt, Dauer und Ausmaß der Schädigung kommt es zu Verzögerungen, Abweichungen oder zum Stillstand der Hirnentwicklung. Es wird von einer «Sprachentwicklungsbehinderung» gesprochen, wenn eine Hirnschädigung nachweisbar ist. Nur bei einem geringen Teil der Kinder kann die Ursache eruiert werden. In Frage kommen Infektionen, Stoffwechselerkrankungen oder Intoxikationen während der Schwangerschaft (pränatal); Frühgeburt, Sauerstoffmangel während der Geburt (perinatal); schwere Gelbsucht kurz nach der Geburt, Infektionskrankheiten, Schädel-Hirn-Verletzungen, Ernährungsstörungen oder Stoffwechselstörungen bis zum 4. Lebensjahr (postnatal).

Als höchste Hirnleistungsfunktion ist die Sprache in hohem Maße störanfällig. Bei Kindern mit frühkindlicher Hirnschädigung findet man u. a. auch Störungen der Motorik, der Perzeption, der Kognition und des Verhaltens.

*Minimale zerebrale Dysfunktion (MCD)*

Treten begleitend zu einer Sprachentwicklungsstörung andere Auffälligkeiten mit minimalen Symptomen (taktil-kinästhetische, auditive, visuelle Wahrnehmungsstörungen, motorische Störungen etc.), so liegt meist eine «minimale zerebrale Dysfunktion» vor. Als Synonym wird auch der Ausdruck *«frühkindliches psychoorganisches Syndrom» (POS)* verwendet. Eine minimale zerebrale Dysfunktion kann (teilweise) kompensiert werden, ebenso aber schwere psychopathologische Folgen nach sich ziehen. Die Fähigkeit zur Kompensation hängt von Art und Ausmaß der Schädigung, von der Reaktion der Umwelt und der Konstitution des Kindes ab. MCD wird heute als synonymer Begriff zu den auditiven Verarbeitungs- und Wahrnehmungsstörungen gebraucht (siehe dort).

*Lernbehinderung, Geistige Retardierung*

Bei einem Intelligenzquotienten zwischen 85 und 70 besteht eine Lernbehinderung und unter 70 eine geistige Behinderung. Geistige Behinderung kann als Folge eines frühkindlichen Hirnschadens, durch Stoffwechselstörungen oder durch erblich bedingte Krankheiten entstehen. Meist bestehen Verzögerungen in allen Entwicklungsbereichen. Während teilleistungsgestörte Kinder ein heterogenes Leistungsniveau mit der Möglichkeit der Kompensation gestörter Funktionen haben, liegt bei geistiger Retardierung ein eher homogenes Leistungsdefizit mit nur geringen Kompensationsmöglichkeiten vor.

*«Zentrale Störungen»*

Es handelt sich um komplexe Störungsbilder, bei denen sowohl der perzeptive als auch der expressive Bereich gestört sein kann; ihre Diagnostik gestaltet sich schwierig.

Bei den *perzeptiven* Störungen ist die Aufnahme der Sprache gestört. Obwohl ein normales peripheres Hörvermögen besteht, nimmt das Kind die Sprachsignale nicht, verändert oder nur teilweise wahr. Man spricht von einer *«akustischen (auditiven) Agnosie»* oder Störung der zentral-auditiven Wahrnehmung. Die Störung wurde auch als Seelentaubheit, sensorische Hörstummheit oder Rindentaubheit bezeichnet. Die Kinder erwecken den Eindruck, als wären sie schwer hörbehindert, das normale periphere Hörvermögen kann jedoch mit physiologischen Hörprüfverfahren (vgl. Kap. 19.10) nachgewiesen werden.

Die schwerste Form, bei der sowohl Sprache als auch Geräusche nicht erkannt werden, ist die *«totale akustische Agnosie»*. Die Kinder können die akustischen Schallreize hören, aber trotzdem nicht deuten, obwohl ihre Intelligenz nicht oder nicht wesentlich beeinträchtigt ist. Es liegt dabei keine bekannte Hirnkrankheit oder Hirnschädigung vor. Die Entwicklung von Sprache kann ganz ausbleiben oder sehr verspätet einsetzen, meist kommt sie über kurze dysgrammatische Sätze nicht hinaus. Die Prognose ist ungünstig, meist bleibt ein schweres Kommunikationsdefizit bestehen.

Bei der *«verbalen Agnosie»* liegt nur eine Agnosie von Sprache vor, das bedeutet eine Einengung der totalen akustischen Agnosie auf das Sprachverständnis.

Die *«partielle Lautagnosie»* oder «auditive Diskriminationsschwäche» stellt einen Minimalzustand der akustischen Agnosie dar, Lautpaare mit minimalen akustischen Kontrasten können nicht erkannt werden (z. B. Fisch – Tisch) (vgl. Kap. 16).

Bei *expressiven Störungen* liegen ein normales Sprachverständnis, normale Intelligenz und eine ungestörte Mundmotorik vor, dennoch wird Sprache ungenügend gebildet. Die Störung kann im Zugriff auf das Lexikon beruhen (Wörter stehen im Augenblick des aktuellen Gebrauchs nicht zur Verfügung) oder im Handlungsablauf der mundmotorischen Muster.

*Zerebrale Bewegungsstörungen*

Frühkindliche Entwicklungsstörungen einschließlich zerebraler Bewegungsstörungen mit Spastik, Athetose, Ataxie, Hypotonie oder Mischformen führen häufig zu einer Sprachentwicklungsstörung.

*Syndromale Erkrankungen*

Bei zahlreichen Syndromen können bei vorliegender mentaler Retardierung Sprach- und Sprechstörungen auftreten. Neben beispielsweise dem Down-Syndrom, der Alkoholembryopathie, dem Prader-Willi-Syndrom oder dem Fragiles-X-Syndrom ist beim Landau-Kleffner-Syndrom, das zum Formenkreis der Epilepsien gehört, im Rahmen der progredienten Entwicklungsstörung eine auffallende Regression der Sprachentwicklung bis zur Aphasie typisch.

## 15.3.7 Psychogene Ursachen

Einflüsse der Umwelt und Fehlverhalten der Bezugspersonen als Ursache der Sprachentwicklungsstörung wurden bereits genannt. Doch nicht nur das Sprach- und Sprechverhalten, sondern auch die emotionale Ebene, eine gestörte Eltern-Kind-Beziehung, Rivalität zwischen den Geschwistern oder Erziehungsfehler können eine Sprachentwicklungsstörung mitbedingen.

# 15.4 Erscheinungsformen

### 15.4.1 Sprachentwicklungsverzögerung (SEV)

Der Spracherwerb erfolgt in allen Bereichen zeitlich verzögert. Es können die rezeptiven, die expressiven Teilbereiche als auch die Verarbeitungsprozesse betroffen sein. Dabei handelt es sich um eine temporäre Störung bei an sich normaler (regelhaft verlaufender) sprachlicher Entwicklung. Allerdings kann eine Sprachentwicklungsstörung auch ohne Sprachentwicklungsverzögerung auftreten.

### 15.4.2 Phonetisch-phonologische Entwicklungsstörungen – Dyslalien (vgl. Kap. 16)

Es handelt sich um eine Störung in der *phonetisch-phonologischen Ebene*. Einzelne Laute oder Lautverbindungen werden falsch gebildet, durch andere ersetzt oder weggelassen. Bei den Dyslalien werden außer den sprachlichen Auffälligkeiten keine weiteren Symptome gefunden. Dyslalien können mit einer Wahrnehmungs- und Differenzierungsstörung oder mit anderen Minderleistungen im Sprachbereich (Dysgrammatismus, eingeschränkter Wortschatz u. a.) kombiniert auftreten.

### 15.4.3 Dysgrammatismus

Dabei liegt eine Störung des *morphologisch-syntaktischen* Systems vor. Diese Form dominiert häufig über Jahre hinweg die «Spezifische Sprachentwicklungsstörung» (SSES) (specific language impairment, SLI). Es werden einfache Sätze und Verbalphrasen gebildet; bei der richtigen Wortstellung treten Unsicherheiten auf. Charakteristisch sind Auslassungen, insbesondere von Hilfsverben und Artikeln. Die verschiedenen Satztypen werden in der gleichen Reihenfolge wie von Kindern mit normalem Spracherwerb erworben, jedoch viel langsamer.

Es finden sich Störungen in der Markierung von Mehrzahl, Fällen und Geschlecht und in der Deklination. Regeln der Wortbildung und des Satzbaus werden nicht oder nur teilweise beherrscht.

Der Dysgrammatismus tritt selten als isolierte Störung auf, häufig finden sich Symptome einer allgemeinen Sprachentwicklungsverzögerung. Er beeinträchtigt den Spracherwerb in seinem gesamten Verlauf. Durch die Reaktion der Kommunikationspartner und Wegfall fördernder Reize kann er auch die kognitive Entwicklung behindern.

Während des normalen Spracherwerbs tritt im 2. und 3. Lebensjahr entwicklungsbedingt ein Dysgrammatismus auf. Persistiert dieser, handelt es sich um eine pathologische Form.

### 15.4.4 Alalie

Der Spracherwerb bleibt komplett aus. Das Kind beherrscht keine bzw. nur ganz wenige Wörter. Die Eltern-Kind-Interaktion ist auf verbaler Ebene nahezu unmöglich.

Im Gegensatz dazu ist unter «Aphasie» der Sprachverlust (also erst nach abgeschlossenem Spracherwerb) infolge von erworbenen Hirnschädigungen zu verstehen. Von einer kindlichen Aphasie kann erst gesprochen werden, wenn die Sprachstörung nach dem 4. Lebensjahr auftritt.

### 15.4.5 Eingeschränkter Wortschatz

Das Kind kann Dinge, die es kennt, nicht benennen; es besteht eine Diskrepanz zwischen passivem und aktivem Wortschatz. Normalerweise ist der passive Wortschatz nicht viel größer als der aktive. Die Störung kommt meist in Kombination mit Dyslalie und/oder Dysgrammatismus vor.

### 15.4.6 Störungen des Schriftspracherwerbs

Lesen und Schreiben sind höhere Formen sprachlicher Äußerung. Voraussetzungen sind sinnerfassendes Hören, Sehen und Sprechen. Schwierigkeiten beim Erwerb der Schriftsprache können u. a. durch Störungen der zentralen, auditiven oder visuellen Prozesse entstehen. Sie gelten in der Regel ab dem 2. Schuljahr als auffällig. In der Mehrzahl besteht kein Intelligenzdefizit, die Lautsprache wird beherrscht. Häufig finden sich allerdings Hinweise auf eine verzögerte Sprachentwicklung in der Vorgeschichte.

Als synonyme Begriffe für Störungen in der Entwicklung der Lese-Rechtschreibfähigkeit werden Lese-Rechtschreibschwäche (Legasthenie) und Entwicklungsdyslexie verwendet. Unter Dysgraphie versteht man Störungen im Erwerb der Schreibfähigkeit.

# 15.5 Diagnostik

Die Komplexität des Störungsbildes erfordert eine umfassende interdisziplinäre Diagnostik, bei der Ärzte, Sprachtherapeuten und Psychologen zusammenarbeiten müssen. Die verschiedenen Untersuchungen werden individuell auf die vorliegende Problematik abgestimmt. Da die Sprachentwicklung nur ein Teilaspekt der Gesamtentwicklung des Kindes ist, sind Zusatzinformationen zur motorischen Entwicklung sowie dem Spiel- und Sozialverhalten des Kindes von grundlegender Bedeutung.

Prinzipiell ist eine Abklärung bereits im frühen Kleinkindalter möglich und sinnvoll, da organische Ursachen frühzeitig erkannt und therapiert werden können; psychosoziale Probleme können angesprochen werden und es kann nach Lösungsansätzen gesucht werden, solange die Auswirkungen auf das Kind noch nicht so massiv sind.

## 15.5.1 Anamnese

Eine ausführliche Anamnese ist ein wesentlicher Punkt zur genauen Diagnosestellung. Sie ist richtungsweisend, welche speziellen Untersuchungen im Einzelfall erforderlich sind.

Bei der Erhebung der Anamnese wird auf Erkrankungen oder psychische Belastungen während der Schwangerschaft, den Geburtsverlauf, frühkindliche Erkrankungen, Erbkrankheiten in der Familie, Verlauf der allgemeinen und sprachlichen Entwicklung, die Familiensituation, Geschwisterreihe, das sprachliche Umfeld etc. eingegangen. Um die Wiederholung belastender Untersuchungen zu vermeiden, müssen auch vorangegangene ärztliche Untersuchungen anamnestisch erhoben und die Resultate eingeholt werden.

## 15.5.2 Klinische Untersuchung

Dabei sollen organische Ursachen erhoben werden, um auch eine kausale Therapie zu ermöglichen.

Die *HNO-ärztliche Untersuchung* unter phoniatrisch-pädaudiologischen Gesichtspunkten beurteilt das Vorliegen von z. B. Adenoiden, skelettodentalen Fehlbildungen, orofaziale Dysfunktionen und Mittelohrproblemen. Ergänzt wird die Untersuchung durch Abklärung des peripheren und zentralen *Hörvermögens* (siehe Kap. 19.8).

Eine *augenärztliche Untersuchung* überprüft die Sehfunktion und die visuelle Perzeption des Kindes. Typische Veränderungen der vorderen Augenabschnitte oder des Fundus können Hinweis auf eine Stoffwechselerkrankung oder ein Syndrom sein.

Eine *kinderärztliche Untersuchung* mit Einbeziehung des gesamten Körpers ist wichtig, um Systemerkrankungen und/oder Syndrome auszuschließen. Teil dieser Untersuchung sollte auch eine entwicklungsneurologische Untersuchung mit Beurteilung der Motorik, der Reflexe und der Funktion der Hirnnerven sein.

Verschiedene Störungsbilder können durch ergänzende *Laboruntersuchungen* abgeklärt werden. Auch die Durchführung *bildgebender Verfahren* (Computertomographie, Magnetresonanztomographie) kann für die endgültige Diagnosesicherung erforderlich sein.

### 15.5.3 Überprüfung des sprachlichen Entwicklungsstandes

Grundsätzlich bestehen zwei Möglichkeiten der Sprachdiagnostik: Sie kann mittels einer Spontansprachprobe oder basierend auf Sprache, die im Rahmen eines standardisierten oder nicht standardisierten Prüfverfahrens erhoben wurde, durchgeführt werden.

Da Sprachtests seit vielen Jahren einer grundlegenden Kritik ausgesetzt sind, besteht international der Trend zur Analyse freier Sprachproben. Trotzdem soll im Folgenden ein kurzer Überblick über gängige Sprachprüfmethoden gegeben werden:

- *Lautbestandsaufnahme* (vgl. Kap. 16): Dabei wird festgestellt, welche Sprachlaute richtig, welche fehlerhaft gebildet, ausgelassen, ersetzt oder hinzugefügt werden. Das Testmaterial ist dem Wortschatz des Kindes angepasst. Das Kind nennt abgebildete Gegenstände oder es spricht die Bezeichnung dem Untersucher nach. Zur Abklärung phonologischer Störungen können mit Hilfe einer Prozessanalyse (z.B. AWAK von Hacker/Wilgermein) das Phoneminventar eines Kindes erfasst und noch nicht überwundene phonologische Prozesse erkannt werden.

- *Prüfung des Wortschatzes*: Es muss zwischen dem passiven Wortschatz (alle Wörter, deren Sinn verstanden wird) und dem aktiven Wortschatz (alle Wörter, die zum spontanen Gebrauch zur Verfügung stehen) unterschieden werden. Testverfahren dafür: Aktiver Wortschatztest (AWST) von Kiese/Kozielski; PPVT von Dunn u. a. Neben der quantitativen Erfassung des Wortschatzes muss auch eine Aussage über das Beherrschen semantischer Relationen getroffen werden, z. B. mit Hilfe des TEDDY-Tests von Friedrich.

- Untersuchung des Satzbaus: Der Satzbau kann durch Nachsprechenlassen von Sätzen oder Ergänzen unvollständiger Sätze sowie durch Benennen von Situationsbildern überprüft werden; z. B. mit Subtests aus dem PET von Angermaier und HSET von Grimm/Schöler, mit dem SETK 3–5 von H. Grimm. Spontansprachproben können mit Hilfe der Profilanalyse nach Clahsen oder in der vereinfachten Form «Die morphologisch-syntaktische Analyse» nach Schrey-Deren analysiert werden. Auch ESGRAF von W. Motsch bietet sich an, um die kindliche Spontansprache zu erfassen.

- Untersuchung des *Sprachverständnisses*: Unter einer Anzahl von Bildern soll das Kind den genannten Gegenstand oder die Tätigkeit zeigen. Einfache Aufträge werden ohne hinweisende Geste erteilt. Der Schwierigkeitsgrad der Aufträge kann durch Verlängern der Sätze, Verknüpfung mehrerer Aufgaben oder Verwendung von Negationen gesteigert werden.

- Prüfung der *Hör-Gedächtnis-Spanne*: Es sollen Silben und Sätze nachgesprochen, eine Kurzgeschichte nacherzählt werden.

- Prüfung der *phonematischen Differenzierungsfähigkeit*: Dabei wird beurteilt, ob Kinder minimale Unterschiede zwischen Wörtern wahrnehmen können; Wörter, die sich nur durch einen Laut unterscheiden, müssen differenziert werden (z. B. Topf – Kopf, Tanne – Kanne, Nadel – Nagel, Tasche – Tasse). Testverfahren dafür: z. B. Lautunterscheidungstest für Vorschulkinder (LUT) von L. Fried.

### 15.5.4 Entwicklungs- und Psychodiagnostik

Da es sich bei der Entwicklung der Sprache um einen äußerst komplexen Vorgang handelt, an dem motorische, kognitive, emotionale und soziale Komponenten gleichermaßen beteiligt sind, ist es Aufgabe der Psychologie, beim Auftreten von Sprachentwicklungsstörungen diese Bereiche diagnostisch abzuklären. Eine umfassende psychologische Diagnostik liefert einen wesentlichen Beitrag für die Therapieplanung und das Festlegen von Behandlungsschwerpunkten.

Die psychologische Diagnostik bei Sprachentwicklungsstörungen umfasst folgende Bereiche:

- motorische Entwicklung (Grobmotorik, Feinmotorik)

- kognitive Entwicklung (Beurteilung des Entwicklungsstandes)

- Entwicklung der Wahrnehmungsfunktionen (einschließlich Teilleistungsfunktionen)

- Sprachentwicklung

- Persönlichkeitsentwicklung.

In Abhängigkeit von den vorangegangenen phoniatrischen, pädaudiologischen und logopädischen Untersuchungen ergeben sich jeweils spezifische Fragestellungen, die als Grundlage für die Auswahl der unterschiedlichen Untersuchungstechniken und -verfahren dienen:

- Befragung (Anamnese, Exploration)

- Testdiagnostik (standardisierte Verfahren, d. h. normierte psychologische Tests und projektive Verfahren)

- freie und strukturierte Verhaltensbeobachtungen (einschließlich klinischer Beobachtungen).

*Anamnese*

Die anamnestische Erhebung gliedert sich in die drei Abschnitte:

- allgemeine Anamnese (Daten zur Person, Vorstellungsgrund, familiäre Situation, Schwangerschaft, Geburt, Erkrankungen, soziales Umfeld etc.)

- spezielle Anamnese im Hinblick auf das Sprachverhalten (bisherige Sprachentwicklung, vorangegangene Untersuchungen, erhobene Befunde, Störungsbewusstsein etc.)

- anamnestische Auffälligkeiten in der motorischen, sensorischen und kognitiven Entwicklung.

Gezielte Fragen zur motorischen Entwicklung betreffen die Trinkgewohnheiten des Neugeborenen, den Zeitpunkt des Sitzens, Krabbelns, freien Gehens, das Hüpfen, Laufen, Klettern, die Sprechmotorik, Sauberkeitskontrolle etc. Hinweise auf die sensorische Entwicklung (Wahrnehmungsfunktionen) liefern Fragen zum Erkundungs- und Spielverhalten, zur Merkfähigkeit, zum Beginn und zur Art des Spracherwerbs, zur Sprachentwicklung und den Reaktionen auf sprachliche Zuwendung etc. Des Weiteren sind Fragen nach der bisherigen psychischen Entwicklung von Interesse, wie Auftreten und Zeitpunkt des Fremdelns, Schreckhaftigkeit, Verlauf der Trotzphase, Konzentrationsfähigkeit und Ablenkbarkeit, Stimmungslabilität, soziales Verhalten, Abhängigkeit von der Mutter, Schlafstörungen, Ängste, Aggressivität, Geschwisterrivalität etc.

*Motorische Entwicklung*

Der Reifegrad der allgemeinen motorischen Entwicklung stellt eine wesentliche Information für die Einschätzung und Bewertung einer Sprachentwicklungsstörung dar. Die Beobachtung umfasst die Bereiche der Grob- und Feinmotorik und der motorischen Koordination.

Zur Erfassung des motorischen Entwicklungsstandes werden verschiedene standardisierte Verfahren, wie z. B. die Lincoln-Oseretzky-Skala (LOS KF18) und der Körperkoordinationstest von Schilling (KTK), herangezogen. Zusätzlich zu diesen Tests ist die klinische Beobachtung der motorischen Koordination, der Lateralität (Händigkeit) und der grob- und feinmotorischen Bewegungsabläufe von Bedeutung.

*Kognitive Entwicklung*

Das Auftreten von Sprachentwicklungsstörungen erfolgt in vielen Fällen nicht isoliert, sondern im Rahmen eines allgemeinen Entwicklungsrückstandes. Da Sprache eine äußerst komplexe integrative Leistung des Gehirns darstellt, gelten Auffälligkeiten im Sprachbereich als ein wichtiges Anzeichen möglicher kognitiver Leistungsdefizite bzw. zerebraler Störungen.

Der kognitive Entwicklungsstand kann durch eine Vielzahl von standardisierten Testverfahren bestimmt werden (z. B. Entwicklungs- und Intelligenztests). Ein wesentliches Merkmal der *Intelligenztests* besteht in der Differenziertheit der Erfassung von unterschiedlichen kognitiven Leistungsbereichen; *Entwicklungstests* erfassen eher globale Fähigkeiten und werden daher hauptsächlich im Vorschulbereich eingesetzt.

*Sprachfreie Verfahren* geben die Möglichkeit, bei einer vorhandenen Sprachentwicklungsstörung die kognitiven Fähigkeiten unabhängig vom Sprachentwicklungsstand zu erfassen (z. B. SON, nichtverbale Intelligenztestreihe von Snijders-Oomen). Zum Unterschied von manchen Intelligenztests, die keine Sprachaktivitäten verlangen, ist bei der Anwendung des SON auch kein Sprachverständnis notwendig. Damit ist dieses Verfahren besonders für hörgeschädigte und taube Personen geeignet.

Bei manchen Tests besteht eine Gliederung in einen *Verbal- und Handlungsteil,* wobei für beide Bereiche getrennt ein Fähigkeitsparameter bzw. Intelligenzquotient bestimmt werden kann. Einer der meist verwendeten Tests, der Hamburg-Wechsler Intelligenztest für Kinder (HAWIK-R), besteht in seinem Verbalteil aus Subtests, die u. a. Begriffsbildung, Wortschatz und Synonymefinden erfassen. Damit können einerseits Informationen über sprachliche Fähigkeiten gewonnen werden, andererseits ein Vergleich mit Leistungen im Bereich des praktischen Denkens gezogen werden.

Ein weiteres Verfahren zur Erfassung der kognitiven Leistungsfähigkeit, das sich auch für Abklärungen im Teilleistungsbereich eignet, stellt das Adaptive Intelligenz Diagnostikum (AID) von Kubinger und Wurst dar.

Mit Hilfe der Entwicklungs- und Intelligenztests kann eine Abschätzung des kognitiven Entwicklungsstandes vorgenommen werden, und zwar in Form eines *Entwicklungs- bzw. Intelligenzquotienten,* der durch den Vergleich der kognitiven Leistungen eines Kindes mit den Leistungen von Kindern seiner Altersgruppe definiert ist. Außerdem ermöglichen einzelne Subtests, die jeweils verschiedene Fähigkeitsdimensionen überprüfen, spezifische Leistungsdefizite zu erkennen.

*Entwicklung von Wahrnehmungsfunktionen (einschließlich Teilleistungsfunktionen)*

Verminderte Wahrnehmungsfunktionen weisen einerseits auf das Vorliegen zerebraler Störungen hin (z. B. minimale zerebrale Dysfunktion), die sich auch im sprachlichen Bereich auswirken können, andererseits können zentrale Wahrnehmungsschwächen direkte Ursache einer Sprachentwicklungsstörung sein.

Standardisierte Wahrnehmungstests stehen nur in geringer Anzahl zur Verfügung.

Für den *visuellen* Bereich ist der am häufigsten verwendete Test der Frostig-Entwicklungstest der visuellen Wahrnehmung (FEW).

Im *auditiven* Bereich gibt es keine geschlossenen standardisierten Testverfahren, es stehen derzeit nur Subtests aus verschiedenen Intelligenztests zur Verfügung, z. B. Psycholinguistischer Entwicklungstest (PET) von Angermaier.

Der Southern California Sensory Integration Test von J. Ayres erfasst hauptsächlich die Bereiche der *visuellen, taktil-kinästhetischen* und *motorischen* Wahrnehmungsleistungen.

Im Zusammenhang mit einer Sprachstörung werden häufig *Teilleistungsstörungen* beobachtet. Für ihre diagnostische Abklärung gibt es spezielle Verfahren, wie z. B. den Diagnostischen Rechtschreibtest (DRT) von Müller oder den Salzburger Lese- und Rechtschreibtest nach Landerl bei Verdacht auf eine Lese-Rechtschreibschwäche.

Anzeichen von Wahrnehmungsstörungen lassen sich auch mittels *neuropsychologischer Tests*, wie z. B. mit der Tübinger Luria-Christensen Neuropsychologischen Untersuchungsreihe für Kinder (TÜKI) nach Deegener und mit *klinischen Beobachtungsverfahren* feststellen.

*Sprachentwicklung*

Sprachentwicklungsstörungen zeigen oft Auswirkungen auf andere Entwicklungsbereiche. So bildet z. B. das Beherrschen von sprachlichen Regeln die Grundlage für höhere logische Denkvorgänge. Eine möglichst genaue Diagnose der Sprachfähigkeiten (Sprachkompetenz) ist daher erforderlich.

Die Früherfassung der sprachlichen Entwicklungsdefizite ermöglicht eine frühe Intervention und damit umso größere Therapiefortschritte.

Vor diesem Hintergrund wurden diagnostische Verfahren für das Kleinkind- und Vorschulalter entwickelt. Der Elternfragebogen für die Früherkennung von Risikokindern (ELFRA-1) ist ein Screeningverfahren für 1- bis 2-jährige Kinder, bei dem die für den Spracherwerb relevanten Vorläuferfähigkeiten (Gesten und Feinmotorik) sowie das Sprachverständnis und der aktive Wortschatz gezielt abgefragt werden. Der ELFRA-2 für Kinder im Alter von 24 Monaten erhebt standardisiert bereits grammatische Fähigkeiten und hat ein besonderes Gewicht auf der Erfassung des Wortschatzerwerbs. Eine Risikodiagnose wird ab einem Prozentrang von

20 gestellt. Mit dem Sprachentwicklungstest für 2-jährige Kinder (SETK-2) ist eine differenzierte Erfassung der rezeptiven und produktiven Sprachverarbeitungsfähigkeiten und eine Einschätzung der sprachlichen Entwicklungsfortschritte innerhalb des 3. Lebensjahres möglich. Der SETK 3–5 erfasst die Entwicklung der grammatikalischen Strukturierung und des auditiven Gedächtnisses, insbesondere des phonologischen Arbeitsgedächtnisses. Kinder mit spezifischen Sprachentwicklungsstörungen weisen hier deutliche Defizite auf und können mit diesem Test identifiziert werden.

Der Heidelberger Sprachentwicklungstest (HSET) unterscheidet eine sprachlich-linguistische und eine kommunikative Kompetenz. Aussagen über Umfang des Wortschatzes, Umgang mit grammatikalischen Regeln, Sprachverständnis etc. können getroffen werden. Weitere Verfahren sind der Psycholinguistische Entwicklungstest (PET) von Angermaier und der Landauer Sprachentwicklungstest für Vorschüler (LSV) von Götte.

Einen zentralen Stellenwert in der klinisch-psychologischen Diagnostik bilden die systematische und freie Verhaltensbeobachtung. Das Kind wird in seiner Spontansprache im freien und strukturierten Spiel, im Gespräch mit Bezugspersonen und in seinen nonverbalen Ausdrucksmitteln (Mimik, Gestik, Körperhaltung) beurteilt. So können Informationen über das gesamte Kommunikationsverhalten des Kindes gewonnen werden.

*Persönlichkeitsentwicklung*

Verschiedene Persönlichkeitskomponenten, wie emotionales Verhalten, Ängste, Aggressionen, Verhalten im Sozialbereich, Beziehungen in der Familie (Eltern und Geschwister) etc. sind nur einige der psychodynamischen Variablen, die als Störeinflüsse auf die Sprachentwicklung wirken können.

Als besonders geeignet für die Erfassung von Persönlichkeitskomponenten haben sich *projektive* Testverfahren erwiesen, z. B. der Szeno-Test von Staabs und die «Familie in Tieren» von Brem-Gräser. Die Kinder sollen im Spiel mit Figuren und Objekten sowie zeichnerisch ihre Gefühle darstellen.

Kooperationsbereitschaft, Mitarbeit, Ablöseverhalten, Konzentration und Aufmerksamkeit werden erfasst, um in der Therapie berücksichtigt zu werden.

# 15.6 Therapie

Da eine Störung der Sprachentwicklung in einer frühen Phase die folgenden nachhaltig beeinträchtigen kann, soll bereits frühzeitig die Therapie eingeleitet werden.

Die abwartende Haltung, dass sich Spracherwerbsstörungen «auswachsen», ist inzwischen eindeutig widerlegt. Kinder, die nicht rechtzeitig gefördert und behandelt werden, haben ein erhebliches Entwicklungsrisiko mit Schulproblemen durch Lese- und Rechtschreibstörungen. Die Sprachprobleme haben im Laufe der kindlichen Entwicklung Auswirkungen auf die intellektuellen Leistungen, da die Sprache eine bedeutsame Rolle für die kognitive Entwicklung spielt. Es gilt deshalb, die Frühindikatoren von Sprachentwicklungsstörungen zu identifizieren. Diese Argumentation gilt auch für die Gruppe der «late talker», bei denen 35–50 % bis zum 3. Lebensjahr die Defizite aufgeholt haben und dann eine normale Sprachentwicklung aufweisen («late bloomer»), denn die andere Gruppe der «late talker» schafft diesen Anschluss nicht.

Die funktionelle Plastizität des kindlichen Gehirns macht die Kompensation von Beeinträchtigungen möglich. Die frühe Erkennung kompensierbarer Ursachen einer Sprachentwicklungsstörung hat ihre gezielte Therapie, z. B. bei Höroder Sehstörungen, zur Folge und verbessert die Ausgangssituation für den Spracherwerb.

Bei *Kleinkindern* erfolgt eine Förderung des methodischen Sprachaufbaus durch Beratung und Anleitung der Eltern. Durch sprachvorbereitende und -stützende Maßnahmen kann in der Eltern-Kind-Interaktion eine normale Sprachentwicklung gefördert werden.

Ab dem *3. bis 4. Lebensjahr* sind direkte logopädische Maßnahmen möglich. Die logopädische Sprachförderung verfolgt das Ziel, über eine gestufte und – hinsichtlich der Durchführung – möglichst kindgemäße Übungsbehandlung die Sprache anzubahnen bzw. weiterzuführen. Die Kinder sollen bis zum Schulalter Sprache als Kommunikationsmittel uneingeschränkt gebrauchen können.

Einschränkungen ergeben sich jedoch bei *Mehrfachbehinderungen*. In diesen Fällen sollte eine enge interdisziplinäre Zusammenarbeit mit Pädiatern, Kinderneurologen, Zahnärzten, Orthopäden, Sprach-, Ergo- und Physiotherapeuten, Psychologen und Heilpädagogen gesucht werden.

Je nach dem Schweregrad des Störungsbildes und der Verfügbarkeit der Therapieplätze wird in den meisten Fällen zunächst eine Beratung mit Anleitung der Eltern und eine ambulante logopädische Therapie einmal pro Woche (bei kleineren Kindern alle zwei bis vier Wochen) erfolgen. In vielen Fällen kann es gerade bei jüngeren Kindern hilfreich sein, dass auch eine Bezugsperson bei der Therapie anwesend ist, damit das spielerische Üben auch zu Hause durchgeführt werden kann. Auch wird der Therapeut in rascher Zeit mehr Information über die Interaktion zu Hause erfahren und zum Thema machen können.

In Einzelfällen ist bei Kindern ab vier Jahren auch eine stationäre Therapie mit intensiver logopädischer Therapie, unterstützt durch Ergo-, Physio- oder Psychotherapie sinnvoll.

Für die Therapie gelten folgende Prinzipien:

*Orientierung an der normalen Sprachentwicklung:* Die Therapie muss phasenspezifisch erfolgen, sich am sprachlichen Entwicklungsstand des Kindes und nicht am Lebensalter orientieren. Jede Phase ist Voraussetzung für die folgende und kann nicht übersprungen werden.

*Förderung nonverbaler Bereiche:* Die Sprachtherapie erfordert meist eine allgemeine Entwicklungsförderung, da Kinder oft auch sensomotorische, kognitive und sozial-emotionale Störungen aufweisen. Der Therapieplan sollte sich nach den Defiziten im sprachlichen und nichtsprachlichen Bereich richten und individuell auf das Kind, seine Möglichkeiten und sein Umfeld abgestimmt sein. Neben der Wahrnehmung und der Motorik soll auch das allgemeine Kommunikationsverhalten des Kindes gefördert werden.

*Verwendung lernpsychologischer Grundprinzipien:* Ein wichtiges Prinzip ist die Anregung der Sprechmotivation, das Kind soll gerne sprechen. Weitere Punkte sind die Assoziation (Verknüpfung der Sprache mit anderen Sinnesmodalitäten, z. B. Verwendung von Handzeichensystemen) und die positive Verstärkung (Belohnung). Die Beachtung des individuellen Lerntempos (Vorgehen in kleinen Schritten) steigert die Motivation des Kindes durch wiederholte Lernerfolge.

*Einbeziehen der Eltern:* Die Elternberatung umfasst den sozialen und familiären Bereich und gibt gezielte Informationen zum verbalen und nonverbalen Verhalten. Wichtig ist die Beachtung systemischer Zusammenhänge, hilfreich ist deshalb im Einzelfall auch die Zusammenarbeit mit einem systemischen Therapeuten im Team. Wichtig für die sprachliche Entwicklung ist die Kommunikation; die Eltern (oder andere Bezugspersonen) sollen aktiv in die Interaktion mit dem Kind eingreifen. Äußerungen des Kindes sollten nur durch «verbesserte Wiederholung» («korrektives Feedback») korrigiert werden. Es soll nicht das falsch gesprochene Wort ausgebessert und das Kind zum Nachsprechen gezwungen werden, sondern das Wort bestätigend von der Mutter nachgesprochen («artikulatorisches Feedback»), die Bedeutung des Wortes erklärt («semantisches Feedback») oder das Wort in eine kurze, grammatikalisch richtige Wendung eingebaut («grammatikalisches Feedback») werden. Grundsätzlich sollten die Eltern in einfachen, kurzen, grammatikalisch korrekten Sätzen sprechen.

*Verwendung von adäquatem Therapiematerial:* Das verwendete Therapiematerial muss dem Entwicklungsstand und dem Erfahrungsbereich des Kindes entsprechen, um auch Interesse beim Kind zu wecken. In der Frühphase der Sprachentwicklung können Übungen zur Steigerung der akustischen Aufmerksamkeit eingesetzt werden. Bevor das Kind einen fehlerhaft gebildeten Laut durch den richtig gesprochenen ersetzen kann, muss es den zu bildenden Laut richtig hören. Durch Bewusstmachen von Alltagsgeräuschen, ihre Nachahmung, durch die Konzentration auf Unterschiede wie laut–leise, hoch–tief, lang–kurz kann eine Sensibilisierung auf das Gehörte erreicht werden.

Später werden das Sprachverständnis, die Erweiterung des Wortschatzes, die Sprechmotorik und der Begriffsumfang gefördert. Dafür werden Bilder, Gegenstände und Vorgänge verwendet, die der Erlebniswelt des Kindes entsprechen. Wichtig ist die Umsetzung der Übungen in Alltagssituationen.

## 15.7 Prognose

Die Prognose hängt vor allem von der Art und Schwere sowie den Therapiemöglichkeiten der zugrunde liegenden Erkrankung ab. Außerdem bestimmen das Ausmaß der Sprachstörung und der Zeitpunkt des Therapiebeginns den Verlauf. Bei normal intelligenten Kindern sind in 60 % der Fälle bis zum Schuleintritt gute bis sehr gute Erfolge mit logopädischer Übungsbehandlung zu erzielen, die individuell durch eine psychologische Beratung oder eine Psychotherapie (möglichst durch einen systemischen Therapeuten) ergänzt werden soll, sodass ein normaler Schulbesuch (Regelschule) möglich ist. Bei schwereren Verlaufsformen oder spätem Therapiebeginn wird die logopädische Therapie noch in den ersten Schuljahren fortgesetzt.

Der Entwicklungsstand im Sprachverständnis im Kleinkind- und Kindergartenalter ist offenbar ein guter Indikator für Diagnose und Prognose von Sprachentwicklungsstörungen.

Bei vielen Kindern, insbesondere Kindern mit spezifischer Sprachentwicklungsstörung, zeigt sich oft ein Wechsel von breiten Problemen der Grammatik und Sprachproduktion zu isolierten Sprechproblemen. Als prognostisch günstig haben sich vorwiegend Artikulationsstörungen erwiesen. Neben anamnestischen Risikofaktoren entscheiden offenbar neurophysiologische Faktoren wie der Reifestatus des Gehirns zu Therapiebeginn über den Therapieerfolg.

## Literatur

Angermaier, M.: Psycholinguistischer Entwicklungstest PET. Beltz, Weinheim, 1974.
Arentsschild, O. v., Koch, A.: Sprach- und Sprechstörungen. In: Biesalski, P., Frank, F. (Hrsg.): Phoniatrie – Pädaudiologie. Band 1, Thieme, Stuttgart, 1994.
Ayres, J.: Southern California Sensory Integration Tests. Los Angeles, 1980.
Böhme, G.: Sprach-, Sprech-, Stimm- und Schluckstörungen. Band 1: Klinik. 3. Auflage, Gustav Fischer Verlag, Stuttgart, 1997.
Brack, U.B.(Hrsg.): Frühdiagnostik und Frühtherapie. Psychologische Behandlung von entwicklungs- und verhaltensgestörten Kindern. Psychologie-Verlags-Union, Urban & Schwarzenberg, Weinheim, München, 1986.
Brem-Gräser, L.: Familie in Tieren. Ernst Reinhardt Verlag, München, 1959.

Clahsen, H.: Die Profilanalyse. Ein linguistisches Verfahren die Sprachdiagnose im Vorschulalter. Marhold, Berlin, 1986.

Clahsen, H.: Normale und gestörte Kindersprache. Benjamins, Amsterdam, 1988.

Dannenbauer, F.M.: Der Entwicklungsdysgrammatismus als spezifische Ausprägungsform der Entwicklungsdysphasie. Ladewig, München, 1983.

Deegener, G. et al.: Tübinger Luria-Christensen Neuropsychologische Untersuchungsreihe für Kinder (TÜKI). Horgrefe, Göttingen, 1993.

Dickmann, C., Flossmann, I., Klasen, R., Schrey-Dern, D., Stiller, U., Tockuss, C.: Logopädische Diagnostik von Sprachentwicklungsstörungen. Forum Logopädie. Stuttgart, Thieme, 1994.

Dunn, L.M.: Peabody Picture Vocabulary Test (PPVT). Deutsche Fassung: Testbatterie für geistig behinderte Kinder. Beltz, Weinheim, 1975.

Eggert, D.: Lincoln-Oseretzky-Skala (LOS-KF18). Beltz, Weinheim, 1974.

Fried, L.: Lautunterscheidungstest für Vorschulkinder (LUT). Beltz, Weinheim, 1980.

Frostig, M.: Entwicklungstest der visuellen Wahrnehmung (FEW). Beltz, Weinheim, 1974.

Götte, R.: Landauer Sprachentwicklungstest für Vorschüler (LSV). Beltz, Weinheim, 1976.

Grimm H, Doil H.: ELFRA. Elternfragebögen für die Früherkennung von Risikokindern. Handanweisung. Hogrefe, Göttingen 2000.

Grimm, H., Schöler, H.: Der Heidelberger Sprachentwicklungstest (H-S-E-T). Westermann, Braunschweig, 1978.

Grimm, H.: Störungen der Sprachentwicklung. Hogrefe, Göttingen, 1999.

Grohnfeldt, M.: Diagnose von Sprachbehinderungen. Marhold, Berlin, 1979.

Grohnfeldt, M.: Grundlagen der Therapie bei sprachentwicklungsgestörten Kindern. 2. Aufl., Marhold, Berlin, 1990.

Grohnfeldt, M.: Störungen der Sprachentwicklung. 7. unveränderte Auflage. Wissenschaftsverlag Spiess, Edition Marhold, Berlin, 1999.

Heidtmann, H.: Neue Wege der Sprachdiagnostik. Analyse freier Sprachproben. Edition Marhold, Wissenschaftsverlag V. Spiess, Berlin, 1980.

Heinemann, M.: Sprech- und Sprachstörungen. In: Berendes, J. (Hrsg.): Einführung in die Sprach- und Stimmheilkunde. Springer, Berlin, 1987.

Heinemann, M., Höpfner, C.: Häufigkeit von Sprachentwicklungsverzögerungen bei dreieinhalb- bis vierjährigen Kindern. In: Aktuelle phoniatrisch-pädaudiologische Aspekte 2002/2003, Bd.10: 363 – 366. Hrsg. M. Gross und E. Kruse. Median, Heidelberg, 2002.

Kauschke, C., Siegmüller J.: Patholinguistische Diagnostik bei Sprachentwicklungsstörungen. Urban & Fischer, München Jena, 2002.

Kiese, C., Kozielski, P.M.: Aktiver Wortschatztest für 3- bis 6jährige Kinder (AWST). Beltz, Weinheim, 1979.

Kiese-Himmel, C.: Ein Jahrhundert zur gestörten Sprachentwicklung. Spache, Stimme, Gehör 23: 128–137, 1999.

Kiphard, E., Schilling, F.: Der Körperkoordinationstest für Kinder (KTK). Beltz, Weinheim, 1974.

Kubinger, K., Wurst, E.: Adaptives Intelligenz Diagnostikum (AID). Beltz, Weinheim, 1985.

Keilmann, A.: So lernt mein Kind sprechen. Midena, 1998.

Leitlinien der Deutschen Gesellschaft für Phoniatrie und Pädaudiologie. HNO 47: 766 – 776, 1999.

Müller, R.: Diagnostischer Rechtschreibtest für 3. Klassen. Für Österreich bearb. Von Weyermüller, F., Waitz, J. Ketterl, Wien, 1973.

Nickisch, A., Gross, M.: Diagnostik bei Sprachentwicklungsstörungen. HNO 35, 445–450, 1987.

Pascher, W., Borstel, M., Hambeck-Gaumert, G., Kegel, G., Spiecker-Henke, M.: Sprachentwicklungsverzögerung und Artikulationsstörungen. In: Pascher, W., Bauer, H. (Hrsg.): Differentialdiagnose von Sprach-, Stimm- und Hörstörungen. Thieme, Stuttgart, 1984.

Richter, E.: So lernen Kinder sprechen. Reinhardt, München, 1999.

Schönweiler, R.: Ergebnisse zur Ätiologie kindlicher Spracherwerbsstörungen. Hörbericht 71/2002 Geers Hörakustik AG. Dortmund.

Snijders, J.D., Snijders-Oomen, N.: Nicht-verbale Intelligenztestreihe (SON). Wolters, Noodhof, Groningen, 1967.

Spezifische Sprachentwicklungsstörung und Sprachlernen. Universitätsverlag Winter, 1998.

Springer, L., Schrey, D.: Logopädische Diagnostik von Sprachentwicklungsstörungen. Thieme, Stuttgart, 1994.

Staabs, G.v.: Der Szenotest. Huber, Bern, 1964.

Tewes, U.: Hamburg-Wechsler-Intelligenztest für Kinder (HAWIK-R), Revision 1983. Huber, Bern, 1983.

Wendlandt, W.: Sprachstörungen im Kindesalter. Forum Logopädie. 3. aktualis. u. erw. Aufl., Thieme, Stuttgart, 1992.

Wurst, F.: Sprachentwicklungsstörungen und ihre Behandlung. 4. Aufl. ÖBV, Wien, 1987.

Zollinger, B.: Spracherwerbsstörungen. 3. Aufl., Haupt, Bern, 1991.

Zollinger, B.: Die Entdeckung der Sprache. 4. Aufl., Haupt, Bern, 1999.

Zorowka, P.: Störungen der Sprachentwicklung. Ätiologie, Diagnostik, Therapie. TW KopfHals 2, 22–29, 1992.

Zorowka, P.: Sprachentwicklungsstörungen – eine neue Zivilisationskrankheit? Universitas 51: 940–954, 1996.

# 16. Dyslalien (phonetisch-phonologische Entwicklungsstörungen)

Unter Dyslalien versteht man Abweichungen der lautlichen Ebene von der Alters- und Umweltnorm, wobei die Laute der Muttersprache nicht normentsprechend ausgesprochen (phonetische Entwicklungsstörung) und/oder im Lautsystem nicht normentsprechend angewendet werden (phonologische Entwicklungsstörung).
Die Dyslalie wird umgangssprachlich auch als Stammeln bezeichnet, in veralteter Nomenklatur als Psellismus, neuerdings deskriptiv als phonetisch-phonologische Entwicklungsstörung. Dyslalien kommen isoliert oder als Teil- oder Restsymptom bei Sprachentwicklungsstörungen vor (vgl. Kap. 15). Als physiologische Dyslalie bezeichnet man die während der normalen Sprachentwicklung auftretenden Lautfehler (vgl. Abb. 16.1 und 16.2).

## 16.1 Einteilung

Entsprechend den beiden lautlichen Beschreibungsebenen Phonetik und Phonologie (vgl. Kap. 13.2.2) werden Störungen der Lautbildung von Störungen der Lautanwendung unterschieden. Häufig ist das kombinierte Auftreten von phonetischen und phonologischen Entwicklungsstörungen zu beobachten. Dennoch ist eine Differenzierung der beiden Aspekte nicht zuletzt aufgrund ihrer Therapierelevanz (vgl. Kap. 16.4) unumgänglich.

### 16.1.1 Phonetische Entwicklungsstörung

Die phonetische Entwicklungsstörung ist durch normabweichende Artikulation einzelner Sprechlaute gekennzeichnet. Die korrekte Aussprache der Laute wird vom betroffenen Kind nicht altersentsprechend erworben (vgl. Abb. 16.1, S. 299). Die produzierten Ersatzlaute kommen in der Muttersprache nicht vor; in anderen Sprachen können sie jedoch fallweise als normaler Sprachlaut fungieren – so entspricht z. B. ein addentaler Sigmatismus im Deutschen dem englischen «th». Die

Einteilung dieser Lautbildungsfehler kann nach qualitativen oder quantitativen Gesichtspunkten erfolgen.

*Quantitative Einteilung*

Nach der Anzahl der betroffenen Laute werden die folgenden Schweregrade der Dyslalie unterschieden:

- Partielle Dyslalie: Ein einzelner Laut oder nur wenige Laute sind betroffen, die Sprache ist gut verständlich.
- Multiple Dyslalie: Eine größere Anzahl von Lauten wird normabweichend produziert, die Sprache ist schwer verständlich.
- Universelle Dyslalie: Nur einzelne Laute werden korrekt gebildet, die Sprache ist weitgehend unverständlich.

Inkonstante und inkonsequente Stammelformen (die betroffenen Laute werden nicht immer bzw. nicht immer auf die gleiche Weise fehlgebildet) werden bei lautsystematischer Betrachtung als phonologische Entwicklungsstörung erkannt.

*Qualitative Einteilung*

Die Formen der Dyslalie werden in Abhängigkeit von fehlgebildetem Laut und Art der Artikulationsabweichung klassifiziert. Die Nomenklatur erfolgt dabei in Anlehnung an die griechische Bezeichnung des betroffenen Lautes.

*Sigmatismus:* Unter dem Begriff Sigmatismus werden alle normabweichenden Artikulationsvarianten des /s/-Lautes zusammengefasst. Im Allgemeinen sind von dieser Artikulationsstörung auch Lautverbindungen, die ein /s/ enthalten, betroffen (z = /ts/, zw, x = /ks/). In der physiologischen Bildung des Sprechlautes /s/ leitet eine schmale mediane Zungenrille den Luftstrom zu einer zwischen Zungenspitze und Schneidezähnen gebildeten Reibeenge. Da dies eine komplexe Feinabstimmung der Artikulationsmuskulatur erfordert und zudem die Toleranzbreite der als richtig anerkannten Varianten sehr gering ist, ist der Sigmatismus die am häufigsten diagnostizierte Lautfehlbildung. Aus entwicklungsphysiologischer Sicht handelt es sich dabei bis zum 6. Lebensjahr noch nicht um eine Entwicklungsstörung (bei 10–25 % der 6-jährigen Kinder ist eine abweichende Bildung zu beobachten, Abb. 16.1), aus pädagogischen Gründen wird eine abweichende Artikulation dennoch in der Regel im Vorschulalter behandelt, um mit Schuleintritt eine fehlerfreie Aussprache gewährleisten zu können.

- Sigmatismus interdentalis («Lispeln»): Bei dieser häufigsten Form der Fehlbildung des /s/-Lautes im Kindesalter tritt die Zungenspitze frontal zwischen den Zahnreihen hervor und es entsteht ein unscharfer Ersatzlaut (Fehlen der hohen Geräuschanteile im Spektrum). Dieser tritt häufig als Folge von Dysfunktionen

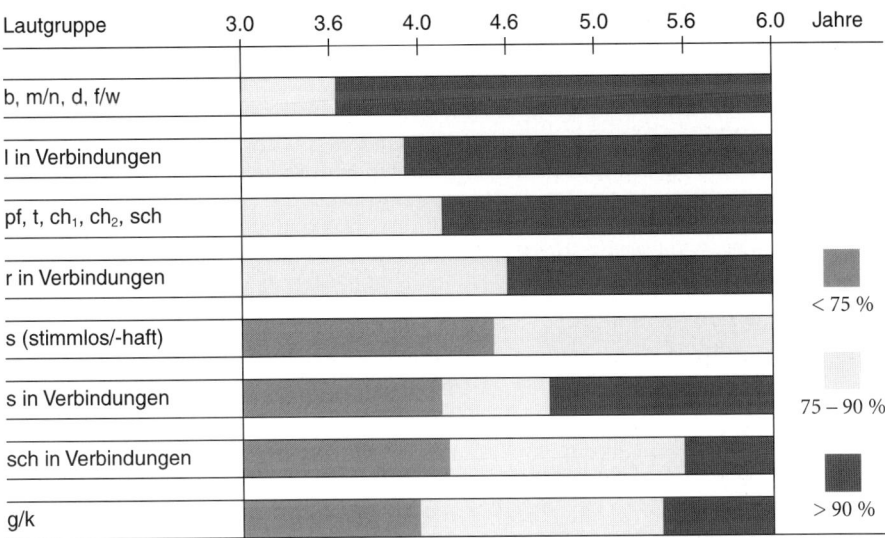

**Abbildung 16.1:** Normale phonetische Entwicklung: Erwerb der korrekten Artikulation der Sprechlaute des Deutschen (aus Grohnfeldt 1980:174).

der orofazialen Muskulatur (vgl. Kap. 7) und in Kombination mit Zahnstellungs- und Kieferanomalien (z.B. frontal offener Biss) auf. Bei zusätzlicher interdentaler Bildung anderer apikaler Sprechlaute (sch, t, d, n, l) spricht man von multipler Interdentalität.

- Sigmatismus addentalis: Die Zungenspitze wird bei der Bildung des /s/-Lautes an die Innenfläche der oberen Schneidezähne gepresst. Dadurch tritt die Luft fächerförmig zwischen den Zähnen aus und erzeugt ein stumpfes Geräusch.

- Sigmatismus lateralis («Hölzeln»): Durch das Fehlen einer medianen Zungenrille entweicht der Luftstrom seitlich zwischen den Molaren in die Wangentasche (Sigmatismus lateralis dexter, lateralis sinister oder bilateralis) und erzeugt ein «schlürfendes» Geräusch. Da der entsprechende Mundwinkel häufig auf die Seite verzogen ist, kann der Sigmatismus lateralis auch optisch auffallend sein.

- Sigmatismus lateroflexus: Die Zungenspitze und mit ihr die mediane Zungenrille weichen zur Seite ab, wodurch der Luftstrom an den oberen Eckzahn gelenkt wird.

- Sigmatismus palatalis: Durch Rückverlagerung der Reibeenge kommt es zu einem /sch/-ähnlichen Ersatzlaut.

- Sigmatismus stridens: Durch zu tiefe mediane Zungenrille und zu kräftigen Luftstrom kommt es zu einem überscharfen bis pfeifenden Geräusch.

- Sigmatismus nasalis: Bei Gaumensegelfunktionsstörungen entweicht die Luft während der /s/-Bildung großteils durch die Nase (vgl. Kap. 6).

- Sigmatismus velaris/stertens: Bei ungenügend abschließendem Gaumensegel kommt es zu einem schnarchähnlichen Geräusch.

- Sigmatismus laryngealis: Im Rahmen allgemeiner Artikulationsrückverlagerung (z. B. bei Spaltbildungen) kann es zu pharyngealen oder laryngealen Ersatzgeräuschen kommen.

- Sigmatismus labialis: Durch Vorverlagerung der Reibeenge kommt es zu einem /f/-ähnlichen Ersatzlaut.

*Schetismus:* Fehlbildungen des /sch/-Lautes und seiner Verbindungen werden als Schetismus bezeichnet. Da es sich auch bei diesem Sprechlaut um einen apikalen Frikativ mit medialer Zungenrille handelt, tritt der Schetismus häufig kombiniert mit einem Sigmatismus auf. Analog den Sigmatismen werden bei den abweichenden Artikulationsformen des /sch/-Lautes und seiner Verbindungen ein Schetismus lateralis, stridens, nasalis etc. unterschieden.

*Rhotazismus:* Man versteht darunter die fehlerhafte Aussprache des /r/-Lautes. Dieser Laut wird im Deutschen physiologisch durch intermittierende Verschlussbildung an alveolarer oder uvularer Artikulationsstelle gebildet. Nach abweichendem Artikulationsort werden bilabiale, interdentale, linguopharyngeale und andere Formen des Rhotazismus unterschieden, bei abweichender Artikulationsart spricht man beispielsweise von Rhotazismus nasalis.

*Andere Arten der Dyslalie:* Analog zu den oben beschriebenen Formen werden Artikulationsstörungen anderer Sprechlaute als Lambdazismus (fehlerhafte Aussprache des /l/-Lautes), Chitismus (fehlerhafte Aussprache des /ch/-Lautes), Gammazismus (fehlerhafte Aussprache des /g/-Lautes) etc. bezeichnet. Diese treten jedoch selten als isolierte Artikulationsstörung, sondern meist im Rahmen einer multiplen bis universellen Dyslalie auf.

## 16.1.2 Phonologische Entwicklungsstörung

Die phonologische Entwicklungsstörung ist durch ein normabweichendes System der Lautanwendung gekennzeichnet. Die einzelnen Sprechlaute können zwar korrekt artikuliert werden, ihre bedeutungsunterscheidende Funktion in der Sprache sowie ihre Verteilungs- und Kombinationsmöglichkeiten sind jedoch nicht altersentsprechend erworben. So kommt es in der sprachlichen Anwendung zu Auslas-

**Tabelle 16.1:** Phonologische Prozesse zur Beschreibung lautsystematischer Veränderungen.

### I. AUTOSEGMENTALE PROZESSE/SILBENSTRUKTURPROZESSE

Ein ganzes Lautsegment wird hinzugefügt, weggelassen oder umgestellt

1. ADDITIONSPROZESSE: ein Segment wird hinzugefügt

| | | |
|---|---|---|
| Prothese | Hinzufügung eines anlautenden Segments | Apfel > «*p*apfl» |
| Epenthese | Hinzufügung eines in-/auslautenden Segments | Zebra > «zeb*e*ra» |
| Diphthongierung | Entstehung eines Diphthongs aus einem Einzelvokal | gut > «guat» |

2. TILGUNGSPROZESSE: ein Segment wird weggelassen

| | | |
|---|---|---|
| Clusterreduktion | Auslassung von Segment(en) einer Konsonantenverbindung | Brief > «*bi*:f» |
| Clustertilgung | Tilgung einer Konsonantenverbindung | Brief > «i:f» |
| Konsonantentilgung | Wegfall eines Konsonanten (K) | Dach > «da» |
| Vokaltilgung | Wegfall eines (unbetonten) Vokals (V) | Puppe > «pup» |
| Monophthongierung | Kontraktion eines Diphthongs zu einem einfachen Vokal | heiß > «ha:s» |
| Silbentilgung | Wegfall einer (unbetonten) Silbe | Spinat > «na:t» |

3. ORDNUNGSPROZESSE: Segmente werden umgestellt

| | | |
|---|---|---|
| Reduplikation | Silbenverdoppelung | Wasser > «wa*wa*»; Mama |
| Metathese | Umstellung angrenzender Segmente | Nest > «ne*ts*» |
| Migration | Umstellung nicht angrenzender Segmente | Schiff > «*fisch*»a |

### II. ASSIMILATIONSPROZESSE

Angleichung eines Segments an ein anderes

1. VOKALASSIMILATION

| | | |
|---|---|---|
| Vokalharmonie | gegenseitige Beeinflussung von Vokalen | Nikolaus > Nikol*o* |
| Umlaut | Angleichung eines betonten an folgenden unbetonten Vokal | Ball - B*ä*lle; kalt - k*ä*lter |

2. ASSIMILATION KONSONANT/VOKAL

| | | |
|---|---|---|
| Prävokalische Lenisierung | Angleichung von stl. Obstruenten an Sth. des folgenden Vokals | Tasche > «*d*asche» |
| Auslautverhärtung | Angleichung von stimmhaftem Plosiv an folgende stl. Pause | Hände > «han*t*» |
| Ortsassimilation | Angleichung eines Kons. an Art.-Stelle angrenzender Vokale | Si*ch*t - Su*ch*t |
| Assimilator. Nasalierung | Vokal übernimmt Nasalität eines angrenzenden Konsonanten | frz. mam*a* |

3. KONSONANTENASSIMILATION

| | | |
|---|---|---|
| Positionale Assimilation | Angleichung eines K an anderen in Bezug auf Artikulationsort | Kamm > «*p*am» |
| Modale Assimilation | Angleichung eines K an anderen in Bezug auf Artikulationsart | Telefon > «te*d*efon» |
| Sonorantische Assimilation | Angl. eines K an anderen in Bezug auf Stimmhaftigkeit | Glocke > «kloke» |

4. DISSIMILATION: Differenzierung zweier ähnlicher Laute

**Tabelle 16.1 (Forts):** Phonologische Prozesse zur Beschreibung lautsystematischer Veränderungen.

### III. VERSTÄRKUNGS- BZW. ABSCHWÄCHUNGSPROZESSE

kontextunabhängige Substitution durch stärkeres oder schwächeres Segment

#### 1. VOKALISCHE VERSTÄRKUNGS- BZW. ABSCHWÄCHUNGSPROZESSE

| | | |
|---|---|---|
| Dehnung/Kürzung | Vokal wird länger bzw. kürzer | Fisch > «fiːsch» |
| Vokalreduktion | Abschwächung eines unbetonten Vokals durch Zentralisierung | Jäger > «jäg*ɐ*» |
| (Ent-)Rundung | Vokal wird ent- bzw. gerundet | schöner > «sch*e*na» |

#### 2. KONSONANTISCHE VERSTÄRKUNGS- BZW. ABSCHWÄCHUNGSPROZESSE

| | | |
|---|---|---|
| Lateralisierung | Plosiv, Frikativ oder Vibrant werden zu Lateral | Feder > «feːla» |
| Spirantisierung | Plosiv, Nasal oder Vibrant werden zu Frikativ | Gabel > «ga*wel*» |
| (De-)Nasalierung | Alternation zwischen oralem und nasalem Laut | Loch > «*n*och» |
| Vokalisierung | Lautalternation von Konsonant zu Vokal | Vogl > «vog*i*» |
| Plosivierung | Frikativ, Affrikate oder Nasal werden zu Plosiv | Löwe > «lö*be*» |
| Fortisierung | Verlust der Stimmhaftigkeit | Jäger > «*ch*äger» |

### IV. POSITIONSPROZESSE

Substitutionsprozesse mit kontextunabhängigem Wechsel des Artikulationsortes

#### 1. VOKALISCHE POSITIONSPROZESSE

| | | |
|---|---|---|
| Hebung/Senkung | oft kombiniert mit Längung/Kürzung | Nest > «n*i*st» |
| Palatalisierung/ Velarisierung | Vor- bzw. Rückverlagerung | kommst > «k*e*mmst» |

#### 2. KONSONANTISCHE POSITIONSPROZESSE

| | | |
|---|---|---|
| Vorverlagerung | Konsonanten-Substitution durch weiter vorne artikulierten | Feder > «feger» |
| Rückverlagerung | Konsonanten-Substitution durch weiter hinten artikulierten | Topf > «*k*opf» |

sungen, Vertauschungen, Angleichungen oder Ersetzungen. Diese Fehler betreffen im Allgemeinen nicht Einzellaute, sondern ganze Lautgruppen (z. B. werden alveolare Laute durch velare ersetzt oder stimmlose Laute nach Vokalen stimmhaft artikuliert). Sie werden nach dem Modell der «Natürlichen Phonologie» (Stampe 1979) durch phonologische Prozesse beschrieben (Tab. 16.1). Auf suprasegmentaler Ebene kann es außerdem zu Abweichungen der Silben- und Wortstrukturen kommen (z. B. werden Silben mit Konsonantenkombination zu Konsonant-Vokal-Silben vereinfacht oder ganze Silben mehrsilbiger Wörter weggelassen).

Die in Tabelle 16.1 angeführten Prozesse sind universell zu beobachten. Sie werden nicht nur in allen Sprachen der Welt oder der Diachronie (geschichtliche Entwicklung einer Sprache) beschrieben, sondern treten auch in raschem oder nachlässigem Sprechstil kompetenter Sprecher auf (bei rascher Aussprache des Wortes «Luf*t*ballon» wird z. B. häufig das /t/ weggelassen, bei «Ei*n*bahn» das /n/ zu /m/

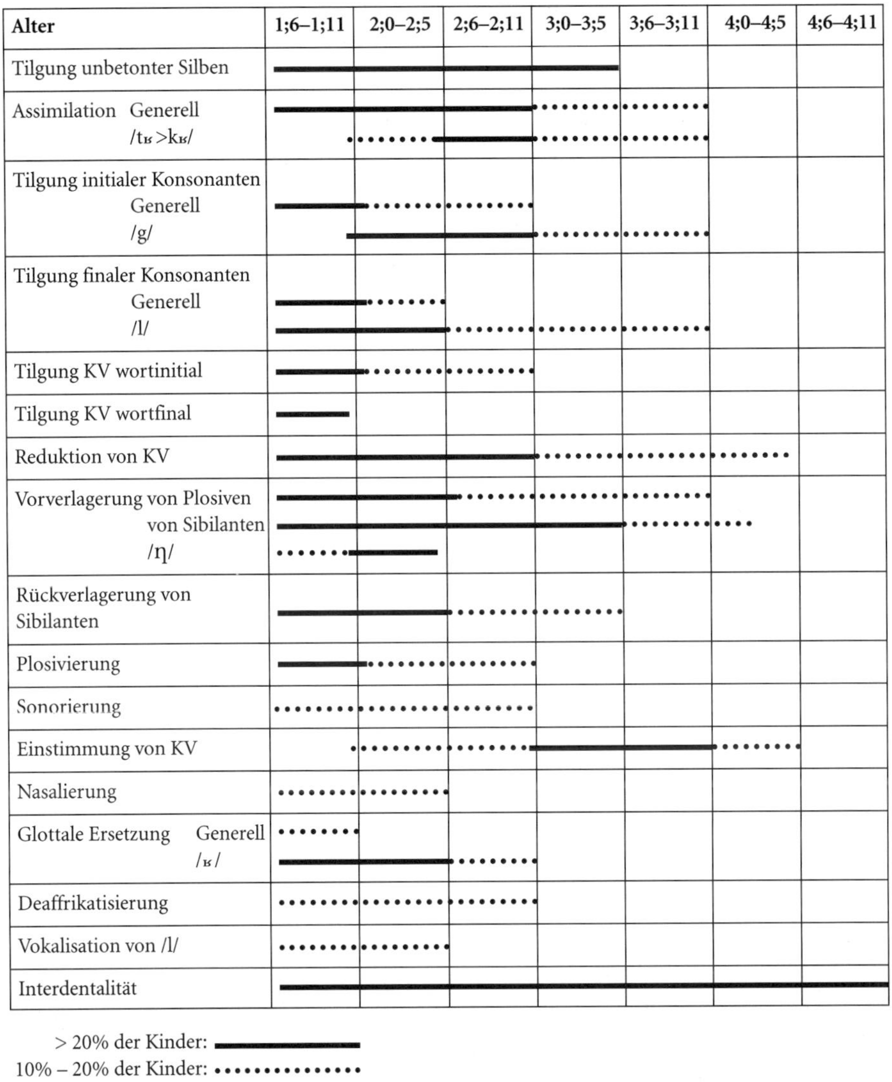

| Alter | 1;6–1;11 | 2;0–2;5 | 2;6–2;11 | 3;0–3;5 | 3;6–3;11 | 4;0–4;5 | 4;6–4;11 |
|---|---|---|---|---|---|---|---|
| Tilgung unbetonter Silben | | | | | | | |
| Assimilation  Generell | | | | | | | |
| /tʁ >kʁ/ | | | | | | | |
| Tilgung initialer Konsonanten Generell | | | | | | | |
| /g/ | | | | | | | |
| Tilgung finaler Konsonanten Generell | | | | | | | |
| /l/ | | | | | | | |
| Tilgung KV wortinitial | | | | | | | |
| Tilgung KV wortfinal | | | | | | | |
| Reduktion von KV | | | | | | | |
| Vorverlagerung von Plosiven von Sibilanten | | | | | | | |
| /ŋ/ | | | | | | | |
| Rückverlagerung von Sibilanten | | | | | | | |
| Plosivierung | | | | | | | |
| Sonorierung | | | | | | | |
| Einstimmung von KV | | | | | | | |
| Nasalierung | | | | | | | |
| Glottale Ersetzung  Generell | | | | | | | |
| /ʁ/ | | | | | | | |
| Deaffrikatisierung | | | | | | | |
| Vokalisation von /l/ | | | | | | | |
| Interdentalität | | | | | | | |

> 20% der Kinder: ▬▬▬▬▬
10% – 20% der Kinder: •••••••••••••

**Abbildung 16.2:** Normale phonologische Entwicklung: Erwerb der korrekten Anwendung der Sprachlaute des Deutschen (aus Fox/Dodd 1999:191).

angeglichen) und sind in dialektalen Varianten sowie in der normalen Sprachentwicklung zu beobachten. Erst bei qualitativen und/oder quantitativen Abweichungen gegenüber der Alters- und Umweltnorm spricht man von einer phonologischen Entwicklungsstörung (**Abb. 16.2**).

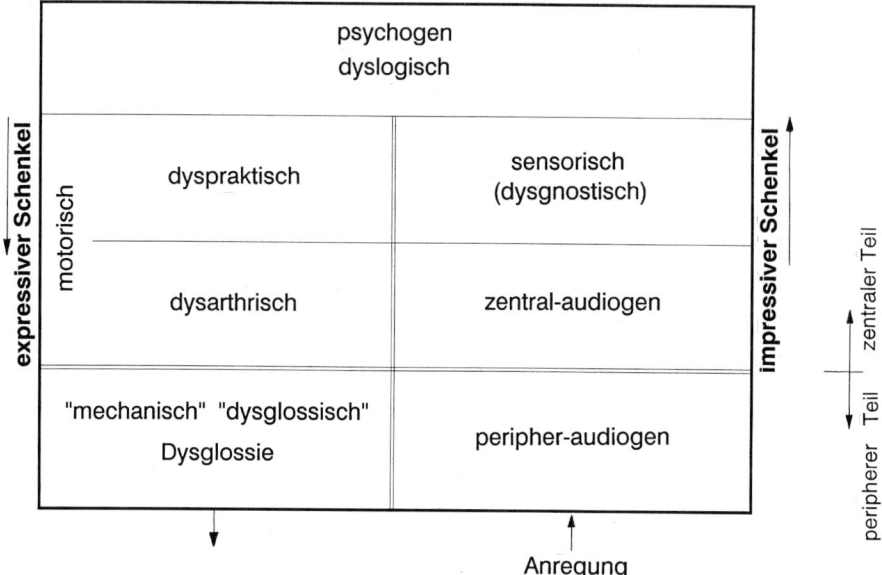

**Abbildung 16.3:** Ursachen und Arten des Stammelns entsprechend dem Sitz der Störung im Hör-Sprach-Kreis (in Anlehnung an Arentsschild 1994; vgl. Abb. 1.1)

## 16.2 Ätiologie

Den Dyslalien liegen prinzipiell die gleichen Ursachen wie den Sprachentwicklungsstörungen zugrunde (vgl. Kap. 15). Bei isoliertem Auftreten phonetisch-phonologischer Störungen in der Sprachentwicklung (lautliche Auffälligkeiten bei unauffälligem Erwerb insbesondere von Grammatik und Lexikon) sind jedoch vorrangig die folgenden potenziell verursachenden Faktoren zu beachten:

● *periphere Hörstörungen* (vgl. Kap. 19.3). Dyslalien können audiogen durch Schallleitungs- oder Schallempfindungsschwerhörigkeit bedingt sein (neben manifesten Hörstörungen häufig bei wiederholten Mittelohrentzündungen in der frühen Kindheit).

● *Störungen der zentral-auditiven Wahrnehmung und Verarbeitung.* Trotz normaler peripherer Hörfunktion kann es zu Störungen in der zentralen Wahrnehmung und Verarbeitung akustischer Reize und in weiterer Folge zu einer sensorischen Dyslalie kommen. Die Verarbeitungsstörungen zeigen sich in allgemein-auditiver Aufmerksamkeitsschwäche oder werden als phonematische Differenzierungsschwäche auffällig. Schwere Lauterkennungsstörungen werden als partielle Lautagnosie bezeichnet, die betroffenen Kinder können Laute wie auch lautliche Fehler weder bei sich noch bei anderen Personen erkennen. Nimmt ein Kind Lautfehler anderer Menschen wahr, die gleichen eigenen Fehler aber nicht, so spricht man von konditionierter Dyslalie; dabei wird eine Dissoziation zwischen dem auditiven Lautmuster für die eigene und die Sprache anderer angenommen. Zentral-auditive Wahrnehmungsstörungen sowie die daraus resultierenden phonetisch-phonologischen Entwicklungsstörungen gelten auch als mögliche kausale Faktoren bei der Entstehung einer Lese-Rechtschreib-Schwäche im Schulalter (vgl. Kap. 15.4.6).

● *Nachahmung.* Schlechtes sprachliches Vorbild durch Eltern oder Freunde kann zu einer Nachahmung fehlerhafter Artikulation führen.

● *Psychische Ursachen.* Infolge infantiler Fixierung wird eine kleinkindhafte Sprechweise beibehalten oder nach einer Phase der Überwindung wieder aufgenommen.

● *Unzureichende phonologisch-lexikalische Repräsentation.* Ein nicht normgerecht ausgebildetes internes Lautsystem zeigt sich als phonologische Entwicklungsstörung.

● *Störungen in der Planung oder Ausführung von Artikulationsbewegungen.* Eine fazio-bukko-linguale Dyspraxie führt als Störung des Bewegungsentwurfs zu phonetischen Auffälligkeiten. Ebenso kommt es bei kindlicher Dysarthrie (infolge zerebraler Bewegungsstörungen bei frühkindlicher Hirnschädigung) zu Aussprachestörungen im Sinne einer verwaschenen Artikulation. Auch eine Dysglossie (bei organischer Beeinträchtigung im Artikulationstrakt) als Behinderung der Bewegungsausführung führt zu einer Dyslalie im weiteren Sinne. Bei derartigen expressiven Störungen ist das Kind unfähig zur phonetisch richtigen Bildung von Lauten, obwohl es die Fehler bei sich und bei anderen bemerkt.

Wie schon bei den Sprachentwicklungsstörungen betont (vgl. Kap. 15.3) sind auch Dyslalien zumeist multifaktoriell bedingt, d. h. verschiedene Ursachen können in unterschiedlicher Ausprägung wirksam werden und sich gegenseitig beeinflussen. Bei fehlendem Nachweis organischer Ursachen spricht man auch von funktioneller Dyslalie.

# 16.3 Diagnostik

Grundlage der Untersuchung phonetisch-phonologischer Entwicklungsstörungen sind die Erhebung einer ausführlichen Anamnese sowie ein HNO-ärztlicher/phoniatrischer Status einschließlich audiometrischer Abklärung.

Zur Erfassung des lautlichen Entwicklungsstandes ist eine Sprachprobe des Kindes zu erheben. Dies kann entweder durch die Aufnahme einer Spontansprachprobe in freier Spielsituation erfolgen oder durch gelenkte Spontansprache: die meisten publizierten Verfahren geben eine nach linguistischen Kriterien systematisch zusammengestellte Wortliste in Form von Bildbenennungsaufgaben vor (z. B. Babbe 1994, Hacker/Wilgermein 1998, Wagner 1994, Fox 2002). Die deskriptive Analyse der erhobenen Sprachprobe erfolgt durch einen Vergleich mit Normvarianten aus dem dialektalen und soziolektalen Umfeld des Kindes und umfasst die folgenden Aspekte:

- *Erhebung des Lautinventars.* Als phonetische Grundlage der Analyse ist anhand der erhobenen Sprachprobe abzuklären, welche Laute das Kind prinzipiell produzieren kann, wobei Laut für Laut in jeder Wortposition (an-, in-, auslautend) erfasst wird. Auch phonetische Abweichungen wie Interdentalität o. ä. sind an dieser Stelle zu beschreiben. Der traditionelle «Lautstatus» (z. B. Cerwenka 1975) beschränkt sich alleine auf diesen phonetischen Aspekt, der zumeist in tabellarischer Form zusammengefasst wird. Übersichtlicher erscheint die Darstellung als Eintrag in ein Lautschema des Deutschen (Abb. 16.4; vgl. Zeicheninventar des IPA, Kap. 13.2.2)

- *Ermittlung der verwendeten Wort- und Silbenstrukturen.* Um suprasegmental-phonologische Fähigkeiten zu erheben, sind die kindlichen Äußerungen bezüglich der auftretenden Wort- und Silbenstrukturen zu analysieren.

- *Phonologische Prozessanalyse.* Durch die Analyse der kindlichen Äußerungen bezüglich der auftretenden phonologischen Prozesse (vgl. Tab. 16.1) wird das individuelle Lautsystem eines Kindes lautübergreifend beschrieben und interpretiert und so der phonologische Entwicklungsstand erhoben. Der Untersucher versteht auf diese Weise, welche Regularitäten das Kind verwendet, um die Standardsprache zu vereinfachen.

| | | bilabial | | | labio-dental | | | dento-alveolar | | | palato-alveolar | | | palatal | | velar | | | uvular | | un-lok |
|---|---|---|---|---|---|---|---|---|---|---|---|---|---|---|---|---|---|---|---|---|---|---|
| **PLOSIV** | fortis | p | p | p | | | | t | t | t | | | | | | | k | k | k | | | |
| | lenis | b | b | | | | | d | d | | | | | | | | g | g | | | | |
| **FRIKATIV** | fortis | | | | f | f | f | s | s | s | ʃ | ʃ | ʃ | ç | ç | | x | x | | | | |
| | lenis | | | | v | v | | z | z | | | | | j | | | | | | | | h |
| **NASAL** | | m | m | m | | | | n | n | n | | | | | | | ŋ | ŋ | | | | |
| **LATERAL** | | | | | | | | l | l | l | | | | | | | | | | | | |
| **VIBRANT** | | | | | | | | r | r | | | | | | | | | | | R | R | |
| **AFFRIKAT** | | pf | pf | pf | | | | ts | ts | ts | | | | | | | | | | | | |

**Abbildung 16.4:** Schema zur Erfassung des Lautinventars (aus Hacker/Wilgermein 1999:220)

Um mögliche Ursachen der Dyslalie (vgl. Kap. 16.2) abzuklären, sind außerdem mundmotorische Fähigkeiten sowie die phonematische Differenzierungsfähigkeit (z. B. Schäfer 1986, Fried 1980) zu überprüfen. Die Erhebung des phonetisch-phonologischen Entwicklungsstandes erfolgt niemals isoliert, sondern immer im Rahmen eines kompletten Sprachstatus mit Abklärung der expressiven und rezeptiven Fähigkeiten auf allen sprachlichen Ebenen (vgl. Kap. 15.5.3). Gegebenenfalls sind außerdem eine pädiatrische, kieferorthopädische oder psychologische bzw. eine physio- und/oder ergotherapeutische Abklärung einzuleiten.

## 16.4 Therapie

Ätiologie, Anamnese, Verhalten, Alter und Reife des Kindes sowie die Art und Ausprägung der phonetisch-phonologischen Entwicklungsstörung bestimmen Konzeption und Methodik der therapeutischen Intervention. Prinzipiell ist die Behandlung lautlicher Auffälligkeiten individuell in ein Gesamtkonzept der Therapie zu integrieren (vgl. Kap. 15.6). Insbesondere sind die Arbeit am Lautinventar (phonetische Therapie) und am Lautsystem (phonologische Therapie) in grundlegende Maßnahmen wie die Förderung der oralen Sensomotorik oder ein Training der auditiven Wahrnehmung einzubetten. Die Behandlung der Dyslalie sollte bis zur Einschulung abgeschlossen sein; ausgenommen davon sind lautliche Auffälligkeiten als Begleitsymptom einer komplexen Sprachentwicklungsbehinderung.

### 16.4.1 Phonetische Therapie

Ziel der phonetischen Therapie ist die Korrektur von Störungen der Artikulation. Die Anbildung und Festigung von Einzellauten erfolgt in einem phasenspezifischen Aufbau:

- *Lautanbildung.* Die Anbildung des korrekten Sprechlautes erfolgt entweder physiologisch (durch Nachahmung oder mittels Vorstellungshilfen) oder durch aktive Ableitung von phonetisch nahen, richtig artikulierten Lauten (z.B. kann vom Laut /t/ über die Verbindung /ts/ ein korrekter /s/-Laut abgeleitet werden). Nur in äußerst seltenen Fällen ist eine passive Anbildung mit Hilfe von Instrumenten (Spateln, Sonden etc.) indiziert.

- *Anwendung auf Silben-, Wort-, Satzebene.* Der neu erlernte Laut wird in an-, in- und auslautender Position zunächst in sinnfreie Silben, in der Folge in Wörter integriert. Danach wird seine Anwendung auf Satzebene gefestigt.

● *Generalisierung.* Durch Anwendung in kurzen Geschichten bzw. im freien Spiel kommt es zu einer Stabilisierung des erlernten Artikulationsmusters in der spontanen Sprache.

Als Ansätze der phonetischen Therapie sollen exemplarisch die progressive Lautannäherung nach Van Riper, der sensomotorische Ansatz nach McDonald, die Feedback-Therapie nach Mysak sowie die Hörimitationsmethode nach Wulff genannt werden (vgl. Franke 1998).

## 16.4.2 Phonologische Therapie

Ziel der phonologischen Therapie ist eine Verbesserung der Lautanwendung. Durch gezielte Übungen verhilft der Therapeut dem Kind zu eigenaktivem Entdecken von Regelhaftigkeiten und damit zur Annäherung seines phonologischen Systems an das System der Muttersprache. In lautgruppenorientiertem Vorgehen

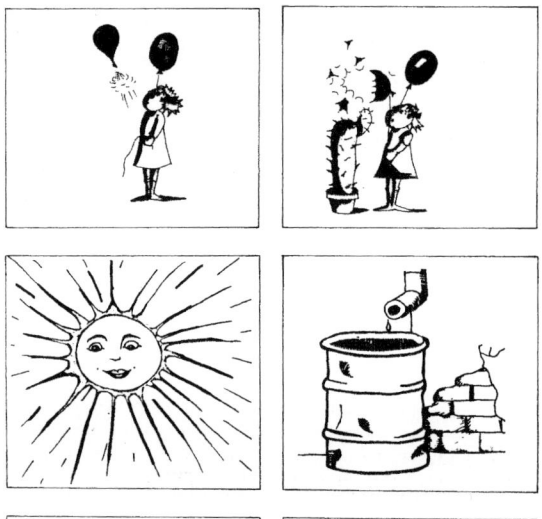

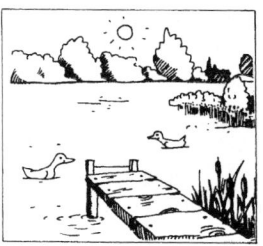

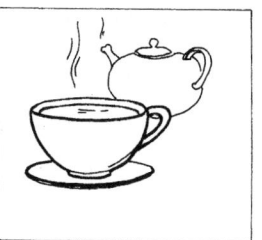

**Abbildung 16.5:**
Referenzsymbole zur Verdeutlichung der bedeutungsunterscheidenden lautlichen Eigenschaften von Reibelauten (fliegender Luftballon) und Verschlusslauten (platzender Luftballon) sowie Bildkärtchen mit den zugehörigen Minimalpaaren Sonne-Tonne und See-Tee (aus Jahn 2002).

werden die bedeutungsunterscheidende Funktion der Sprachlaute sowie deren Verteilungs- und Kombinationsmöglichkeiten vermittelt. Zur Unterdrückung der therapierelevanten phonologischen Vereinfachungsprozesse werden die folgenden Methoden eingesetzt:

- *Modellieren.* In freien Kommunikationssituationen werden die Zielstrukturen gehäuft angeboten bzw. durch die vorgegebene Situation forciert. Der entscheidende Ansatzpunkt der Therapie liegt dabei in der Auswahl der modellierend eingesetzten Wörter, die einen gezielten sprachlichen Input zur selbstständigen Regelerkennung durch das Kind bieten sollen. So werden z. b. zur Unterdrückung der Rückverlagerung gehäuft einfache Wörter mit vorderen Konsonanten angeboten (*d*a, Au*t*o, *t*a*t*ü, *t*u*t*u*t* etc.).

- *Minimalpaaransatz.* Ein Minimalpaar sind zwei Wörter unterschiedlicher Bedeutung, die sich in nur einem Sprachlaut unterscheiden (z. B. Teller–Keller, Kirsche–Kirche, Brot–Boot). Übungen dieses Therapieansatzes bauen darauf auf, dass eine perzeptive und produktive Lautunterscheidung notwendig ist, damit eine vorgegebene Spielhandlung funktioniert (z. B. die gegenseitige Aufforderung von Therapeut und Kind, diverse Gegenstände in den *Keller* zu räumen bzw. in den *Teller* zu legen). Von entscheidender Bedeutung ist freilich die Auswahl der Minimalpaare auf Basis der ermittelten phonologischen Prozesse (siehe z. B. Babbe 1993, Hasselmann/Hellrung 1997, Jahn/David 2002).

- *Phonologische Bewusstheit.* In diesem Ansatz werden die Kinder mit geeigneten Methoden angehalten, über lautsystematische Eigenschaften ihrer Sprache zu reflektieren und so ihr phonologisches System zu erweitern. Als Hilfestellung werden dabei z. B. Referenzsymbole eingesetzt, die bedeutungsunterscheidende lautliche Eigenschaften verdeutlichen (vgl. Abb. 16.5; Howell/Dean 1991, Jahn 1998).

# Literatur

Babbe, T. (1993): Pyrmonter Wortpaare. Zur Therapie von phonetischen und phonologischen Störungen bei Kindern und Erwachsenen. Steiner, Leverkusen.

Babbe, T. (1994): Pyrmonter Analyse Phonologischer Prozesse (PAPP). Steiner, Leverkusen.

Cerwenka, M. (1975): Phonetisches Bilder- und Wörterbuch. Jugend und Volk, Wien.

Fox, A.V./Dodd, B.J.: Der Erwerb des phonologischen Systems in der deutschen Sprache. Sprache, Stimme, Gehör 23:183–191, 1999.

Fox, A.V. (2002): Psycholinguistische Analyse kindlicher Sprechstörungen (PLAKSS). Swets, Frankfurt.

Franke, U. (1998): Artikulationstherapie bei Vorschulkindern. München, Ernst Reinhardt, Basel.

Fried, L. (1980): Lautunterscheidungstest für Vorschulkinder (LUT). Beltz, Weinheim.

Grohnfeldt, M.: Erhebungen zum altersspezifischen Lautbestand bei drei- bis sechsjährigen Kindern. Die Sprachheilarbeit 25:169–177, 1980.

Grohnfeldt, M.: Handbuch der Sprachtherapie, Band 2: Störungen der Aussprache. Edition Marhold im Wissenschaftsverlag Volker Spiess, Berlin, 1996.

Hacker, D./Wilgermein, H.: AVAK-Test. Analyseverfahren zu Aussprachestörungen bei Kindern. München, Reinhardt, Basel, 1998.

Hacker, D./Wilgermein, H.: Aussprachestörungen bei Kindern. Ein Arbeitsbuch für Logopäden und Sprachtherapeuten. München, Reinhardt, Basel, 1999.

Hasselmann, M./Hellrung, U.: Passt fast – die Sammlung von Minimalpaaren. Trialogo, Konstanz, 1997.

Howell, J./Dean, E.: Treating Phonological Disorders in Children: Metaphon – Theory and Practice. Singular Publishing Group, San Diego, 1991.

Jahn, T.: Metaphon – ein Programm zur Behandlung phonologischer Störungen bei Kindern. Forum Logopädie 2: 5 – 8, 1998.

Jahn, T.: Phonologische Störungen bei Kindern. Diagnostik und Therapie. Thieme, Stuttgart, New York, 2001.

Jahn, T./David, D.: Minimalpaarkarten. Eigenverlag, Hannover, 2002.

Jakobson, R.: Kindersprache, Aphasie und allgemeine Lautgesetze. Suhrkamp, Frankfurt, 1969.

Riper, Ch. v./Irwin, J.: Artikulationsstörungen. Diagnose und Behandlung. Marhold, Berlin, 1994.

Romonath, R.: Phonologische Prozesse an sprachauffälligen Kindern. Eine vergleichende Untersuchung an sprachauffälligen und nicht sprachauffälligen Kindern im Vorschulalter. Marhold, Berlin, 1991.

Schäfer, H.: Die Bildwortserie zur Lautagnosieprüfung und zur Schulung des phonematischen Gehörs. Beltz, Weinheim, 1986.

Stampe, D.: A Dissertation on natural phonology. Garland Publishing, New York etc., 1979.

Wagner, I.: LOGO. Ausspracheprüfung zur differenzierten Analyse von Dyslalien. LOGO Verlag für Sprachtherapie, Wildeshausen, 1994.

Zollinger, B.: Kinder im Vorschulalter. Haupt, Bern, Stuttgart, Wien, 1998.

# 17. Sprechablaufstörungen

## 17.1 Einleitung

Bei den *Sprechablaufstörungen* handelt es sich um Störungen des flüssigen Sprechablaufes, und zwar vom Entwurf bis zur Ausführung.

Im normalen Ablauf muss nicht über das «Wie» des Sprechens nachgedacht werden, das Sprechen ist automatisiert. Auch bei der flüssigen Rede finden sich Sprechunflüssigkeiten, wie z. B. Pausen, Verzögerungen und/oder Einschübe beim Sprechwechselverhalten. Diese treten oft als Reaktion auf spezielle Belastungssituationen auf, wie z. B. in Prüfungssituationen, im Gespräch mit Vorgesetzten, bei speziellen Befragungen (die Sprechunflüssigkeit kann ebenso wie die Stimme ein Seismograph für die innere psychische Verfassung des Sprechers sein). Dabei kommt es u. a. zu Satzumstellungen, Verwendung von Füllwörtern, Wort- und Teilwortwiederholungen, Dehnungen von Lauten.

*Pathologische Sprechunflüssigkeiten* müssen davon unterschieden werden. Sie bedeuten eine Einschränkung der kommunikativen Kompetenz; Reaktionen des Gesprächspartners werden ausgelöst, die weitere Interaktionen nach sich ziehen.

Unflüssiges Sprechen kann im Laufe der Sprachentwicklung auftreten und eine Entwicklungsvariante darstellen (s. Kap. 13, normale Sprachentwicklung). Bei 70–80 % der Kinder kommt es zur spontanen Remission. Man spricht von «*entwicklungsbedingten Sprechunflüssigkeiten (EUF)*» oder «physiologischen Iterationen». Die Bezeichnung «Entwicklungsstottern» oder «physiologisches Stottern» sollte vermieden werden, um Fehlinterpretationen und falsche Reaktionen auf die Sprechunflüssigkeiten des Kindes zu minimieren.

## 17.2 Differenzialdiagnose

In Hinblick auf die Prognose und Therapie müssen differenzialdiagnostisch folgende Überlegungen geklärt werden (Abb. 17.1):

● Handelt es sich beim unflüssigen Sprechen um eine normale Sprechunflüssigkeit bzw. eine Entwicklungsvariante – oder um eine pathologische Sprechunflüssigkeit bzw. deren Übergang zur Chronizität? Merkmale zur Unterscheidung von normaler und pathologischer Sprechunflüssigkeit sind in Tabelle 17.1 aufgelistet.

● Handelt es sich um eine pathologische Sprechunflüssigkeit, so lassen sich verschiedene Krankheitsbilder voneinander abgrenzen; in der Praxis überschneiden sich diese häufig oder sie treten in Kombination auf (Abb. 17.1).

Von den Krankheitsbildern Stottern und Poltern lassen sich Sprechunflüssigkeiten bei folgenden Erkrankungen und Situationen abgrenzen:

## 17.2.1 Psychologische Grundstörung

Redeflussstörungen, die im Rahmen einer psychologisch/psychiatrischen Grundstörung auftreten, werden vom Stottern im engeren Sinne abgegrenzt. Die Abgrenzung ist deshalb schwierig, weil vor der Erstmanifestation eine Redeflussstörung und/oder eine neurologische Grundkrankheit ausgeschlossen werden muss.

Charakteristisch ist das plötzliche Auftreten im Jugendlichen- oder Erwachsenenalter, wobei ein enger Zusammenhang mit chronischem Stresserleben oder einer akuten Krise besteht. Man findet auf sprachlicher Ebene ein eher monosymptomatisches Sprechunflüssigkeitsmuster, das relativ unabhängig von spezifi-

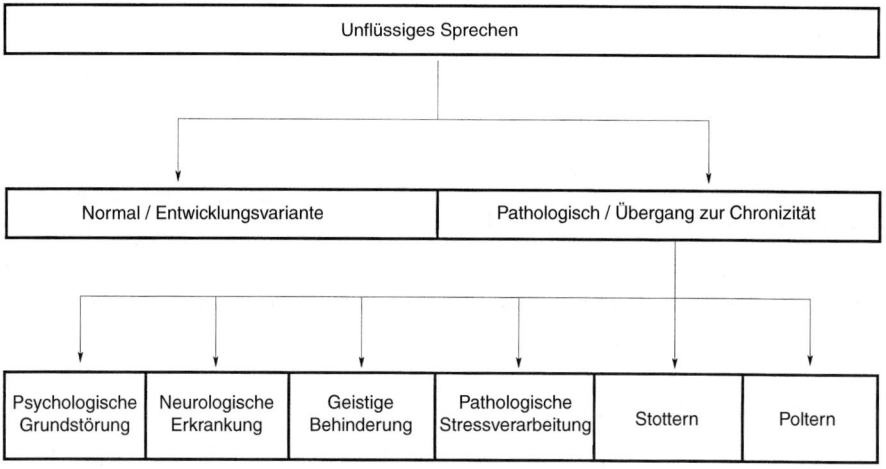

**Abbildung 17.1:** Differenzialdiagnose bei Sprechunflüssigkeit (nach Schulze 1989, modifiziert).

**Tabelle 17.1:** Merkmale zur Unterscheidung zwischen normaler («Entwicklungsunflüssigkeit») und pathologischer Sprechunflüssigkeit («chronifiziertes Stottern»).

---

**Merkmale für normale Sprechunflüssigkeit:**

– im Sprechverhalten
1. Ganzwortwiederholungen, Wiederholung von Morphemen bei zusammengesetzten und abgeleiteten Wörtern
2. Wiederholungen von ganzen Satzteilen (Phrasen), syntaktische Umstellungen
3. Einschübe
4. Pausen, die der sprachlichen Planung dienen oder einen Kommunikationseffekt haben

– im nichtverbalen Verhalten
5. Nichtverbales Ausdrucksverhalten ist ungestört, normaler Blickkontakt beim Sprechen

**Merkmale für pathologische Sprechunflüssigkeit:**

– im Sprechverhalten
1. Teilwortwiederholungen: Es werden Wortbestandteile in Form von Sprechsilben und Vokalen wiederholt. Entweder kommt es zu mehr als zwei Wiederholungen einer Einheit (Silbe, Vokal) bis zum erfolgreichen Aussprechen, oder es kommt zu qualitativ veränderten Wiederholungen (der Zielvokal ist durch den unbetonten neutralen Vokal = Murmellaut oder Schwalaut [-ə] ersetzt).
2. Dehnungen oder kontinuierliche Einheiten (Vokale, Reibelaute) von mehr als 1 Sekunde Dauer.
3. Stimmunterbrechungen, die nicht phonetisch bedingt sind, von mehr als $^1/_2$ Sekunde Dauer.
4. Artikulationsunterbrechungen von Verschlusslauten, die nicht sprachlich bedingt sind, von mehr als $^1/_2$ Sekunde Dauer. Ergebnis: Sichtbares und/oder hörbares Wiederholen einer Artikulationsgeste (= klonisch) oder Verharren auf einer Artikulationsgeste (= tonisch).

– im nichtverbalen Ausdrucksverhalten
5. Mitbewegungen außerhalb des Artikulationsapparates (Mimik, Augenzwinkern, Bewegungen der Arme und der Beine u. a.); motorisch-nichtsprachliche Reaktionen (Schnüffeln, Schnalzen, Abbruch des Blickkontaktes etc.)
6. Begleitsymptome im sprachlichen Verhalten: Vermeiden von Lauten und Wörtern, Verwendung von Umschreibungen.
7. Begleitsymptome im psychosozialen Verhalten: Vermeiden von Sprechsituationen, Zeitdruck, Fluchtverhalten, etc.

---

schen Situationen ist. Die Eigenwahrnehmung ist wenig ausgeprägt; der für das Stottern typische subjektive Leidensdruck fehlt.

## 17.2.2 Neurologische Erkrankung

In Zusammenhang mit oder als Folge einer neurologischen Krankheit können ohne anamnestische Auffälligkeiten permanente oder vorübergehende Sprechunflüssigkeiten auftreten. Diese werden in der anglo-amerikanischen Literatur als «neurogenic stuttering» oder «organic stuttering» bezeichnet.

Es finden sich verschiedene ätiologische Hintergründe: Schlaganfall, Schädel-Hirn-Verletzungen, chronisch verlaufende hirnorganische Krankheiten wie z. B. Morbus Parkinson, Morbus Alzheimer, Epilepsie oder Hirntumore, aber auch Vergiftungen und Medikamente (Antiepileptika, Neuroleptika u. a.).

### 17.2.3 Geistige Behinderung

Bei Menschen mit mentaler Behinderung finden sich häufig Redefluss-Störungen. Liegt ein Trisomie 21 (Morbus Down) vor, besteht eine Auftretenswahrscheinlichkeit von etwa 40 %. Die Art und der Schweregrad der Symptomatik unterscheiden sich nur wenig. Gehäuft treten Artikulationsstörungen und ein pathologisch hohes Sprechtempo auf. Oft wird die Redeflussstörung von Sprach-, Stimm- und Artikulationsstörungen begleitet.

### 17.2.4 Pathologische Stressverarbeitung

Diese Form wird teilweise auch als «traumatisches Stottern» bezeichnet. Als Trauma wird ein besonderes psychisches Erlebnis gesehen, vor dessen Auftreten die Sprache normal erscheint. Als Reaktion auf die Belastungssituation tritt eine Redeflussstörung mit Satzumstellungen, Interjektionen («äh»), Iterationen (Wiederholung von Silben und Wörtern) oder Dehnungen auf. Am Ende der Stressphase reetabliert sich das flüssige Sprechmuster. Es bilden sich keine generalisierte Sprechfurcht und kein Sprechvermeidungsverhalten aus. Der Leidensdruck bleibt nur auf bestimmte Stresssituationen beschränkt.

## 17.3 Stottern

Definition nach v. Arentsschild: Das *Stottersyndrom (Balbuties)* ist eine zwischenmenschliche Kommunikationsstörung mit Unterbrechungen des Redeflusses, die plötzlich, unabhängig vom Willen des Sprechers, abhängig von Situationen und in sehr wechselnder Stärke auftritt. Die Störung manifestiert sich in den Bereichen Atmung, Stimmgebung und Artikulation.

## 17.3.1 Symptomatik

Man unterscheidet Kernsymptome («core behaviour»), welche die Redeflussstörung charakterisieren und Begleitsymptome = Sekundärsymptome, welche die Gesamtpersönlichkeit des Stotternden betreffen.

*Kernsymptomatik*

Diese Kernsymptome treten bei allen Betroffenen auf, jedoch in unterschiedlichem Ausmaß. Es werden Repetitionen, Prolongationen und Blocks unterschieden.

*Repetitionen:* Es kommt zur Wiederholung von Wörtern («kann-kann-kann»), Silben («ka-ka-kann») und Lauten («k-k-k-kann»). Der eigentlich zu produzierende Vokal wird oft durch den neutralen Vokal, den Schwalaut ersetzt. Repetitionen werden auch als klonisches Stottern bezeichnet. Die Sprech- und Kehlkopfmuskulatur zeigt dabei anfänglich nur geringe Verspannung.

*Prolongationen:* Darunter werden hörbare Unterbrechungen des Redeflusses verstanden, die durch statische Positionierung der Artikulatoren gekennzeichnet sind. Bei Prolongationen wird die Lautproduktion bzw. der Atemfluss fortgesetzt («fffffast», «aaaaber»), dies wird schon bei sehr kurzer Dauer als abnorm wahrgenommen. Prolongationen dauern im Durchschnitt länger als die zu produzierende Silbe, können bei einigen stotternden Personen 10 Sekunden und länger anhalten und im Extremfall sogar mehrere Minuten dauern, wobei mehrfaches Nachatmen erforderlich ist.

*Blocks:* Bei Blocks ist die Bewegung der Artikulatoren ebenfalls gestoppt, die Lautproduktion und der Atemfluss sind jedoch unterbrochen («-----kann»). Sie werden auch als «tense pauses» oder stille Prolongationen bezeichnet. Häufig wird der Luftstrom im Kehlkopfbereich unterbrochen (laryngealer Block), dies kann aber auch an jeder anderen Verengung im Ansatzrohr geschehen (artikulatorischer Block). Blocks bei Plosiven, bei denen die Lippen aufeinander gepresst werden, können sich in unregelmäßigen Repetitionen des Anfangslautes lösen («----p—p-p-passt»). Für die Symptomatik mit vorwiegendem Auftreten von Blocks wird auch der Begriff tonisches Stottern verwendet.

*Sekundärsymptomatik*

Die Sekundärsymptomatik entwickelt sich aus dem Versuch, die Kernsymptome zu beenden oder zu vermeiden und ist eine Reaktion darauf. Dabei sind Lernprozesse beteiligt, die sich aber im Laufe der Zeit verselbständigen. Dazu zählen:

- Mitbewegungen während des Sprechens im näheren oder weiteren Umfeld der Artikulationsmuskulatur (Bewegungen der Gesichts- und Halsmuskulatur, der Extremitäten oder des ganzen Körpers)

- Flicklaute und Flickwörter (z. B. «hm», «also», «jedenfalls», «ich meine»)
- Änderung der Sprechatmung (inspiratorisches Sprechen oder Sprechen mit Restluft)
- Veränderungen im nonverbalen Ausdruck in Mimik und Gestik (z. B. Augenzwinkern, ruckartige Bewegungen mit dem Kopf oder Verkrampfungen der Finger); direkter Blickkontakt wird vermieden
- Vermeidungsmechanismen (gefürchtete Laute und/oder Wörter, aber auch Sprechsituationen werden umgangen)
- vegetative Symptome (Erhöhung der Pulsfrequenz, Herzklopfen, Händeschwitzen, Erröten, etc.)
- Auswirkungen auf Emotionen und Einstellungen: Es kommt zu psychischer Anspannung, Frustration, Sprechscheu, Erwartungsangst, Scham, Verlegenheit, Schuld, Selbstabwertung als Sprecher, Versagensangst oder depressiver Verstimmung. Man spricht auch von «inneren Symptomen» («covert reactions»), die der Beobachtung nicht direkt zugänglich sind.

Beobachtungen und Analysen des Stotterns ergaben in Abhängigkeit von verschiedenen linguistischen Merkmalen folgende *Sprachcharakteristika*:

- Anfangslaute werden häufiger gestottert als die übrigen Laute eines Wortes; das Aussprechen von Konsonanten ist schwerer als das von Vokalen.
- Bei kurzen Wörtern wird weniger unterbrochen als bei langen.
- Am Anfang eines Satzes ist Stottern häufiger zu beobachten als bei Wörtern am Satzende.
- Bedeutungstragende Wörter werden häufiger gestottert (Substantive, Adjektive, Verben und Adverbien).

## 17.3.2 Ursachen

Bisher konnte kein monokausales ätiologisches Konzept definiert werden. Eine Erklärung im Sinne eines multifaktoriellen, multimodalen Phänomens ist am wahrscheinlichsten. Es gibt organische und psychologische Erklärungsversuche. Im allgemeinen geht man davon aus, dass somatische Faktoren für die Entstehung und Verursachung, psychologische Faktoren für die Entwicklung und Aufrechterhaltung des Stotterns verantwortlich sind.

Johannsen und Schulze beschreiben drei Faktorenbündel, welche für sich wirksam sind, miteinander in Beziehung stehen oder sich wechselseitig sowohl qualitativ als auch quantitativ beeinflussen können (Abb. 17.2). Die Wirksamkeit und

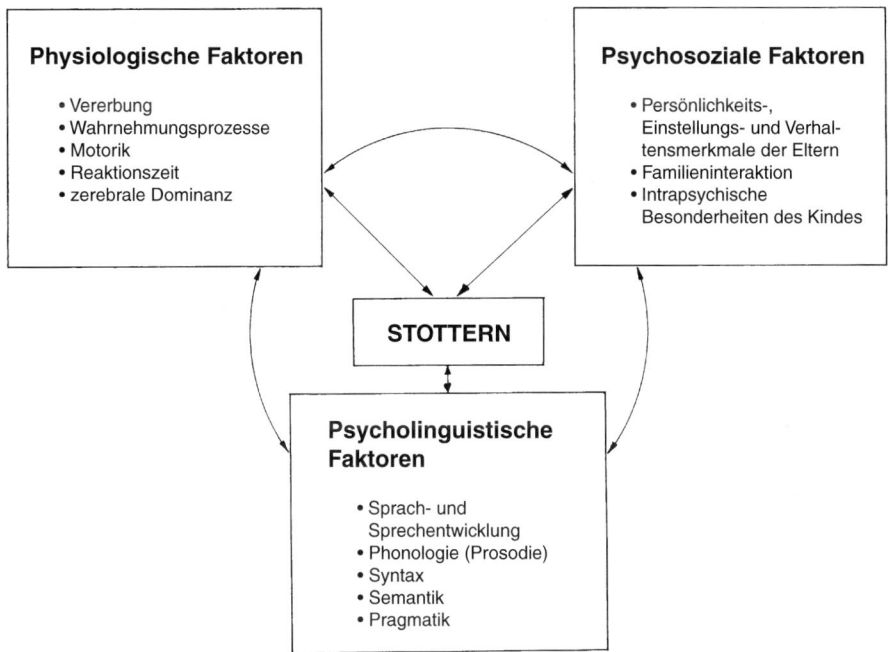

**Abbildung 17.2:** Modell der interaktiven Beziehung physiologischer, psychosozialer und psycholinguistischer Variablen für die Entstehung, die Aufrechterhaltung und den Verlauf des kindlichen Stotterns (nach Johannsen und Schulze, in: Kittel 1989, modifiziert).

gegenseitige Beeinflussung der einzelnen Faktoren (physiologische, psychosoziale und psycholinguistische) bleiben über die Zeit nicht konstant, sondern ändern sich stetig; daraus resultiert eine wechselnde Konstellation der Faktoren. Nach Starkweather kommt es zu einem Ungleichgewicht zwischen den Anforderungen an die sprachlichen Äußerungen des Kindes und seinen Fähigkeiten oder Kapazitäten. Sowohl zu hohe Anforderungen als auch zu geringe Fähigkeiten können zu dem Ungleichgewicht und damit zur Chronifizierung des Stotterns führen (Anforderungs- und Kapazitätenmodell).

Aus der Familien- und Zwillingsforschung ergeben sich Hinweise auf eine Vererbung der Disposition zum Stottern. In Familien mit Disposition zum Stotter-Syndrom lässt sich eine erhöhte Wahrscheinlichkeit (etwa 30–40 %) für ein erneutes Auftreten desselben feststellen. Das Verhältnis stotternder Knaben zu Mädchen beträgt durchschnittlich 4:1. Stottern tritt in allen Ländern der Welt unabhängig von der Landessprache in Erscheinung. In den westlichen Industrieländern wird die Häufigkeit mit etwa 4 % angegeben, der Anteil der erwachsenen Stotternden beträgt etwa 1 %.

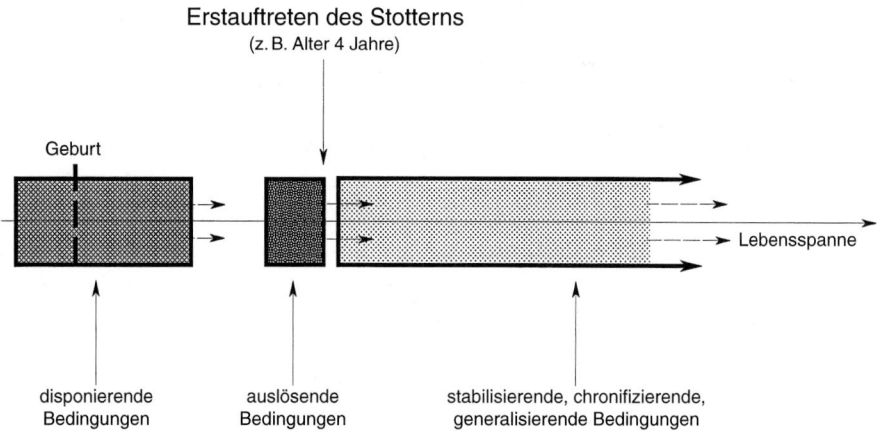

**Abbildung 17.3:** Ätiologische Bedingungskonstellation des kindlichen Stotterns (nach Schulze und Johannsen 1991).

### 17.3.3 Zum Entstehungsmechanismus des Stotterns

Disponierende Bedingungen (z. B. familiärer Sprachschwächetypus) werden als vorbestehend angenommen. Während der Sprachentwicklung können auslösende Bedingungen zum ersten Auftreten des Stotterns führen (Abb. 17.3). Erst durch den zusätzlichen Einfluss sog. stabilisierender, chronifizierender und generalisierender Bedingungen kommt es zur Entwicklung des «chronischen Stotterns».

Entwicklungsbedingte Sprechunflüssigkeiten können als Normvariante der Sprachentwicklung auftreten. Es kommt bei zirka 80 % der Kinder im Alter von 2 – 4 Jahren zu einer EUF. Daraus entwickelt sich nur in seltenen Fällen eine bleibende Symptomatik. Während diese sprachlichen Veränderungen von manchen Eltern als normal angesehen werden, können sie durch negative elterliche Reaktionen (z. B. Verunsicherung, Fehlbewertung, Besorgnis, Kritik) verstärkt werden.

### 17.3.4 Therapiemöglichkeiten

Aus den unterschiedlichen Ansichten über die Ursachen des Stotterns resultieren gegensätzliche Therapieansätze. Einerseits finden sich symptomatische Therapien, die auf den Abbau der sprachlichen Auffälligkeiten abzielen, andererseits werden psychotherapeutische Ansätze vertreten. Zunehmend finden sich komplexe Therapieansätze, die versuchen, der multifaktoriellen Genese des Stotterns gerecht zu werden. Die alleinige symptomatische Therapie wird heute von den meisten therapeutischen Schulen in Frage gestellt, es werden jedoch einzelne Gedanken aufgenommen, weiter ausgebaut und in komplexe Therapieansätze integriert.

Man kann vom Prinzip her eine *direkte Therapie* (es wird direkt am Sprechen, den Sprechunflüssigkeiten gearbeitet) und eine *indirekte Therapie* (Arbeit mit Bezugspersonen, Verbesserung der «Fähigkeiten», Änderung nichtsprachlicher Verhaltensweisen etc.) unterscheiden. Üblicherweise werden verschiedene Therapieansätze kombiniert, die Auswahl erfolgt individuell, abhängig von Patient und Therapeut. Wichtig ist die Akzeptanz des Therapieansatzes durch den Patienten.

Eine Auswahl an «*Bausteinen der Therapie*» ohne Anspruch auf Vollständigkeit soll die Vielzahl der Therapieansätze aufzeigen:

- *Entspannungsverfahren:* Eutonie nach Alexander; progressive Muskelentspannung nach Jacobson; Entspannungstraining nach Krech; autogenes Training nach Schultz

- *atemtechnische Hilfen:* Da die Atmung von Stotternden zur Überwindung der Sprechunflüssigkeit eingesetzt wird, können Atemübungen eine vorbereitende Maßnahme für die Sprechtherapie sein.

- *Sprechhilfen:* Diese sollen unsichtbar bleiben, es soll Takt oder Rhythmus unterstützt werden (manuell: Mitbewegungen, Klopfen; apparativ: Haptmetronom).

- *Sprechtechniken:* Unisono-Mitsprechmethode nach Liebmann; Schattensprechen: Patient spricht Vorgesprochenes mit geringer Verzögerung nach (eventuell mit Rollentausch); Stoppen: vor häufig gestotterten Wörtern wird abgebrochen, gestoppt; metrisches Sprechen: Patient passt seinen Sprechrhythmus einem Taktgeber (Metronom) an; prosodisches Üben: Ausgangspunkt dieser Methode ist der dynamische Aspekt beim Sprechen; Legato-Methode nach Seeman; logopädischer Rhythmus nach Maschka; Kaumethode nach Fröschels

- *Masking des Aussprache-Feedbacks:* Masking-Geräte werden wie Hörgeräte getragen; ein Geräusch verhindert die Eigenwahrnehmung der Sprache bzw. das akustische Feedback.

- *Verzögerte akustische Rückkopplung* (VAR) der eigenen Sprache: Dem Sprecher werden die eigenen Worte zeitlich verzögert über Kopfhörer angeboten.

- *Nichtvermeidungsmethoden (Non-Avoidance-Prinzipien):* Stottern kann erst dann langfristig abgebaut werden, wenn der Betroffene gelernt hat, mit dieser Symptomatik umzugehen. Stottern wird nicht verheimlicht, sondern in der Öffentlichkeit bekannt, Flucht- und Ausweichmechanismen werden bewusst nicht benutzt. Beispiele dafür: Rollentherapie nach Sheehan; Therapie nach van Riper mit vier Phasen: Identifikation – Desensibilisierung – Modifikation – Stabilisierung

- *In-Vivo-Übungen:* Mit Hilfe von Therapieeinheiten außerhalb des Therapiezimmers soll der Transfer in den Alltag gemeinsam mit dem Therapeuten erleichtert werden (Beispiele: einkaufen, nach dem Weg fragen, Auskünfte einholen etc.)

- *psychotherapeutische Verfahren:* Verhaltenstherapie; systemischer Ansatz: v. a. bei Kindern naheliegend; Gestalttherapie etc.

- *medikamentöse Therapie:* Eine alleinige medikamentöse Therapie ist nicht sinnvoll, da es zu keiner bleibenden Verbesserung der Symptomatik kommt. Bei sehr schweren Stotterformen kann es zunächst notwendig sein, eine medikamentöse Therapie mit Psychopharmaka zu beginnen, damit überhaupt eine andere Therapie möglich wird. In Einzelfällen kann auch die Injektion von Botulinum-Toxin in die Stimmlippen hilfreich sein.

- *Selbsthilfegruppen:* Diese bieten die Möglichkeit, aus der Isolation zu kommen, andere Betroffene kennenzulernen, Ängste abzubauen, soziale Kompetenz zu verbessern, und bieten ein sprachliches Experimentierfeld. Sie informieren Betroffene und Interessierte über das Phänomen Stottern und über Therapiemöglichkeiten.
  – Bundesvereinigung Stotterer-Selbsthilfe e.V. (BVSS) (Internet: www.bvss.de)
  – Österreichische Selbsthilfe Initiative Stottern (Internet: www.oesis.at)
  – Vereinigung für Stotternde und Angehörige (Internet: www.versta.ch)
  – International Stuttering Association (Internet: www.stutterisa.org)

- *Komplexe Therapieansätze:* Akzentmethode (nach Svend Smith): Es handelt sich um eine Ganzheitsmethode, bei der die gesamte Kommunikation beeinflusst wird. Richtige Atmung, Stimmgebung, Artikulation und Akzentuierung werden erarbeitet, das Sprechen erfolgt mit Nachdruck und in kurzen Sätzen. Sprechablauftraining nach Fernau-Horn: Die Ursache des Stotterns wird in ineinandergreifenden Sperrmechanismen – dem «Hemmzirkel» – gesehen, seine Wirksamkeit kann durch den «Ablaufzirkel» aufgehoben werden, bei dem Gemütsruhe durch Vorstellung von positiven Erlebnissen ausgelöst und dadurch der richtige Atem-, Ton- und Sprechablauf erzielt werden kann. Autosuggestive Maßnahmen werden zu Hilfe genommen; nach dem Ruhe- und Ablauftraining erfolgt ein Ermutigungs- und Ertüchtigungstraining, bei dem es gilt, sich in den Sprechsituationen des Alltags zu bewähren. Vorgehen nach van Riper: s. oben. Vorgehen nach Katz-Bernstein: vor allem bei Kindern. Lidcombe-Programm: In Australien entwickeltes Verfahren für Vorschulkinder. Vorgehen nach Wendlandt: sprachtherapeutische und psychotherapeutische Verfahren in Einzel- oder Gruppentherapie.

## 17.3.5 Altersabhängige Therapie

Die Wahl der Behandlungsform muss individuell erfolgen und hängt von der *Entwicklungsphase* und dem *Alter* des Patienten ab.

*Behandlungsformen beim Vorschulkind*

Wichtig ist die Prävention und Frühbehandlung «gefährdeter» Kinder. Dem Erstuntersucher (Arzt, Pädagoge, Psychologe, Logopäde) kommt hier eine entscheidende Aufgabe bei der Differenzialdiagnose und Bewertung der Sprechunflüssigkeiten zu. In Abhängigkeit davon, ob es sich um eine entwicklungsbedingte Sprechunflüssigkeit oder um ein echtes Stottern handelt, wird in einem Fall eine Beratung der Eltern bzw. eine Überwachung mit regelmäßigen Kontrolluntersuchungen, im anderen Fall eine Therapie erfolgen.

Beispiele für *direkte* Behandlungsformen sind:

- Veränderung des Sprechmusters des Kindes insgesamt oder in Teilaspekten (Veränderung des Sprechtempos, der Sprachmelodie, der Atmung, der Koartikulation und des Stimmeinsatzes)
- operante Verhaltensmodifikation (im Sinne eines «Verhaltensshaping»): Bereits vorhandene, flüssig gesprochene Anteile werden ausgeweitet; die Schwierigkeit der linguistischen Komplexität des Gesprochenen wird schrittweise erhöht.
- Erzielte Fortschritte werden mit Hilfe von Generalisierungs- und Transfermechanismen sowie spezifischen Nachsorgemaßnahmen erhalten.
- Änderung von Verhaltensweisen, Kognitionen und Gefühlen.

Bei der *indirekten* Therapie wird nicht am Sprechmuster oder Stottersyndrom des Kindes angesetzt. Die therapeutischen Maßnahmen konzentrieren sich einerseits auf die Bezugspersonen, wobei die Beziehung zwischen Therapeut und Kind umgangen wird (Ziel ist die Herbeiführung günstiger Kommunikationsbedingungen für das Kind), andererseits werden nichtsprachliche Verhaltensweisen des Kindes beeinflusst. Psychische, physiologische und linguistische Voraussetzungen zur Verbesserung der Sprechflüssigkeit werden geschaffen, die Fähigkeiten bzw. Kapazitäten des Kindes werden erhöht. Ansatzpunkte sind das Aufmerksamkeitsverhalten, die auditive Wahrnehmung, die Motorik (insbesondere die Mundmotorik) und die Sprache mit Wortschatz, Grammatik und Pragmatik.

In der Therapie stotternder Kinder werden zunehmend Methoden aus der Entwicklungspsychologie, der Spiel- und der Gestalttherapie miteinbezogen; z. B. sprachtherapeutische Arbeit nach Katz-Bernstein.

*Therapie von Schulkindern und Jugendlichen*

Es finden sich prinzipiell die gleichen Behandlungsformen. Während beim stotternden Vorschulkind die Betreuung in der Mehrzahl ambulant erfolgt, kann für ältere Kinder und Jugendliche eine (teil-)stationäre Behandlung von Vorteil sein.

In einer therapievorbereitenden diagnostischen Phase werden gemeinsam mit dem Patienten die Inhalte und der Ablauf der Therapie besprochen und geplant. Die jungen Patienten müssen mit der Art der Therapie einverstanden sein; abgebrochene Therapien führen meist zu Verstärkung der Chronizität, die Aussicht auf einen Erfolg bei späteren Behandlungen nimmt ab. Auf die anschauliche Vermittlung der sprechphysiologischen Zusammenhänge folgt ein Wahrnehmungstraining zum Kennenlernen der eigenen Symptome (Grund- und eventuelle Begleitsymptome).

Danach werden symptomreduzierende Sprechhilfen eingesetzt (z. B. Schattensprechen, metrisches Sprechen, prosodisches Üben oder die Anblasetechnik). Um die Wirkung der Sprechhilfen über die Übungssituation hinaus zu gewährleisten, werden die Anforderungen im Sinne einer schrittweisen Desensibilisierung erhöht. Künstliche Stressoren (Unterbrechung, Zeitdruck, variierende Aufmerksamkeit) werden eingeführt, um auf die natürliche Alltagssituation vorzubereiten.

*Therapie bei Erwachsenen*

In der Therapie des erwachsenen Stotternden steht nicht die Störung des Redeflusses und deren Verbesserung durch sprechtechnische Übungen im Vordergrund, sondern der Stotternde mit seinen Problemen. Es bestehen zwei unterschiedliche therapeutische Ansätze bezüglich des Therapieziels: das «fließende Sprechen» nach Shames und das «flüssige Stottern» nach van Riper.

Das Prinzip des «fließenden Sprechens» beinhaltet die Auffassung, dass es mit verschiedenen Therapiemethoden durchaus möglich ist, ein flüssiges Sprechmuster zu etablieren. Dafür werden Sprechtechniken (über Tempo, Lautstärke, Stimmeinsatz, Sprechmelodie, Koartikulation) und technische Geräte (Metronom, u. a.) verwendet.

Beim «flüssigen Stottern» kommt es durch die Anwendung von Non-avoidance-Prinzipien zu einer qualitativen Änderung der Stottersymptomatik.

Darüber hinaus finden Konzepte zur Selbsttherapie des Stotterns Anwendung, die im Rahmen von Selbsthilfegruppen realisiert werden.

# 17.4 Poltern

Das Poltern nimmt unter den Sprechstörungen eine Sonderstellung ein. Die Störung ist an bestimmte Persönlichkeitsmerkmale des Sprechers gebunden. Menschen, die poltern, gelten im nonverbalen Ausdrucksverhalten als eher extrovertiert, mitteilsam, impulsiv und hastig. Sie lassen eine enthemmte Psychomotorik erkennen.

## 17.4.1 Symptome

Das Sprechen ist durch eine hohe Sprechgeschwindigkeit (mehr als 300 Silben pro Minute) gekennzeichnet, die besonders innerhalb langer Wörter zunimmt. Die sprachlichen Ziele werden in allen Sprachleistungen, beim Spontansprechen und beim lauten Lesen undeutlich realisiert. Unbetonte Silben werden übersprungen, zwischen langen und kurzen Vokalen wird nicht unterschieden. Die Verständlichkeit gepolterten Sprechens bewegt sich für den Zuhörer auf einem Kontinuum zwischen unauffällig und unverständlich. Die eingeschränkte artikulatorische Deutlichkeit des Gesprochenen ist bedingt durch einen hastigen, übereilten Sprechablauf, der nicht synchron mit den langsameren Exspirations- und Phonationsbewegungen einhergeht.

Der Sprechmechanismus ist anatomisch und funktionell intakt.

Nonverbale Ausdrucksbewegungen scheinen mangelhaft integriert zu sein. Wahrscheinlich ist auch die sensorische Verarbeitung speziell im Sinne der auditiven Aufmerksamkeit beeinträchtigt.

## 17.4.2 Ursachen

Die Ätiologie ist ungeklärt, es werden hirnorganische Ursachen angenommen. Als Hinweis auf einen pathologischen Organbefund gibt es in vielen Fällen ein verändertes EEG. Als unspezifische Ursache wird eine Diskrepanz zwischen Geschwindigkeit des Denkens und der (senso-)motorischen Fähigkeit zum Sprechen angenommen.

Poltern tritt familiär gehäuft auf, wobei das Vorliegen eines Sprachschwächetypus das Auftreten begünstigt; nicht selten in Kombination mit einer Lese-Rechtschreibschwäche (Legasthenie).

## 17.4.3 Therapie

Ziel ist die Verringerung der Sprechgeschwindigkeit durch Verbesserung der auditiven Aufmerksamkeit und der sensomotorischen Geschicklichkeit für die prosodische Gestaltung von sprachlichen Inhalten.

Eine häufig geübte Technik ist das laute Lesen von sprachlichen Einheiten zunehmender Länge mit Variationen der sinnfreien und sinnvollen Bestandteile. Weitere Möglichkeiten bestehen in der Verwendung eines Lesefensters und im Rückwärtslesen.

Wichtig ist die Aufklärung des Betroffenen über die Zusammenhänge zwischen physiologischen Parametern der Sprecherzeugung in Verbindung mit der nonverbalen Körpermotorik sowie der Aufbau von sozialen und kommunikativen Verhaltensformen.

**Tabelle 17.2:** Differenzierung Poltern/Stottern.

| Merkmal | Poltern | Stottern |
|---|---|---|
| Störungsbewusstsein | besteht nicht | besteht |
| Beginn | immer graduell, zusätzlich mit Sprachentwicklungs-störung | meist in der Kindheit |
| Verlauf | kontinuierlich, keine Begleitsymptome | spontane Remission, fluktuierend, häufig Begleitsymptomatik |
| Verbindung mit anderen Kommunikationsstörungen | möglich: Dyslalie, Dyslexie, Dysgraphie, Dysgrammatismus | meist keine |
| Psychomotorik | allgemein dysrhythmisch | emotional gehemmt |
| Musikalität | gering bis fehlend | normal |
| Symptomatik | Auslassungen, Umstellungen | Repetitionen, Prolongationen, Blocks |
| Schriftsprache betroffen | ja | nein |
| Aufmerksamkeit | verbessert Symptomatik | verschlechtert Symptomatik |
| Alkohol | verschlechtert Symptomatik | verbessert Symptomatik |
| verzögerte auditive Rückkopplung (Lee-Effekt) | verschlechtert Symptomatik | verbessert Symptomatik |

## 17.4.4 Prognose

Während sich die allgemeine Sprachschwächesymptomatik oft günstig entwickelt, bleibt das Poltern meist bis ins Erwachsenenalter bestehen.

## 17.4.5 Differenzierung Poltern/Stottern

Die beiden Formen der Sprechunflüssigkeit unterscheiden sich in den angeführten Merkmalen (Tab. 17.2.). Poltern und Stottern können aber auch in Kombination als «Polter-Stottern» auftreten.

# Literatur

Alexander, G.: Eutonie. Ein Weg der körperlichen Selbsterfahrung. Kösel-Verlag, München, 1976.

Arentsschild, O. v., Koch, A.: Sprach- und Sprechstörungen. In: Biesalski, P., Frank, F., (Hrsg) Phoniatrie–Pädaudiologie. Thieme, Stuttgart, New York, 1994.

Becker, K.P., Wlassowa N.A., Asatiani N.M., Beljakowa, L.J., Hey, W.: Stottern. 2. Aufl., Volk und Gesundheit, Berlin, 1988.

Böhme, G.: Redeflussstörungen. In: Sprach- Sprech-, Stimm- und Schluckstörungen. Band 1: Klinik. 3. Auflage, Gustav Fischer Verlag, Stuttgart-Jena-Lübeck-Ulm, 1997; 83–100.

Dt. Ges. f. Kinder- und Jugendpsychiatrie und Psychotherapie u.a. (Hrsg.): Leitlinien zur Diagnostik und Therapie von psychischen Störungen im Säuglings-, Kindes- und Jugendalter. Stottern, Poltern. Deutscher Ärzte Verlag, 2. überarbeitete Auflage 2003.

Fernau-Horn, H.: Die Sprechneurosen. 3. Auflage Hippokrates-Verlag, Stuttgart, 1977.

Fiedler, P., Standop, R.: Stottern. Ätiologie, Diagnose, Behandlung. 4. Aufl. Psychologie-Verlags-Union, Urban und Schwarzenberg, München, Weinheim, 1994.

Fröschels, E.: Chewing method as therapy. Arch. Otolaryngol. 1952; 56: 427–434.

Führing, M., Lettmayer, O., Elstner, W., Lang, H.: Die Sprechfehler des Kindes und ihre Beseitigung. 9. Aufl. Österr. Bundesverlag, Wien, 1985.

Grohnfeldt, M. (Hrsg.): Störungen der Redefähigkeit. Handbuch der Sprachtherapie, Band 5. Edition Marhold im Wiss.Verlag Spiess, Berlin, 1992.

Gutzmann, A.: Das Stottern und seine gründliche Beseitigung durch ein methodisch geordnetes und praktisch erprobtes Verfahren. Berlin, 1879; zitiert in Fiedler, P., Standop, R.: Stottern. Ätiologie, Diagnose, Behandlung. 1. Aufl. Psychologie-Verlags-Union. Urban und Schwarzenberg, München, Weinheim, 1986.

Hansen, B., Iven, C.: Stottern und Sprechflüssigkeit. Urban & Fischer, 2002.

Heese, G.: Zur Verhütung und Behandlung des Stotterns. Marhold, Berlin, 1962.

Heidemann-Tagmann, B., Motsch, H.-J.: Stottern im Kindes- und Erwachsenenalter. In: Pascher, W., Bauer, H. (Hrsg.): Differentialdiagnose von Sprach-, Stimm- und Hörstörungen. Thieme, Stuttgart, New York, 1984.

Heinemann, M.: Sprech- und Sprachstörungen. In Berendes, J. (Hrsg.): Einführung in die Sprach- und Stimmheilkunde. Springer, Berlin, Heidelberg, New York, 1987.

Hildebrand, M.: Wenn ich fließend sprechen könnte. Schulz-Kirchner, Idstein, 1999.

Huber, A., Onslow, M.: Intervention bei frühem Stottern: das Lidcombe Programm. Die Sprachheilarbeit, Vol 5, 2001, S. 219–223.

Jacobson, E.: Progressive Relaxation. University of Chicago Press, Chicago, 1938.

Johannsen, H.S. u. Mitarb.: Stottern im Kindesalter – Forschungsperspektiven. Sprache-Stimme-Gehör 15, 1991.

Johannsen, H.S., Schulze, H. (Hrsg.): Praxis der Beratung und Therapie bei kindlichem Stottern – Werkstattbericht. Phoniatrische Ambulanz der Univ. Ulm, 1993.

Katz-Bernstein, N.: Aufbau der Sprach- und Kommunikationsfähigkeit bei redeflussgestörten Kindern – Ein sprachtherapeutisches Übungskonzept. 4. Aufl., Ed. SZH, Schweizer. Zentralstelle für Heilpädagogik, Luzern, 1990.

Kittel, G.: Phoniatrie und Pädaudiologie. Deutscher Ärzte-Verlag, Köln, 1989.

Krech, H.: Das Entspannungstraining (ET). In: Jakobi, H. (Hrsg.): Phoniatrie. Barth, Leipzig, 1963; 148–153.

Liebmann, A.: Vorlesungen über Sprachstörungen. 9. Heft: Die psychische Behandlung von Sprachstörungen. Coblentz, Berlin, 1914.

Maschka, F.: Das Problem des Stotterns im Rahmen der Reflexlehre. Sprachheil.-Arb. 6, 1961.

Mielke, U., David, H., Hoppe, D., Stoll, A.: Stottern. Ursachen, Bedingungen, Therapie. Ullstein Mosby, Berlin, 1993.

Motsch, H.J.: Problemkreis Stottern. Theoretische und therapeutische Neuorientierung. Marhold, Berlin, 1979.

Motsch, H.J.: Stottern. In: Aschenbrenner H., Rieder K. (Hrsg.): Sprachheilpädagogische Praxis, Jugend und Volk, Wien, 1980.

Nagel-Jancak, E.: Verhaltenstherapie bei erwachsenen Stotterern. Ein therapeutisches Übungsprogramm. Orac-Verlag, Wien, 1993.

Natke, U.: Stottern. Verlag Hans Huber, Bern 2000.

Richter, E.: Wenn ein Kind anfängt zu stottern. Reinhardt, München, 1998.

Riper, Ch. van: The nature of stuttering, 2nd ed., Prentice Hall, Englewood Cliffs, 1982.

Riper, Ch. van: Die Behandlung des Stotterns. Bundesvereinigung Stotterer-Selbsthilfe e.V., Solingen, 1986.

Rothe, K.C.: Die Umerziehung. Mahold, Halle, 1929.

Sandrieser, P., Schneider P.: Stottern im Kindesalter. Forum Logopädie. 2. Auflage. Thieme, Stuttgart 2004.

Schilling, A.: Die Behandlung des Stotterns. Folia Phoniatrica, 1965; 17: 365–385.

Schindler A.: Stottern erfolgreich bewältigen. Midena, 1998.

Schoenacker, Th.: Die frühen Kindheitserinnerungen als Zugangstor zum Lebensstil – Stottertherapie mit Erwachsenen. Sprache-Stimme-Gehör 6, 1982.

Schultz, J.H.: Das Autogene Training. 16. Aufl., Thieme, Stuttgart, 1979.

Schulze, H., Johannsen, H. S.: Stottern bei Kindern im Vorschulalter. Theorie, Diagnostik, Therapie. Phoniatrische Ambulanz der Univ. Ulm, 1986.

Schulze, H.: Dysfluency-Syndrome. In: Kittel, G. (Hrsg.): Phoniatrie und Pädaudiologie. Deutscher Ärzte-Verlag, Köln, 1989.

Schulze, H., Johannsen, H. S.: Differntialdiagnose der Sprechunflüssigkeiten im Vorschulalter: Entwicklungsunflüssigkeit oder Stottern? Sprache-Stimme-Gehör, 1987; 11: 54–60.

Schulze, H., Sieron, J., Rommel, D., Johannsen, H. S.: Ätiologie des kindlichen Stotterns. Forschungsmethodische Implikationen. Die Sprachheilarbeit, 1991; 36: 99–107.

Seeman, M.: Sprachstörungen bei Kindern. 4. Aufl., VEB Volk und Gesundheit, Berlin, 1974.

Shames, G.H., Florance, C.L.: Stutter-free Speech: A Goal for Therapy. Charles E. Merrill, Columbus, 1980.

Sheehan, J.G.: Stuttering: Research and Therapy, Harper & Row, New York, 1970.

Smith, S., Thyme, K.: Die Akzentmethode und ihre theoretischen Voraussetzungen. Spezial-Pädagogischer Verlag, Flensburg, 1980.

Stangl, H.: Stationäre mehrdimensionale Verhaltenstherapie bei stotternden Kindern und Jugendlichen – Ein Erfahrungsbericht. Sprache-Stimme-Gehör, 8, 1984.

Stewart, T., Turnbull, J.: Redeflussstörungen bei Kindern und Jugendlichen. Stottertherapie in der Praxis. Gustav Fischer Verlag, Ulm-Stuttgart-Jena-Lübeck, 1998.

Tunner, W.: Analyse und Modifikation des Stotterns. In: Kraiker, C. (Hrsg.): Handbuch der Verhaltentherapie. Kindler, München, 1974; 445–464.

Videos der Bundesvereinigung der Stotterer-Selbsthilfe e.V., Köln.

Wendlandt, W.: Sprachstörungen im Kindesalter. Thieme, Stuttgart New York (1992).

Wendlandt, W.: Verhaltenstherapeutisches Sprachtrainingsprogramm für stotternde Kinder und Jugendliche. Mahold, Berlin, 1979.

Wendlandt, W.: Verhaltenstherapie des Stotterns, Beltz, Weinheim, 1980.

Wendlandt, W.: Zum Beispiel Stottern. Leben lernen. Heft 56. Pfeiffer Verlag, München, 1984.

Wendlandt, W.: Zur In-vivo-Arbeit in der Therapie des Stottern. Sprache-Stimme-Gehör 8, 1984.

Wendlandt, W.: Stottern ins Rollen bringen – Die Kiesel des Demosthenes. Bundesvereinigung der Stotterer-Selbsthilfe e.V., Köln, 1994.

Wirth, G.: Sprachstörungen, Sprechstörungen, Kindliche Hörstörungen. 4. Aufl. Deutscher Ärzte-Verlag, Köln, 2000.

# 18. Grundlagen V: Ohr und Gehör

Zum Ohr im medizinischen Sinn gehören (**Abb. 18.1**):
- das äußere Ohr
- das Mittelohr
- das Innenohr
- der Hörnerv und die zentrale Hörbahn.

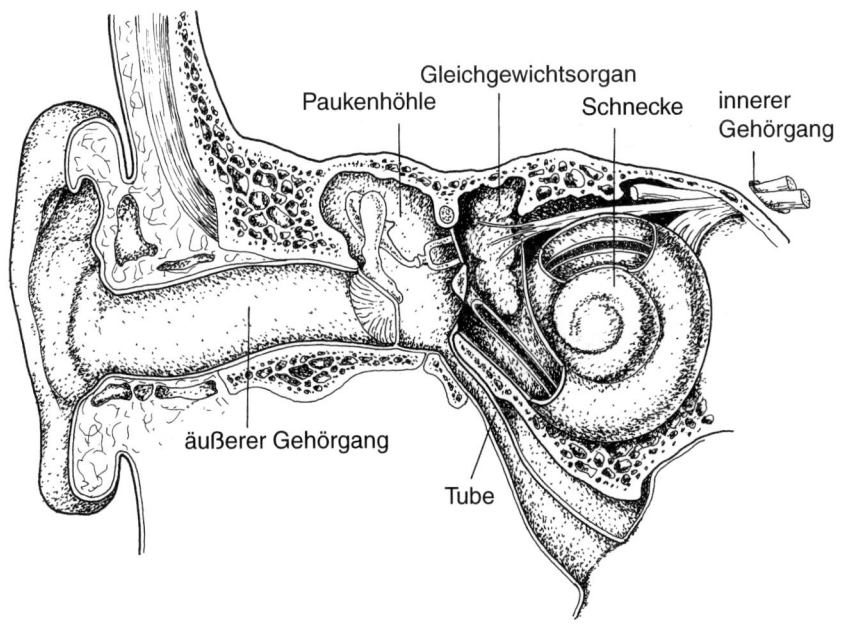

**Abbildung 18.1:** Schnitt durch das Ohr.

# 18.1 Das äußere Ohr

## 18.1.1 Anatomischer Aufbau des äußeren Ohres

Die *Ohrmuschel* besteht aus einem Gerüst aus elastischem Knorpel, der ein charakteristisches Relief aufweist und von Haut (mit Haaren und Drüsen) überzogen ist.

Der *äußere Gehörgang* wird von einem mit Haut ausgekleideten Tunnel von etwa 3 cm Länge gebildet. Er besteht aus zwei Anteilen:

- knorpeliger Anteil: Der Ohrmuschelknorpel setzt sich in den Gehörgang hinein fort und bildet die Gehörgangswand; die bedeckende Haut enthält Haare und die Ohrschmalzdrüsen.

- knöcherner Anteil: Die mittelohrnahe Hälfte des äußeren Gehörganges weist eine knöcherne Wand auf, die von einer dünnen, unmittelbar dem Knochen aufliegenden Haut bedeckt ist.

Zwischen knorpeligem und knöchernem Anteil besteht ein leichter Knick. Zum Mittelohr hin wird der äußere Gehörgang durch das Trommelfell, welches ebenfalls von einer dünnen Haut überzogen ist, abgeschlossen.

## 18.1.2 Funktion

Die Ohrmuschel ist bei vielen Säugetieren beweglich und als Schalltrichter wirksam, beim Menschen für das Gehör jedoch nur von geringer Bedeutung (Richtungshören bei hochfrequentem Schall). Aufgaben des äußeren Gehörganges sind die Schallzuleitung von außen zum Trommelfell (einschließlich einer Verstärkung des Schalldrucks durch Eigenresonanz) sowie der Schutz des Trommelfells und des dahinterliegenden Mittelohres (durch Haare, Ohrschmalz, Knickbildung).

# 18.2 Das Mittelohr

## 18.2.1 Anatomischer Aufbau

Das *Trommelfell*, eine zarte Membran von ca. 1 cm Durchmesser, bildet die Grenze zwischen äußerem Gehörgang und Paukenhöhle (Abb. 18.2). Es ist leicht trichterförmig nach innen gewölbt und außerdem schrägstehend. Ins Trommelfell ist

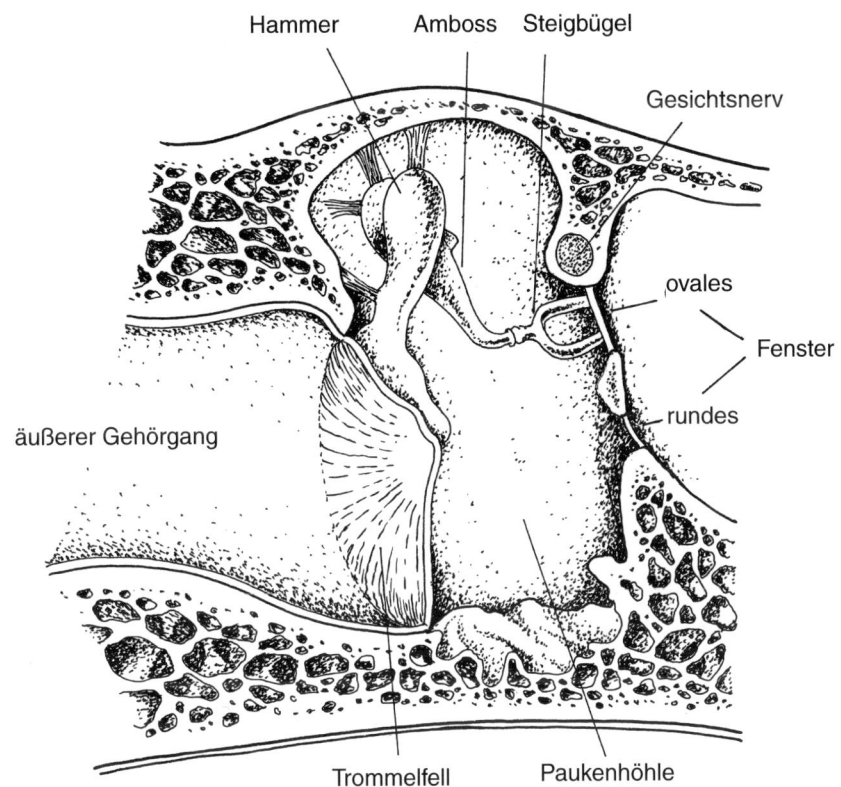

**Abbildung 18.2:** Schnitt durch die Paukenhöhle.

der Hammergriff eingewoben. Man unterscheidet am Trommelfell verschiedene Details, deren Untersuchung eine Beurteilung des Zustandes des Mittelohres ermöglicht.

Die *Gehörknöchelchen* – Hammer, Amboss und Steigbügel – bilden die Schall-leitungskette zwischen Trommelfell und ovalem Fenster. Die Bewegungen des Trommelfells werden auf den Hammer übertragen, über ein Gelenk weiter auf den Amboss und von diesem wiederum gelenkig auf den Steigbügel weitergeleitet, dessen Fußplatte beweglich im ovalen Fenster befestigt ist und die Vibrationen an die Innenohrflüssigkeit weitergibt.

Die *Binnenohrmuskulatur* besteht aus zwei kleinen Muskeln, die vom Hammer bzw. vom Steigbügel zur Wand der Paukenhöhle ziehen. Sie kontrahieren sich bei lauter Beschallung und versteifen dadurch die Gehörknöchelchenkette (Dämp-fungsfunktion).

Der hinter dem Ohr gelegene *Warzenfortsatz* (Processus mastoideus; Mastoid) enthält lufthaltige Zellen, die mit der Paukenhöhle in Verbindung stehen und in ihrer Ausbildung je nach biologischer Potenz der Mittelohrschleimhaut eine große Variabilität aufweisen. Als Funktion dieser Hohlräume wird eine Gewichtseinsparung sowie eine Dämpfung der Kaugeräusche angenommen.

Die *Tube* (Eustachische Röhre; Ohrtrompete) ist ein enger, zum Teil nur spaltförmiger Gang von der Paukenhöhle zum Nasenrachenraum. Sie stellt eine Verbindung zur Außenwelt her und führt dem Mittelohr die für eine ungestörte Funktion erforderliche Luft zu. Der Druckausgleich erfolgt bei Öffnung der Tube durch Gaumensegelbewegungen (Schlucken, Gähnen). Eine normale Tubenfunktion ist auch Voraussetzung für eine biologisch aktive, gesunde Mittelohrschleimhaut.

## 18.2.2 Funktion

Die auf das Trommelfell auftreffenden Schallwellen versetzen dieses in Schwingungen, welche über die Gehörknöchelchenkette weitergeleitet und von der Steigbügelfußplatte in das Innenohr weitergegeben werden. Dabei findet eine Umwandlung von Bewegungsenergie mit geringem Druck (am Trommelfell) in Druckenergie mit nur kleiner Bewegungskomponente (am ovalen Fenster) statt. Durch die unterschiedlichen Flächen von Trommelfell und ovalem Fenster («Stöckelschuheffekt») sowie durch die Hebelwirkung der Gehörknöchelchen ergibt sich dabei eine *Schalldruckerhöhung* auf mehr als das 20-fache. Im ovalen Fenster werden die Bewegungen der Steigbügelfußplatte auf die Flüssigkeit der Innenohrräume übertragen. Zum Druckausgleich für die Innenohrflüssigkeit dient das runde Fenster. Der Sinn dieser Schalldruckverstärkung ist eine Impedanzangleichung: Bei direktem Auftreffen von Schall auf das ovale Fenster könnte nur maximal 1 % der Schallenergie ins Innenohr weitergeleitet werden, dank des Mittelohres sind es etwa 60 %.

## 18.2.3 Untersuchungsmethoden

Eine direkte Inspektion der Mittelohrräume ist bei intaktem Trommelfell nicht möglich. Das Trommelfell, das mit dem Ohrtrichter unter Anhebung des knorpeligen Anteils des äußeren Gehörgangs inspiziert werden kann, dient jedoch als «Spiegel des Mittelohres», denn Mittelohrerkrankungen bewirken meist Veränderungen an den Details des Trommelfells, die dem Facharzt eine Diagnose ermöglichen. Als weitere Untersuchungsmöglichkeiten zum Nachweis pathologischer

Mittelohrveränderungen stehen die audiometrische Überprüfung der Schallübertragungsfunktion, röntgenologische Untersuchungen sowie die Tympanotomie (mikrochirurgische Eröffnung des Mittelohres) zur Verfügung.

# 18.3 Das Innenohr

## 18.3.1 Anatomischer Aufbau

Das Innenohr wird auch als *Labyrinth* bezeichnet und enthält das *Gleichgewichtsorgan* und das eigentliche *Hörorgan*. Es besteht aus einer Reihe miteinander in Verbindung stehender, mit Flüssigkeit (Perilymphe) gefüllter Hohlräume im Felsenbeinknochen (knöchernes Labyrinth). Darin eingebettet sind die schlauch- bzw. bläschenförmigen, ebenfalls flüssigkeitsgefüllten (Endolymphe) und miteinander in Verbindung stehenden Sinnesorgane (häutiges Labyrinth).

Das *Gleichgewichtsorgan* besteht aus den zwei Vorhofbläschen, deren Sinneszellen mit Hilfe von kleinsten Kalksteinchen lineare Beschleunigungen und die Kopfhaltung im Verhältnis zur Schwerkraft registrieren sowie den drei Bogengängen, die in den drei Raumebenen angeordnet sind und deren Sinneszellen Drehbewegungen registrieren.

Das *Hörorgan* (Schnecke; Cochlea) liegt in einem schneckenartig gewundenen Gang im Knochen mit (beim Menschen) $2\frac{1}{2}$ Windungen. Die obere und untere Hälfte des Ganges sind durch die Basilarmembran in die Vorhoftreppe und die Paukentreppe unterteilt, welche in der Schneckenspitze miteinander in Verbindung stehen. Auf der Basilarmembran sitzt, von der Vorhoftreppe durch die Reissner'sche Membran getrennt, der Endolymphschlauch (Schneckengang) mit dem eigentlichen Sinnesorgan (*Corti'sches Organ*) (Abb. 18.3). Es enthält die Sinneszellen (innere und äußere Haarzellen), Stützzellen und die mit den Haaren der Sinneszellen in Verbindung stehende Deckmembran. In der menschlichen Cochlea gibt es ca. 3000 innere und ca. 12 000 äußere Haarzellen, die sich morphologisch und funktionell voneinander unterscheiden. In der äußeren Wand des Schneckengangs liegt eine gefäßreiche Gewebsschicht. Die Sinneszellen stehen mit Nervenendigungen in Verbindung, welche zur Schneckenspindel ziehen und dort mit ihren Zellkörpern das Spiralganglion bilden. Von dort nimmt dann der Hörnerv seinen Ausgang. Die afferenten Nervenfasern enden zu 90 bis 95 % an den inneren Haarzellen, den eigentlichen sensorischen Rezeptorzellen des Hörorgans. Efferente Fasern ziehen fast ausschließlich zu den äußeren Haarzellen und haben wahrscheinlich einen Einfluss auf das Steuersystem der äußeren Haarzellen im Rahmen der aktiven Verstärkerprozesse in der Cochlea.

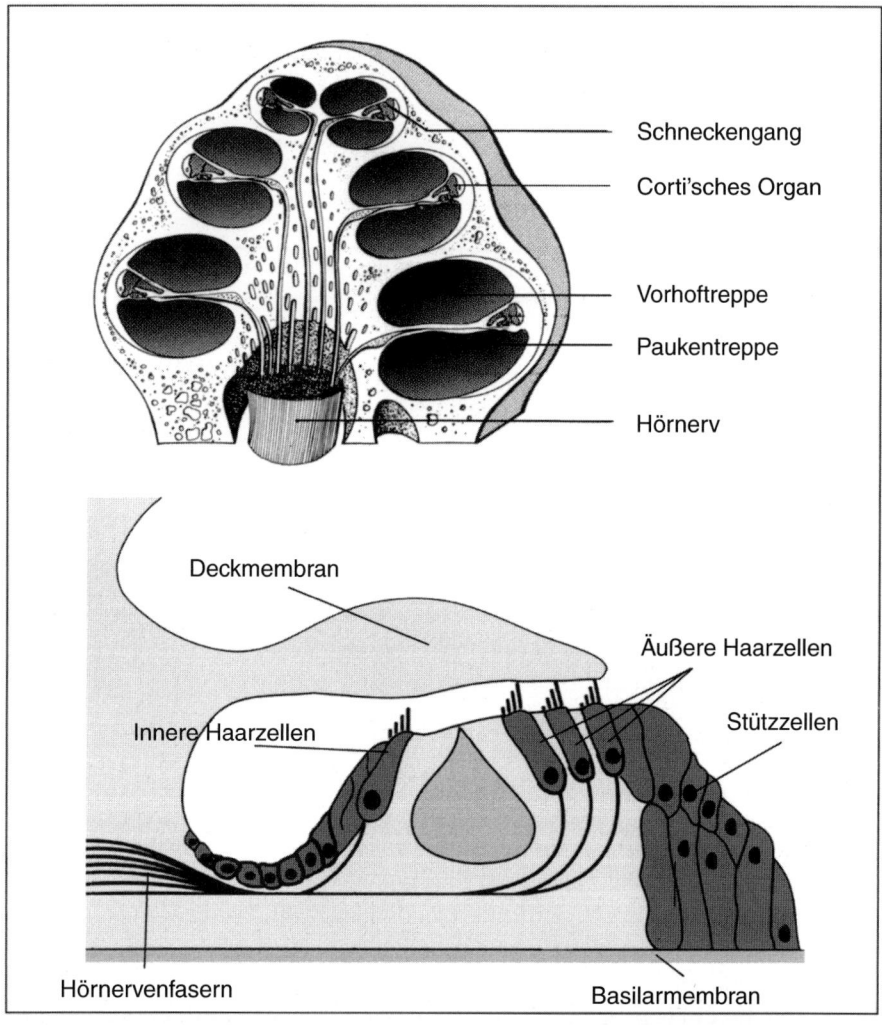

Schneckengang

Corti'sches Organ

Vorhoftreppe

Paukentreppe

Hörnerv

Deckmembran

Äußere Haarzellen

Stützzellen

Innere Haarzellen

Hörnervenfasern

Basilarmembran

**Abbildung 18.3:** Oben: Schnitt durch die Schnecke. Unten: Das Corti'sche Organ.

## 18.3.2 Funktion des Corti'schen Organs

Die *Cochlea* ist das eigentliche akustische Sinnesorgan des Gehörs. Es hat die Aufgabe, Schallereignisse (akustische Informationen) in neurale Signale zu übersetzen. Diese komplexe Aufgabe wird durch zwei Funktionen gelöst:

- *Frequenzanalyse:* bestimmte Frequenzen werden örtlich bestimmten Bereichen der Nervenfasern zugeordnet. Diese Verschlüsselung der Frequenz wird als Tonotopie bezeichnet – makromechanische Funktion.

- *biomechanische Verstärkung:* Schwingungen niedriger Amplitude werden aktiv mit Hilfe des kochleären Verstärkers vergrößert – mikromechanische Funktion.

Reizverteilung (makromechanische Funktion): Die Cochlea führt eine passive Frequenzanalyse durch. Nach der Wanderwellentheorie von Békésy führen die von der Steigbügelfußplatte auf die Perilymphflüssigkeit übertragenen Druckschwankungen zur Ausbildung einer Flüssigkeitsdruckwelle in der Schnecke; die Frequenz der anregenden Schwingung bestimmt dabei die Lage des Wellenmaximums der so entstehenden Wanderwelle der Basilarmembran: bei tiefen Frequenzen in der Schneckenspitze, bei hohen Frequenzen in der Schneckenbasis – Frequenz-Ortsabbildung (Abb. 18.4).

Schallverarbeitung (mikromechanische Funktion): Das Auflösungsvermögen der passiven Wanderwellen ist für eine differenzierte akustische Analyse viel zu grob. Die mikromechanische Funktion der Cochlea dient der Feinabstimmung. Die äußeren Haarzellen besitzen die Fähigkeit zu aktiven, rhythmischen Kontrakturen (bis zu 30 000 Hz), die eine Vergrößerung von Schwingungen mit niedriger Amplitude ermöglichen (*kochleärer Verstärker*). Durch diese Amplitudenverstärkung und aktive Feinabstimmung wird eine scharfe und kontrastreiche Abbildung auf der Basilarmembran möglich. Das Frequenzunterscheidungsvermögen der Cochlea ist Grundlage für die Sprachdiskrimination.

Nach dieser Vorverarbeitung wird die Spitze der Wanderwelle von den inneren Haarzellen aufgenommen. Im Bereich des Wellenmaximums werden durch eine Auslenkung der Basilarmembran die Härchen der Sinneszellen gegenüber der Deckmembran verschoben. Es entstehen dadurch Veränderungen des elektrischen Potenzials der inneren Haarzellen und in der Folge wird diese Sinneszellerregung auf die anliegenden Nervenendigungen übertragen. Die inneren Haarzellen wandeln den physikalischen Reiz der akustischen Schwingung in Nervenpotenziale um (*Transduktion*).

## 18.3.3 Untersuchungsmethoden

Zur Untersuchung des Innenohres werden röntgenologische Untersuchungen (Nachweis pathologischer Veränderungen) und Funktionsprüfungen des Hör- und Gleichgewichtsorgans (Audiometrie; Gleichgewichtsprüfungen) herangezogen.

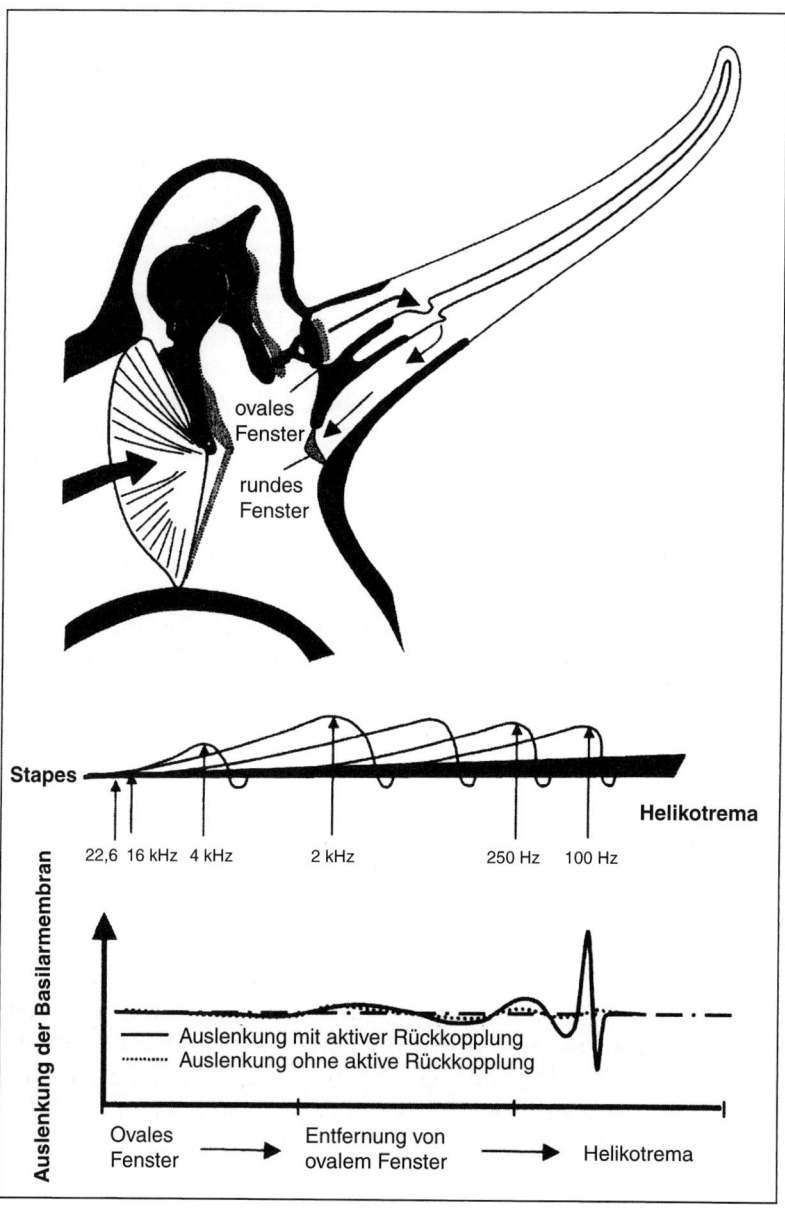

**Abbildung 18.4:** Oben: Übertragung der Schwingungen vom Trommelfell über Mittelohrstrukturen und Auslösung einer Wanderwelle in der Schnecke (Cochlea abgerollt). Mitte: Frequenz-Ortsabbildung (Tonotopie): Maximum der Auslenkung an unterschiedlichen Orten der Basilarmembran. Unten: Auslenkung der Basilarmembran bei Stimulation mit einer einzigen Frequenz und verstärkte Wanderwelle durch aktive Biomechanik (kochleärer Verstärker) (mod. nach Zenner, 1994).

# 18.4 Hörnerv und zentrales Hörsystem

## 18.4.1 Anatomischer Aufbau

Von den Sinneszellen der Cochlea ziehen die Nervenfasern des *Hörnervs* zur Schneckenspindel und bilden dort mit ihren Zellkörpern das Spiralganglion. Die retrokochleäre Weiterleitung erfolgt gemeinsam mit den Nervenfasern aus dem Gleichgewichtsorgan als VIII. Hirnnerv (N. statoacusticus; N. cochleovestibularis) durch den inneren Gehörgang (Knochenkanal) aus dem Felsenbein hinaus zum Hirnstamm. Dort endet der Hörnerv in den Akustikuskernen. Neben den afferenten Fasern enthält der Hörnerv auch efferente Anteile, die aus dem Hirnstammbereich zur Cochlea ziehen.

Die *zentrale Hörbahn* zieht von den Akustikuskernen des Hirnstamms großteils gekreuzt über verschiedene Kerngebiete zum Mittelhirn, weiter zum Zwischenhirn und letztlich zur Großhirnrinde (akustisches Rindenzentrum im Schläfenlappen). Von jedem Ohr gelangen Impulse zu beiden Hirnhälften. Die höheren Hörbahnstrukturen sind mit anderen sensorischen und nicht-sensorischen Zentren auf verschiedenen Ebenen des Zentralnervensystems verbunden. Das *primäre Hörzentrum* ist mit sog. Projektionsfeldern verbunden, die aufgrund ihrer Spezialisierung für die weiteren auditiven Verarbeitungsprozesse notwendig sind (**Abb.18.5**).

## 18.4.2 Funktion des zentralen Hörsystems

Die Hörbahnstrukturen einschließlich der Hörrinde sind ein leistungsfähiges Verarbeitungssystem. Schalllokalisation und Schallidentifikation sind hierbei die beiden wichtigsten Funktionen.

Die *Schalllokalisation* wird durch eine Verschaltung der beidseitigen auditorischen Informationen im Hirnstammbereich ermöglicht. Die *Schallidentifikation* ist eine kognitive Großhirnfunktion, die auf Erfahrung und Erlernen beruht und eine vorhergehende Verarbeitung der Schallinformation in der Cochlea und im Hirnstamm voraussetzt. Die Schallidentifikation schließt die Trennung von «erwünschten» Schallquellen gegenüber «störenden» Schallquellen (z. B. Lärm) mit ein. Hören von Musik kann als eine spezialisierte Art der Schallidentifikation aufgefasst werden.

Den einzelnen Strukturen können folgende Funktionen zugeordnet werden:

● unterer Hirnstamm: Schalllokalisation, Aufmerksamkeit

● Mittelhirn: Zusammensetzung von Klangbildern

- Zwischenhirn: Wohl- und Missempfindungen; Umschaltung zu vegetativen Zentren
- Großhirnrinde: bewusstes Hören.

Die Verarbeitung der Schallmuster erfolgt nach Frequenz- und Zeitkodierungsstrategien (Tab. 18.1).

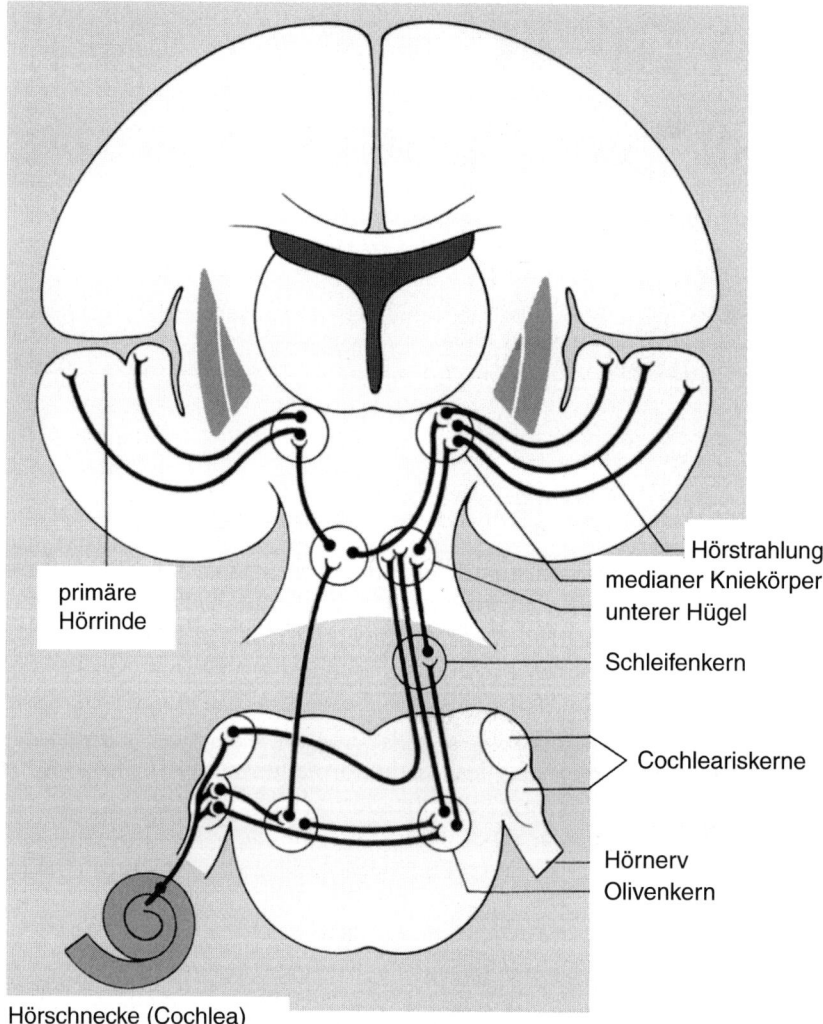

**Abbildung 18.5:** Zentrale Hörbahn mit afferentem System (mod. n. Naumann et al., 1994).

**Tabelle 18.1:** Zentral-auditive Verarbeitung.

| |
|---|
| 1. Schall-Lokalisation und -Lateralisation<br>2. Auditive Diskrimination<br>3. Auditive Mustererkennung |
| 4. Zeitauflösung<br>5. Zeitliche Maskierung (Verdeckung)<br>6. Zeitliche Integration<br>7. Zeitliche Anordnung |
| 8. Fähigkeit, verzerrte (reduzierte) bzw. konkurrierende Signale zu identifizieren und wiederzuerkennen (z.B. Figur-Hintergrund-Erkennung) |
| (4.–7. = zeitliche Information, 8. umfasst alle anderen sieben Aufgaben) |

Im zentralen Hörsystem sind die Neuronen auf bestimmte Merkmale des Schallmusters spezialisiert (Merkmalsextraktion). Die Zahl der Neuronen und deren Spezialisierung nimmt zu den höheren Zentren bis zum Hörkortex zu. Es wird nur der Informationsgehalt, nicht das gesamte Signal, bis zum Hörkortex weitergeleitet (Informationsverarbeitung). In den zentralen Bahnen erfolgt somit auch eine Optimierung der einlaufenden Sinnesinformationen; nur eine von $10^7$ Informationen wird bewusst empfunden, davon gelangt wiederum nur eine von 100 in den Langzeitgedächtnisspeicher.

### 18.4.3 Untersuchung des Hörnervs und der zentralen Hörbahn

Dazu dienen neben der Routineaudiometrie und der objektiven Audiometrie (z. B. Hirnstamm-Audiometrie) weitere spezielle audiometrische Verfahren, röntgenologische Untersuchungen (Computertomographie), neurologische und neurootologische Untersuchungen etc.

## 18.5 Entwicklung und Reifung des Hörorgans

Das Hörorgan reift als erstes Sinnesorgan des Menschen voll aus. Die Cochlea bildet sich nach der 7. Schwangerschaftswoche (SSW) und ist ab der 22. SSW weitestgehend ausdifferenziert, einschließlich der Kontaktstellen zu den Hörnervenfasern, den Synapsen. Damit ist das *Innenohr* bereits funktionsfähig, und ab der 24. SSW lassen sich durch akustisch-vibratorische Stimuli an der Bauchdecke der Mutter Reaktionen des Kindes im Uterus auslösen.

Bei der Geburt ist das periphere Hörorgan ausgewachsen und nimmt im Laufe der weiteren Entwicklung nicht mehr an Größe zu. *Mittelohr* und *pneumatisches System* enthalten noch für einige Stunden bis Tage nach der Geburt Fruchtwasser. Die Pneumatisation des Warzenfortsatzes (Mastoid) findet in den ersten Lebensjahren statt.

Bis zur 32. Schwangerschaftswoche entstehen die Nervenzellen des *zentralen Hörbahnsystems* durch Zellteilung. Danach bilden sich Nervenfasern (Axone) und Zellfortsätze (Dendriten) mit den Dornen (Spines) weiter aus. Die Axone der Nervenzellen wachsen ihrem Zielgebiet zunächst aufgrund eines genetischen Programms entgegen, verteilen sich dort jedoch offensichtlich relativ wahllos. Die Festlegung, welche neuronalen Verknüpfungen stabilisiert bzw. wieder abgebaut werden, hängt vom Gebrauch dieser Synapsen ab.

In den prägenden frühkindlichen Entwicklungsphasen führen akustische Reize zu einer zunehmenden Organisation der zentralnervösen Strukturen des Hörorgans. Größe und Anzahl der Synapsen sind für die Integrität des funktionalen Hirnsystems von entscheidender Bedeutung. Diese wesentlichen Entwicklungsvorgänge spielen sich in den ersten 12 Lebensmonaten ab. Die Fähigkeit der Lokalisation einer Schallquelle beginnt mit dem 4. Lebensmonat.

Nach Ausbildung stabiler neuronaler Verknüpfungen erfolgt die Reifung der Markscheiden (Myelinscheiden) der Nervenfasern von den niederen zu den höheren Kerngebieten. Die Myelinscheiden der Nervenfasern verbessern die Leitungsgeschwindigkeit für Nervenimpulse; dies lässt sich an der Latenzverkürzung akustisch evozierter Hirnstammpotenziale erkennen. Die Myelinscheiden der Hörbahn sind etwa mit dem 4. Lebensjahr ausgereift. Höhere komplexe und assoziative Verbindungen im Zentralnervensystem können Jahre bis Jahrzehnte in Anspruch nehmen und hängen offenbar von der Lebenserfahrung ab.

# 18.6 Audiologie und Audiometrie

Die *Audiologie* ist die Wissenschaft vom Hören; sie beschäftigt sich mit den grundlegenden Phänomenen des normalen und des krankhaft veränderten Gehörs sowie mit dem hörgestörten Individuum.

Aufgabe der *Audiometrie* ist die Messung des Hörvermögens, d. h. die zahlenmäßige Erfassung bestimmter Leistungen des Sinnesorgans «Ohr».

Man unterscheidet eine *subjektive* Audiometrie (Antwort des Patienten auf einen Hörreiz erforderlich) und eine *objektive* Audiometrie (Messung, z. B. von Nervenpotenzialen, ohne aktive Mitarbeit des Patienten).

## 18.6.1 Physikalische Grundlagen

Schallereignisse sind periodische Druckschwankungen («Schallwellen») in der Luft (oder in einem anderen Medium) (vgl. Kap. 1.5.1). Sie können definiert werden durch die Frequenzen der enthaltenen Schwingungen (Hz), die Lautstärke (Phon) bzw. den Schalldruck (dB), ihre Dauer und die Richtung, aus der sie kommen.

Natürliche Schallereignisse sind fast ausschließlich Gemische von Schwingungen. Der hörbare Bereich liegt beim Menschen zwischen 20 und 20 000 Hz (Schwingungen/Sekunde). Dem musikalischen Gehör entsprechend erfolgt die Registrierung der *Tonhöhe* logarithmisch (einer Verdoppelung der Frequenz entspricht ein Tonhöhenanstieg um eine Oktave). Die Grundtöne der Sprechstimme liegen zwischen etwa 80 und 250 Hz, zwischen 250 und ca. 4000 Hz liegen die Vokalformaten und die Hauptzone der Konsonanten, darüber (bis über 8000 Hz) die Frequenzspektren der hohen Konsonanten (speziell Zischlaute, vgl. Abb. 19.11).

Die Dynamikbreite des Ohres umfasst Unterschiede in der *Intensität* bis zum Verhältnis von 1:5 Millionen. Zur Messung des Schallpegels wird die Dezibelskala (dB) herangezogen, die ein logarithmisches Maßsystem für den Schalldruck darstellt (eine Verdoppelung des Schalldrucks entspricht einer Zunahme um 6 dB, zehnfacher Schalldruck = 20 dB, hundertfacher Schalldruck = 40 dB etc.). Den Schalldruckgrenzwert, ab dem ein Ton hörbar wird, bezeichnet man als *Hörschwelle* (0 dB). Die normal laute Umgangsprache liegt bei etwa 60 dB. Bei zunehmendem Schalldruck wird schließlich die Unbehaglichkeitsschwelle (110 dB) und etwas später die Schmerzschwelle (130 dB) erreicht. Bei Verwendung einer absoluten dB-Skala zeigt sich, dass zum Erreichen der Hörschwelle zwischen 1 und 4 kHz am wenigsten Schalldruck erforderlich ist, d. h. in diesem Bereich ist das Ohr am empfindlichsten. Für audiometrische Zwecke wird eine relative dB-Skala verwendet, bei der der normalen Hörschwelle bei allen Prüffrequenzen ein Wert von 0 dB zugeordnet ist.

Als *Sprachfeld* wird jene Region des Hörfeldes bezeichnet, in der die Sprachlaute nach ihrer Frequenz und Lautstärke lokalisiert sind.

Die Dauer und die Richtung von Schallereignissen spielen in der Routineaudiometrie nur eine untergeordnete Rolle.

## 18.6.2 Klinische Hörprüfung

Sie dient zur orientierenden Überprüfung des Hörvermögens. Dazu gehören die (für beide Ohren getrennte) Prüfung der *Hörweite* für Umgangssprache und für Flüstersprache (jeweils mit zweistelligen Zahlen) sowie die *Stimmgabelversuche* (nach Weber und nach Rinne). Damit ist ein grobe Einteilung nach dem Schweregrad der Hörstörung sowie eine Unterscheidung von Schallleitungs- und Schallempfindungsschwerhörigkeit möglich.

### 18.6.3 Tonschwellenaudiometrie

Sie ist die am meisten angewandte audiometrische Untersuchungsmethode und dient der Bestimmung der Hörschwelle für reine Töne (Sinustöne) in Oktav- bzw. Halboktavabständen (zwischen 125 und 8000 Hz). Als *Tonaudiogramm* bezeichnet man die in ein international genormtes Koordinatensystem eingetragene Hörschwellenkurve. Die Prüfung kann im freien Schallfeld für beide Ohren gleichzeitig erfolgen (Freifeldaudiometrie; z. B. bei Kleinkindern), im allgemeinen erfolgt sie jedoch über Kopfhörer für beide Ohren getrennt. Wichtig ist eine ausreichende Schalldämmung zur Ausschaltung von Umgebungsgeräuschen, die sonst das Resultat verfälschen können.

Geprüft werden (Abb. 18.6):

● *Luftleitung* (LL): Schallzuleitung über Kopfhörer auf dem regulären Zuleitungsweg vom äußeren Ohr über das Mittelohr ins Innenohr.

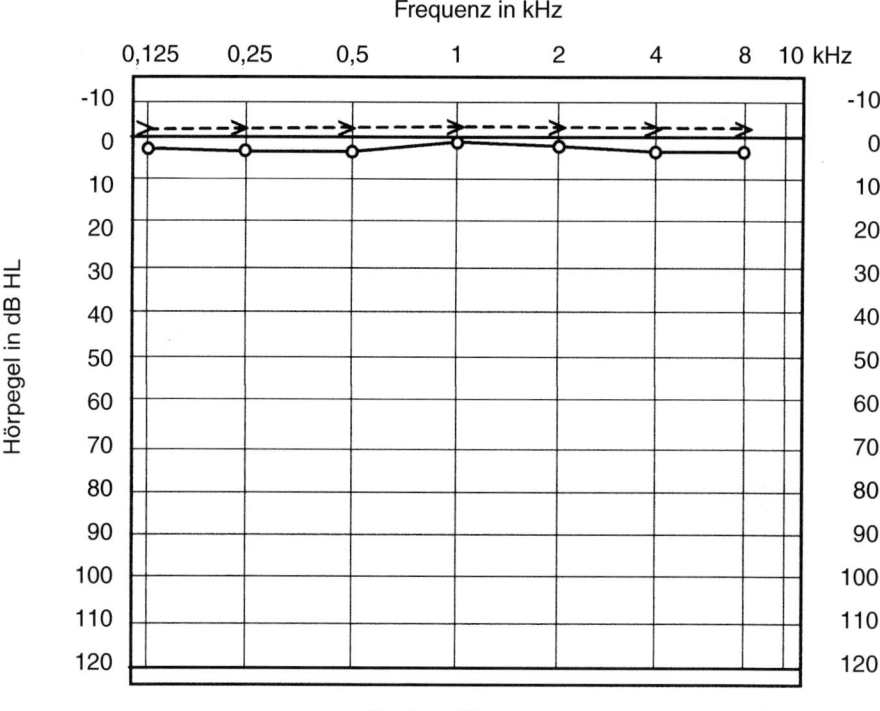

**Abbildung 18.6:** Normales Tonschwellenaudiogramm. Luftleitungskurve durchgezogen, Knochenleitungskurve gestrichelt.

- *Knochenleitung* (KL): Schallzuleitung über Knochenhörer auf dem Warzenfortsatz direkt zum Innenohr unter Umgehung des Schalleitungsapparates (ebenfalls so geeicht, dass die normale Hörschwelle bei 0 dB liegt).

Dadurch wird eine Unterscheidung in Schalleitungsschwerhörigkeit (abgesunkene LL, normale KL), Schallempfindungsschwerhörigkeit (gleichmäßig abgesunkene LL und KL) und kombinierte Schwerhörigkeit (abgesunkene KL, noch stärker abgesunkene LL) möglich.

## Literatur

Biesalski, P., Frank, F.: Phoniatrie – Pädaudiologie, Band 2: Pädaudiologie. Thieme Verlag, Stuttgart, New York, 1994.

Böhme, G., Welzl-Müller, K.: Audiometrie, Hörprüfungen im Erwachsenen- und Kindesalter. 4. Aufl., Verlag Hans Huber, Bern, Stuttgart, Wien, 1998.

Schlorhaufer, W.: Das hörgeschädigte Kind (Pädaudiologie). In: Hals-Nasen-Ohren-Heilkunde in Praxis und Klinik, Berendes J., Link R., Zöllner F. (Hrsg.), Thieme Verlag, Stuttgart, New York, 1980.

Zenner, H.-P., Hören: Physiologie, Biochemie, Zell-und Neurobiologie. Thieme-Verlag, Stuttgart, New York, 1994.

# 19. Pädaudiologie

Die Pädaudiologie ist eine hochspezialisierte medizinische Fachdisziplin, die neben audiometrischen Methoden die ätiopathogenetische Abklärung und Behandlung kindlicher Hörstörungen, die Hörgeräte- oder Cochlea-Implantat (CI)-Versorgung sowie deren medizinische Betreuung und Förderung beinhaltet.

Hierbei sind eine interdisziplinäre Zusammenarbeit verschiedenster medizinischer Fachrichtungen sowie eine enge Kooperation vor allem zwischen Ärzten, Hörgeschädigtenpädagogen, Logopäden und Hörgeräteakustikern erforderlich.

## 19.1 Epidemiologie kindlicher Hörstörungen

Frühkindliche Hörstörungen treten in der Normalbevölkerung mit einer Häufigkeit von 0,05–0,1 % auf. Die Prävalenz angeborener Hörstörungen mit einem Hörverlust von mehr als 40 dB auf beiden Ohren liegt bei 1,2 ‰. Werden erworbene Hörschäden sowie genetisch bedingte Hörstörungen, die erst postnatal manifest werden, hinzu genommen, steigt die Prävalenz kindlicher Hörstörungen auf ca. 1,33 ‰. Die Prävalenz beträgt bei Schuleintritt 5–10 % inklusive passagerer mittelohrbedingter Hörstörungen. Hochgradige Hörstörungen im frühen Kindesalter sind relativ selten, leicht- und mittelgradige Schwerhörigkeiten dagegen häufiger. Leichtgradige Hörstörungen, die überwiegend schallleitungsbedingt sind, werden mit einer Häufigkeit von 3–4 % angegeben, mittelgradige Hörstörungen, vor allem in Form von sensorineuralen Schwerhörigkeiten, mit 0,5–1 % und hochgradige Hörstörungen mit 0,03–0,04 %.

Etwa 4–6 % aller Neugeborenen gehören zu den so genannten Risikokindern mit einem erhöhten Hörstörungsrisiko. Bei ihnen besteht im Vergleich zur Normalbevölkerung eine vielfach höhere Wahrscheinlichkeit einer frühkindlichen Hörstörung. Hier werden Häufigkeiten von 1–3 % angegeben. Bei bis zu 60 % der sensorineuralen Hörstörungen wird ein genetischer Ursprung (hereditäre Schwerhörigkeit) vermutet.

Hörstörungen können nach Art bzw. Form, Grad, Zeitverlauf und Ursache eingeteilt werden.

## 19.2  Formen der Hörstörung

1. *Schallleitungschwerhörigkeit:* Störung der Schallübertragung im äußeren Ohr oder Mittelohr mit einem maximalen Hörverlust von 70 bis 80 dB

2. *Schallempfindungsschwerhörigkeit:* Störung der Umwandlung von Schall in elektrische Impulse im Innenohr (mechanoelektrische Umwandlung) und Weiterleitung: kochleär, retrokochleär und auditorische Bahnen

3. *kombinierte Schwerhörigkeit:* Störung der Schallleitung und der mechanoelektrischen Umwandlung

4. *auditorische Neuropathie:* Störungen zwischen inneren Haarzellen, der synaptischen Verbindung zwischen innerer Haarzelle und Nerv bzw. den Fasern des Hörnerven werden vermutet

5. *auditive Verarbeitungs- und Wahrnehmungsstörung (AVWS):* Störung der Verarbeitung in höheren Hörbahnstrukturen und der Aufbereitung sowie Auswertung der auditiven Informationen in der Hirnrinde. Die Verarbeitungsprozesse sind im Einzelnen noch nicht vollständig geklärt.

6. *Psychogene Hörstörung:* psychische Fehlreaktion bei Normalbefund des peripheren und zentralen Hörsystems, unabhängig vom Willen des Betroffenen. Die Schwerhörigkeit kann einseitig, beidseitig oder asymmetrisch auftreten.

*Auditorische Neuropathie*

Bei dieser Form der Hörstörung zeigt sich im Tonschwellenaudiogramm ein stark wechselndes Hörvermögen, das von geringgradiger Schwerhörigkeit bis Reshörigkeit variieren kann. Die Betroffenen fallen durch ein eingeschränktes Sprachverständnis mit starker Fluktuation auf.

Hierbei ist die normale Synchronizität der elektrischen Aktivität im Hörnerv beeinträchtigt, die Verstärkungsfunktion im Innenohr dagegen nicht betroffen. Die Störung wird in den inneren Haarzellen selbst, an der prä- bzw. postsynaptischen Verbindung zwischen innerer Haarzelle und Nerv bzw. den Fasern des Hörnerven oder der Ganglienzellen diskutiert. Deshalb wird die Störung auch als «perisynaptische Audiopathie» beschrieben. Die Funktion der äußeren Haarzellen ist normal, sodass die TEOAE und die Cochlear Microphonics (CM) regelrecht mess- bzw. ableitbar sind. Die BERA-Befunde fallen dagegen pathologisch aus, insbesondere die Welle I der frühen akustisch evozierten Potenziale. Als Risikofaktoren gelten neben familiärer Disposition und genetischen Erkrankungen wie

Usher-Syndrom, Refsum-Erkrankung oder Friedreich'sche Ataxie die Frühgeburt, Asphyxie und Hyperbilirubinämie sowie toxische und entzündliche Faktoren. In 40 % der Fälle wird eine hereditäre Basis angenommen.

Die Häufigkeit wird in der Literatur mit 1–2 % bei Kindern mit permanenter Schallempfindungsschwerhörigkeit bzw. 3/1000 Neugeborenen auf Intensivstationen angegeben. Im Einzelfall kann ein Cochlea Implant zur Therapie indiziert sein.

*Auditive Verarbeitungs- und Wahrnehmungsstörungen (AVWS)*

Eine auditive Verarbeitungs- und/oder Wahrnehmungsstörung liegt vor, wenn zentrale Prozesse des Hörens gestört sind. Diese Prozesse ermöglichen u.a. die Analyse von Zeit-, Frequenz- und Intensitätsbeziehungen akustischer Signale, der binauralen Interaktion z.B. zur Geräuschlokalisation, Lateralisation und Störgeräuschbefreiung.

Sie beruhen auf Dysfunktionen afferenter und efferenter Hörbahnstrukturen des zentralen Nervensystems, wobei einzelne Abschnitte der Hörbahn im unterschiedlichen Ausmaß von einer Dysfunktion betroffen sein können. Eine genaue topische Zuordnung von einzelnen Funktionen ist kaum möglich, die Störung nicht auf einen umschriebenen Bereich abgrenzbar. Diese Fehlfunktionen können isoliert ohne weitere erkennbare Ursache, in Kombination mit anderen Störungen (z.B. Aufmerksamkeits-, Lernstörungen, Hyperaktivität, Dysfunktionen der Speicher-und Abruffunktionen von Gedächtnisfähigkeiten, Spracherwerbsstörungen, Intelligenzminderung) oder als Symptom anderer Ursachen auftreten. Die Ursachen sind sehr vielschichtig und reichen von genetischen Faktoren über prä-, peri- und postnatale Ursachen bis zu rezidivierenden Mittelohraffektionen im Kleinkindesalter.

Kinder mit auditiven Verarbeitungs- und Wahrnehmungsstörungen fallen häufig durch leichte Ablenkbarkeit, schlechtes Verstehen in unruhiger Umgebung und häufiges Nachfragen auf. Sie werden nicht selten als hyperaktive oder lernbehinderte Kinder verkannt. Die Häufigkeit wird sehr unterschiedlich mit 3–20 % angegeben.

*Psychogene Hörstörungen*

Sie beruhen auf einer psychischen Fehlreaktion bei Normalbefund des peripheren und zentralen Hörsystems und sind nicht vom Willen des Betroffenen abhängig.

Simulation und Aggravation bei Schwerhörigkeit spielen bei Kindern und Jugendlichen kaum eine Rolle. Hierbei stehen als ursächliche Faktoren vor allem Schwierigkeiten in der Schule oder Probleme mit dem Elternhaus im Vordergrund, die sprachliche und inhaltliche Verwandtschaft zwischen «Hören und Gehorchen» spielt dabei eine Rolle. Der psychogen Schwerhörige will unbewusst etwas abwehren oder erreichen. Schwerhörigkeit in der Familie des Betroffenen oder eine erbliche Schwerhörigkeit und die damit verbundene Erwartungsangst vor einem Hörverlust sind weitere mögliche Ursachen. Auch traumatische Ereignisse wie Explosions-, Lärmtraumata oder ein Schädel-Hirn-Trauma ohne fortbestehende organische Schädigung können als psychische Fehlreaktion eine Hörstörung auslösen.

Typische Verhaltensweisen und bestimmte audiologische Befundkonstellationen lassen sich beobachten: Der Hörverlust tritt zumeist plötzlich, ohne nachweisbare organische Ursache auf. Charakteristisch ist eine meist erhebliche Diskrepanz zwischen einem guten Verstehen in Unterhaltungssituationen mit den oft ausgesprochen kooperativen Patienten und der wesentlich schlechteren Tonschwelle im Audiogramm. Sobald die Hörprüfung beginnt, gibt der Betroffene Hörprüfwerte an, die jedem Untersucher sofort als viel zu offensichtlich widersprüchlich erscheinen würden. Auffallend ist weiterhin eine ständige Verschlechterung der Hörschwellenkurve mit zunehmender Dauer der Hörprüfung, sodass eine extreme pathologische Hörermüdung, wie sie bei einer Hörnervenschädigung angetroffen wird, vorgetäuscht werden kann. Zuweilen werden erhebliche Unterschiede in der Hörschwelle bei wiederholten Prüfungen festgestellt. Der Verlauf der Knochen-Luftleitungskurven ist in vielen Fällen atypisch.

Eine Hörstörung kann zu unterschiedlichen Zeitpunkten erstmalig auftreten und progredient verlaufen, wie beispielsweise bei genetisch bedingten Hörstörungen. Häufig ist nicht das klassische klinische Bild vorhanden, die Ausprägung der Symptomatik variiert teilweise sehr stark. Deshalb ist eine fundierte Kenntnis über Syndromkonstellationen notwendig, um möglichst frühzeitig assoziierte Erkrankungen zu erkennen, bei denen eine Innenohrschwerhörigkeit vorliegen kann. Umfassende Darstellungen der Syndrome sind beispielsweise bei Leiber (1990) zu finden.

## 19.3 Grad der Hörstörung

Der Grad wird als mittlerer Hörverlust am besseren Ohr durch arithmetisches Mittel aus Hörverlust bei 0.5, 1, 2 und 4 kHz bestimmt:

- geringgradig: 20–39 dB HL
- mittelgradig: 40–69 dB HL
- hochgradig: 70–94 dB HL
- an Taubheit grenzend: ≥ 95 dB HL.

Diese Einteilung folgt den Empfehlungen der European Working Group of Hearing Impairment.

# 19.4 Zeitverlauf der Hörstörung

Vom Zeitverlauf werden passagere und permanente Zeitverläufe sowie fluktuierende und progrediente Hörstörungen unterschieden.

Es werden hierbei sehr unterschiedliche Verläufe der *progredienten Hörstörungen* beobachtet.

Man unterscheidet verzögert einsetzende, unaufhaltsam fortschreitende und schubweise Verläufe sowie foudroyante Zunahmen der Schwerhörigkeit bis zur Ertaubung. Die einen gehen von einer kongenitalen oder pränatal erworbenen und damit nicht zu beurteilenden Schwerhörigkeit aus, die zur Geburt bereits vorliegt, die anderen beginnen in der frühen Kindheit, schreiten rasch fort und führen entweder schon in der Kindheit oder erst viel später im 3. Lebensjahrzehnt zur Ertaubung, andere nehmen kaum zu, bestimmte Formen beginnen erst im 20. oder 30. Lebensjahr langsam fortschreitend mit und ohne Fluktuation.

Die Ätiopathogenese während der Progredienz kann oft nicht geklärt werden. Neben metabolischen Mikrozirkulationsstörungen sind differenzialdiagnostisch vor allem genetische Ursachen zu diskutieren und fluktuierende Hörschwellen auszuschließen. Eine mögliche Ursache hierfür sind orthostatische Dysregulationen, die zu temporären Mikrozirkulationsstörungen führen. Häufige Fehldiagnosen eines «fluktuierenden» Gehörs sind mittelohrbedingte Hörstörungen oder ergeben sich infolge unsicherer Angaben bei der Audiometrie. In einigen Fällen ist eine viral-vaskuläre Genese für die akute Hörstörung verantwortlich, da Kinder während der Entwicklung des Immunsystems eine größere Empfindlichkeit gegenüber neurotropen Virusinfektionen besitzen. Hochgradiger Hörverlust oder eine schnelle Progredienz kann ein Hinweis auf eine syndromale Erkrankung sein, die mit Mondini Dysplasie der Kochlea und erweitertem Aquaedutus vestibuli (EAV-Syndrom) verbunden ist. In vielen Fällen ist eine Ursache des akuten Hörverlustes nur zu vermuten, jedoch nicht zu beweisen.

*Akute Hörstörungen* in Form eines Hörsturzes als Symptom einer plötzlichen, zumeist einseitigen Hörminderung in Form einer Schallempfindungsschwerhörigkeit aus der Normalhörigkeit, häufig ohne erkennbare Ursache (idiopathischer Hörsturz), sind im Kindesalter relativ selten. Zumeist ist die akute Hörminderung Folge einer Meningitis/Enzephalitis oder tritt im Rahmen schwerer septischer Allgemeininfektionen (symptomatischer Hörsturz) auf. Akute Hörverluste nach Mumps- und Maserninfektionen wurden in den letzten Jahren seltener beobachtet. In Einzelfällen kann auch im Kindesalter eine multiple Sklerose bleibende Hörschäden verursachen. Plötzliche beidseitige Hörverluste mit Vestibularisausfall, multiplen Läsionen der weißen Hirnsubstanz und motorischer Entwicklungsverzögerung wurden als Folge von Mitochondropathien beschrieben. Schließlich ist differenzialdiagnostisch auch an eine psychogene Hörstörung zu denken.

Die Gabe potenziell ototoxischer Antibiotika (Aninoglykoside) oder Zytostatika (Cisplatin) kann bei Überschreitung kritischer Serumspiegel eine akut auftretende Schwerhörigkeit verursachen, die auch noch nach über 6 Wochen zurückliegender Therapie auftreten kann.

Dagegen haben akute Hörverschlechterungen bei einer bereits vorbestehenden Schwerhörigkeit eine größere Bedeutung. Dazu zählen akute Hörverluste bei Kindern, bei denen eine zuvor unbekannte Schwerhörigkeit leichten oder mittleren Grades (genetischen Ursprungs) bestand und außer einer Zischlautstörung kaum eine Beeinträchtigung der Sprachentwicklung nachweisbar ist.

## 19.5 Ursachen kindlicher Hörstörungen

Bei den kindlichen Hörstörungen werden angeborene Hörstörungen von erworbenen bzw. später auftretenden Hörstörungen unterschieden. Hinsichtlich der Ätiologie ist die Einteilung noch differenzierter. So können die angeborenen Hörstörungen genetisch verursacht oder intrauterin erworben (konnatal) bzw. perinatal bedingt sein. Bei den erworbenen Ursachen unterscheidet man wiederum kongenitale von konnatal erworbenen und perinatale von später erworbenen (postnatalen) Formen. Die Hörstörungen können schon zur Geburt bestehen oder sich erst später progredient entwickeln, obwohl die Verursachung zuvor bestand. Bei den hereditären Formen werden wiederum syndromale und nichtsyndromale Hörstörungen unterschieden (siehe Tab. 19.1)

**Tabelle 19.1:** Ursachen angeborener und erworbener Schwerhörigkeit

| Ursachen angeborener Schwerhörigkeit | Ursachen erworbener/ später auftretender Schwerhörigkeit |
|---|---|
| Hereditär<br>    Nicht syndromal<br>    Syndromal<br>Fehlbildungen<br>Kongenitale Infektionen<br>    (z. B. CMV-Infektionen,<br>    Toxoplasmose, Röteln)<br>Perinatal (z. B. Sauerstoffmangel,<br>    Infektionen) | Hereditär<br>    Nicht syndromal<br>    Syndromal<br>Kongenitale Infektionen mit Progredienz<br>    der Hörstörung (z. B. CMV-Infektionen)<br>Postnatale Infektionen:<br>    Meningitis, Masern, Mumps, Tbc, u. a.<br>Mittelohrentzündungen (akut/chronisch)<br>Ototoxisch<br>Traumen<br>«Hörsturz»<br>Neurologische Erkrankungen (z. B.Tumoren,<br>    MS) |

Bei der Unterscheidung der Ursachen kann nach der Lokalisation der Hörstörung unterschieden werden (Tab. 19.2). Es können dabei Schallleitungs- oder Schallempfindungsschwerhörigkeiten oder kombinierte Formen je nach Lokalisation auftreten.

Tabelle 19.2: Ursachen von Hörstörungen nach Lokalisation.

| Lokalisation | Ursache |
|---|---|
| Äußerer Gehörgang | Cerumen obturans<br>Fremdkörper<br>Entzündliche Veränderungen<br>Gehörgangsatresie/-stenose<br>Gehörgangshyperostose/-exostose<br>Tumoren (selten) |
| Mittelohr | Entzündliche Mittelohrerkrankungen<br>– akute Otitis media<br>– chronische Otitis media (Sonderform: Cholesteatom)<br>– sekretorische Otitis media (häufige Form bei Kindern: Seromukotympanon<br>– spezifische Entzündungen (z. B. Tbc)<br><br>Nicht entzündliche Erkrankungen<br>– Otosklerose (Erkrankung der knöchernen Labyrinthkapsel mit Knochenumbauprozessen, Fixation des Stapes wird klinisch am häufigsten gefunden)<br>– Tumoren (selten, sie werden aber häufig als Otitis media verkannt)<br><br>Fehlbildungen, vor allem der Gehörknöchelchenkette<br><br>Verletzungen von Trommelfell und Mittelohr<br>– direkte (z. B.: Stichverletzungen, Schweißperle, Ast)<br>– indirekte (z. B.: Ohrfeige, Sprung ins Wasser)<br>– Barotrauma (zusätzlich kann das Innenohr betroffen sein) |
| Innenohr[1] | Hereditäre (erblich bedingte) Innenohrschwerhörigkeit<br>– Nichtsyndromal<br>– Syndromal<br><br>Lärm<br>– akute Lärmeinwirkung<br>– chronische Lärmeinwirkung<br><br>Traumata<br>– Schläfenbeinfraktur<br>– Druckwelle (z.B. Explosion)<br>– Barotrauma |

[1] Wegen der anatomischen Nähe zum peripheren Gleichgewichtsorgan finden sich bei Innenohrerkrankungen häufig Schwindelbeschwerden.

**Tabelle 19.2:** Fortsetzung

| Lokalisation | Ursache |
|---|---|
| | Entzündliche Prozesse (Labyrinthitis), häufig<br>– als Komplikation einer Otitis media<br>– im Rahmen einer Meningitis |
| | Ototoxische Substanzen (z.B.: Aminoglykoside, Cisplatin, Diuretika) |
| | Durchblutungsstörungen |
| | Bisher unbekannte Ursache<br>– Hörsturz (virale, vaskuläre und autoimmune Ursachen werden vermutet)<br>– chronisch progrediente idiopathische Innenohrschwerhörigkeit (hereditäre Ursache?) |
| Hörnerv und zentrale Hörbahnen | Bei Schädigungen des Gehirns, z. B. nach Schädel-Hirn-Traumen, Geburtstraumen<br>Multiple Sklerose<br>Tumore (Akustikusneurinom) |

Im Bereich des äußeren Ohres können Cerumen obturans, Fremdkörper, entzündliche Veränderungen, Gehörgangsatresien bzw. -stenosen sowie selten Tumoren eine *Schallleitungsschwerhörigkeit* verursachen. Die häufigste Ursache einer kindlichen Schwerhörigkeit sind passagere Tubenbelüftungsstörungen mit nachfolgendem Paukenhöhlenerguss (Seromukotympanon) und verschieden ausgeprägtem Grad einer Schallleitungsschwerhörigkeit. Ein geringer Unterdruck im Mittelohr kann eine Schallleitungsschwerhörigkeit von ca.15 bis 20 dB hervorrufen, ein Seromukotympanon bis zu 40 dB. 20 bis 30 % der gesunden Säuglinge und Kleinkinder weisen rezidivierende Paukenhöhlenergüsse mit einer Schallleitungsstörung bis zu 40 dB auf. Persistierende Paukenhöhlenergüsse treten gehäuft bei Patienten mit skeletto-dentalen Fehlbildungen, Trisomie 21 und Mukopolysaccharidose auf. Als weitere mögliche Ursachen für eine schallleitungsbedingte Hörstörung gelten akute und chronische entzündliche Mittelohrerkrankungen, Adhäsivprozesse, Fehlbildungen des Mittelohres und Verletzungen von Trommelfell und Gehörknöchelchenkette bzw. anderen Mittelohrstrukturen.

### 19.5.1 Angeborene Schwerhörigkeit: hereditäre Formen

Von den angeborenen Schwerhörigkeiten bildet die Gruppe der hereditären Formen eine wichtige Gruppe.

Hereditäre Schwerhörigkeiten sind klinisch und genetisch heterogene Erkrankungen und lassen sich formal in nicht-syndromale (hereditär monosymptomatische) und in syndromale (hereditär polysymptomatische Hörstörungen im

**Tabelle 19.3:** Unterscheidung nach Genort.

| |
|---|
| DFNA (deafness locus type A) bei autosomal dominantem Erbgang |
| DFNB (deafness locus type B) bei autosomal rezessivem Erbgang |
| DFN (deafness locus) bei x-chromomaler Hörstörung. |

Rahmen bzw. als Teil von genetischen Syndromen) Hörstörungen unterteilen. Inzwischen werden mindestens 200 Gene vermutet, deren Funktionsverlust zu Schwerhörigkeit führen kann.

*Nicht-syndromale Schwerhörigkeit*

Bei ca. 70 % liegen nicht-syndromale Formen vor. Sie werden auf einzelne Gendefekte zurückgeführt und werden als monosymptomatische Form bezeichnet. Die Vererbungsmuster sind hierbei entweder autosomal-rezessiv, autosomal-dominant, x-chromosomal oder mitochondrial. Innerhalb dieser Gruppe weisen 60–80 % einen autosomal-rezessiven Erbgang auf, ca. 10-20 % einen autosomal-dominanten und ca. 2–5 % einen x-chromosomalen Vererbungsmodus (s. Tab. 19.3).

Rezessiv vererbte Fälle sind durch eine progrediente Schwerhörigkeit unterschiedlichen Grades gekennzeichnet und aufgrund des sporadischen Auftretens klinisch oft schwer zu diagnostizieren. Nur durch den Nachweis von Verwandtschaftsehen und weitere Betroffene in der Familie bzw. den molekulargenetischen Nachweis kann ein rezessiver Vererbungsmodus bewiesen werden.

Eine der häufigsten Ursachen für nicht-syndromale, autosomal rezessive sensorineurale Schwerhörigkeiten sind Mutationen des Connexin 26 Gens (Cx26, GJB2). Die häufigste von 40 bekannten Cx26-Mutationen, die 35delG-Mutation, macht in der kaukasischen Bevölkerung einen Anteil von 50 bis 85 % der mutierten Cx26-Allele aus. Das Connexin 26 Gen ist auf dem Chromosom 13q11-12 lokalisiert und kodiert das «Gap Junction»-Protein GJB2, welches dem interzellulären Ionenaustauch dient und in der Cochlea exprimiert wird. Die etablierten Connexin 26 Mutationsanalysemethoden des Gens GJB2 zum Nachweis von Connexin 26 Mutationen spielen inzwischen bei der pädaudiologischen Diagnostik bei Kindern mit mittel- bis hochgradigen Schwerhörigkeit und der humangenetischen Beratung eine wichtige Rolle.

Autosomal-dominante, x-chromosomale und mitochondrale Vererbungsmuster lassen sich hingegen weniger häufig feststellen. Vor allem x-chromosomal vererbte Schwerhörigkeiten grenzen sich klinisch von den anderen hereditären Schwerhörigkeiten ab. Familien mit autosomal-dominantem Vererbungsmodus zeigen zumeist eine postlingual auftretende, progredient verlaufende Schwerhörigkeit.

*Syndromale Schwerhörigkeit*

Die Schwerhörigkeit ist hierbei zumeist mit anderen Symptomen vergesellschaftet. Fast 400 hörstörungsassoziierte Syndrome sind beschrieben (Tab. 19.4).

Hörstörungen mit assoziierten Anomalien können nach dem am stärksten betroffenen Organsystem in folgende Gruppen eingeteilt werden:

● Hörstörungen mit Anomalien des äußeren Ohres

● Hörstörungen mit Anomalien/Degenerationen des Auges

● Hörstörungen mit muskulo-skelettalen Anomalien

● Hörstörungen mit Anomalien der Haut und ihrer Anhangsgebilde

● Hörstörungen mit Nierenfunktionsstörungen

● Hörstörungen mit Störungen des Nervensystems

● Hörstörungen mit Herzfehlern, endokrinen, metabolischen und anderen Störungen.

Aus der Vielzahl der genetisch bedingten, syndrom-assoziierten Hörstörungen sollen exemplarisch die klinisch wichtigsten Formen im Folgenden angeführt werden:

*Mandibulofaziale Dysostosis (Franceschetti-Syndrom, Treacher-Collins):* Autosomal dominant. Typische Facies mit antimongoloider Lidachsenstellung, Kolobombildung des Unterlides, Hypoplasie des Oberkiefers (Dysostosis mandibulo-facialis), hoher Gaumen (Spalte) und Dysmorphie der Ohrmuscheln (Vogelgesicht). Entweder reine Schallleitungsschwerhörigkeit, in seltenen Fällen mit Schallempfindungsschwerhörigkeit als kombinierte Schwerhörigkeit.

*BOR-Syndrom (branchio-oto-renales Syndrom):* Zweithäufigstes autosomal dominantes Syndrom mit Hörverlust, Fehlbildungen des äußeres Ohres, Schallleitungs-, Schallempfindungsschwerhörigkeit oder kombinierte Form, Halszysten, -fisteln, Präaurikularfisteln, Nieren-Anomalien. Stark variable Expressivität, hohe Penetranz.

*CHARGE-Syndrom (coloboma, heart defect, atresia of choanae, retarded growth, genitale hypoplasia, ear anomalies):* Sporadisch auftretendes Syndrom, mit Fehlbildungen des äußeren Ohres mit Schallleitungs- oder Schallempfindungsschwerhörigkeit.

*Fourman-Fourman-Syndrom:* Autosomal dominant. Typisch präaurikuläre und zervikale Fisteln sowie Schallempfindungsschwerhörigkeit.

*Goldenhar-Syndrom:* Autosomal rezessiv. Gesichtsasymmetrie durch einseitige Hypoplasie, zahlreiche fakultative Symptome: epibulbäres Dermoid, Präaurikuläranhängsel, Dysplasie des äußeren Ohres, Ohrmuscheldystopie, Spaltbildungen im Gesicht, Gaumen und Zunge, Schallleitungsschwerhörigkeit.

*Usher-Syndrom:* Häufigste Form der autosomal-rezessiven Syndrome mit Hörverlust. Typ I bis III oder x-chromosomal (Typ IV). Kombination von Schallempfindungsschwerhörigkeit unterschiedlichen Grades und progredienter Retino-

**Tabelle 19.4:** Genetisch bedingte syndromale Formen der Schwerhörigkeit

| | |
|---|---|
| **Sporadisch-rezessiv** | Pathologisch anatomisch fortschreitende, bei Geburt meist totale Degeneration der Cochlea und der peripheren Cochlearisneurone |
| Typ<br>– Michel<br>– Mondini<br>– Scheibe | Hypo- oder Aplasie des Labyrinthes mit praktisch vollständigem kochleovestibulärem Funktionsverlust |
| **Dominant-hereditär-degenerativ** | Progessive, in ihrer Weiterbildung unregelmäßige Störung; Manifestierung teilweise erst in und nach der Pubertät. Zum Teil in Verbindung mit anderen erblichen Symptomen als fest umschriebene Krankheitsbilder oder Syndrome auftretend |
| Waardenburg-Syndrom | Missbildung des Gesichtsschädels (Dystopia canthorum und Blepharophimosis, Pigmentstörung der Augen, Haare und Haut (Albinismus)<br>Degenerative Atrophie der Kochlea und der Ganglienzellen |
| Usher-Syndrom | Hereditäre, progressive perzeptive Schwerhörigkeit mit Retinitis pigmentosa; Degeneration der Kochlea und des Ganglion spirale |
| Refsum-Syndrom | Dieselben Symptome, zusätzlich Polyneuropathie und Ataxie. Manifestierung häufig erst zwischen dem 10.–20. Lebensjahr |
| Alport-Syndrom | Progrediente Innenohrschwerhörigkeit, bilateral, jedoch oft asymmetrisch, im 2. Lebensjahrzehnt auftretend, in Verbindung mit einer prognostisch meist infausten unspezifischen chronischen Glomerulo- und interstitiellen Nephritis. Häufigkeit 1: 200000 in der Gesamtbevölkerung. Vererbt wird die Nierenerkrankung, Innenohrläsion möglicherweise Sekundäreffekt (nephrogen) |
| Pendred-Syndrom | Perzeptive Hörstörung bei Labyrinthdysplasie in Verbindung mit Schilddrüsenstörungen |
| **Chromosomal** | Fehlbildungen des äußeren und mittleren Ohres (verbunden mit zahlreichen anderen Organanomalien) sowie Entwicklungsstörungen des Innenohres |
| Trisomie 13 | Labyrinthhypoplasie mit Aplasie des Cortischen Organs und der Stria vascularis |
| Trisomie 18 | Dieselben Veränderungen mit Aplasie des VII. Hirnnervs |
| 5p- (cri-du-chat-) Syndrom | Ähnliche Malformationen in Verbindung mit Kehlkopffehlbildungen |

pathia pigmentosa mit konzentrischer Gesichtsfeldeinschränkung. Typ I (90 % der Fälle) angeborene hochgradige Schallempfindungsschwerhörigkeit mit und ohne vestibulärer Beteiligung, bei Typ II und III erst mit oder nach Pubertät beginnend.

*Crouzon-Syndrom:* Autosomal-dominante Form mit variabler Expressivität. Charakterische Facies mit übermäßigem Breitenwachstum, Dysostosis craniofacialis, Turmschädel, Exophthalmus und Hypertelorismus, Schwachsinn sowie möglicher Hörstörung.

*Waardenburg-Syndrom:* Häufigste Form autosomal dominanter Erkrankung mit Hörstörung, stark variable Expressivität und unvollständige Penetranz. Schwerhörigkeit und fakultativ auftretende Anomalien: weiße Stirnlocke, Iris bicolor (Heterochromasia iridis), weiter Abstand der medialen Canthi (Telekanthus) und Tränenpünktchen, flache Nasenwurzel und zusammenwachsende Augenbrauen. Ca. 1,4–5 % aller hochgradigen Schallempfindungsschwerhörigkeiten sind durch das Waardenburg-Syndrom verursacht. Es werden vier Typen mit unterschiedlicher Symptomausprägung unterschieden, Typ IV ist mit Morbus Hirschsprung verbunden. Bei Typ I und III sind molekulargenetische Tests klinisch bereits etabliert.

*Alport-Syndrom:* Genetisch heterogenes Krankheitsbild, neben Innenohrschwerhörigkeit chronisch progediente Nephritis. 6 Typen: Typ I, V und VI autosomal dominant vererbt mit stark variabler Expressivität und unvollständiger Penetranz; Typen II, III und IV x-chromosomal gebunden. Männer sind auch in Familien mit autosomal-dominantem Erbgang häufiger und schwerer betroffen als Frauen; neben Innenohrschwerhörigkeit und chronischer Nephritis beim Typ I, II u. VI Augenanomalien (Lentikonus, Linsentrübungen, Cataract, Sphärophakie, Augenhintergrundveränderungen). Die progrediente Nephropathie führt im späteren Erwachsenenalter zur terminalen Niereninsuffizienz. Die Innenohrschwerhörigkeit wird erst in der zweiten Lebensdekade manifest, ist meist symmetrisch und progressiv in unterschiedlicher Ausprägung; zusätzlich besteht eine thermische Untererregbarkeit des Vestibularorgans. Die Progredienz ist nicht immer schleichend, sondern kann in Schüben auftreten. Deshalb sollte bei akutem Hörverlust im Kindesalter differenzialdiagnostisch ein Alport-Syndrom ausgeschlossen werden.

*Möbius-Syndrom:* Autosomal-dominant und rezessiver Vererbungsmodus möglich. Zumeist beidseitige Hirnnervenlähmung infolge Kernaplasie (VI, VII, seltener III–V oder VIII–XII). Hör-, Sprach-und Schluckstörungen, Fehlbildungen des Ohres und der Extremitäten.

*Neurofibromatosis Typ II:* Autosomal dominante Form, selten auftretend. Beginn oft in 3. Dekade mit retrokochleäer Hörstörung infolge Wachstums beidseitigem vestibulären Schwannoms, Risiko für weitere Hirntumoren. Je nach Lage des Tumors ist eine Hirnstammprothese als Behandlungsmöglichkeit gegeben. Molekulargenetische Testung von NF2-Gen ist möglich zur Einschätzung eines möglichen familiären Risikos vor Eintritt der Symptomatik.

*Down-Syndrom (Trisomie 21):* Folge einer chromosomalen Aberration mit Trisomie von Chromosom 21. Typisches flaches Gesicht mit mongoloider Lidspaltenstellung, Epikanthus, kleiner Nase und dysplastischen äußeren Ohren, engen äußeren Gehörgängen und einer Makroglossie. Muskelhypotonie. Rezidivierende oder persistierende Schallleitungsstörungen mit Sero-Mukotympanon.

*Jervell-Lange-Nielsen-Syndrom:* Dritthäufigste Form der autosomal-rezessiven syndromalen Hörstörungen. Schallempfindungsschwerhörigkeit, Reizleitungsstörung am Herzen (im EKG pathologisch verlängerte Q-T-Strecke). Dadurch zeitweise Bewusstlosigkeit und Herzstillstand mit plötzlichem Kindestod.

*Pendred-Syndrom:* Zweithäufigste Form der autosomal-rezessiven Syndrome mit Hörstörungen. Ca. 1 bis 5 % aller persistierenden kindlichen Hörstörungen wahrscheinlich dadurch verursacht. Abnormität des knöchernen Labyrinthes, erweiterter vestibulärer Aqueductus, Mondini Dysplasie, progressive Schallempfindungsschwerhörigkeit und in 60–80 % Struma. Jodfehlverwertung mit fakultativ leichter Hypothyreose und Strumabildung im zunehmenden Alter. Im Kindesalter klinisch zumeist noch euthyreot und ohne Struma. Innenohrschwerhörigkeit angeboren oder Manifestation im Kindesalter. Da sich die Schwerhörigkeit zunächst im hohen Frequenzbereich manifestiert, ist die Auswirkung auf die Sprachentwicklung anfangs gering. Zunahme der Hörstörung bis zur Gehörlosigkeit. Diagnose mit Depletionstest (Jod[123]) oder durch Perchloratausscheidungstest. Molekulargenetische Testung und damit Identifikation bei o. g. Symptomatik (Mondini, erweiterter Aqueductus) vor Beginn schwerer Hörstörung möglich.

Inzwischen sind bei zahlreichen Syndromen molekulargenetische Tests klinisch einsetzbar, bei anderen in der wissenschaftlichen Erprobung.

## 19.5.2 Erworbene Schwerhörigkeit

Bei den erworbenen Hörstörungen wird nach dem Entstehungszeitpunkt zwischen prä-, peri- oder postnatal erworbenen Hörstörungen unterschieden. In Tabelle 19.5 sind einige wesentliche kausale Faktoren nach dem Zeitpunkt der möglichen Schädigung aufgelistet.

Bei Neugeborenen, Säuglingen und Kleinkindern unterscheidet man Kriterien, bei denen ein erhöhtes Hörstörungsrisiko auftritt.

Im Folgenden sind *Risikofaktoren für frühkindliche Hörstörungen* zusammengestellt (in Anlehnung an das Joint-Committee on Infant Hearing 1994 [Positionstatement, USA]):

● Hörstörungen in der Familie (delay onset und progredient möglich)

● intrauterine Infektionen (z. B. Zytomegalie, Herpes, Toxoplasmose, Rubeolen, Lues, HIV)

**Tabelle 19.5:** Ursachen einer erworbenen Hörstörung.

| Pränatal erworbene (exogene) Schwerhörigkeit | |
|---|---|
| **● Infektiös** | |
| Rubeolenembryopathie | Entwicklungsstörung des Mittel- und Innenohres, bilaterale hochgradige Schallempfindungsschwerhörigkeit |
| Konnatale Lues | Fortschreitende Degeneration des Innenohres und der peripheren Neurone, zusammen mit interstitieller Keratitis und Zahndefekten (Hutchinsonsche Trias) |
| Toxoplasmose | Entzündliche Schädigung des Innenohres |
| CMV | Fortschreitende Degeneration des Innenohrs bis zur Ertaubung |
| **● Toxisch-medikamentös** Chinin, Alkohol, Drogen, Thalidomid | Multiple Fehlbildungen |
| **● Exogen** Diabetes mellitus der Mutter, fetale Hypoxie, Röntgenstrahlen | Multiple Fehlbildungen |
| **Perinatal erworbene (exogene) Schwerhörigkeit** | |
| **● Infektiös** z. B. Zytomegalie, Herpes simplex-Virus, HIV | Schädigung der Cochlea und der zugehörigen Kerne im Hirnstamm |
| **● Frühgeburt, Geburtstrauma** | Intrazerebrale, intrakochleäre Blutungen |
| **● Metabolisch** Rhesusinkompatibilität, Kernikterus, Hyperazidität infolge Sauerstoffmangels | Massive Ablagerung von Bilirubin in den kochleären Kernen bzw. in der Cochlea selbst mit entsprechender kochleoneuraler Schwerhörigkeit |
| **Postnatal erworbene (exogene) Schwerhörigkeit** | |
| **● Infektiös** Meningitis und Meningoenzephalitis | Labyrinthitis und Neuritis cochleovestibularis mit Schädigung der Sinneszellen und peripheren Neurone; zentrale Läsionen |
| Parotitis epidemica | Kochleäre und neurale Läsionen |

| Masern | Degeneration der Cochlea und ihrer peripheren Neurone infolge infektiös-toxischer Schädigung (seröse Labyrinthitis) |
|---|---|
| **Postnatal erworbene (exogene) Schwerhörigkeit** | |
| Otitis media | Rezidivierende Otitiden; infektiös-toxische Schädigung des Innenohres in Verbindung mit Schallleitungsstörung als Komplikation |
| ● **Traumen** | Otobasale Frakturen (Felsenbeinlängsfraktur: Schallleitungsschwerhörigkeit, Felsenbeinquerfraktur: Ertaubung), Contusio labyrinthi, akutes akustisches Trauma (Explosion, Knall) |
| ● **Toxisch-medikamentös** | z. B. Aminoglykosidantibiotika |
| ● **Hörsturz** | Selten bei Kindern, zumeist Progredienz genetischer Hörstörungen<br>DD: psychogene Hörstörung |

- schwere Blutungen in der Schwangerschaft

- Mangelgeborene (Geburtsgewicht <1500 g), Frühgeborene (< 32. SSW)

- austauschpflichtige Hyperbilirubinämie, Ikterus gravis (Serumbilirubinspiegel >30 mg %)

- Meningitis/Enzephalitis, Sepsis

- Infektionskrankheiten (Masern, Mumps)

- ototoxische Medikamente (Antibiotika, Chemotherapie)

- Asphyxie (Sauerstoffmangel) mit APGAR-Werten <3, keine Spontanatmung über mehr als 10 Minuten nach der Geburt, persistierende schwere Hypotonie über mehr als 2 Stunden nach der Geburt

- Fehlbildungen im Kopfbereich, Skelett-und Muskelerkrankungen, Nierenerkrankungen, Erkrankungen der Schilddrüse

- Augenerkrankungen

- Schädel-Hirntraumen

- wiederholte Mittelohrentzündungen.

Von allen Risikofaktoren sind drei als wesentlich verursachend für Hörstörungen im Vergleich großer epidemiologischer Studien herausgestellt worden:

- Neugeborene, die 48 Stunden und länger inkubatorpflichtig sind
- familiäre kindliche Hörstörungen (genetische Faktoren)
- kranio-faziale Fehlbildungen.

## 19.6 Folgen kindlicher Hörstörungen

*Mittelohrbedingte Hörstörungen* sind die häufigste Form einer kindlichen Schwerhörigkeit und werden in ihren Folgen zumeist unterschätzt. So kann bereits eine geringgradige Schallleitungsschwerhörigkeit durch eine wiederholte Otitis media bei permanentem Fortbestehen zu einer zentral-auditiven Verarbeitungsstörung mit einem verzögerten Laut- und Schriftsprachaufbau führen und nicht selten in eine Lese-Rechtschreibschwäche münden.

Eine *sensorineurale Schwerhörigkeit* im frühen Kindesalter kann ohne frühzeitige Therapie und Rehabilitation je nach Schweregrad zu irreversiblen Defiziten in der sprachlichen, kognitiven, intellektuellen, psychosozialen und emotionalen Entwicklung des Kindes führen.

Spracherkennung ist eine Leistung des ausgereiften Gehirns, insbesondere auch des zentralen Hörsystems. Frühkindliche, peripher bedingte, Hörstörungen behindern bei nicht rechtzeitigem Erkennen und Behandeln die normale hirnarchitektonische Strukturierung mit der funktionellen Entwicklung der zentralen Hörbahnstrukturen und der neuronalen Vernetzung, deren Ausbildung nur innerhalb einer bestimmten Entwicklungsperiode nach der Geburt möglich ist («Phasenspezifität»). Daraus können Sprachentwicklungsbehinderungen resultieren, die in ihrer Ausprägung weit über das zu erwartende Maß aufgrund des Hörstörungsgrades hinaus gehen.

Vor allem bei *progredienten Hörstörungen* im frühen Kindesalter kann es zu einer regressiven Entwicklung des Spracherwerbs bis zum völligen Verstummen kommen.

Auch hochgradig schwerhörige Kinder haben eine erste (instinktive) Lallperiode, zeigen jedoch in der zweiten (imitativen) Lallperiode in Abhängigkeit vom Grad der Hörstörung eine entsprechend ausgeprägte Verzögerung der Sprachentwicklung bis hin zum Verstummen. Die *Sprache schwerhöriger Kinder* ist durch eine Reduktion des aktiven Wortschatzes, Vermeidung komplexer Satzstrukturen, Fehler bei Flexionen und Deklinationen sowie Artikulationsfehler im Sinne einer audiogenen Dyslalie gekennzeichnet. In Abhängigkeit vom Schwerhörigkeitsgrad ist die Sprachentwicklungsstufe für erste Worte und Mehrwortsätze verzögert.

Die *Sprache gehörloser und hochgradig schwerhöriger Kinder* zeigt eine gestörte Ko-ordination von Atmung und Sprechen. Das Sprechen wird häufig von störenden Atemgeräuschen begleitet und die Stimmführung ist gegenüber Normalhörenden deutlich verändert. So sind die mittlere Sprechstimmlage zumeist erhöht, der Stimmklang rau und die Modulation deutlich eingeschränkt. Der melodische, temporale, dynamische und rhythmische Akzent sind deutlich gestört. Sehr häufig sind Lautdehnungen und eine Rhinophonia clausa bzw. aperta nachweisbar.

## 19.7 Klinische und weiterführende Diagnostik kindlicher Hörstörungen

Kindliche Hörstörungen erfordern aufgrund ihrer komplexen Ätiopathogenese zumeist eine umfassende Diagnostik. Neben dem Symptom «Hörstörung» muss das gesamte Krankheitsbild erfasst werden, um exakte Aussagen zur Prognose, zum therapeutischen Vorgehen sowie zur Rehabilitation und Prävention treffen zu können.

Die Untersuchung kann neben der pädaudiometrischen Diagnostik (s. Kap. 19.5) in folgende Abschnitte unterteilt werden:

- Anamnese
- HNO-ärztlich/phoniatrische Untersuchung
- Vestibularisdiagnostik
- Sprachentwicklungsdiagnostik
- entwicklungspsychologische Diagnostik
- neuropädiatrische Diagnostik
- ophthalmologische Diagnostik
- dermatologische Diagnostik
- weiterführende Diagnostik (Neuroradiologie, Labor)
- molekulargenetische Diagnostik und Beratung.

### 19.7.1 Anamnese

Exakt erhobene anamnestische Angaben bilden die entscheidende Grundlage für eine gezielte Differenzialdiagnostik und weiterführende Abklärung. Mehr als 50 % der Fälle frühkindlicher Hörstörungen werden noch immer von den Eltern ver-mutet. Deshalb ist jeder Verdacht bis zum sicheren Ausschluss oder Nachweis zu verfolgen. Den so genannten *anamnestischen Risikomerkmalen* kommt hierbei eine besondere Bedeutung zu:

- mangelnde Reaktion auf akustische Reize
- körperliche Auffälligkeiten mit persistierender Schallleitungs- und/oder Schallempfindungsschwerhörigkeit
- erhöhte Infektanfälligkeit vor allem im oberen Respirationstrakt
- Risikofaktoren für Hörstörungen (s. Kap. 19.3.2)
- verzögerte Sprachentwicklung
- Verhaltensauffälligkeiten (Kontaktmangel, Aggressivität)
- geistige Retardierung.

Wichtige Hinweise zur Ätiopathogenese, möglichen Grunderkrankungen, Syndromkonstellationen, zum klinischen Bild sowie zur Prognose können sich aus der *Familien-, Eigen- und Sozialanamnese* ergeben: Auffälligkeiten oder Besonderheiten während der Schwangerschaft der Mutter, Informationen zu möglichen prä-, peri- oder postnatalen Komplikationen bzw. notwendigen Behandlungen. Auch Angaben der Eltern zur Hör-Sprach-Entwicklung des Kindes sowie seiner motorischen, mentalen und psychosozialen Entwicklung sind wichtig.


### 19.7.2 HNO-ärztlich/phoniatrische Diagnostik

Bei der *äußeren Inspektion* muss auf Veränderungen am äußeren Ohr (z. B. Ohrmuschel-Dysmorphien und Dystopien, Gehörgangsstenosen oder Atresien, präaurikuläre Fisteln und Anhängsel) geachtet werden. Die *ohrmikroskopische Untersuchung* dient dem Nachweis oder Ausschluss einer mittelohrbedingten Schwerhörigkeit (z. B. Tuben-Mittelohrkatarrh, Seromukotympanon, Entzündungen oder Vernarbungen, Mittelohrfehlbildungen).

Mögliche genetisch bedingte Formanomalien des Schädels, die auch Ursache für eine Tubendysfunktion sein können, sind zu berücksichtigen.

Bei der *Mund- und Racheninspektion* sind neben dem Rachenring der harte und weiche Gaumen (z. B. zu hoher Gaumen, kongenital verkürztes Gaumensegel) zu beurteilen und durch Palpation eine submuköse Gaumenspalte auszuschließen. Eine Uvula bifida kann einen Hinweis auf eine submuköse Gaumenspalte geben, die für eine Tubenventilationsstörung verantwortlich ist. Auch Dysgnathien müssen differenzialdiagnostisch bedacht werden.

Bei der *Nasen- und Nasenracheninspektion* sind vor allem hyperplastische Adenoide als häufige Ursache mittelohrbedingter Hörstörungen zu beobachten. Zusätzlich sind vergrößerte hintere Muschelenden, Septumdeviationen, eine einseitige Choanalatresie oder sehr selten Tumoren mögliche Ursachen von Paukenhöhlenergüssen mit einer konsekutiven Schwerhörigkeit. Kraniofaziale Dysmorphien können auf eine Syndromkonstellation hinweisen, die mit Hörstörungen assoziiert sind.

Bei der ätiologischen Diagnostik angeborener und frühkindlich erworbener Hörstörungen wird vielfach eine *gesamtkörperliche Untersuchung* zur vollständigen Abklärung einschließlich ätiologischer Zuordnung notwendig sein.

### 19.7.3 Vestibularisdiagnostik

Grundsätzlich sollte, in Abhängigkeit vom Alter des Kindes, eine Vestibularisprüfung zum Ausschluss einer peripher vestibulären Störung durchgeführt werden: Spontan- u. Provokationsnystagmus, experimentelle Prüfung (z. B. thermische, rotatorische Prüfung).

### 19.7.4 Sprachentwicklungsdiagnostik

Die Diagnostik sollte die einzelnen linguistischen Sprachebenen, d. h. die Spontansprache, das Kommunikationsverhalten, das Sprachverständnis, den aktiven Wortschatz, die Grammatik, die Hörgedächtnisspanne, die Unterscheidungs- und Anwendungsfähigkeit bedeutungsdifferenzierender Laute, die Artikulation und sprachliche Lernfähigkeit erfassen. Zusätzlich ist die nicht-sprachliche Kommunikationsfähigkeit zu beurteilen (vgl. Kap. 15).

### 19.7.5 Entwicklungspsychologische Diagnostik

Zur Einschätzung der rehabilitativen Möglichkeiten und Prognose müssen der Entwicklungsstand und die allgemeine Lernfähigkeit des hörgestörten Kindes, d. h. seine psychomotorischen Leistungen sowie kognitiven und intellektuellen Fähigkeiten überprüft werden (s. Kap. 15.4.4). Dabei sind die basalen (taktil-kinästhetisch-vestibulären) Wahrnehmungsfunktionen, die Grob- und Feinmotorik, die Mundmotorik, die Rhythmik und die Wahrnehmungsleistungen sowie die Aufmerksamkeit und Konzentration des Kindes zu untersuchen, da einige syndromassoziierte Störungsbilder mit psychomotorischer und/oder mentaler Retardierung verbunden sind.

Wesentliche Informationen über den Entwicklungsstand des Kindes ergeben sich in diesem Zusammenhang auch aus der Prüfung der Lateralität im motorischen, visuellen und auditiven Bereich.

Darüber hinaus sollten die emotionale und die motivationale Entwicklung, wie auch das Verhalten des Kindes in seinem sozialen Umfeld berücksichtigt werden. Neben einer ausführlichen Entwicklungsanamnese eignen sich hierzu je nach Alter des Kindes verschiedene projektive Verfahren wie z. B. der Kinder-Apperzeptionstest (CAT) nach Bellak und Bellak, der Fragmentierte Bildertest (FBT) nach Kessler, Schaaf und Mielke sowie die «verzauberte Familie» und die «Familie in Tieren» von Brem-Gräser.

Übliche Testverfahren zur Erfassung des Entwicklungsstandes sind u. a. das sensomotorische und das psychosoziale Entwicklungsgitter nach Kiphard, die Münchner funktionelle Entwicklungsdiagnostik nach Hellbrügge, Pechstein und Coulin, der Wiener Entwicklungstest nach Kastner-Koller und Deimann.

Bei hörgestörten Kindern werden im allgemeinen sprachfreie Intelligenztests angewendet, beispielsweise der Entwicklungstest nach Snijders-Oomen und der Raven-Test für die entsprechenden Altersstufen oder auch solche, die eine Unterscheidung zwischen verbalen und nonverbalen Fähigkeiten zulassen und diese Gegenüberstellung (verbale versus nonverbale Intelligenz) mit entsprechenden Skalen dokumentieren, wie z. B. die Kaufmann Assessment Battery for Children (K-ABC), das Adaptive Intelligenz-Diagnostikum (AID) nach Kübinger und Würst oder der Hamburg-Wechsler-Intelligenztest für Kinder (HAWIK-R).

Es liegt in der Kompetenz des überprüfenden Psychologen, möglichst zeitökonomisch eine aussagefähige Einschätzung sowohl der sozialen (motivationalen) und der psychomotorischen Entwicklung als auch der intellektuellen Leistung des Kindes zu erhalten.

### 19.7.6 Neuropädiatrische Diagnostik

Bei entsprechenden differenzialdiagnostischen Hinweisen, z. B. bei Mehrfachbehinderungen, wird eine zusätzliche Beurteilung durch den Neuropädiater zur differenzialdiagnostischen Abklärung und Festlegung der weiteren Fördermaßnahmen notwendig sein. Spezielle Untersuchungen wie EEG-Ableitungen, bestimmte klinisch-chemische Untersuchungsverfahren (z. B. Hormonstatus, Stoffwechseldiagnostik), oder ggf. Muskelbiopsien, beispielsweise zur Syndromzuordnung bzw. zum Nachweis der Grunderkrankung, können im Einzelfall wertvoll sein.

### 19.7.7 Ophthalmologische Diagnostik

Viele metabolisch und genetisch bedingte Hörstörungen sind mit Augenveränderungen bzw. -erkrankungen assoziiert. Bei erworbenen Hörstörungen können fallweise ophthalmologisch pathologische Befunde nachgewiesen werden, die eine ätiologische Zuordnung ermöglichen. Eine Innenohrschwerhörigkeit kann u. a. in Kombination mit einer Myopie, Katarakt, Retinaveränderungen (Retinitis pigmentosa), Optikusatrophie, Heterochromasie oder Hypopigmentation der Iris, Nystagmus sowie Abduzensparese auftreten. Bei hochgradigen Hörstörungen erscheint ein ausreichender Visus zur Kompensation wichtig. Die kinderophthalmologische Untersuchung sollte stets eine Visusprüfung sowie eine Untersuchung der vorderen und hinteren Augenabschnitte einschließen.

## 19.7.8 Dermatologische Diagnostik

Eine dermatologische Untersuchung kann bei Albinismus-Syndromen oder anderen syndromalen Formen (z. B. Leopard-Syndrom, Neurofibromatose) ergänzend notwendig sein. Eine allergologische Diagnostik ist bei gegebener Anamnese bzw. Vorgeschichte sowie klinischem Erscheinungsbild indiziert.

## 19.7.9 Weiterführende Untersuchungen zur ätiologischen Abklärung

Eine ausführliche Darstellung der unterschiedlichen Untersuchungen findet man beispielsweise bei Konigsmark und Gorling (1976).

Moderne *labordiagnostische Verfahren* mit klinisch-chemischen, virologisch-serologischen und parasitologisch-serologischen Untersuchungen (z. B. bei Röteln, Zytomegalie, Herpes simplex, Mumps, Toxoplasmose, Listeriose, Lues), Stoffwechseluntersuchungen (z. B. Glukose, Aminosäuren), endokrinologischen Untersuchungsverfahren (z. B. bei Hypothyreose, Jodfehlverwertung beim Pendred-Syndrom), hämatologischen und immunologischen Untersuchungen (z. B. Immunglobuline, HLA-Typisierung, kochleäre Antikörper), Urinstatus oder EKG sowie zunehmend auch molekular-genetischen und biochemischen Untersuchungsverfahren ermöglichen vielfach eine genaue differenzialdiagnostische und ätiologische Abklärung der Hörstörung.

*Neuroradiologische Verfahren,* wie z. B. das hochauflösende Computertomogramm (CT), die Magnetresonanztomographie (MRT) zum Nachweis möglicher Fehlbildungen der Mittelohrstrukturen oder Dysmorphien bzw. Aplasien der Cochlea, besitzen einen hohen Stellenwert in der ätiopathogenetischen pädaudiologischen Diagnostik sowie zur Einschätzung der therapeutischen Möglichkeiten, beispielsweise zur präoperativen Abklärung und Indikationsüberprüfung einer Cochlea-Implantation.

## 19.7.10 Humangenetische Diagnostik und Beratung

Bei Verdacht auf eine genetisch bedingte Schwerhörigkeit oder bei syndromaler Konstellation ist eine molekular-genetische Untersuchung und Beratung in humangenetischen Beratungsstellen in Zusammenarbeit mit phoniatrisch-pädaudiologischen Institutionen sinnvoll, insbesondere wenn die Eltern einen weiteren Kinderwunsch haben.

Molekulargenetische Tests sind inzwischen für zahlreiche Formen von syndromaler und nicht-syndromaler Schwerhörigkeit möglich, in vielen Fällen jedoch noch nicht in der klinischen Routine einsetzbar.

So besitzt der Nachweis von Mutationen im GJB 2-Gen (Connexin 26) inzwischen eine bedeutende Rolle bei der Diagnostik hereditärer und sporadischer Fälle hochgradiger Schwerhörigkeit. Das Screening des GJB 2-Gens ist ein etabliertes diagnostisches Instrument. Ein weiteres aktuelles Beispiel ist das gezielte Suchen nach Mutationen des Gens SCL26A4 bei progressivem Hörverlust und nachweisbarer Mondini-Dysplasie sowie erweitertem vestibulären Aquaeductus, die auch bei Pendred-Syndrom auftreten und damit eine frühzeitige Entscheidungshilfe für das therapeutische Vorgehen geben kann.

Syndrome sind nur selten in ihrer klassischen Konstellation voll ausgebildet, sodass die Diagnostik häufig schwierig und zeitaufwändig ist.

Nach wie vor ist eine Vorhersage hinsichtlich des Verlaufs und Progredienz der Hörstörung nicht möglich. Der Nachweis modifizierter Gene wird in Zukunft vielleicht bessere Vorhersagen ermöglichen, die für das therapeutische Vorgehen von großer Bedeutung wären. Praktische Bedeutung besitzt der Wissenszuwachs in der Molekulargenetik erblicher Hörstörungen heute auch in der Untersuchung der Empfindlichkeit des Innenohres gegenüber ototoxischen Substanzen. So kann mit Hilfe genetischer Tests die erhöhte Empfindlichkeit gegenüber Aminoglykosiden nachgewiesen und durch Umstellung des Therapieschemas eine irreversible Schädigung vermieden werden.

Bestehen keine Belastungsfaktoren aus der Stammbaumanamnese und ist die Schwerhörigkeit monosymptomatisch, kann von einem durchschnittlichen Wiederholungsrisiko von etwa 20 % ausgegangen werden.

# 19.8 Pädaudiometrie – kinderaudiometrische Diagnostik

> Unter Pädaudiometrie wird die Messung des Hörvermögens im Kindesalter verstanden. Sie bezieht sich ausschließlich auf die Messung des Hörvermögens und ist ein Teil der pädaudiologischen Gesamtdiagnostik.

Dafür sind aufwändige gerätetechnische Ausstattungen sowie hochspezialisiertes Personal notwendig. Diese Voraussetzungen werden zumeist nur von pädaudiologischen Zentren und phoniatrisch-pädaudiologischen Einrichtungen erfüllt und

sind an eine enge Kooperation zwischen Medizinern, Logopäden, Hörgeschädigtenpädagogen und Hörgeräteakustikern zur optimalen Förderung und Rehabilitation der hörgeschädigten Kinder gebunden.

Die Audiometrie im Kindesalter unterscheidet sich wesentlich von der Erwach-
senenaudiometrie. Altersabhängig ist bei Kindern keine oder kaum eine aktive
Mitarbeit zu erwarten. Hinzu kommt, dass Kinder rasch ermüden bzw. das Interesse an einer Hörmessung verlieren oder sich erst an die Hörprüfsituation und die
Verhältnisse des Hörprüfraums gewöhnen müssen. Langdauernde Untersuchungen sind zu vermeiden; ggf. müssen Kontrolluntersuchungen zu verschiedenen
Zeitpunkten durchgeführt werden.

Während beim kooperativen Erwachsenen die Hörschwellenangaben um etwa
±5 dB differieren, kann bei Kindern die Reaktionsschwelle stark schwanken. Besonders bei mehrfachbehinderten Kindern können die Reaktionen sehr diskret
oder schwer reproduzierbar ausfallen.

Die Hörfunktion des Kindes unterliegt in den ersten Lebensjahren einer per-
manenten Entwicklung. So müssen die Hörprüfmethoden an die Gesamtentwicklung des Kindes angepasst und die entwicklungsbedingten Veränderungen, d. h.
die *altersabhängigen Hörreaktionen* bei der Interpretation des Untersuchungser-
gebnisses Berücksichtigung finden (Abb. 19.1).

Wenn bei einem Hörtest nur unzureichend interpretierbare Untersuchungsergebnisse erzielt werden können, muss die Messung wiederholt werden, gegebe-

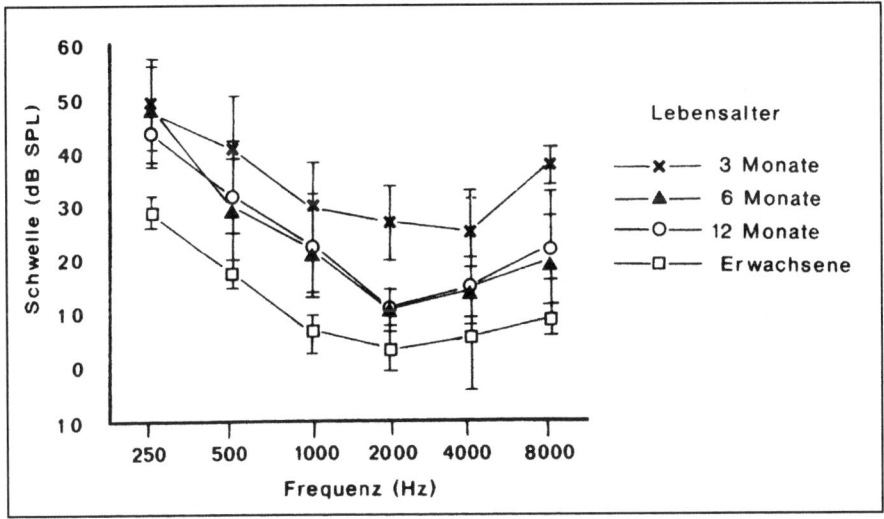

**Abbildung 19.1:** Abhängigkeit der Hörschwelle vom Alter (mit Mittelwert und Standardabwei-
chung) (modifiziert nach Olsho et al., 1988).

nenfalls mit einer Methode, die einer niedrigeren Altersstufe des Kindes entspricht. Kann hierbei nicht eindeutig ein normales Hörvermögen nachgewiesen werden, sind ergänzend objektive (physikalische) Untersuchungsverfahren notwendig.

Die Messergebnisse bei der Untersuchung im freien Schallfeld sollten nicht in Audiogrammformulare wie bei Erwachsenen eingetragen werden, da sie nicht miteinander verglichen werden können. Bei der Interpretation des Hörprüfungsergebnisses bei Säuglingen und Kleinkindern entspricht der minimale Pegel eines Reizes, bei dem sich eine Reaktion beobachten lässt, nicht zwingend der Schwelle der sensorischen Funktion, wie dies im Erwachsenenalter üblich ist.

Ein wesentlicher Unterschied zwischen dem Hören eines Kleinstkindes und eines Erwachsenen ist eine höhere Reaktionsschwelle des Kleinstkindes gegenüber älteren Kindern bzw. Erwachsenen.

Bei Säuglingen und Kleinkindern zwischen dem 3. und 24. Lebensmonat liegt die *absolute Hörschwelle* bei etwas höheren Pegeln und entspricht zirka ab dem 3. bis 4. Lebensjahr der von Erwachsenen. Bei der Interpretation der Untersuchungsbefunde ist allerdings zu berücksichtigen, dass zum Zeitpunkt der Geburt die Cochlea bereits voll ausgereift ist. Damit sind die otoakustischen Emissionen gut nachweisbar, und die frühen auditorischen Potenziale haben dieselbe Schwelle wie bei einem Erwachsenen.

Man unterscheidet zwei Stufen von pädaudiometrischen Verfahren:

- *Aussonderungsdiagnostik* (Siebtest oder Screeningmethoden): Ziel: Ja-Nein-Diagnose, frühzeitiges Erfassen einer Hörstörung im Rahmen von Vorsorgeuntersuchungen.

- *differenzierende Diagnostik*: Ziel: Unterscheidung nach Grad, Ort und Art der Hörstörung sowie deren Prognose, ätiologische Abklärung, zentrale Funktionsdiagnostik, Therapieindikation.

Bei den pädaudiometrischen Hörprüfmethoden unterscheidet man zwischen *subjektiven (psychoakustischen)* und *objektiven (physiologischen) Hörprüfverfahren*.

Zur Beurteilung des kindlichen Hörvermögens stehen grundsätzlich subjektive Untersuchungsmethoden im Vordergrund und werden in speziellen Fällen durch objektive Messverfahren in der pädaudiologischen Gesamtdiagnostik ergänzt. Eine einzige Untersuchungsmethode genügt meist nicht zur Einschätzung des Hörvermögens eines Kindes. Vielmehr ist eine individuell abgestimmte pädaudiometrische Testbatterie zur Hördiagnostik und Hörgeräteanpassung erforderlich.

# 19.9 Subjektive Hörprüfungen (psychoakustische Hörprüfverfahren)

Nach dem Lebens- bzw. Entwicklungsalter des Kindes unterscheidet man Reflex-, Verhaltens-, Beobachtungs- und Spielaudiometrie, nach Art der Testreize Ton- oder Sprachaudiometrie und nach dem Verhältnis der Reizstärke zur Hörschwelle Schwellen- oder überschwellige Audiometrie.

## 19.9.1 Pränatale Hörprüfung (30. bis 32. Gestationswoche)

Schon intrauterin kann ein Hörtest mit Registrierung fötaler Kindsbewegungen durchgeführt werden.

*Praktische Durchführung:* Der Rauschgenerator wird auf die mütterliche Bauchdecke aufgesetzt, und die fötalen Kindsbewegungen werden sonographisch beobachtet und registriert. Während der Untersuchung muss der Fötus wach sein, d. h. Augenbewegungen müssen zuvor sonographisch registriert werden.

## 19.9.2 Reflexaudiometrie (bis zum 1. Lebensmonat)

Bei Neugeborenen lassen sich Hörreaktionen durch Beobachtung unbedingter Reflexe überprüfen, die bei akustischen Reizen oberhalb 70 dB HL registriert werden können. Grundsätzlich sollten stets mehrere Reflexe geprüft werden, wobei diese eindeutig erkennbar und reproduzierbar sein müssen. Die Untersuchungsergebnisse dienen der Orientierung zum Ausschluss einer gravierenden Hörstörung, die Prüfung im überschwelligen Bereich beweist jedoch nicht eine Normalhörigkeit. Die folgenden Reflexe werden geprüft:

- *Schreckreflex (Moro-Reflex):* beim Säugling innerhalb der ersten 4 Lebensmonate am deutlichsten ausgebildet. Er äußert sich als plötzliche Körperbewegung («Zusammenfahren») mit Beugung der Extremitäten oder als Umklammern. Der Reflex erfordert mit zunehmendem Alter größere Lautstärken zur Auslösung und verschwindet gegen Ende des 3. Lebensmonats.

- *Akustiko-palpebraler Lidreflex:* kurze Schließ- u. Öffnungsbewegungen eines oder beider Augenlider. Er ist bereits unmittelbar nach der Geburt bei hörgesunden Kindern (regelmäßig) nachweisbar. Akustikofaziale Reflexantworten sind schnell und bei weniger lauten Reizen beobachtbar. Taktile Empfindungen und visuelle Reize müssen zum Ausschluss einer Fehlinterpretation vermieden werden.

- *Startelreflex:* bi- oder monolateraler Reflex mit Unterarmbeugen bei geschlossener Faust, bei starker Reizantwort auch im Wechsel mit Moro-Reflex.

- *Atmungsreflex:* vertiefter Atemzug mit Anhalten des Atems, d. h. vertiefte Einatmung bei Beschallung im Schlaf. Dieser Reflex erfolgt meist hörschwellennah und ist für eine Hörschwellenbestimmung bei Neugeborenen geeignet.

- *Überraschungsreflex:* als akustisch ausgelöste Antwort wird beim Neugeborenen, Säugling oder Kleinkind ein plötzliches Aufhören des Schreiens oder Weinens oder ggf. die Normalisierung von Abwehrbewegungen gewertet.

*Prinzip:*

*Prüfung im freien Schallfeld:* Über Luftleitung sind Reaktionen bei Schallpegeln im Wachzustand zwischen 70 und 90 dB HL und im REM-Schlaf bei Schallpegeln von etwa 50 dB HL nachweisbar. Als Schallreize werden sog. Wobbeltöne (s. Glossar), Schmalbandrauschen und Geräusche dem Neugeborenen bzw. Säugling über Audiometer und Lautsprecher angeboten. Die Auslösbarkeit eines Reflexes hängt von der Reaktionsbereitschaft des Neugeborenen bzw. Säuglings je nach Schlaf-, Wach- und Fütterungszustand ab. Als günstigster Zeitpunkt der Untersuchung hat sich eine halbe Stunde vor bzw. nach der Mahlzeit bewährt. Grundsätzlich sollten mehrere Reflexe geprüft werden. Sie gelten nur als positiv, wenn sie sich eindeutig und reproduzierbar beobachten lassen. Die Antworten können sehr individuell und diskret ausfallen.

*Prüfung über Knochenleitung:* Dieses Verfahren ist der üblichen Testung im freien Schallfeld hinsichtlich Reaktionsschwelle und Reproduzierbarkeit überlegen. Der Knochenleitungshörer wird auf das Mastoid des Kindes aufgelegt. Die Reaktionsschwelle mit Sinus- und Wobbeltönen liegt beim normalhörenden Neugeborenen und Säugling bei ca. 40 dB HL. Zu beobachten sind Kopf-, Augen- und Extremitätenbewegungen sowie Schreck-, Lid- und Atemreflexe. Dabei sollten die Prüffrequenzen über 1 kHz liegen, um gefühlte «Vibrationsschwellen» zu vermeiden. Als günstigster Zeitpunkt wird eine Stunde vor Nahrungsaufnahme bzw. bei Neugeborenen der 3. Lebenstag angegeben.

### 19.9.3 Verhaltens-Beobachtungsaudiometrie (6. bis 36. Lebensmonat)

Orientierungs- und Verhaltensänderungen auf akustische Reize können zur subjektiven Hörprüfung genutzt werden. Dies wird immer dann erforderlich sein, wenn das Kind zur aktiven Mitarbeit nicht fähig ist oder diese verweigert. Anwendung findet diese Methode für den Altersbereich zwischen dem 6. und 36. Lebensmonat bzw. dem jeweiligen Entwicklungsalter angepasst.

Man unterscheidet hierbei *Ablenktests* und *audiometrische Untersuchungen mit konditionierten Antworten*. Eine Kombination beider Testverfahren ermöglicht eine optimale Aussage der verhaltens-audiometrischen Untersuchungen.

Zwischen dem 3. und 5. Lebensmonat erlöschen die unbedingten Neugeborenenreflexe, es entwickeln sich Orientierungsreflexe mit ersten Augen- und rudimentären Kopfbewegungen zur Schallquelle. Mit zunehmender Reifung der zentralen Hörkontrolle und -verarbeitung sind Aufmerksamkeits- und Ablenkreaktionen nachweisbar. Das normalhörende Kind kann ab dem 4. bis 7. Lebensmonat eine Schallquelle von 30 bis 50 dB Intensität direkt nach der Seite und indirekt nach unten lokalisieren.

Voraussetzung für eine aussagefähige Untersuchung in der Verhaltensaudiometrie sind geeignete Messbedingungen mit einer entsprechenden technischen Ausstattung und einem Prüfraum ausreichender Größe, in dem Störgeräuschpegel von 30 dB nicht überschritten werden. Außerdem muss der Prüfraum visuell reizarm sein, d.h. Lichtreize, Schatten und Bewegungen im Gesichtsfeld des Kindes sollen vermieden werden.

Bei der Interpretation der Untersuchungsergebnisse ist stets das Entwicklungsalter des Kindes zu berücksichtigen. Störungen des Richtungshörens können zu falscher Interpretation der Untersuchungsergebnisse führen.

*Beobachtung unkonditionierter motorischer Antworten. Ablenktests (Behavioral Observation Audiometry, BOA)*

Blickreaktionen auf akustische Reize können im freien Schallfeld bei geeigneter Modifikation bereits ab dem 3. bis 4. Lebensmonat des Kindes beobachtet werden. Beim Ablenktest werden Blickreaktionen durch Kopfwenden des Kindes bei Ton- oder Geräuscheinwirkungen zur Hörprüfung genutzt. Dieses kinderaudiometrische Untersuchungsverfahren dient Screeningzwecken und erlaubt gegenüber der Tonschwellenaudiometrie mit Kopfhörern keine Schwellenbestimmung.

*Prinzip* (Abb. 19.2): Untersucher steht hinter dem Kopfende des Bettes oder hinter einer Hilfsperson, die das Kind hält, wobei das Kind mit einem nicht allzu attraktiven Spielzeug oder Bilderbuch beschäftigt ist. Der Schall soll aus entsprechender Entfernung jeweils schräg-seitlich hinter dem Kind entstehen, damit es veranlasst wird, sich zur jeweiligen Seite hinzuwenden. In einem so genannten «Ablenkaudiogramm» werden jene Prüfreize festgehalten, bei denen das Kind reagiert, optimal mit einer Kopfwendung in Richtung Schallquelle. Die Antwort des Kindes soll durch eine soziale Zuwendung (z.B. Lächeln, Lob) belohnt werden. Die vom Kind erwartete Hinwendereaktion muss spontan erfolgen. Der Schallreiz sollte, nachdem der Tester vor dem Kind den von ihm benutzten Gegenstand mit seinen Händen verdeckt hat, nicht länger als eine Sekunde dargeboten werden. Natürliche Schallquellen (z.B. Knistern mit Seidenpapier, Reiben eines kleinen

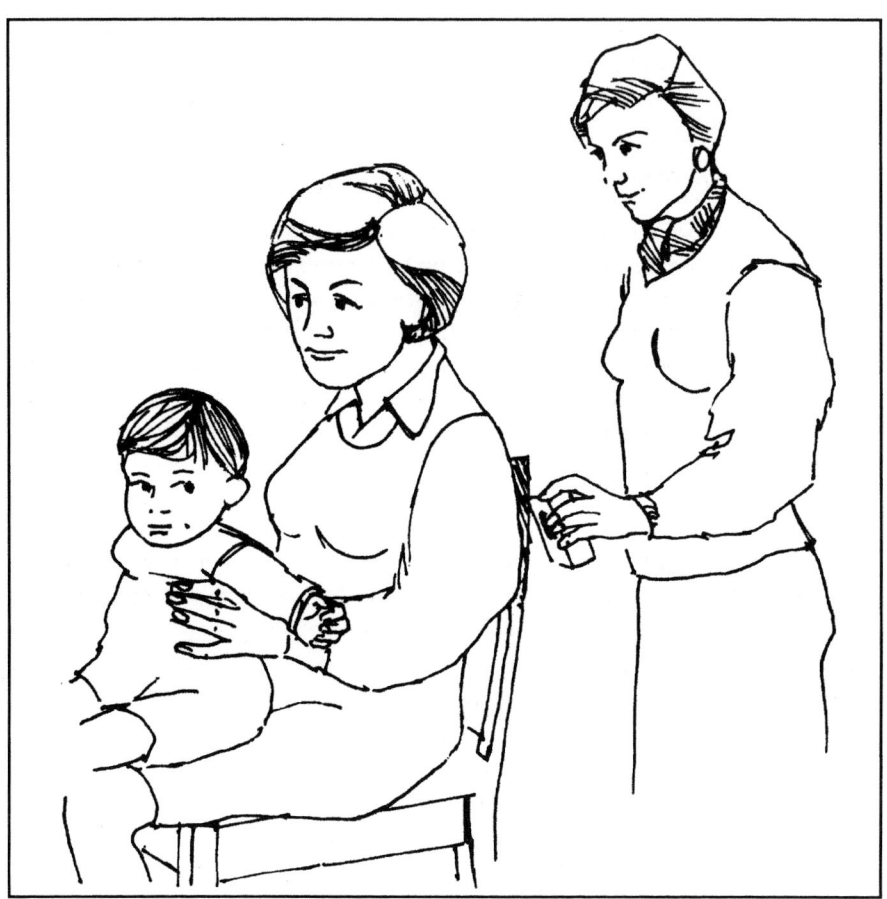

**Abbildung 19.2:** Ablenkaudiometrie mit «Wobbler» (mod. n. Löwe u. Hildmann, 1994).

Löffels an einer dünnwandigen Tasse, Musikinstrumente, Summen einer Kinder-liedmelodie), wie in der ursprünglichen Fassung des *Ewing-Tests* für Säuglinge und Kleinkinder beschrieben, können nur der groben Orientierung dienen, erlauben jedoch keine Aussage über «normales Hören». Heute wird die Verwendung von Screeningaudiometern mit gewobbelten akustischen Reizen und Sinustönen im Lautstärkemaß (dB) über Kopfhörer und im freien Schallfeld empfohlen. Sie ermöglichen eine frequenz- und lautheitsspezifische Messung und vermeiden damit zu hohe Prüfschallpegel durch einen weniger versierten Untersucher, die zu Fehlbeurteilungen führen könnten. Bei hochgradig hörgestörten Kindern können mit klang- und geräuscherzeugenden «Untersuchungsinstrumenten» falsch-positive Ergebnisse dadurch erzeugt werden, dass diese auf begleitende visuelle Stimuli «antworten» oder auf Hörreste im Tieftonbereich bzw. auf Vibrationen reagieren. Für eine sichere Reproduzierbarkeit werden heute gespeicherte Signale auf Kassetten oder CDs angeboten.

*Beobachtung konditionierter motorischer Antworten (4. bis 36. Lebensmonat)*

Die Verhaltens-Beobachtungs-Audiometrie mit Konditionierung im freien Schallfeld durch visuellen Reiz wird zur quantitativen Ermittlung des Hörens im freien Schallfeld angewendet. Hierbei wird folgende Konditionierung durchgeführt: Ein indifferenter (akustischer) Reiz wird durch einen attraktiven (optischen) Reiz verstärkt. Dadurch können eine größere Reproduzierbarkeit der Angaben mit geringerer Schwankung in den subjektiven Angaben sowie eine verringerte Habituation erreicht werden. Insbesondere bei leicht- und mittelgradigen Hörstörungen ist damit eine größere Genauigkeit in der Schwellenbestimmung möglich.

*Prinzip* (Abb. 19.3): Der Orientierungsreflex wird durch eine Prüfton-Licht-Kombination (wiederholtes paarweises Anbieten der Reizkombination) als bedingter Reflex (nach Pawlow) gebahnt. Das durch einen akustischen Reiz ausgelöste Suchverhalten des Kindes (z. B. Kopfwendung) wird durch Beantwortung

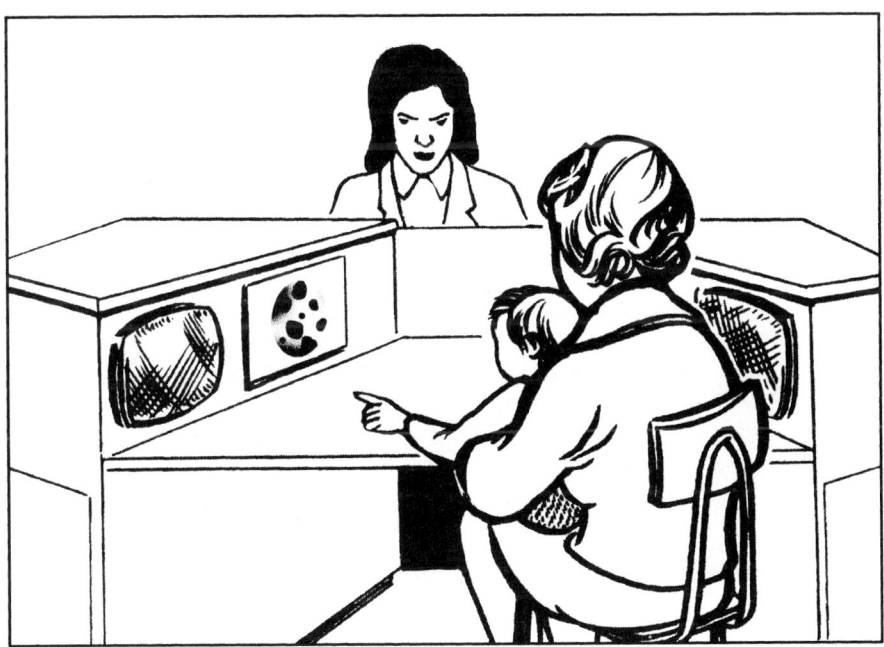

**Abbildung 19.3:** Freifeldaudiometrie: Konditionierung durch zusätzlichen visuellen Reiz (mod. n. Löwe und Hildmann, 1994).

mit einem visuellen Reiz (z. B. kindgerechte Bilder auf dem Bildschirm) aus derselben Richtung verstärkt (Abb. 19.4). Durch mehrfaches Anbieten dieser Reizkombination führt das alleinige Angebot des indifferenten (akustischen) Reizes zur Erwartung des attraktiven (optischen) Reizes, der Belohnung. Zur Konditionierung wird das Prüfsignal zunächst mit einem Schallpegel angeboten, der ca. 30–40 dB über der zu erwartenden Hörschwelle liegt. Zunehmend wird der Reizpegel dann zur Reaktionsschwelle hin erniedrigt. In einem definierten zeitlichen Abstand erscheint nach dem akustischen Reiz das optische Signal mit einem identischen zeitlichen Muster. Das Kind ist konditioniert, wenn es gelernt hat, dass der Ton ein ankündendes Signal für den nachfolgenden optischen Reiz ist. Die akustische Stimulation erfolgt über eine Schallquelle mit reproduzierbarer Kopfdrehung zum visuellen Belohnungsreiz (Visual Reinforcement Audiometry – VRA) oder über zwei Schallquellen und Kopfdrehung zum aktivierten Lautsprecher im freien Schallfeld (Conditioning Orientation Reflex Audiometry – CORA).

Generell wird im freien Schallfeld das binaurale Hören des Kindes geprüft. Bei der Freifeldaudiometrie werden dem Kind über Lautsprecher gewobbelte, amplitudenmodulierte Töne oder Schmalbandgeräusche angeboten. Bei Verwendung von Schmalbandrauschen ist auf eine entsprechende Flankensteilheit und Bandbreite des Rauschens zu achten, damit auch stark frequenzabhängige Hörschäden exakt erfasst werden können. Die Darbietung der akustischen Reize kann auch über Kopfhörer, Knochenleitungshörer oder Einsteckhörer erfolgen. Anstelle des Schmalbandrauschens oder der gewobbelten Sinustöne können auch Kinderlieder als akustische Reize dargeboten werden. Dadurch gelingt es vor allem bei unkooperativen Kindern schnell, eine Aufmerksamkeitsreaktion auf diese Lieder zu erreichen und eine orientierende Hörschwelle im Frequenzbereich von 0,5–1,5 kHz zu bestimmen. Bei der VRA wird die Reaktion auf den Reiz erwartet, bei der CORA die Schalllokalisation. Bei der Interpretation der Hörschwellen nach Darbietung der Beschallung aus dem rechten bzw. linken Lautsprecher darf das Ergebnis nicht einer getrenntohrigen Hörprüfung gleichgesetzt werden.

### 19.9.4 Spielaudiometrie (ab 3. Lebensjahr)

Bei normal entwickelten und intelligenten Kindern ist ab dem 3. Lebensjahr eine Hörprüfung mit «eigenen Angaben» möglich. Es wird dabei die Hörschwellenbestimmung in eine Spielhandlung einbezogen, d. h. es erfolgt eine Konditionierung einer aktiven Reaktion.

*Prinzip*: Die Hörschwellenbestimmung erfolgt für beide Ohren getrennt über Kopfhörer und Knochenleitungshörer. Der angebotene Ton wird mit einem spiel- und lustbetonten Vorgang des Kindes verbunden. Das Kind wird trainiert, auf Tonreize mit einer bestimmten Spielhandlung zu antworten. Es ist ein möglichst einfacher Spielvorgang mit gut abgrenzbaren Einzelschritten für ein aussagefähi-

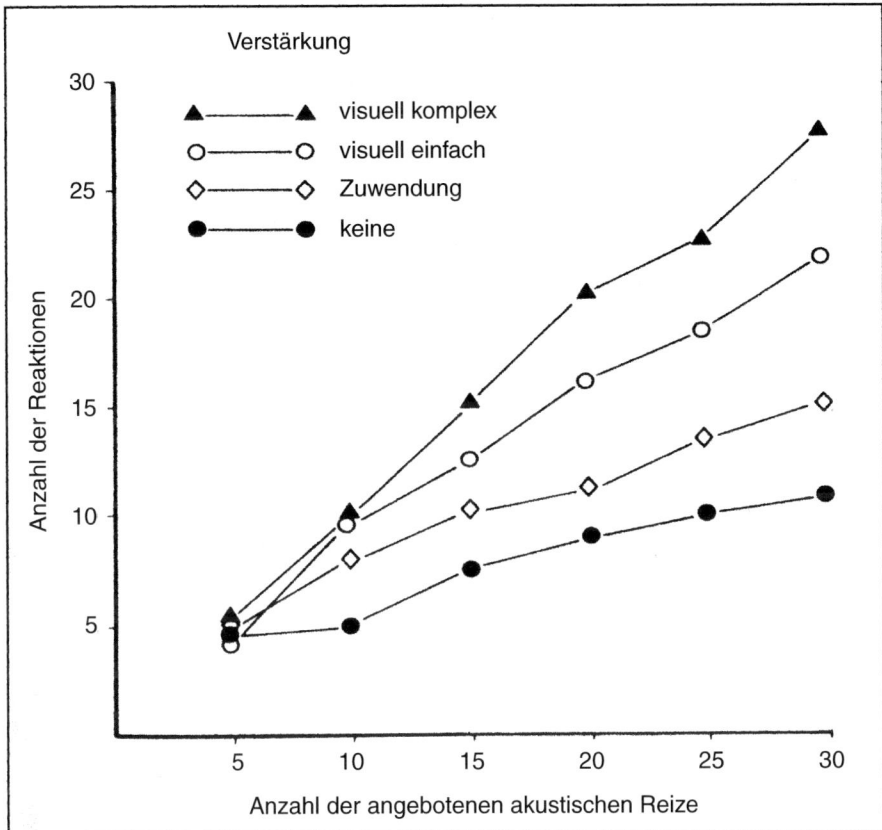

**Abbildung 19.4:** Einfluss der Verstärkung auf die Häufigkeit beobachteter Reaktionen (Kopfwendung zur Schallquelle) bei unterschiedlicher Anzahl von akustischen Reizen (mod. nach Bamford, 1993).

ges spielaudiometrisches Resultat notwendig. Das Kind sollte nicht durch Umgebungsreize visuell zu stark abgelenkt werden.

Zahlreiche Konditionierungsmethoden, beispielsweise in Form von Spielen, sind üblich. Aus der Vielzahl der angebotenen Spiele haben sich möglichst einfache Spiele in Form von Kugeln einwerfen, Steckbrettern, Klötzchenbausteinen oder Ringen bewährt; Vorübungen mit dem Kopfhörer zu Hause sind zu empfehlen. Mitunter ist eine Wiederholung der spielaudiometrischen Untersuchung an verschiedenen Tagen notwendig oder die Messung zunächst nur im freien Schallfeld möglich. Günstig ist es, zuerst über Kopfhörer Kinderlieder anzubieten und danach auf Töne und Geräusche überzugehen. Dauertöne sollten vermieden werden, ein pulsierender Ton verhindert eine Hörermüdung.

Hierbei haben sich drei Varianten in der Ausführung der Spielhandlung bewährt. Während bei der Variante 1 das Kind auf die Kopplung «gerade gehörter Ton und Vollzug einer Spielhandlung» konditioniert wird, erfolgt bei Variante 2 die Kopplung «Ton wird nicht mehr gehört und Vollzug einer Spielhandlung». Hierbei können 3- bis 5-jährige Kinder mit leichtgradigen Hörstörungen sehr schnell erfasst werden. Dagegen erfolgt bei Variante 3 die Konditionierung, indem das Kind das Spielzeug bei Tonbeginn aufhebt und bei Tonende hinlegt. Mit diesen zwei Aussagen je Messwert können besonders mittel- bis hochgradige Hörschäden gut erfasst werden.

### 19.9.5 Hörschwellenaudiometrie (ab Ende des 4. Lebensjahres)

Mit Ende des 4. Lebensjahres ist bei normal intelligenten und kooperativen Kindern eine Hörprüfung ohne Spielhandlung, getrenntohrig über Kopfhörer und Knochenleitungshörer, möglich.

*Prinzip*: Das Kind wird aufgefordert, beim Hören des Prüftones die Hand zu heben, mit dem Finger auf das Ohr zu zeigen oder «ja» bzw. «höre» zu sagen. Damit gelingt eine differenzierte Beurteilung einer Schallleitungs- oder sensorineuralen bzw. kombinierten Schwerhörigkeit.

### 19.9.6 Kinder-Sprachaudiometrie

Bei dieser Methode wird die Sprachverständlichkeit in Abhängigkeit vom Prüfschallpegel ermittelt. Die Testwörter in den einzelnen Gruppen entsprechen dem initialen Wortschatz eines normalhörenden Kleinkindes.

Vor Auswahl des jeweiligen Sprachtests muss der (Sprach)-Entwicklungstand des Kindes eingeschätzt werden. Voraussetzung ist, dass das Kind die Begriffe des Testmaterials kennt und diese auf Bildkarten oder an Gegenständen zeigen kann. Der Wortschatz sollte vom Kind weitgehend auch aktiv beherrscht werden.

Die Kinder-Sprachaudiometrie ist vor allem zur Anpassung von Hörgeräten und deren Kontrolle von Bedeutung.

*Prinzip*: Hierbei werden Wörter (Einsilber, Mehrsilber oder ganze Sätze) angeboten, die repräsentativ für die verwendete Sprache und ihre Phoneme zusammengestellt sind. Sie sind vokalreich und leicht vom Mund ablesbar. Im deutschen Sprachraum finden vor allem der Mainzer und der Göttinger Kinder-Sprachverständnistest Anwendung.

Der *Mainzer Kinder-Sprachverständnistest* unterteilt sich in drei Subtests:

- Teil 1: Altersgruppe 4 Jahre, mit 10 Ein- u. Zweisilbern auf 5 Wortreihen verteilt

- Teil 2: Altersgruppe 5 Jahre, mit 25 Ein- u. Zweisilbern auf 5 Wortreihen verteilt

- Teil 3: Altersgruppe 6 bis 8 Jahre, mit 50 Ein- und Zweisilbern auf 5 Wortreihen verteilt

Bei nicht altersentsprechendem Wortschatz steht für den ersten Testteil eine Reihe von Bildern in Form von Bildkärtchen zur Unterstützung der Untersuchung zur Verfügung.

Der *Göttinger Kinder-Sprachverständnistest* gliedert sich in zwei Subtests:

- Der Subtest 1 wurde für Kinder von 3 bis 4 Jahren und retardierte Kinder mit 20 Einsilbern aus dem Grundwortschatz eines Kleinkindes entwickelt.

- Der Subtest 2 ist für Vorschulkinder ( 5. bis 6. Lebensjahr) mit 100 verschiedenen Einsilbern vorgesehen und stellt größere Anforderungen an den Wortschatz des Kindes. Beide Tests beruhen auf einem Einsilber-Bildtest, bei dem das Kind auf die entsprechende Abbildung des Prüfwortes zeigt.

Die *Heidelberger CVC-Audiometrie* bewertet anstelle des ganzen Wortes die einzelnen Phoneme getrennt. Es werden ausschließlich Konsonant-, Vokal-, Konsonantwörter angeboten, die vor allem für hörgeschädigte Kinder im Schulalter geeignet sind, ergänzend zu den zuvor genannten sprachaudiometrischen Tests. Dieses Verfahren erlaubt zugleich die Beobachtung von Sprachwahrnehmungsleistungen sprachbehinderter Kinder und solcher mit auditiver Diskriminationsstörung.

Beim *Zweisilber-Kinderreimtest (Oldenburger Kinder-Reimtest – OLKI)*, der auf einem Multiple-Choice-Verfahren beruht, werden Konsonanten im Anlaut (z. B. Seile, Beile, Feile), Vokale im Inlaut (Rasen, Riesen, Rosen) sowie Konsonanten im Inlaut (Blume, Bluse, blute) angeboten. Zielwörter werden in einem Ankündigungssatz (bitte zeige das Bild …) und mit zusätzlichem Bildmaterial dargeboten. Das Testwörterinventar bezieht sich auf 27 der 39 im Deutschen vorkommenden Phoneme. Er eignet sich für Kinder zwischen dem 8. und 12. Lebensjahr. Konsonanten werden nach Anregungungsart (Frikative, Plosive, Nasale, Approximanten) und nach Stimmhaftigkeit/Stimmlosigkeit zusammengefasst, Vokale nach den Parametern kurz oder lang.

## 19.9.7 Überschwellige Audiometrie

Zur Abschätzung der nutzbaren Restdynamik des pathologischen Hörfeldes sind neben Hör- und Unbehaglichkeitsschwelle die dazwischenliegenden frequenzspezifischen Lautheitsverläufe im Bereich des angenehmen Hörens von diagnostischer und therapeutischer Bedeutung. Durch das pathophysiologische Phänomen des «Rekruitment» (Lautheitsausgleich bei großen Lautstärken infolge äußerer Haarzellschädigung) einer Innenohrschwerhörigkeit kommt es zu einer deutlichen Einengung des Dynamikbereiches im Hörfeld. Daraus resultiert ein reduziertes Sprachverstehen im überschwelligen Bereich. Die Ausprägung des Rekruitments lässt sich nicht allein aus der individuellen Hörschwelle ableiten. Eine auffällige Diskrepanz zwischen einer normalen Hörschwelle im Tonschwellenaudiogramm und einem schlechteren Sprachverständnis im Sprachaudiogramm kann bereits ein Hinweis auf eine retrokochläre oder zentral bedingte Hörstörung sein.

Die *Lautheitsskalierung* ist ein psychoakustisches Verfahren auf der Basis von kategorialen Urteilen über die empfundene Lautstärke von Schallsignalen im Bereich des Hörfeldes. Mit der «Würzburger Hörfeldskalierung» zur frequenzbezogenen Lautheitsbewertung kann das Ausmaß des Rekruitments nachgewiesen und der Restdynamikbereich des pathologischen Hörfeldes beschrieben und damit das überschwellige Gehör differenzierter beurteilt werden. Dieses Verfahren gelingt einem erfahrenen Untersucher bereits bei 5-jährigen Kindern. *Prinzip*: Teststimuli, ein speziell gefiltertes Schmalbandrauschen, werden bei 500 Hz, 1 kHz, 2 kHz und 4 kHz im gesamten Dynamikumfang von 20 bis 90 dB SPL gegeben. Das Kind bewertet die subjektiv empfundene Lautstärke nach einer Skala, die fünf Kategorien umfasst: «nicht gehört, leise, mittellaut, sehr laut und zu laut».

*Tests zur Erfassung auditiver Verarbeitungs- und Wahrnehmungsstörungen*

Bei der differenzialdiagnostischen Abklärung müssen Störungen der auditiven Verarbeitung und Wahrnehmung von allgemein kognitiven oder perzeptiven Dysfunktionen unterschieden werden. Eine kompetente Abklärung des Verhaltens, der Lese-Rechtschreibfähigkeiten und der Sprachentwicklung ist dabei wesentlicher diagnostischer Bestandteil. Folgende relevante zentrale Hörfunktionen sollten bei der Diagnostik Berücksichtigung finden:

- *auditive Aufmerksamkeit*, d. h. sich auf wechselnde Sprachangebote angemessen einzustellen
- *Lautheitsempfinden*, d. h. verschiedene Lautstärken adäquat einzuschätzen
- *Selektivitiät*, d. h. aus komplexen Schallereignissen sprachliche Informationen herauszuhören
- *dichotisches Hören*, d. h. gleichzeitig auftretende, unterschiedliche Sprachinformationen zu verstehen
- *Richtungshören*, d. h. einen Sprecher orten zu können
- *auditives Gedächnis*, d. h. sprachliche Informationen in ausreichendem Maße für die Weiterverarbeitung zu speichern
- *Frequenzauflösung*, d. h. die für die Sprachwahrnehmung bedeutsamen Frequenzen zu unterscheiden
- *Lautdifferenzierung*, d. h. Sprachlaute und Lautverbindungen zu erkennen und zu unterscheiden
- *Automatisierung*, d. h. Sprache so wahrzunehmen und anzuwenden, dass weder gerichtete Aufmerksamkeit noch bewusste Kontrolle notwendig sind.

**Tabelle 19.6:** Subjektive zentrale Hörtests (mod. n. Nickisch).

| Auditive Lokalisation | Richtungshören |
|---|---|
| Auditive Selektion | Sprachaudiometrie im Störgeräusch (Mainzer, Göttinger, OLKI n. Steffens) |
| Binaurale Summation | Hannover Binauraler Summationstest |
| Auditive Separation | Dichotischer Test (Uttenweiler, Feldmann) |
| Auditive Zeitauflösung | Test mit zeitkomprimierter Sprache (Nickisch) |
| Hördynamik | Hörfeldskalisierung, Unbehaglichkeitsschwelle |
| Auditive Musteranalyse | Gap Detection Test (Matulat et al.) |
| Ordnungsschwellen, Tonhöhen-, Lautstärkendifferenzierungsschwelle, auditive Differenzierung | Heidelberger Lautdifferenzierungstest (HLAD), Hannoverscher Lautdiskriminationstest |

Zur pädaudiologischen Diagnostik werden sowohl objektive als auch subjektive Testverfahren herangezogen:

● *Objektive Tests:* otoakustische Emissionen, Stapediusreflexmessung (Differenz zwischen Reflexschwelle für Sinustöne und Bandpassrauschen), auditorisch evozierte Potenziale mit Latenz- und Amplitudenbewertung (Messung früher, mittellatenter und später auditorisch evozierter Potenziale, Mismatch-Negativity).

● *Subjektive Tests:* Zur Erfassung teilfunktionsspezifischer Auffälligkeiten der zentral-auditiven Verarbeitung auf den sprachlichen Ebenen werden psychometrische Testverfahren vorgeschlagen (Tab 19.6).

Viele Tests erfassen nur Teilaspekte einzelner Teilfunktionen und sind zumeist nicht standardisiert. Häufig besteht eine deutliche intraindividuelle Streubreite bei wiederholter Anwendung. Die meisten standardisierten Tests sind Bestandteil von Untersuchungsverfahren zur Beurteilung der sprachlichen und kognitiven Entwicklung.

Der Einsatz zentraler Testverfahren wird häufig durch Entwicklungsrückstände des Kindes, mangelnde Mitarbeit und Motivation begrenzt.

Aufgrund der hohen Redundanz der Sprache kann auch bei zentraler Schwerhörigkeit die Diskrimination «normaler Sprache» noch ausreichend gelingen. Bei Tests mit veränderter, «sensibilisierter» Sprache (durch Geräusche, Verzerrungen oder durch dichotisch angebotene Sprache) können dagegen Störungen im zentralen Hörbahnsystem aufgedeckt werden.

*Tests mit veränderter Sprache:*

- Sprachtest im Störgeräusch
- dichotischer Diskriminationstest für Kinder
- Test mit bandpassgefilterter Sprache
- binauraler Summationstest
- zeitkomprimierter Test

Beim *Sprachtest im Störgeräusch* wird im Mainzer oder Göttinger Kindersprachtest mit einem zusätzlichen Störschallpegel von 5 bis 10 dB unterhalb des Nutzschallsignals (Störgeräusch: sprachsimuliertes Rauschen mit stationärem Pegel) das Sprachverstehen geprüft. Dieses Prüfverfahren dient als Orientierung im Sinne eines Screenings, lässt jedoch keine Aussage über den Ort der Störung zu.

Der *Oldenburger Kinderreimtest* (OLKI) im sprachsimulierenden Störgeräusch (Regensburger Variante) wird als gut geeigneter pädaudiologischer Sprachtest für die Altergruppe von 7 bis 10 Jahren für den Einsatz in der Diagnostik von AVWS und zur Hörgerätekontrolle vorgeschlagen.

Im *dichotischen Diskriminationstest* für Kinder ab dem 5. Lebensjahr (nach Uttenweiler) werden die Summation und Fusion auditiver Informationen, die im unteren Hirnstamm erfolgen, geprüft. Hierbei bietet man unterschiedliche dreisilbige Wörter mit Artikel beiden Ohren gleichzeitig an. Die Analyse auditiver Informationen erfolgt vorwiegend im Hörkortex und im oberen Hirnstamm. Zur Prüfung dieser Fähigkeit sind Testverfahren mit *gefilterter* Sprache (durch eine Bandpassfilterung wird entsprechend dem binauralen Summationstest von Matzker das binaurale Hörvermögen geprüft) oder *zeitkomprimierter* Sprache (nach Nickisch; hierbei wird das Sprachverständnis bei erhöhter Sprechgeschwindigkeit und 60 dB Lautstärke geprüft) geeignet.

*Tests der auditiven Perzeption:*

- Richtungshören
- Phonemdiskrimination
- Hörmerkspanne
- Tonhöhenunterscheidung
- Geräuschdiskrimination

Mit der *Prüfung des Richtungshörens* werden auditive Verarbeitungsprozesse niederer Ordnung im Bereich des unteren Hirnstamms in Höhe der Oliven- und Cochleariskerne untersucht. Die Kinder lokalisieren die Schallquelle, indem sie auf die aktivierten Lautsprecher (im Halb- oder Vollkreis angeordnet) schauen bzw. zeigen.

Störungen im akustischen Assoziationskortex führen zu einer verminderten auditiven Erkennungsfähigkeit und Differenzierung (*Laut- und Geräuschdiskrimi-*

*nation* nach Schäfer-Schilling) sowie einer verminderten auditiven Merkfähigkeit (*Hörmerkspanne* nach Mottier) und des rhythmischen Empfindens.

Die Kombination des Mottier-Tests, der Lautdifferenzierung (HLAD), des Richtungshörens und des Sprachverstehens im Störschall wird von Nickisch als *sensitivste Diagnostikkombination* zum Nachweis einer AVWS angesehen. Rosenkötter schlägt folgendes Screening *der Funktionen der auditiven Wahrnehmung* vor: Lautheitsempfindung, Sprachverstehen im Störschall, Lautdiskrimination, dichotisches Hören, Ordnungsschwellenbestimmung, Mottier-Test und Zahlenfolgegedächtnis.

# 19.10 Objektive Hörprüfungen (physiologische Hörprüfverfahren)

Objektive bzw. physiologische Hörprüfverfahren sind in der pädaudiologischen Gesamtdiagnostik eine wichtige Ergänzung zur Absicherung der Ergebnisse der subjektiven (psychoakustischen) Untersuchungsverfahren. Der Begriff «objektiv» bezieht sich dabei auf die Mitarbeit des Patienten. Die Ergebnisse werden dagegen vom Untersucher subjektiv beurteilt, weshalb man sie besser als physiologische Untersuchungsverfahren bezeichnet.

Im Kindesalter durchführbare objektive Verfahren sind:

- Impedanzaudiometrie
- otoakustische Emissionen
- auditorisch evozierte Potenziale.

Mit diesen Verfahren ist eine Testung unterschiedlicher Bereiche der Verarbeitung akustischer Informationen möglich. So werden bei der Impedanzmessung Aussagen über die Verarbeitung akustischer Reize bis zum Mittelohr möglich, bei der Messung der otoakustischen Emissionen ist die Mikromechanik des Innenohres überprüfbar. Mit den auditorisch evozierten Potenzialen werden zusätzlich Hörnerv und zentrale Hörbahn erfasst (Abb. 19.5).

## 19.10.1 Impedanzmessung

Die Messung gibt Auskunft über die elastischen und mechanischen Eigenschaften des Gehörknöchelchen-Trommelfell-Systems.

Treffen Schallwellen auf das Ohr, wird ein Teil am Trommelfell reflektiert, ein anderer Teil wird über das Trommelfell und Mittelohr aufgenommen und an das Innenohr weitergeleitet, d. h. ein Energiefluss tritt in Richtung Innenohr auf. Diese

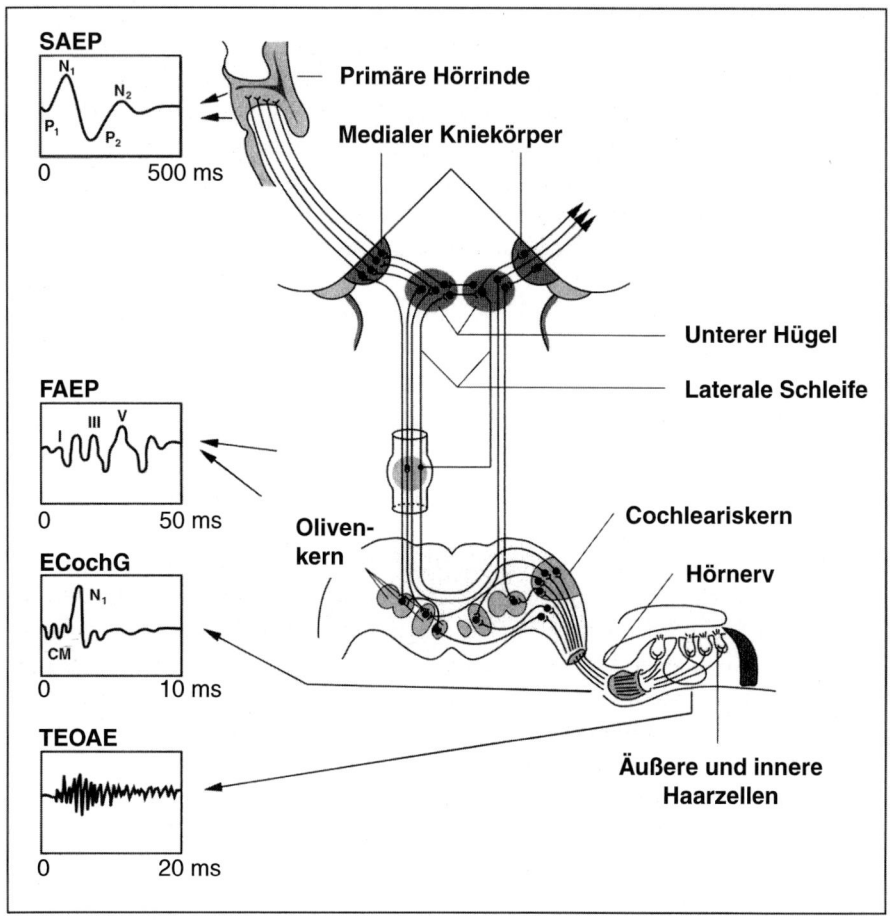

**SAEP**

0        500 ms

Primäre Hörrinde

Medialer Kniekörper

**FAEP**

0        50 ms

Unterer Hügel

Laterale Schleife

Olivenkern

**ECochG**

0        10 ms

Cochleariskern

Hörnerv

**TEOAE**

0        20 ms

Äußere und innere Haarzellen

**Abbildung 19.5:** Auditorisches System mit topographischer Zuordnung der evozierten Potentiale bzw. Emissionen (mod. n. Lehnhardt, 1996).

Schallaufnahme des Systems Trommelfell-Mittelohr kann durch eine im äußeren Gehörgang abdichtend eingebrachte Sonde nachgewiesen werden. Es wird der Widerstand (Eingangsimpedanz) des Ohres geprüft, d. h. wieviel Schallenergie über das Trommelfell-Mittelohrsystem aufgenommen wird.

*Tympanometrie*

Die Tympanometrie wird zur Mittelohrfunktionsdiagnostik angewendet. Damit erfasst man die Impedanzänderung, d. h. den akustischen Widerstand bei Druckänderung im äußeren Gehörgang. *Prinzip*: In den äußeren Gehörgang wird eine

Sonde mit drei Schlauchleitungen so eingeführt, dass dieser abgedichtet wird. Der Luftdruck im Gehörgang wird zwischen −300 daPa und +300 daPa variiert sowie gleichzeitig ein Sondenton von 220 Hz gegeben. Die Impedanzänderung lässt sich durch Messung des reflektierten Sondentonschallanteils in einer Kurve (Glockenkurve mit Nulldurchgang am Gipfel) darstellen. Der *diagnostische Wert* liegt in der Erfassung von Funktionsstörungen der Tube und des Mittelohres (z. B. Unterdruck, Sero-Mukotympanon), bei hyperplastischen Adenoiden oder einer Mittelohrfehlbildung. Auch seltene Tubenfunktionsstörungen, beispielsweise durch Lähmung des Gaumensegels oder bei submuköser Gaumenspalte, sind tympanometrisch erkennbar. Die Interpretation der Befunde muss stets mit dem otoskopischen Trommelfellbefund erfolgen.

*Stapediusreflexmessung*

Ein akustischer Reiz ausreichender Intensität und Dauer löst bei ungestörten Mittelohrverhältnissen eine beidseitige reflektorische Kontraktion des M. stapedius aus und führt zu einer Versteifung der Gehörknöchelkette mit Änderung der akustischen Impedanz in der Trommelfellebene. *Prinzip:* Im Vergleich zur Messanordnung der Tympanometrie ist bei der Stapediusreflexmessung zusätzlich ein akustischer Reizgeber zur Reflexauslösung erforderlich. Die akustische Stimulation erfolgt entweder durch einen Miniaturlautsprecher an der Messsonde (ipsilateraler Stapediusreflex) oder einen Kopfhörer am Gegenohr (kontralateraler Stapediusreflex). *Diagnostischer Wert:* Die verschiedenen Stapediusreflexmuster ermöglichen eine Differenzialdiagnostik zwischen Mittelohrschwerhörigkeit, kochleärer und retrokochleärer Schwerhörigkeit. Mit Hilfe der Stapediusreflexschwelle kann ein Hörschaden analog zur subjektiven Methode der Reflexaudiometrie des Neugeborenen (im Hör-Screening) identifiziert werden. Zum Nachweis einer Mittelohrschwerhörigkeit ist die *Registrierbarkeit* des Reflexes relevant, bei der Unterscheidung Innenohr-/Hörnerven-Schwerhörigkeit die *Auslösbarkeit* des Reflexes.

*Anwendung der Impedanzaudiometrie in der Pädaudiologie:*

- zur Diagnostik von Funktionsstörungen des Mittelohres und der Tube: Schallleitungsschwerhörigkeit bei Tubenfunktionsstörungen, Sero-Mukotympanon (Typanometrie)

- zur Diagnostik von Fehlbildungen des Mittelohres (Tympanometrie, Stapediusreflex)

- zum Hör-Screening (Tympanometrie, Stapediusreflex)

- für neurootologische Fragestellungen: retrokochleäre Störungen, Hirnstammläsionen (Stapediusreflex)

- zur Ermittlung der «Hörschwelle» bei nicht-kooperativen Patienten (Stapediusreflex)

- zur Hörgeräteanpassung: Einschätzung des Unbehaglichkeitsbereichs zur Einstellung der Hörgeräte-Parameter (Stapediusreflex)

- zur Prozessoranpassung von Cochlea-Implantaten bei Kleinkindern (Stapediusreflex).

## 19.10.2 Otoakustische Emissionen

Otoakustische Emissionen (OAE) sind aktive Schallaussendungen des Ohres, die aufgrund nichtlinearer Prozesse in der intakten Cochlea (kochleärer Verstärker) entstehen und retrograd zum physiologischen Schallweg über das Mittelohr in den äußeren Gehörgang fortgeleitet werden.

Dort können sie über ein empfindliches Mikrophon registriert werden. Sie treten im allgemeinen bei allen Hörgesunden auf und zeichnen sich durch eine hohe Reproduzierbarkeit aus.

Es gibt spontane und evozierte otoakustische Emissionen. Sie werden nach der Form der Stimulation unterschieden. So können otoakustische Emissionen *ohne* (spontaneous otoacoustic emissions = SOAE), *während* (stimulus-frequency otoacoustic emissions = SFOAE; distorsion-product otoacoustic emissions = DPOAE) oder *nach* (transiently-evoked otoacoustic emissions = TEOAE) einer akustischen Stimulation auftreten. Als emissionserzeugende Stimuli werden Clicks, Tonbursts oder Sinustöne verwendet.

*Transitorisch evozierte otoakustische Emissionen (TEOAE)*

Sie sind akustische Signale, die nach einem kurzen (transitorischen) akustischen Stimulus (Click oder Tonburst) entstehen und nach einer bestimmten Latenzzeit im äußeren Gehörgang nachgewiesen werden können. Die zeitliche Verzögerung spricht für ihren kochleären Ursprung. Sie treten praktisch bei allen normalhörenden Kindern und Jugendlichen auf (über 99 %) und nehmen in ihrer Häufigkeit mit zunehmendem Alter ab (über 60 Jahre 35 % bis 60 %). Die TEOAE Neugeborener weisen generell höhere Amplituden auf als jene Erwachsener, hochfrequente Anteile sind dabei häufiger. Diese Charakteristika sind für die Messprogramme im Neugeborenen-Screening von praktischer Bedeutung: optimierter Nachweis mit höherer Stimulationsrate und Reduzierung der tiefen Frequenzanteile (Quickscreen). *Prinzip*: Ähnlich der Impedanzmessung wird eine Messsonde (mit Lautsprecher und Messmikrofon) luftdicht abschließend in den

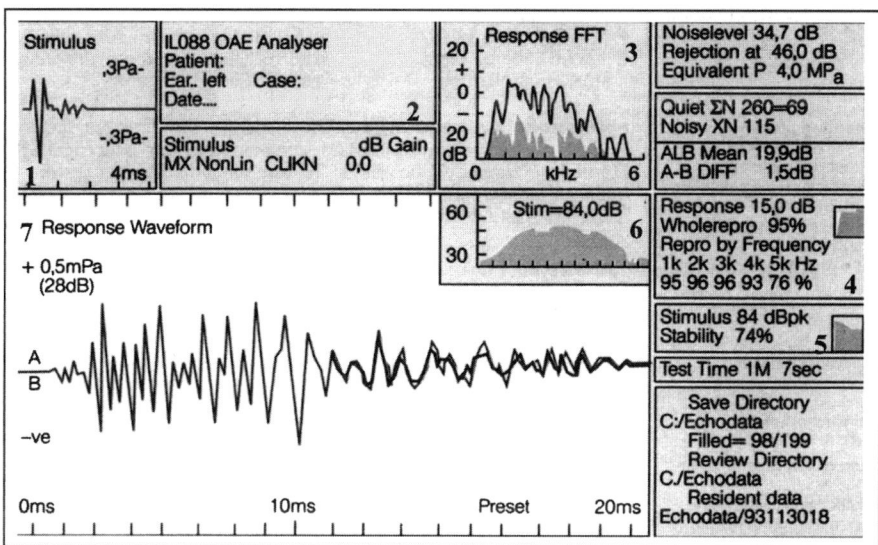

**Abbildung 19.6:** Transitorisch evozierte otoakustische Emissionen eines Säuglings. 1. Wellenverlauf des akustischen Stimulus im Gehörgang (Intensitäts-Zeit-Relation), 2. Patienten-Untersuchungsdaten, 3. Frequenz-Pegelspektrum der Reizantwort mit Störanteilen, 4. Reproduzierbarkeit der Antworten als Untersuchungsergebnis, 5. und 6. Stimulus-Daten, 7. Zeitverlauf der Emissionen (mod. n. Berghaus et al., 1996).

äußeren Gehörgang eingeführt. Über den Lautsprecher wird der akustische Reiz abgegeben, über das Mikrofon die Emission im äußeren Gehörgang aufgenommen und durch einen computerkonfigurierten Frequenzanalysator bewertet. Die Registrierbarkeit wird in Prozent angegeben und gilt, unter der Voraussetzung einer ausreichenden Stabilität während des Messvorgangs, bei über 50 % als ausreichend reproduzierbar. Die Messbedingungen (Stimulus, Störschall) werden ebenfalls angegeben, da sie für die Interpretation des Messergebnisses relevant sind. *Messung und Auswertung* (Abb. 19.6): Die Emissionen werden sowohl in der anterograden Übertragung des Reizes in das Innenohr als auch selbst auf ihrem retrograden Weg über das Mittelohr in den äußeren Gehörgang durch Schallleitungsstörungen beeinflusst. Deshalb ist bei der Bewertung des Messergebnisses neben den Messbedingungen (z. B. Sondenposition, Stimulationsmuster, Unruhe des Kindes oder Nebengeräusche) stets die Mittelohrfunktion mit zu berücksichtigen. Je nach Art und Ausmaß der Schallleitungsstörung sind ab 35 dB Hörverlust keine TEOAE mehr nachweisbar. Ab einem Hörverlust von 40 dB bei einer sensorineuralen Schwerhörigkeit, unter der Voraussetzung einer reinen Innenohrfunktionsstörung, lassen sich keine TEOAE mehr messen. Aus dem Spektrum der Emissionen kann jedoch nicht direkt auf den Hörschwellenverlauf geschlossen werden.

*Distorsionsprodukte OAE (DPOAE)*

Beschallt man das Ohr gleichzeitig mit zwei oder mehreren Tönen (Primärtöne) unterschiedlicher Frequenz (f1 und f2), entstehen bei allen Normalhörenden durch nichtlineare Vorgänge in der Cochlea weitere Töne (Kombinationstöne) anderer Frequenzen, die als Verzerrungs- oder Distorsionsprodukte (DP) bezeichnet werden. Diese Distorsionsprodukte stehen mit den gegebenen Stimulationsfrequenzen in einer genauen mathematischen Beziehung. Mit den DPOAE ist es möglich, ortsspezifische Informationen über den Funktionszustand der Basilarmembran zu erhalten. *Prinzip*: Wie bei der Messung der TEOAE wird eine Messsonde (jedoch mit zwei Lautsprechern und einem Mikrofon) im Gehörgang platziert. Über Lautsprecher werden unterschiedliche Kombinationen der Primärtöne angeboten, über das Mikrofon der Schall im Gehörgang aufgenommen und computergestützt bewertet. Für die klinische Anwendung ist das günstigste Primärtonverhältnis f2:f1=1,2:1, da bei nahezu allen Normalhörenden Distorsionsprodukt-Emissionen der Frequenz 2f1−f2 bei hohen Primärtonpegeln (60−70 dB SPL) im Frequenzbereich zwischen 500 Hz und 8 kHz gemessen werden können. *Messung und Auswertung*: Je Pegel und Wahl der Primärtöne sind DPOAE bis zu einem Hörverlust von ca. 35−60 dB nachweisbar. Wie bei der Messung der TEOAE sind die Messbedingungen für den Nachweis der DPOAE und die Interpretation der Messergebnisse entscheidend. So werden sowohl die Übertragung der akustischen Reize auf dem anterograden Weg als auch die Emissionen auf ihrem retrograden Übertragungsweg durch Störungen der Mittelohrfunktion beeinflusst.

*Pädaudiologische Anwendung der otoakustischen Emissionen*

Die diagnostische Bedeutung der otoakustischen Emissionen liegt in der Überprüfung der Funktion des «kochleären Verstärkers» des Innenohres, unter der Voraussetzung einer normalen Mittelohrfunktion. Sie bieten die Möglichkeit, objektiv und nicht-invasiv Informationen über die Innenohrfunktion zu erhalten. Sie werden einerseits als Messverfahren im Rahmen des Hörscreenings eingesetzt oder sind Bestandteil der pädaudiologischen Gesamtdiagnostik:

● *Neugeborenen-Hörscreening:* Die Messung ist bereits vom ersten Lebenstag an wegen der voll ausgebildeten kochleären Funktion möglich. TEOAE lassen sich ab dem 2. bis 3. Lebenstag, nach Nahrungsaufnahme im Spontanschlaf des Neugeborenen (Abb. 19.7), zuverlässig registrieren. Sind spektrale Anteile im Frequenzbereich zwischen 1 und 5 kHz registrierbar, kann von einer normalen Mittel- und Innenohrfunktion ausgegangen werden. Können TEOAE bei Säuglingen und Kleinkindern trotz Messwiederholung und ausreichend stabiler Untersuchungsbedingungen nicht nachgewiesen werden, ist eine weiterführende pädaudiologische Diagnostik einschließlich Impedanz- und Hirnstammau-

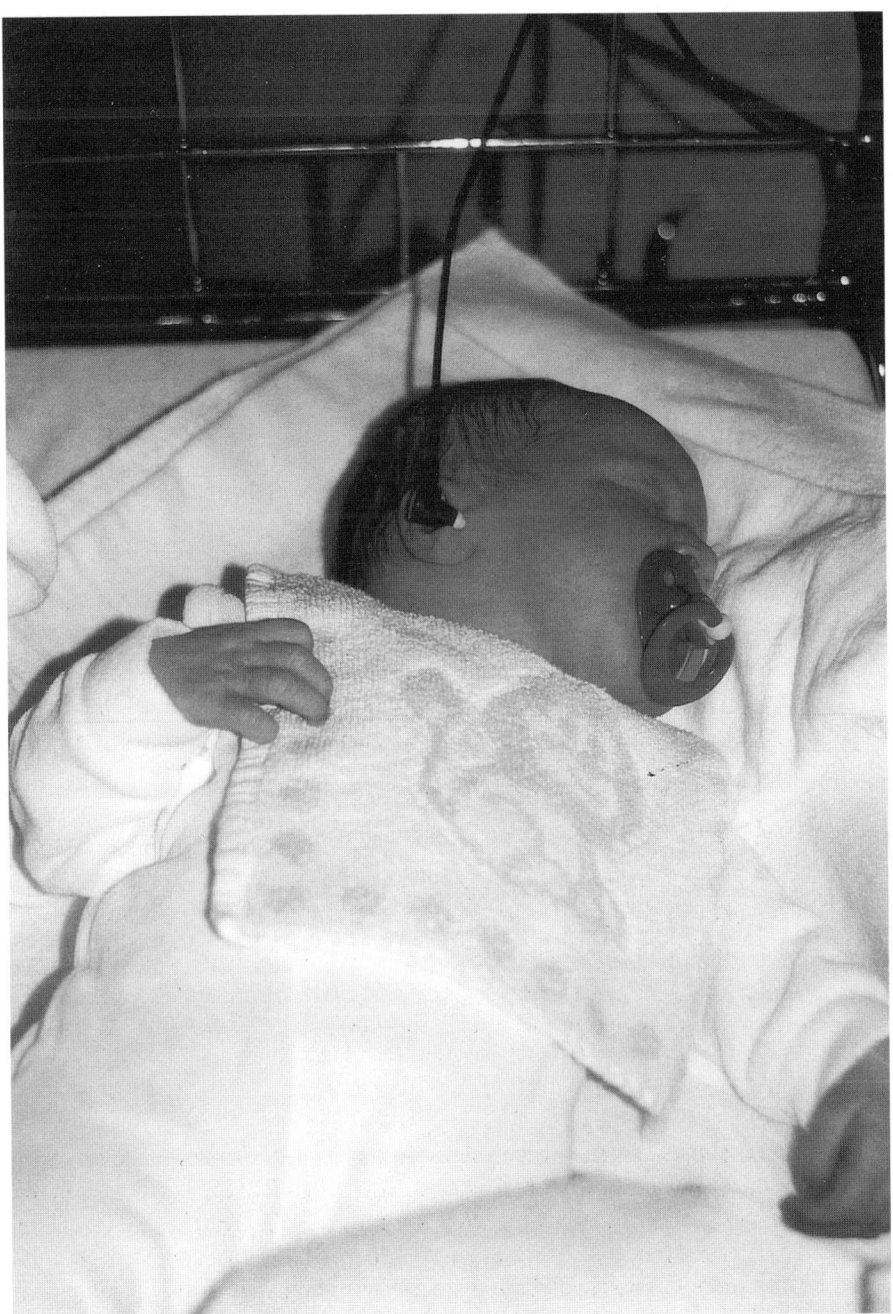

**Abbildung 19.7:** Neugeborenen-Screening.

diometrie dringend erforderlich. Dabei muss auch eine mittelohrbedingte Schwerhörigkeit ausgeschlossen werden.

- *Pädaudiologische Differenzialdiagnostik* bei nicht-kooperativen Kindern und Jugendlichen und als Ergänzung zu subjektiven Tests: Sind Emissionen (TEOAE oder DPOAE) mit ausreichender Reproduzierbarkeit nachweisbar, kann eine normale Innenohrfunktion und damit ein Hörvermögen besser als 30 dB HL angenommen werden.

- *Seitendifferente Hörverluste:* Mit der subjektiven Hörprüfung im freien Schallfeld ist keine Aussage zu seitendifferenten Hörverlusten möglich. Otoakustische Emissionen erlauben (bei normalen Mittelohrverhältnissen) eine getrenntohrige Prüfung der Innenohrfunktion.

- *Hörgeräteversorgung:* In Einzelfällen sind trotz hochgradiger Hörstörung otoakustische Emissionen registrierbar. Eine Hörgeräteversorgung wäre in diesen Fällen wegen der Gefahr einer zusätzlichen kochleären Schädigung nicht angezeigt.

- *Verlaufskontrollen:* Lassen sich auch nach Adenotomie, Parazentese oder Paukendrainage keine Emissionen registrieren, wäre eine weiterführende pädaudiologische Diagnostik erforderlich.

- *Kochleäres Monitoring:* Innenohrfunktionsstörungen oder Schäden, beispielsweise durch Lärmbelastung oder bei Gabe von Medikamenten mit Ototoxizität, sind vor allem mit den DPOAE frühzeitig erkennbar («drug-monitoring»).

### 19.10.3 Elektrische Reaktionsaudiometrie – auditorisch evozierte Potenziale

> Die Ableitung auditorisch evozierter Potenziale wird als elektrische Reaktionsaudiometrie (ERA) bezeichnet. Man unterscheidet je nach Latenzzeit (Zeit zwischen Reiz und Antwort) frühe (0–12 ms), mittlere (12–80 ms), späte (80–500 ms) und sehr späte Potenziale (> 500 ms).

*Prinzip:* Ein akustischer Reiz führt in den Sinneszellen des Innenohres, im Hörnerv und den zentralen Hörbahnstrukturen einschließlich der kortikalen Assoziationszentren zu neurophysiologischen Vorgängen, die elektrische Fernfelder bzw. Potenziale generieren und von der Schädeloberfläche abgeleitet werden können. Die durch die akustische Reizung generierten Potenziale sind sehr klein und werden durch die Gesamtaktivität des Zentralnervensystems überlagert. Deshalb ist die Anwendung eines Mittelungsverfahrens notwendig. Damit kommen die

Potenziale zur Darstellung, die zeitlich dem akustischen Reiz als auditorisch evozierte Potenziale zugeordnet werden können.

*Elektrocochleographie (ECochG)*

Hiermit ist eine Registrierung der Potenziale der Cochlea und des Hörnervs möglich. Die Elektrode muss dabei am Promontorium möglichst nahe dem Innenohr platziert werden und erfolgt entweder mit einer Nadelelektrode mittels Parazentese durch das Trommelfell oder mit einer Gehörgangselektrode. Die invasive Technik der Nadelektrode ist bei Kindern nur unter Narkose möglich und unterliegt einer strengen Indikationsstellung, zum Beispiel bei einer topodiagnostischen Abklärung oder präoperativen Diagnostik vor einer Cochlea-Implantation.

*BERA – frühe auditorisch evozierte Potenziale (FAEP)*

In der pädaudiologischen Diagnostik besitzen vor allem die frühen auditorisch evozierten Potenziale (FAEP) der Hirnstammaudiometrie (Synonym: brainstem evoked response audiometry, BERA) wegen ihrer guten Ableitbarkeit und leichten Auswertbarkeit die größte diagnostische Bedeutung. Die normale Hirnstammpotenzialkurve besteht aus einer Folge typischer Wellenkonfigurationen (Peaks), die nach Jewett mit den römischen Ziffern von I bis VII bezeichnet werden (Abb. 19.8).

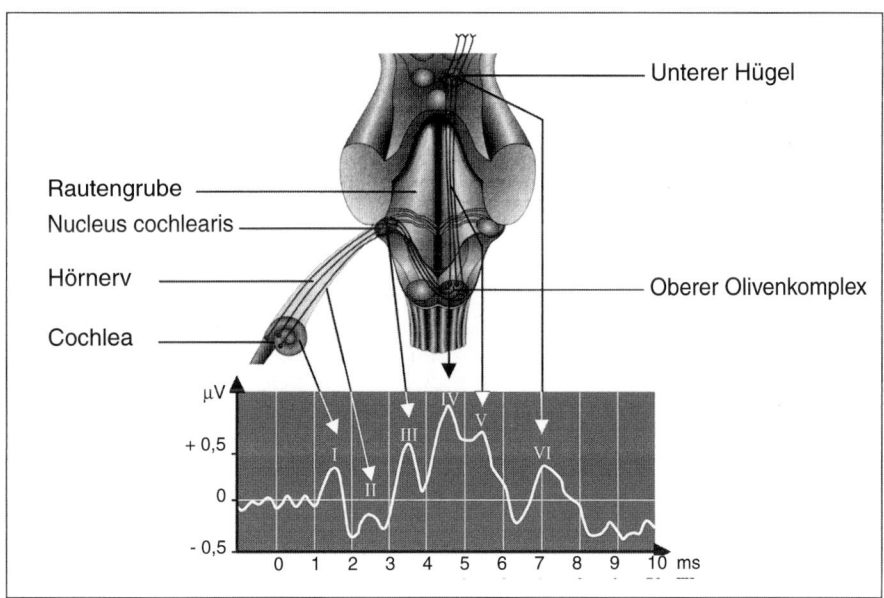

**Abbildung 19.8:** Topoanatomische Zuordnung generierter Hirnstammpotenziale (mod. n. Probst et al., 2000).

Die einzelnen Peaks können anatomisch differenten Generatoren zugeordnet werden: Jewett I stammt vom distalen Anteil des Hörnervs bzw. dem Spiralganglion, Jewett II von proximalen Anteilen des Hörnervs am Austritt aus dem inneren Gehörgang. Die folgenden Peaks sind weniger eindeutig zuzuordnen, so Jewett III wahrscheinlich dem Abschnitt Nucleus cochlearis ventralis, Jewett IV dem oberen Olivenkomplex der Gegenseite und dem beginnenden Abschnitt des Lemniscus lateralis, Jewett V dem Lemniscus lateralis im aufsteigenden Abschnitt und Jewett VI dem Colliculus inferior. *Ableitung:* Wichtige Voraussetzung für die Messung ist das ruhige Liegen des Kindes für die Dauer der Untersuchung. Bei Neugeborenen ist zumeist eine Ableitung im Spontanschlaf (postprandial oder nach Schlafentzug) möglich, bei älteren Kindern wird häufig eine Sedierung (z. B. mit Chloralhydrat oder Diazepam) notwendig sein, in wenigen speziellen Fällen eine Narkose.

Ärztliche Voruntersuchung und anästhesiologische bzw. Notfall-Bereitschaft sind dabei unabdingbare Voraussetzungen. Vor dem Anbringen der Elektroden muss die Haut an den vorgesehenen Stellen gut gereinigt werden. Beim Aufsetzen der Kopfhörer ist darauf zu achten, dass diese gut positioniert sind und der Gehörgang für die Beschallung frei ist. Als akustischer Stimulus werden sog. Klickimpulse über Kopfhörer oder Einsteckhörer angeboten. Die Messung wird zumeist mit höheren Stimulationspegeln begonnen, die schrittweise bis zur Antwortschwelle (zumeist in 10-dB-Schritten) reduziert werden. Der Messablauf erfolgt mit den heute üblichen BERA-Systemen zumeist automatisch. *Auswertung:* Die wichtigsten Messwerte sind die Nachweisschwelle des Potenzials der Welle V und die zeitlichen Abstände zwischen den Wellen (Latenz, **Abb. 19.9**). Bei leicht- bis mittelgradigem Hörverlust stimmen die elektrischen Reaktionsschwellen weitgehend mit der Hörschwelle im Bereich zwischen 2 und 4 kHz überein. Fehlende Antworten sind jedoch kein Hinweis auf eine Taubheit. Tieftonhörverluste können nicht mit der klickevozierten BERA erfasst werden.

*Anwendung in der Pädaudiologie:*

- Hör-Screening (vgl. Kap. 19.11)

- Ermittlung der Hörschwelle bei Säuglingen, Kleinkindern, nichtkooperativen Kindern und Jugendlichen

- neurootologische Fragestellungen: Die hirnstammaudiometrisch gemessene *Latenz* wird für neuropädiatrische Fragestellungen zur Beurteilung der Hirnreifung von Frühgeborenen genutzt. Eine verlängerte Latenz ist durch die noch nicht abgeschlossene Hörbahnreifung bei Kindern bedingt und nähert sich mit zunehmender Reifung und Vernetzung der Nervenzellen (axonale Myelinisation und dendritische Arbonisation) den Werten des Erwachsenen.

Das Aufzeichnen der *Pegel-Latenz-Funktion* bietet die Möglichkeit, Rückschlüsse auf den Sitz der Hörstörung (Mittelohr, Innenohr, neurale Reizlei-

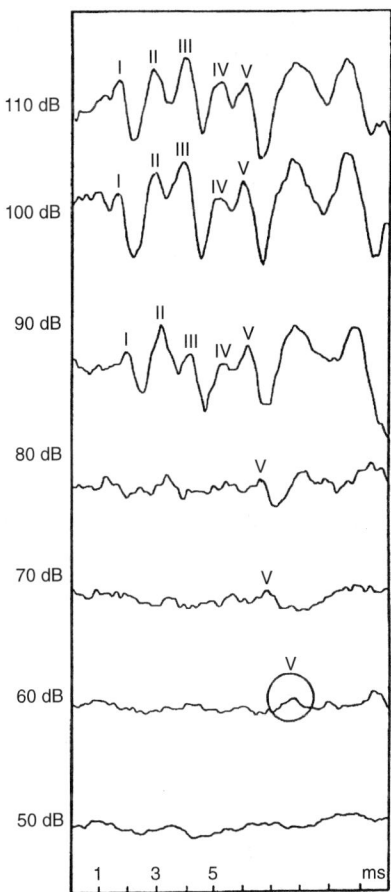

**Abbildung 19.9:** Hirnstammpotenziale (FAEP) bei Innenohrschwerhörigkeit mit Recruitment.

tung) zu ziehen. In sog. *Pegel-Latenz-Diagrammen* können übersichtlich die Relationen als Latenzkennlinien der Welle V über dem Reizpegel graphisch dargestellt werden (**Abb. 19.10**, s. S. 390).

*Frequenzspezifische Ableitung*

Zur Bestimmung des Hörschwellenverlaufs sind frequenzspezifische Verfahren notwendig. Zum Nachweis frequenzspezifischer Antworten auditorisch evozierter Potenziale werden spezifische Reize wie Tonbursts unterschiedlicher Frequenz von Maskierungstechniken angewandt.

Bei der «Notched-noise-Technik» wird mit dem akustischen Reiz (Tonimpuls) gleichzeitig ein breitbandiges Maskierungsgeräusch gegeben. Durch eine Senke (Kerbe) im Spektrum dieses Geräusches wird nur ein sehr enger Bereich der Basi-

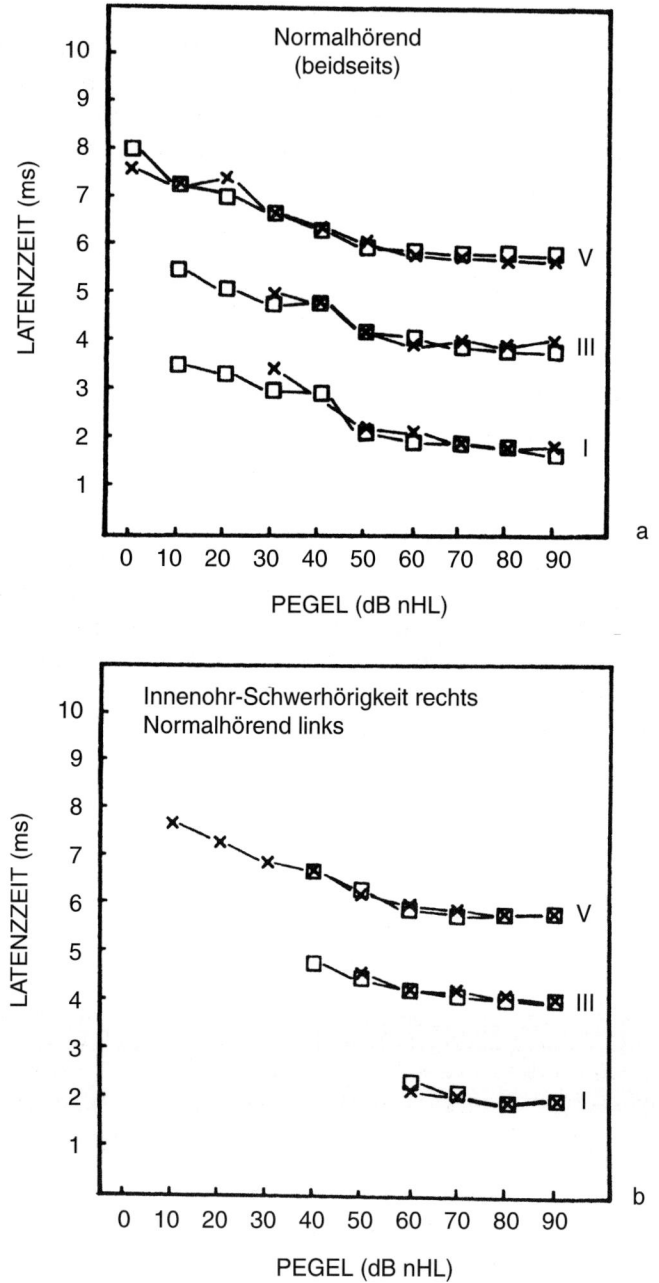

**Abbildung 19.10:** Pegel-Latenz-Diagramm der Hirnstammantworten. a: Normalhörigkeit, b: Innenohrschwerhörigkeit.

larmembran der Cochlea («ortsspezifisch») mit dem Tonimpuls gereizt. Da bei normaler Funktion der Cochlea das Tonotopie-Prinzip gilt, werden die Ergebnisse als «frequenzspezifisch» interpretiert. Eine weitere aktuelle Methode beruht auf dem Prinzip der Messung von «steady state responses», die den Nachweis von Potenzialen nach Reizung mit amplituden- bzw. frequenzmodulierten akustischen Reizen untersucht.

*CERA – späte auditorisch evozierte Potenziale (SAEP)*

Die Messmethode wird nach dem Ort der Generierung, der Hirnrindenpotenziale, als CERA (Cortical Evoked Response Audiometry) bezeichnet. Die späten Antworten (ca. 100 ms nach Reizgabe) sind vom Wachheitszustand (Vigilanz) des Patienten abhängig und am besten bei aufmerksamen Probanden erkennbar. Durch gleichzeitige Vorführung eines Videofilms ohne Ton für die Dauer der Messung kann eine ausreichende Aufmerksamkeit und Vigilanz des Kindes erreicht werden. Die CERA ist ab dem 6. Lebensmonat durchführbar.

*Anwendung in der Pädaudiologie*: Die CERA kann zur frequenzspezifischen Ermittelung der Hörschwelle und Nachweis tieffrequenter Hörreste sowie zur Überprüfung einer Hörgeräteanpassung eingesetzt werden. Die Aussage der Messung beschränkt sich jedoch zumeist nur darauf, ob ein evoziertes Potenzial nachweisbar ist oder nicht. Wegen zahlreicher Einflussfaktoren und erheblicher interindividueller Variationen in der Kurvenkonfiguration ist die Interpretation der Ergebnisse mitunter deutlich erschwert. Deshalb konnte sich dieses Untersuchungsverfahren bisher in der pädaudiologischen Diagnostik nur zögerlich etablieren.

# 19.11 Screening nach Hörstörungen (Aussonderungsdiagnostik)

> Als Screeningverfahren werden Suchtests bezeichnet, die aus einer bestimmten Personengruppe jene Auffälligen herausfindet, die einer genaueren Untersuchung zugeführt werden müssen. Es dient der Identifikation hörgestörter Kinder eines bestimmten Alters (z. B. Neugeborene, Säuglinge, Kleinkinder), ohne die Hörstörung hinsichtlich Grad und Lokalisation weiter zu differenzieren.

Nach den Richtlinien der WHO sind für eine Screening-Untersuchung folgende Voraussetzungen entscheidend:

- Prävalenz der Krankeit
- Möglichkeiten der Erkennbarkeit der Krankheit

- Validität des Untersuchungsverfahrens
- Präzision der Trennung zwischen gesund und krank
- Möglichkeit der weiteren diagnostischen Abklärung
- Möglichkeit der effektiven Behandlung für die durch das Screening entdeckten Fälle
- Kosten-Nutzen-Rechnung der Frühuntersuchung.

1998 wurde in Mailand auf der «European Consensus Development Conference on Neonatal Hearing Screening» erstmals auf internationaler Ebene eine gemeinsame Empfehlung für ein generelles Neugeborenen-Hörscreening erarbeitet und verabschiedet. 2000 erfolgte im «Joint Committee on Infant Hearing 2000 Position Statement» eine umfassende Empfehlung hinsichtlich Screening, Abklärung und Förderung, 2002 wurden die Durchführungsrichtlinien der Österreichischen HNO-Gesellschaft publiziert. Eine aktuelle Zusammenfassung zum Stand des Hörscreenings bei Neugeborenen hinsichtlich medizinischer Effektivität und ökonomischer Effizienz wurde 2003 von Kunze et al. gegeben.

Die Qualität eines Hörscreenings wird durch die *Sensitivität* (Anteil der hörgeschädigten Kinder in der untersuchten Population, die durch den Siebtest korrekt identifiziert werden) und die *Spezifität* (Anteil der normalhörenden Kinder in der untersuchten Population, die durch den Siebtest korrekt identifiziert werden), bestimmt (Tab. 19.7). Das optimale Screening ist durch eine hohe Sensitivität und Spezifität mit einem möglichst geringen personellen, technischen und zeitlichen Aufwand bei allen Neugeborenen gekennzeichnet.

## 19.11.1 Neugeborenen-Screening

Das Hörsceening ist als Vorsorgeuntersuchung Teil eines Gesamtkonzeptes mit nachfolgender Abklärung des Hörvermögens bei Auffälligkeit im Screening. Mit dem Ergebnis eines Screeningstests im Neugeborenenalter wird immer nur der jeweils aktuelle Stand festgestellt. Hörstörungen, beispielsweise genetischen Ursprungs, zeigen oft erst in der postnatalen Phase eine allmähliche Zunahme. Bei Nicht-Bestehen des Screeningtests muss eine weiterführende Abklärung erfolgen, da Nicht-Bestehen im Screening nicht sofort mit einer Schwerhörigkeit gleichgestellt werden kann.

Seit Einführung des generellen Hörscreenings ist eine deutliche Herabsetzung des Diagnosezeitpunktes nachgewiesen worden.

Die *Reflexaudiometrie* dient bei Neugeborenen und Kleinstkindern der Orientierung zum Ausschluss einer gravierenden Hörstörung (vgl. Kap. 19.6.2). Automatisierte Verfahren sollen die Reproduzierbarkeit der Reaktionen verbessern und

**Tabelle 19.7:** Statistische Beschreibung eines Screening-Verfahrens.

|  | Hörstörung | keine Hörstörung |
|---|---|---|
| Test nicht bestanden | A | B |
| Test bestanden | C | D |

A: Kinder mit Hörstörungen, die durch den Test ausgesondert werden (richtig positiv)
B: Kinder ohne Hörstörung, die durch den Test ausgesondert werden (falsch positiv)
C: Kinder mit Hörstörung, die durch den Test nicht ausgesondert werden (falsch negativ)
D: Kinder ohne Hörstörung, die durch den Test nicht ausgesondert werden (richtig negativ)

Sensitivität % $= [A/(A + C)] \times 100$
Spezifität % $= [D/(B + D)] \times 100$

die Auswertung erleichtern (Crib-O-Gram, MIRA). Diese Verfahren konnten sich wegen des relativen Aufwandes und zu geringer Spezifität als Methoden zur systematischen quantitativen Hörprüfung nicht durchsetzen.

Messung *transitorisch evozierter otoakustischer Emissionen (TEOAE)*: Die Emissionen sind bei über 99 % aller normalhörenden Neugeborenen in den ersten Lebenstagen registrierbar, bei kochleärer Schädigung oder Schalleitungsschwerhörigkeit mit einem Hörverlust über 35 bis 40 dB bleiben sie als Hinweis auf eine Hörstörung aus. Diese objektive und nicht-invasive Messmethode wird aufgrund ihrer hohen Sensitivität und Spezifität sowie bei geringem Zeitaufwand zumeist als generelles Screeningverfahren zum Neugeborenen-Screening empfohlen.

Messbedingungen: Alter: ab dem 2. Tag post partum liegt die Nachweisrate bei über 95 %; Untersuchungszeitpunkt: optimal ist die Messung postprandial in ruhiger Umgebung; Lokalverhältnisse: Fruchtwasser und Käseschmiere im äußeren Gehörgang verringern die TEOAE-Nachweisrate; interner/externer Störschall: laute Atemgeräusche, Betriebsgeräusche vom Inkubator, Beatmungs-und Überwachungsgeräten können die Messung beeinträchtigen oder sogar verhindern.

Ableitung *früher auditorisch evozierter Potenziale (FAEP)*: Ab der 26. Gestationswoche ist eine Ableitung der FAEP möglich, die sich mit zunehmender Reifung des Hörbahnsystems innerhalb des ersten Lebensjahres ändern. Mit den FAEP können Funktion von Ohr, Hörnerv und Teilen der Hörbahn einschließlich der Reifungsprozesse erfasst werden. Zum Hörscreening werden automatische Messkonfigurationen mit automatisierter Auswertung eingesetzt (z. B. AABR).

*Zweistufenprogramm:* Bei negativem erstem Messergebnis erfolgt eine Wiederholung des Screeningtests, bevor eine weiterführende pädaudiologische Diagnostik durchgeführt wird. Die Wiederholungsmessung findet je nach System noch während des stationären Aufenthaltes oder innerhalb der nächsten Wochen statt. Damit ist eine Erhöhung der Spezifität des Screenings möglich.

Ein generelles Hörscreening gegenüber der Testung von Kindern nur mit erhöhtem Hörstörungrisiko wird in Studien mit großen Populationen unterstützt. Hierbei zeigte sich, dass bei ca. 40 bis 56 % aller Neugeborenen und Säuglinge die Risikofaktoren für Hörschäden in diesem Alter nicht bekannt waren. Die beiden Verfahren TEOAE und AABR besitzen die gleiche Sensitivität. Allerdings kann mit den TEOAE eine auditorische Neuropathie nicht erfasst werden.

### 19.11.2 Screening im Säuglings- und Kleinkindalter

Ablenktests (vgl. Kap. 19.6.3) sind verbreitete subjektive Screeningverfahren in diesem Alter. Der Ewing-Test ist im Alter von 6 bis 18 Monaten durchführbar, ideal ist der 7. Lebensmonat. Der Säugling sitzt aufrecht auf dem Schoß der Mutter; beobachtet wird eine prompte Kopfdrehung nach der Schallquelle. Der BOEL-Test dient der «spontanen Schalllokalisation» und ist zwischen dem 6. und 9. Lebensmonat anwendbar.

### 19.11.3 Screening im Kindergarten-, Vorschul- und Schulalter

Siebtests werden in dieser Altersgruppe mit Hilfe der Tonschwellenaudiometrie durchgeführt. Über Kopfhörer wird mit definierten Frequenzen (z. B. 0,5; 1; 2 und 4 kHz) und vorgegebenem Pegel (z. B. 20 dB) getrenntohrig geprüft.

## 19.12 Therapie kindlicher Hörstörungen

Konservative, insbesondere medikamentöse Maßnahmen sind bei schallleitungsbedingten Schwerhörigkeiten oder bei akuten Hörverlusten bzw. progredient verlaufenden Hörstörungen indiziert. Eine apparative Therapie mit Hörgeräteversorgung ist dagegen bei Schallempfindungsschwerhörigkeiten die Regel. Bestimmte Formen von kombinierten oder reinen Schallleitungsschwerhörigkeiten (z. B. bei Ohr-Fehlbildungen) werden zunächst apparativ und im späteren Alter bei Bedarf operativ behandelt.

### 19.12.1 Konservative Therapie

Bei *schallleitungsbedingten Hörstörungen* wird eine medikamentöse Therapie (lokal abschwellende Nasentropfen, Sekretolytika, ggfs. Antibiotika) im Rahmen einer Infektbehandlung durchgeführt. Zusätzliche physikalische Maßnahmen (z. B. Inhalationen) werden von Fall zu Fall eingesetzt. Anstelle des häufig abgelehnten Politzer-Manövers ist heute eine kindgerechte Abwandlung, der sog. Otobar und Otovent, verbreitet. Dieses Verfahren der orthograden Paukenbelüftungsbehandlung mit einer aktiven Luftinjektion (und damit auch möglichen Keimverschleppung) über die Tuba auditiva sollte bei Kindern mit rezidivierenden Infekten nicht angewendet werden.

*Akute Schallempfindungsschwerhörigkeiten* unbekannter Genese, bei denen zuvor eine Normakusis bestand bzw. angenommen werden kann, sind im Kindesalter sehr selten. Hier ist die Infusionstherapie mit Antikoagulantien, antiphlogistischen (insbesondere Prednisolon) und vasoaktiven Mitteln sowie einer Trägerlösung (z. B. HAES) zur Verbesserung der Fließeigenschaften des Blutes und der Mikrozirkulation und Sauerstoffversorgung des Innenohres wie beim akuten Hörsturz des Erwachsenen eine empfohlene Akutmaßnahme. Darüber hinaus kann, basierend auf den Kenntnissen der kochleären Neurotransmission, der Glutamatantagonist Caroverin intravenös appliziert werden, um die Innenohrfunktion zu verbessern.

Die Möglichkeit, die weitere Progredienz zumindest aufzuhalten und damit das bessere Hörvermögen vor einem erneuten weiteren Schub für den Spracherwerb zu nutzen, spricht bei der sehr individuell zu stellenden Indikation für eine Infusionstherapie. Eine ereignisnahe Behandlung, d. h. innerhalb der ersten 48 Stunden, besitzt dabei am ehesten eine Erfolgsaussicht. Eine erwiesen wirksame Therapie existiert jedoch nicht, und bei der prognostischen Einschätzung ist auch die Spontanremission zu berücksichtigen.

Bei Verdacht auf eine *psychogene Hörstörung* haben sich eine stationäre Diagnostik und Therapie bewährt. Verhaltensbeobachtungen, wiederholte Hörprüfungen, gegebenenfalls in Verbindung mit Placebo-Behandlungen zur Unterstützung kommen hierbei zum Einsatz.

Nach Aufdecken der Psychogenese gelingt es meist gut, die Betroffenen durch wiederholte audiometrische Tests mit Demonstration der Ergebnisse zur Normalhörigkeit zu führen. In Zusammenarbeit mit der Psychosomatik muss der Hintergrund des psychogenen Geschehens anhand von positiven Kriterien abgeklärt werden. Im Einzelfall kann eine Familienberatung genügen. Bei Jugendlichen ist ein psychodynamisch orientiertes Behandlungskonzept durch einen Psychotherapeuten notwendig. Die Bewältigung der Konfliktsituation ist eine wichtige Voraussetzung zur Überwindung der psychischen Fehlhaltung. Folgt keine vollständige Abklärung der Psychogenese, kann diese, wie bereits erwähnt, zu einer Symptomverlagerung oder zum Auftreten einer Konversionsneurose führen. Hier zeigt sich die Notwendigkeit einer interdisziplinären Zusammenarbeit von Pädaudiologen und Psychotherapeuten. Die Prognose der psychogenen Hörstörung ist im Vergleich zur akuten organischen Hörstörung ausgesprochen günstig.

## 19.12.2 Operative Therapie

Die häufigste Ursache einer *Tubenbelüftungsstörung* bei Kindern sind adenoide Vegetationen, sodass eine Adenotomie angezeigt ist. In Ergänzung dazu wird bei bestehendem Sero-Mukotympanon eine Parazentese bzw. das Einsetzen von Paukenröhrchen Erfolg versprechend sein. Bei Kindern mit rezidivierendem, therapieresistentem Seromukotympanon (z. B. bei Trisomie 18, 21, Mukopolysaccharidose, Lippen-Kiefer-Gaumenspalten, rezidivierenden Infekten der oberen Luftwege bei Mehrfachbehinderung) ist zumeist eine Paukendrainage, ggf. mit Verweilröhrchen, indiziert.

Einseitige Schallleitungsschwerhörigkeiten durch *Fehl- bzw. Missbildungen des äußeren und/oder Mittelohres* behindern in der Regel den Spracherwerb nicht. Hier wird im Einzelfall zu entscheiden sein, ob und wann eine operative Maßnahme zur Hörverbesserung angezeigt ist. Bei Operationen nach funktionell-ästhetischen Aspekten besteht die Tendenz, diese erst nach dem 18. Lebensjahr durchzuführen und vom volljährigen Patienten selbst entscheiden zu lassen. Dagegen wird bei beidseitiger Fehlbildung eine frühestmögliche Hörgeräteversorgung und später hörverbessernde Operation angestrebt. Zeitpunkt bzw. Zeitplan des operativen Eingriffes bzw. mehrerer Maßnahmen sind hierbei individuell festzulegen.

Bei Verdacht auf eine traumatisch bedingte akute Hörstörung, zum Beispiel Ruptur der runden Fenstermembran, ist eine Tympanoskopie indiziert.

Die Therapie entzündlicher Erkrankungen des Ohres sowie traumatisch bedingter Schallleitungsschwerhörigkeiten wird in HNO-Lehrbüchern ausführlich abgehandelt, auch die operative Entfernung von Fremdkörpern, Korrektur von Fehl- und Missbildungen des Außen- und Mittelohres (z. B. Mikrotie, Gehörgangsatresie) werden in Operationslehren ausführlich dargestellt.

## 19.12.3 Hörgeräteversorgung

Die Hörgerätevesorgung beim Kind besitzt einen völlig anderen Stellenwert als im Erwachsenenalter, zumal sie eine adäquate oder gar überhaupt erst eine Sprachentwicklung ermöglicht. Bei angeborenen und perinatal erworbenen Hörstörungen ist eine frühestmögliche Hörgeräteanpassung notwendig, bei postnatalen Schäden unmittelbar nach Schadenseintritt.

Der frühestmögliche Zeitpunkt wird unter günstigen Bedingungen der 1. Lebensmonat sein, auf jeden Fall sollte eine Hörgeräteversorgung mit 6 Monaten erfolgt sein. Jedoch wird in einigen Fällen die genaue Ermittlung des Grades des Hörschadens schwierig, bei anderen Kindern macht die mangelnde Kopfkontrolle durch Rückkopplungspfeifen eine Anpassung zunächst problematisch. Als frü-

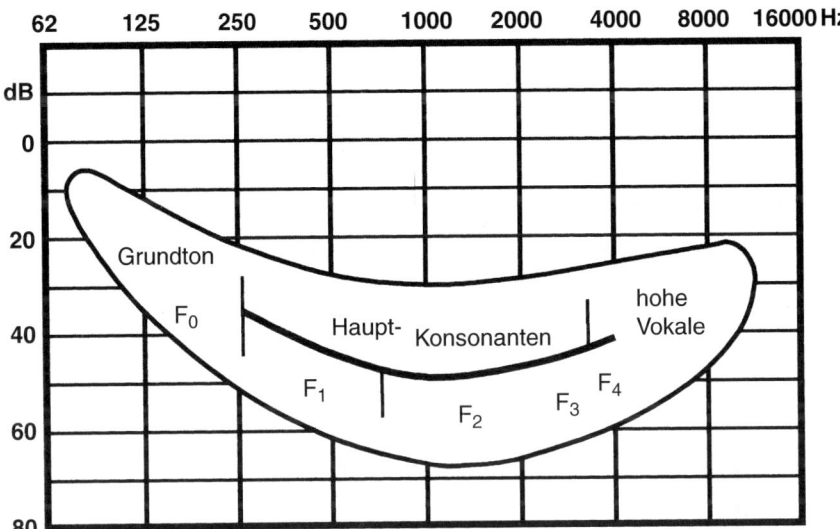

**Abbildung 19.11:** Hör-Sprachfeld

hestmöglicher Zeitpunkt zeichnet sich ein Entwicklungsalter zwischen dem 4. und 6. Lebensmonat ab.

Das *Hör-Sprachfeld* (Abb. 19.11) besitzt für die Hörgeräteanpassung beim Kleinstkind einen besonderen Stellenwert. Für die Sprach- und Allgemeinentwicklung eines prälingual hörgestörten Kindes ist jede kleinste akustische Information, einschließlich der Umweltgeräusche, von größter Bedeutung.

Eine effiziente Hörgeräteversorgung umfasst eine umfangreiche, interdisziplinäre Betreuung und Förderung des hörgeschädigten Kindes, bei der die Zusammenarbeit von Pädaudiologen, Hörgeschädigtenpädagogen, Hörgeräteakustikern, Logopäden sowie besonders der Eltern der betroffenen Kinder notwendig ist.

*Indikationen*

Indikationen zur Hörgeräteversorgung im Kindesalter sind:

- geringgradige Schwerhörigkeitsformen
- mittel- bis hochgradige Schwerhörigkeit
- hochgradige Schwerhörigkeit, «Hörrest»
- Hochtonschwerhörigkeit
- einseitige Hörstörungen
- progrediente Hörstörungen
- Ohrfehl- bzw. Missbildungen
- Mehrfachbehinderung mit Hörstörungen.

Bereits ein Hörverlust von 30 bis 40 dB führt zu einer Störung der Sprachentwicklung. Deshalb erscheint bei einer *mittelgradigen Schwerhörigkeit* ab 40 dB eine Hörgeräteanpassung notwendig. Bei einer *hochgradigen Schwerhörigkeit* oberhalb 70 dB wäre ohne Hörgerät kein Lautspracherwerb möglich. Auch bei sog. «*Gehörlosigkeit*» ist zunächst eine Hörgerätanpassung erforderlich. Mit keinem der bisher zur Verfügung stehenden pädaudiologischen diagnostischen Möglichkeiten kann mit absoluter Sicherheit bei Säuglingen und Kleinstkindern ausgeschlossen werden, ob mit hochverstärkenden Hörgeräten für die Sprachentwicklung noch nutzbare Hörreste existieren. Bei einem weiteren Ausbleiben oder Stagnieren der Hör- und Sprachentwicklung trotz optimaler Hörgeräteversorgung und Frühförderung wäre die Indikation für ein Cochlea-Implantat gegeben. Ausgenommen von diesem Vorgehen sind beispielsweise postmeningitische oder posttraumatische Zustände, bei denen sehr schnell die Indikation zur Cochlea-Implantation überprüft werden muss.

Im Vorschul- und Schulalter kann bereits eine *geringgradige Hörstörung beiderseits* zu Problemen in der Sprachwahrnehmung in lärmerfüllter Umgebung, wie z. B. im Kindergarten und der Schule, führen. Deshalb sollte bereits im Vorschulalter die Indikation zur Hörgeräteversorgung überprüft werden, um eine Einschränkung in der akustisch leistungsfordernden Schulsituation zu vermeiden. Auch Hochtonverluste bedürfen einer entsprechenden Hörgerätversorgung, da sie zu Störungen der Artikulation und des Sprachverstehens im Lärm führen. Bei einseitigen Hörstörungen werden analog der beidseitigen Hörstörung Hörgeräte angepasst. Bei einer Differenz der Hörleistung über 60 dB ist eine CROS-Versorgung notwendig.

Vorübergehend kann eine Hörgeräteversorgung indiziert sein bei beidseitigen Schallleitungsschwerhörigkeiten durch eine Gehörgangsatresie oder beidseitige *Mittelohrfehlbildung* sowie in bestimmten Fällen von mittelohrbedingten Hörstörungen nach erfolgloser konservativer bzw. operativer Therapie.

Bei unzureichend angelegten äußeren Gehörgängen sind Hörgeräte mit Knochenleitungshörer notwendig. In sehr speziellen Fällen wird ggf. ein knochenverankerndes Hörgerät erforderlich sein.

*Mehrfachbehinderungen* sind für eine Hörgeräteversorgung keine Kontraindikation. Fortschritte in der Sprachentwicklung bei Kindern mit geistiger Behinderung beweisen den Sinn einer Hörgeräteversorgung.

*Diagnostik zur Hörgeräteanpassung*

Ziele der diagnostischen Maßnahmen im Hinblick auf die Hörgeräteanpassung sollten die frequenzspezifische Einschätzung bzw. Festlegung der Hörschwelle und die Ermittlung weiterer individueller Voraussetzungen (z.B. Mehrfachbehinderungen oder Fehlbildungen) sein.

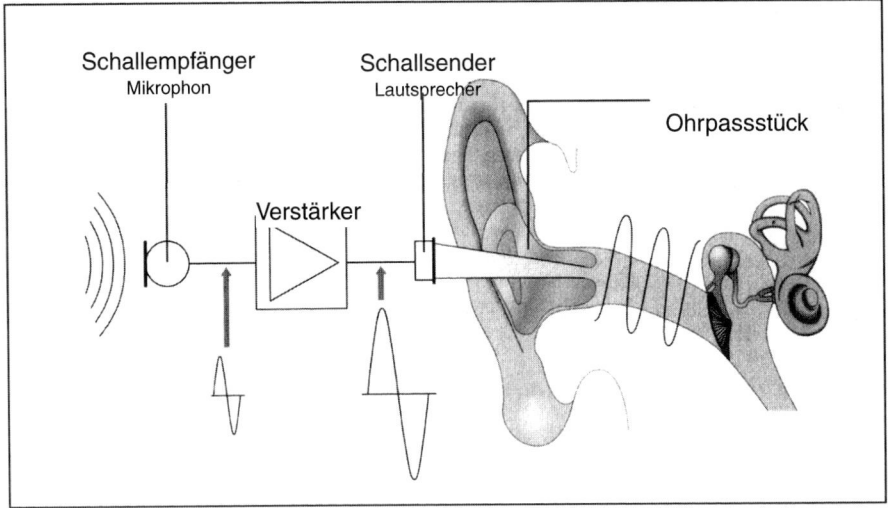

**Abbildung 19.12:** Funktionsschema eines Hörgerätes (mod. n. Probst et al., 2000).

Für die erfolgreiche Hörgeräteanpassung bei Kindern ist das noch nutzbare Resthörvermögen entscheidend. Hierzu müssen die Hörschwelle als untere Grenze und die Unbehaglichkeitsschwelle als obere Grenze des Resthörfeldes mit pädaudiometrischen Untersuchungsverfahren ermittelt werden (vgl. Kap. 19.9). Im Bedarfsfalle sind objektive Messverfahren (Impedanzaudiometrie, TEOAE, BERA) ergänzend notwendig. Eine Anpassung von Hörgeräten allein auf der Basis der ermittelten BERA-Ergebnisse ist nicht akzeptabel. Die kategoriale Lautheitsskalierung dient der differenzierten Beurteilung des überschwelligen Gehörs und damit zur Abschätzung der nutzbaren Restdynamik des pathologischen Hörfeldes. Etwa ab dem 5. Lebensjahr kann die kindgerechte Modifikation des Würzburger Hörfeldes eingesetzt werden.

*Auswahl des Hörgerätes*

Bei der Auswahl des Hörgerätetyps sind die individuellen und altersspezifischen Anforderungen zu berücksichtigen. Eine binaurale Hörgeräteversorgung gewährleistet eine optimale auditive Kommunikationsfähigkeit für die Hör-Sprachentwicklung. Mit der binauralen Hörgeräteversorgung ist eine gewisse Richtungswahrnehmung möglich, und mit beidohrigem Hören ist eine geringere Verstärkungsleistung des Hörgerätes gegenüber dem einohrigen Hören notwendig. Bei einem Restgehör ist die beidohrige Versorgung die einzige Möglichkeit, einen Höreindruck zu vermitteln.

Die Schallzuleitung erfolgt bei Kleinkindern über Luftleitung (**Abb. 19.12**), nur in Ausnahmefällen über Knochenleitung. Üblicherweise wird das *HdO-Gerät* (hinter dem Ohr) verwendet. Das Hörgerät ist über ein gebogenes sog. Winkelstück und ein Schlauchstück mit dem Ohrpassstück verbunden, dessen Ausführungsgang im äußeren Gehörgang endet. Die individuell angefertigten *Ohrpassstücke bzw. Otoplastiken* müssen jeweils den aktuellen anatomischen Verhältnissen angepasst werden, da sich in den ersten Lebensjahren der äußere Gehörgang in seiner Beschaffenheit und Geometrie sowie die Ohrmuschel wachstumsbedingt noch stark verändern. Ein gutes Abdichten im Gehörgang und Cavum conchae verhindert ein Rückkopplungspfeifen. Material und Ausführungsmodalitäten haben einen wesentlichen Einfluss auf die akustischen Übertragungsqualitäten des Hörgerätes.

Die Versorgung mit *Knochenleitungsgeräten* ist notwendig, wenn die Fixierung des Hörgerätes über ein Ohrpassstück durch Fehl-oder Missbildungen des äußeren Ohres und/oder des äußeren Gehörgangs nicht möglich ist. Der Hörer wird mit einem Metallbügel bzw. Stirnband am Kopf fixiert und liegt am Mastoid an. Eine Sonderform stellt das *knochenverankerte Hörgerät* über eine Titanknochenschraube im Planum mastoideum dar.

*IO-Geräte* (Im-Ohr) sind nur bei Kindern mit maximal mittelgradiger Hörstörung ab 8 bis 10 Jahren möglich, wenn im Wesentlichen das Wachstum des äußeren Ohres abgeschlossen ist.

*Moderne Hörgerätetechnologien* mit nicht-linearer Verstärkung, Digital- und Mehrkanaltechnik ermöglichen eine optimierte Übertragung aller wesentlichen Schallsignale in ihrer originären Struktur und damit eine zumeist deutlich bessere Hör-Sprachentwicklung des hörgeschädigten Kindes. Die Programmierbarkeit der Einstellparameter gestattet reproduzierbare Einstellkonfigurationen für die vergleichende Anpassung. Allerdings sollte bei Kleinkindern der Einsatz digitaler Hörsysteme nach strenger Indikationsstellung erfolgen.

*Anpassung des Hörgerätes*

Die *Hörgeräte-Erstanpassung* kann bei Kindern ambulant oder stationär durch Vergleich von mehreren systematisch vorausgewählten und nach Anpassregeln voreingestellten Hörgeräten (*«vergleichende Hörgeräteanpassung»*) erfolgen. Die *Aufblähkurve* dient als Reaktionsschwelle im freien Schallfeld mit Hörgerät, d. h. es wird die subjektiv wahrgenommene frequenzabhängige Verstärkungswirkung des Hörgerätes beurteilt. Die Differenz zwischen Aufblähkurve und Hörschwelle ohne Hörgerät weist auf die wirksame Hörgeräteverstärkung hin (**Abb. 19.13**). Zusätzlich sollte die *Unbehaglichkeitsschwelle* ermittelt werden. Anzeichen von Unbehagen, Abwehrreaktionen des Kindes, reflexartiges Erschrecken oder gar Weinen können auf ein falsch eingestelltes Hörgerät hinweisen. Mit zunehmender Hörerfahrung tolerieren hörgeschädigte Kleinkinder zumeist lauteren Schall.

Im Kindergarten- und Vorschulalter werden vornehmlich *sprachaudiometrische Untersuchungsverfahren*, in Ruhe und im definierten Störgeräusch, zur Hörgeräteanpassung und -kontrolle eingesetzt.

**Frequenz in kHz**

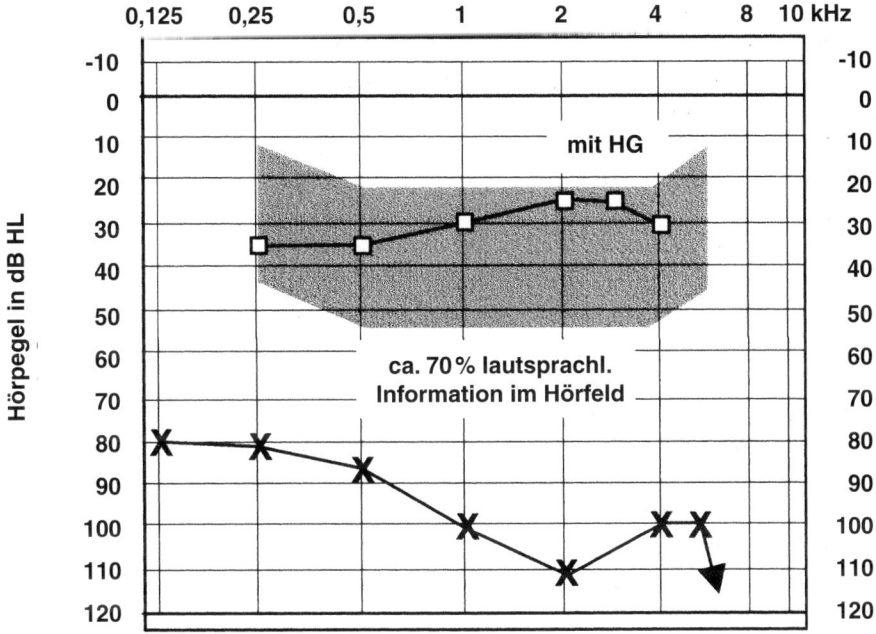

Abbildung 19.13: Aufblähkurve nach Hörgeräte-Anpassung. (□—⟩—□)

Bei Kindern variieren die akustischen Verhältnisse durch Form und Größe des Gehörganges stark. Diese haben einen wesentlichen Einfluss auf die akustische Ankopplung zwischen Hörgerät und Trommelfell und müssen deshalb bei der Voreinstellung der Hörgeräte berücksichtigt werden. Die individuellen Parameter des äußeren Gehörganges sind über die Messung der RECD (real ear to coupler difference) oder, wenn möglich, über die In-situ-Messung zu ermitteln. Mit der *In-Situ-Messung* über ein Sondenmikrofonsystem können die wirksame akustische Verstärkung, der Frequenzgang und der maximale Ausgangsschalldruckpegel des Hörgerätes im äußeren Gehörgang überprüft werden.

Moderne nicht-lineare Hörsysteme verlangen neue Anpassverfahren. So etablieren sich neue Anpassregeln mit Zielverstärkungskennlinien. Bei der Anpassung von Kindern haben sich die Anpassformel NAL-NL1 und das DSL[i/o]-Verfahren (Desired Sensation Level, input output formula) als geeignetste Verfahren inzwischen bewährt. Sie erlauben eine Umrechnung der Hörschwellendaten in anpassrelevante Daten, damit eine individuelle Feinanpassung bereits am technischen System. Dadurch wird die Gefahr der Überverstärkung am Kind und damit einer ungenügenden Hörgeräte-Akzeptanz vermieden.

Zu hohe Schallpegel können zusätzliche Hörschäden verursachen. Der *maximale Ausgangsschalldruckpegel* liegt wegen der kleineren Gehörgangsvolumina um 10–12 dB höher als bei Erwachsenen und sollte 125 dB nicht überschreiten. In Ausnahmefällen sind bei resthörigen Kindern ggf. auch effektive Ausgangspegel von über 130 dB zulässig. Durch die Einstellung der Hörgeräte sollte eine mittlere Verstärkung für ein 65dB Eingangssignal erreicht werden. Dabei ist zu berücksichtigen, dass ein 18 dB leiseres Signal (unterer Bereich des Langzeit-Sprachspektrums) noch hörbar ist und damit oberhalb der individuellen Hörschwelle liegt und dass ein 12 dB lauteres Signal (oberer Bereich des Langzeit-Sprachspektrums) noch innerhalb des angestrebten Lautstärkebereiches liegt. Können trotz optimaler Hörgeräteversorgung und intensiver Frühförderung weiterhin keine Fortschritte in der Hör-Sprachentwicklung beobachtet werden, wäre die Indikation zum Cochlea-Implantat (vgl. Kap. 19.9.4.) zu überprüfen.

Die Hörgeräteanpassung darf nicht allein auf der Basis audiometrischer Kenndaten erfolgen. Bei Kleinkindern sind Verhaltensbeobachtungen mit wiederholten audiometrischen Untersuchungen notwendig. Die Hörgerätefeineinstellung wird erst im Rahmen der weiteren Verhaltensbeobachtung des Kindes durch die Eltern und Betreuer des Kindes vorgenommen (sog. «gleitende» Hörgeräteanpassung). Bis zur endgültigen Hörgeräte-Verordnung ist für eine optimale Anpassung ein Tragen in unterschiedlichen akustischen Alltagssituationen über einen ausreichenden Zeitraum erforderlich. Strukturierte Fragebögen (z. B. Beobachtungsfragebögen Version 1.0 und 2.0; DGPP-Konsens, Wiesner et al. 2003, 2004) finden zunehmende Bedeutung in der Einschätzung des Anpasserfolges durch die Eltern und mitbetreuenden Institutionen (Frühförderung, Kindergarten, Schule). Bei progredient verlaufenden Hörstörungen müssen Geräte mit einer ausreichenden Verstärkungsreserve gewählt werden.

Die *kategoriale Lautheitsskalierung* (z. B. Würzburger Hörfeld) findet v. a. bei modernen Hörgerätesystemen eine zunehmende Bedeutung zur Optimierung der Einstellparameter durch Berücksichtigung psychoakustischer Faktoren.

Engmaschige *Kontrolluntersuchungen* sind in regelmäßigen Abständen (monatlich, dann 3-monatlich, später 6-monatlich) bis zum Schuleintritt erforderlich. So können mit zunehmendem Alter das Hörvermögen des Kindes immer exakter bestimmt und schalleitungsbedingte Hörverschlechterungen rechtzeitig erkannt sowie behandelt werden. Außerdem müssen die sich verändernden anatomischen Verhältnisse Berücksichtigung finden. Auch fluktuierende bzw. progrediente Verläufe einer Schallempfindungsschwerhörigkeit müssen frühzeitig nachgewiesen und behandelt werden, im Bedarfsfall durch eine Hörgeräteumversorgung. Hörgeräteneuversorgungen sind in der Regel alle fünf Jahre notwendig.

*Technische Hilfsmittel*

Hörgeräte für Kinder sollten mit einem *Audioeingang* zum Anschluss zusätzlicher Kommunikationshilfen und ggf. mit einer Telefonspule ausgestattet sein. Ein Audioeingang ermöglicht den Anschluss eines externen Mikrofons und die Verbindung zu drahtlosen Übertragungsanlagen, sog. *FM-Anlagen* (FM = Frequenzmodulation). Sie finden bereits in häuslicher Umgebung und im Kindergarten Anwendung zur Optimierung des lautsprachlichen Kontakts mit dem Kind und erlauben oftmals hochgradig schwerhörigen Kindern erst die Teilnahme am Unterricht in der Regelschule, da die Lehrerstimme direkt übertragen werden kann. Miniaturisierte FM-Systeme (z. B. EduLink) finden eine immer größere Anwendung zur Verbesserung des Sprachverstehens im Störlärm, auch bei Kindern mit auditiven Verarbeitungs- und Wahrnehmungsstörungen (AVWS).

## 19.12.4 Cochlea-Implantate

> Ein Cochlea-Implantat (CI) ist eine Innenohrprothese. Sie wird bei Formen von Gehörlosigkeit und Ertaubung angewendet, die ausschließlich Folge eines Funktionsausfalls des Innenohrs bei Erhalt der Funktion des Hörnervs, der zentralen Hörbahnen und Hörzentren sind.

Kann eine Taubheit oder eine hochgradige, an Taubheit grenzende Schwerhörigkeit nicht ausreichend mit Hörgeräten kompensiert werden, sind mit einem Cochlea-Implantat durch elektrische Stimulation des noch funktionsfähigen Hörnerven auditive Sensationen, d. h. Hörempfindungen und Sprachverstehen, möglich.

Durch die verbesserte Früherkennung kindlicher Schwerhörigkeit und die technischen Weiterentwicklungen nimmt der Anteil an Kindern und Jugendlichen, die mit einem Cochlea-Implantat versorgt werden, immer mehr zu. Die Tendenz, Kinder bereits unter 2 Jahren zu implantieren, wird immer deutlicher. Je kürzer die Dauer der Ertaubung, desto bessere Rehabilitationsergebnisse sind zu erwarten. Erste Erfahrungen nach bilateraler Cochlea-Implantation bei Kindern zeigen, dass diese schon nach kurzer Zeit ein Richtungshören entwickeln und signifikant besser Sprache im Störlärm verstehen und damit erheblich in ihrer Hör-Sprachentwicklung profitieren.

*Technisches Prinzip*

Ein CI besteht aus zwei Komponenten: dem eigentlichen Implantat (implantierbarer Empfänger/Stimulator mit einer oder mehreren Elektroden) und dem extern getragenen Sprachprozessor, der über Kabel mit Mikrofon und Sender verbunden ist, die der Patient am Kopf trägt (Abb. 19.14). Ein Mikrofon nimmt den

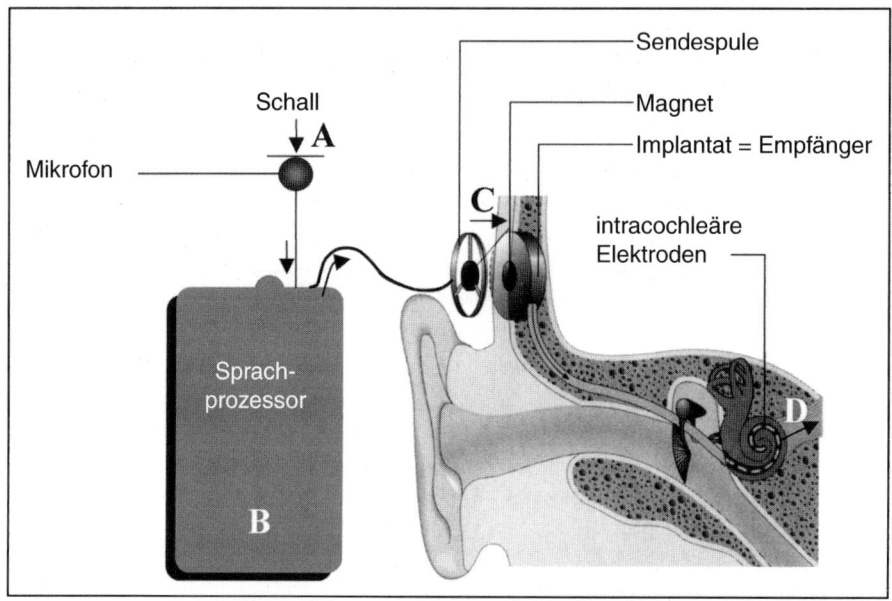

**Abbildung 19.14:** Funktionsschema eines Cochlea-Implantates (mod. n. Probst et al., 2000 ).

Schall (A) auf und führt das (elektrische) Signal über ein Kabel dem Sprachprozessor (B) zu. Hier erfolgt eine Umwandlung der elektrischen Signale in ein Muster von elektrischen Impulsen nach bestimmten Sprachkodierungsstrategien. Die Informationen über diese Impulsmuster werden in kodierter Form über das Kabel zum Sender geleitet. Die Empfängerelektronik (C) des Implantats dekodiert die Signale und leitet die Impulsmuster an die Elektroden zur direkten elektrischen Stimulation der Hörnervenfasern (D) weiter. Durch die elektrische Stimulation werden am Hörnerv Aktionspotenziale generiert und zum auditorischen System weitergeleitet, die vom Gehirn als Höreindruck interpretiert werden. Sender und Empfänger halten mit Hilfe eines Magneten in der richtigen Position zueinander. Heute werden zumeist Mehrkanalsysteme mit intrakochleären Elektroden verwendet. Die einzelnen CI-Typen unterscheiden sich vor allem hinsichtlich der Sprachverarbeitungs- bzw. Stimulationsstrategie. Im Sprachprozessor werden physiologische Prinzipen der Informationskodierung auf den Hörnerv simuliert.

*Auswahlkriterien und präoperative Diagnostik*

Die Voraussetzungen für eine Cochlea-Implantation müssen interdisziplinär auf der Grundlage von medizinischen, audiologischen und phoniatrisch-pädaudiologischen, logopädischen, psychologischen und pädagogischen Untersuchungen geprüft werden. Der Cochlea-Implantation eines Kindes muss eine Beobachtungsphase vorausgegangen sein, d. h. eine frühzeitige, im Verlauf des ersten Lebensjahres optimale Hörgeräteversorgung und intensive Frühförderung über 6 Monate. Ausnahmen hiervon sind Ertaubungen nach Meningitis und schwere Innenohrmissbildungen.

● Medizinische und HNO-ärztlich/phoniatrische Untersuchung: Eine umfassende ärztliche Diagnostik einschließlich genauer Anamneseerhebung ist notwendig, um über Prognose, Therapie und (Re)-Habilitation eine Aussage treffen zu können; in bestimmten Fällen empfiehlt sich eine (neuro)-pädiatrische Diagnostik.

● Audiologische Voruntersuchungen: Ziel ist die Abklärung der Hörstörung hinsichtlich Grad und Lokalisation sowie der Nachweis der Funktionsfähigkeit des Hörnervs bzw. der zentralen akustischen Bahnen. Sofern durchführbar sind ein Ton- und Sprachaudiogramm zum Ausschluss verwertbarer Hörreste zu erstellen. Von den objektiven Verfahren werden Impedanzmessung, die Messung otoakustischer Emissionen sowie die Ableitung auditorisch evozierter Potentiale herangezogen. Ergänzend dazu ist gegebenenfalls eine Elektrocochleographie zum Nachweis kochleärer Taubheit erforderlich. Die Funktion des Hörnervs bzw. der zentralen Bahnen des Hörsystems kann mit präoperativen Elektrostimulationstests (Promontoriumstest) überprüft werden. Stromreize unterschiedlicher Frequenz, Amplitude und Dauer werden dem Kind meist über eine Gehörgangselektrode appliziert. Es berichtet über seine Hörempfindungen; daher kann der Test nur bei älteren Kindern durchgeführt werden.

● Pädaudiologische Diagnostik: Dem Entwicklungsalter entsprechend werden pädaudiologische Verfahren wie Verhaltens- und Spielaudiometrie zur Ermittlung des Hörvermögens eingesetzt. Zusätzlich ist der Erfolg mit Hörgeräteversorgung abzuklären. Sind trotz optimaler Hörgeräteversorgung und Frühförderung keine erkennbaren Fortschritte im Spracherwerb nachweisbar, ist die Indikation zur Cochlea-Implantation gegeben.

● Vestibularisdiagnostik: Im Rahmen der HNO-Diagnostik werden bei entsprechenden Hinweisen die peripher-vestibulären Organe auf Spontan- und Provokationsnystagmus sowie experimentell durch thermische Reizung des peripher vestibulären Sytems geprüft.

● Sprachentwicklungsdiagnostik: Bei peri- bzw. postlingual ertaubten Kindern sind die sprachlichen Fähigkeiten präoperativ zu überprüfen, um in der Rehabilitationsphase die Entwicklung abschätzen zu können. Zur Beurteilung der aktiven Sprechleistung werden Artikulation und aktiver Wortschatz sowie die semantischen und grammatikalischen Fähigkeiten mit Sprachentwicklungstests bewertet, um abzuklären, ob das Kind Sprachlaute imitieren kann.

- Entwicklungspsychologische Diagnostik: Zur Einschätzung der Intelligenz und Lernfähigkeit sowie zur Abklärung möglicher weiterer Behinderungen und Teilleistungstörungen sind entwicklungsneurologische und psychologische Zusatzuntersuchungen notwendig; außerdem eine Abklärung des psychozialen Umfeldes des Kindes für die postoperativen Fördermaßnahmen.

- Neuroradiologische Diagnostik: Zur Vermeidung eines operativen Risikos ist eine Untersuchung der anatomischen Verhältnisse notwendig. Ein hochauflösendes Computertomogramm (HRCT) dient der Abklärung der Felsenbeinanatomie, ein Magnetresonanztomogramm (MRT) der Darstellung des Hörnervs und möglicher Obliterationen in der Cochlea.

*Indikationen und Kontraindikationen*

Entsprechend den «Leitlinien Cochlear Implant Versorgung» der Deutschen Gesellschaft für HNO-Heilkunde, Kopf-und Hals-Chirurgie, werden die Indikationen und Kontraindikationen zusammengefasst.

*Indikationen:*

- Prä-und perilingual hörgeschädigte Kinder, auch mit Resthörigkeit: frühzeitige Versorgung, d. h. bis zum 2. Lebensjahr (oder früher) bzw. direkt nach Diagnosestellung; zuvor muss eine 6-monatige Beobachtungsphase (optimale Hörgeräteversorgung und Frühförderung) vorausgegangen sein; Ausnahme: postmeningitische Ertaubung, schwere Innenohrfehlbildungen.

- Postlingual ertaubte und resthörige Kinder und Jugendliche: akute Ertaubung, Ertaubung nach progredienter Hörstörung; Fehlen von Fortschritten in der Hör-Sprachentwicklung trotz optimaler Hörgeräteversorgung.

- Ertaubung, die länger als 10 Jahre zurückliegt: Hier sind besondere Anforderungen an Therapie und Rehabilitation zu stellen.

*Absolute Kontraindikationen:*

- fehlende Cochlea oder fehlender Hörnerv
- Mittelohrinfektionen (nach Sanierung ist Implantation möglich)
- schwere psychotische Erkrankungen
- neurale oder zentrale Schwerhörigkeit
- schwere auditive Wahrnehmungsstörungen
- schwerste Intelligenzdefekte
- schwerste psychomotorische Entwicklungsstörungen
- (sensomotorische Desintegration)
- nicht sichergestellte postoperative Rehabilitation
- fehlende Rehabilitationsfähigkeit bei der CI-Versorgung

*Relative Kontraindikationen:*

- negativer subjektiver Promontoriumstest
- schwere Allgemeinerkrankungen (z. B. infauste maligne oder degenerative Erkrankungen)
- therapieresistente Krampfleiden

*Operatives Vorgehen*

Das Implantat (Elektrodenträger mit Empfängerelektronik) wird in einem operativen Eingriff platziert. Der aktive Elektrodenträger wird dabei bis ca. 30 mm durch das runde Fenster oder über eine Bohrung an der Basalwindung in die Cochlea geschoben. Das Empfängergehäuse wird in einem gefrästen Knochenbett der Schädelkalotte in einem Abstand von ca. 20 mm hinter der Ohrmuschel platziert und fixiert. Die operationsbedingten Risiken entsprechen denen bei Mittelohroperationen und werden international um 4 % angegeben. Es gibt keine lebensbedrohlichen Komplikationen. Intraoperativ besteht die Möglichkeit der Überprüfung der Funktion des implantierten Systems durch verschiedene Messkonfigurationen.

*Postoperative klinische Therapie*

Nach erfolgter Implantation ist entscheidendes Ziel, das Hören als integralen Bestandteil im Leben des Kindes zu verankern sowie seine kommunikativen und sprachlichen Fähigkeiten zu entwickeln und ständig zu verbessern. Dabei müssen die Eltern und Bezugspersonen intensiv in die Förder- und Therapiemaßnahmen des Kindes miteinbezogen werden. HNO-ärztliche Betreuung: lokale Kontrollen des Operationsgebietes, Ohrmikroskopien zum Ausschluss von Infektionen und Tubenventilationsstörungen mit nachfolgendem Seromuko-Tympanon.

*Anpassung des Sprachprozessors*

Die Erstanpassung, die in der Regel ca. 4 Wochen nach der Implantation durchgeführt wird, stellt den wesentlichsten Schritt zur Inbetriebnahme des Implantats dar. Im Rahmen der Prozessoreinstellung werden der Stimulationsbereich und die Stimulationstrategie für das Implantatsystem individuell festgelegt (**Abb. 19.15**).

Die Anpassung erfolgt über folgende Schritte:

- Auswahl der Kanäle (Elektroden), die für die Elektrostimulation aktiviert werden
- Bestimmung der Hörschwelle für die elektrische Stimulation, d. h. der minimalen Stromstärken, die einen Höreindruck auslösen (threshold-level [T-level])
- Ermittlung der angenehmen Lautheit (comfort-level [C-level]; most bzw. maximum comfortable level [MCL]) bei Elektrostimulation

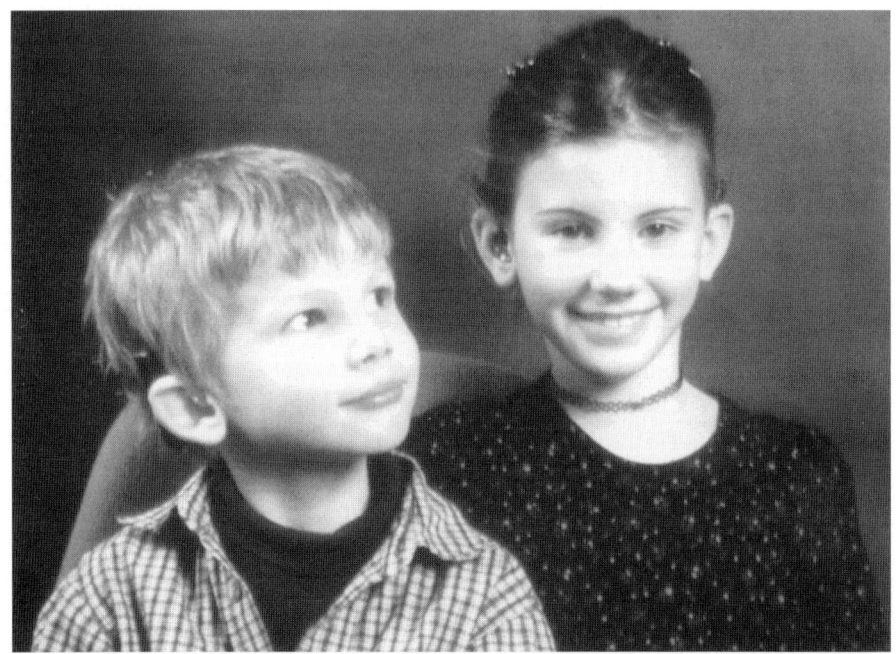

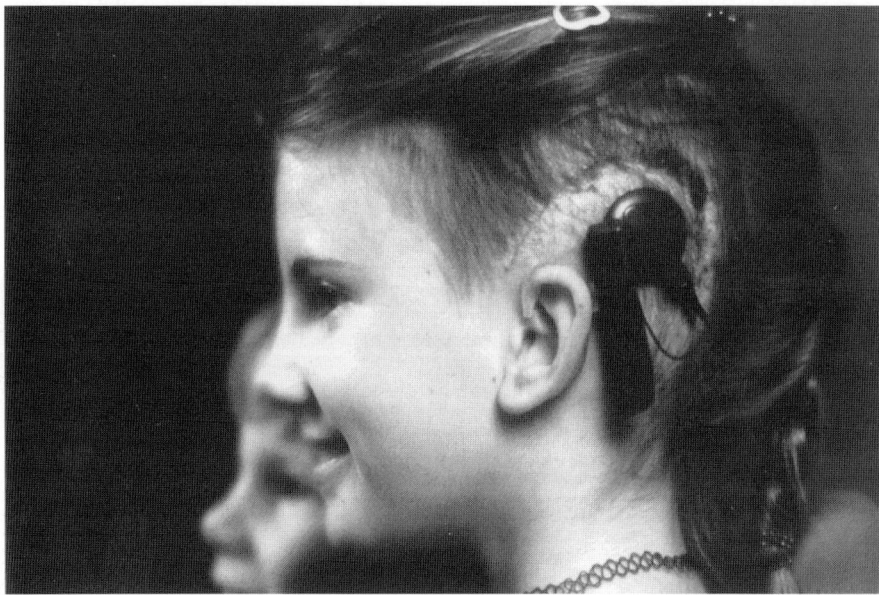

**Abbildung 19.15:** CI-Träger nach der Implantation zur Prozessor-Erstanpassung.

● Wahl der Stimulationsstrategie

● Festlegung zusätzlicher Parameter des Prozessors, z. B. Rückmeldung über Ladezustand der Batterien und weitere Kontrollfunktionen

Die Anpassung muss vor allem in den ersten Monaten mehrfach überprüft und nachjustiert werden, da sich der Dynamikbereich für Elektrostimulation in der Zeit erfahrungsgemäß ändert. Nach dem Anpassvorgang muss die Akzeptanz der Einstellung jeweils unter natürlichen akustischen Bedingungen überprüft werden. Auch audiometrische Kontrollen sind Bestandteil dieser Überprüfung.

Bei Kleinkindern werden zusätzlich zur Verhaltensbeobachtung objektive Verfahren (Nachweis von Summenaktionspotenzialen, Hirnstammpotenzialen und der postoperative Stapediusreflex) zur Anpassung angewandt. Für die Stapediusreflexschwelle bei Auslösung des Reflexes über das Implantat konnte eine gute Korrelation mit den psychoakustischen MCL-Werten (Bereich des angenehmen Hörens) gefunden werden.

*Technische Nachbetreuung*

Die Evaluation der Einstellung unter akustischen Bedingungen erfolgt mittels Verhaltensbeobachtung und audiometrischer Kontrollen. Nachanpassungen des Sprachprozessors sind in Abständen von ca. 1 Woche, 3 Wochen, 1 Monat, 3 Monaten und 6 Monaten erforderlich. Danach sollte mindestens einmal im Jahr eine Überprüfung des Implantatsystems und der Anpassung erfolgen.

*Pädaudiologische und pädagogische Nachbetreuung und Förderung*

Gleichzeitig zur Optimierung der Anpassung beginnt eine Hör-Sprach-Therapie. Das Therapiekonzept muss sicherstellen, dass die natürlichen Entwicklungsbedingungen des Hörens und der Lautsprache angeregt, unterstützt und gefördert werden, um ein möglichst differenziertes Hören zu entwickeln. Die Hör- und Sprachtherapie erfolgt nach den Prinzipien des hörgerichteten Spracherwerbs. Die Eltern und Bezugspersonen müssen zu einem situationsangemessenen Hörverhalten (Hörtaktik) angeleitet werden.

Die Nachsorge dient der weiteren medizinischen und technischen Kontrolle und Beratung sowie der Überprüfung der Hör-, Sprech- und Sprachleistungen des Kindes zur Optimierung der individuellen Kommunikationsfähigkeit. Langfristig erscheint eine jährliche Kontrolle notwendig und somit ein lebenslanger Kontakt zur betreuenden klinischen Einrichtung.

# 19.13 Frühförderungs- und Integrationsmaßnahmen

> Nach der Diagnosestellung einer sensorineuralen Hörstörung und Hörgeräteversorgung sind umgehend und gezielt Maßnahmen zur Frühförderung und Hör-Spracherziehung einzuleiten sowie ein individuelles Rehabilitationsprogramm zu erstellen. Ziel dabei ist eine Unterstützung der Hör-Sprachentwicklung, die dem Kind eine lautsprachliche Kommunikation ermöglicht.

### 19.13.1 Frühförderung

Die *Frühförderung* beginnt bereits mit der Elternberatung, die das Kind bei Entdeckung seiner Hörwelt in Alltagssituationen nach erfolgter Hörgeräteanpassung unterstützen sollen. Ziel ist eine mehrdimensionale Förderung, um die adäquate motorische, emotionale, kognitive, sprachliche und psychosoziale Entwicklung des Kindes zu gewährleisten.

Die Form der Frühförderung muss dabei auf die individuellen Verhältnisse und örtlichen Gegebenheiten abgestimmt sein. Neben der *Hausspracherziehung* (Förderung im häuslichen Umfeld) ist eine *Einzelförderung* in einem pädaudiologischen Zentrum (Ambulanz bzw. Klinik) oder in einer spezialisierten logopädischen Praxis möglich. *Gruppenfördermaßnahmen* dienen neben einer positiven sozialen Entwicklung des Kindes zum Beispiel auch dem Erfahrungsaustausch der Eltern untereinander sowie mit den Therapeuten.

### 19.13.2 Hör-Sprach-Erziehung

Entwicklungsphysiologische Erkenntnisse liefern wesentliche Argumente für eine primär lautsprachliche Förderung des hörbehinderten Kindes im Rahmen der *Hör-Spracherziehung*. Aus medizinischer Sicht wird die Integration des hörbehinderten Kindes in die Gesellschaft angestrebt, in der fast alle normal hören und lautsprachlich miteinander kommunizieren.

Bei der *Lautspracherziehung* unterscheidet man die orale Methode nach van Uden von der auralen, der sog. unisensorischen Methode nach Beetce-Conter, Easterbrooks sowie der aural-oralen Methode nach Löwe. Sie verfolgen das Ziel einer ganzheitlichen Hör-Spracherziehung und orientieren sich mit unterschiedlichen Schwerpunkten am Spracherwerb des normalhörenden Kindes. Beim *unisensorisch hörgerichteten Förderansatz* steht, neurophysiologisch begründet, das bewusste Hören an erster Stelle.

Bei den *lautsprachbegleitenden Gebärden (LBG)* werden zur Unterstützung der Lautsprache Gebärden, Fingeralphabetzeichen, phonembezogenes Manualsystem (PMS) sowie begleitende Gestik und Mimik eingesetzt.

Bei der *Gebärdensprache* werden Zeichen ohne grammatikalische oder syntaktische Regeln aneinandergereiht. Sie besitzt innerhalb der Gemeinschaft Gehörloser eine kommunikative Bedeutung und ist Teil ihrer Kultur. Die extreme regionale Variabilität erschwert jedoch häufig die Kommunikation verschiedener Gemeinschaften.

### 19.13.3 Ausbildung, Berufswahl, Integration

Trotz optimaler Hörgeräteversorgung und Frühförderung ist in manchen Fällen der Besuch einer sonderpädagogischen Einrichtung sinnvoll. Im *Sonderkindergarten für Schwerhörige* steht geschultes Personal mit geeignetem Spiel-, Lehr- und Lernmaterial für Kleingruppen zur Verfügung.

Zur individuellen Leistungsförderung wird im *Schulbereich* zwischen gehörlosen und schwerhörigen Kindern unterschieden. Für die Wahl des Schultyps sind der Schwerhörigkeitsgrad, die Sprachkompetenz und Intelligenz mit entscheidend. Beim Besuch eines Hörgeschädigten-Schulzentrums ist unter Umständen ein Internatsaufenthalt erforderlich.

Bei der *Berufswahl* Hörbehinderter sollten die körperlichen und geistigen Fähigkeiten sowie persönliche Interessen berücksichtigt werden. Die Fortschritte in der Früherkennung und Behandlung ermöglichen dem Hörgeschädigten auch eine Hochschulausbildung. Gut versorgte Cochlea-Implantat-Träger sind auf keine besonderen kommunikationstechnischen Ausstattungen an der Ausbildungsstätte angewiesen.

Berufe mit korrekter und schneller Informationsübermittlung eignen sich für Hörgeschädigte weniger. Ein Lärmarbeitsplatz ist ebenfalls nicht zu empfehlen. Bei handwerklichen und technischen Berufen sollte für das vulnerable vorgeschädigte Innenohr unbedingt ein adäquater Lärmschutz vorgesehen werden.

# Literatur

Achtzehn J., Brand T., Kühnel V., Kollmeier B., Schönfeld, R.: Der Oldenburger Kinderreimtest. In Gross: M. (Hrsg.): Aktuelle phoniatrische Aspekte. Bd.6. Median-Verlag Heidelberg (1998)

ADANO: Empfehlungen der Arbeitsgemeinschaft Deutscher Audiologen und Neurootologen (ADANO) zur Durchführung der Elektrischen Reaktionsaudiometrie. HNO-Mitteilungen (1994).

ADANO: Leitlinien Cochlear Implant Versorgung. Empfehlungen der Arbeitsgemeinschaft Deutsche Audiologie in Neurootologen (ADANO). www.med.uni.magdebur.de/fune/khno/audio/adano.

Bamford, J.: Visual Reinforcement Audiometry. In: McCormick, B. (ed): Paediatric Audiology 0–5 years. 2$^{nd}$ edition. Taylor & Francis, London/New York/Philadelphia 1993.

Berghaus, A., Rettinger, G., Böhme, G.: Hals-Nasen-Ohren-Heilkunde. Hippokrates Stuttgart. 1996.

Beckmann, G.: Das hörgestörte Kind. Arch. Ohr-, Nas.-u. Kehlk.-Heilk.1–180 (1962).

Biesalski, P. und Mitarbeiter: Der Mainzer Kindersprachtest. HNO 22, 160–161 (1974).

Böhme, G., Welzl-Müller, K.: Audiometrie. Hörprüfungen im Erwachsenen- und Kindes-alter. Verlag Hans Huber Bern, Göttingen, Toronto, Seattle, 4. Aufl., 1998.

Chilla, R. und Mitarbeiter: Der Göttinger Kindersprachverständnistest. I. Sprachaudiometrie des Kindergarten- und retardierten Kindes mit einem Einsilber-Bildtest. HNO 24, 342–346 (1976).

Condie, R.K., Scollie, S.D., Checkley, P.: Childrens performance: Ananlog vs digital adaptive dual microphone instruments. Hearing review. 9(6): 40–43, 56 (2002)

Cullington HE ed.: Cochlear implants Objective Measures:. Whurr Publishers, London and Philadelphia (2003)

Davis, A., Parving, A.: Towards appropriate epidemiological data on childhood hearing disability: a comparative European study of birth cohorts 1982–85. Journal of Audiology Medicine 3, 35–47 (1993).

Deutscher Schwerhörigenbund e.V.: Technische Hilfen für Hörgeschädigte (1996).

DGPP-Konsensusverfahren S2-Leitlinie «Periphere Hörstörungen im Kindesalter» (2004)

Estivill X. et al.: Connexin-26-mutations in sporadic and inherited sensorineural deafness. Lancet 351 (9100) : 394–398 (1998).

Ewing, I.: Screening tests and guidance clinics for babies and young children. In: Ewing A. (ed.): Educational guidance and the deaf child. Manchester 21–43 (1957).

Fleischer, S., Heinemann, M.: Vergleich der Spitzenschalldruckpegel bei Kuppler- und In-situ-Messungen bei Kindern. Otorhinolaryngol. Nova 3, 113–117 (1993).

Fortnum, H., Davis, A., Butler, A., Stevens, J.: Health Service implications of changes in aetiology and referral patterns of hearing-impaired children in Trent 1985–1993. Report. Medical Research Council Institute of Hearing Research (1996).

Gabriel, P. und Mitarbeiter: Der Göttinger Kinderverständnistest. II. Sprachaudiometrie des Vorschulkindes mit einem Einsilber-Bildtest. HNO 24, 399–402 (1976).

Gerull, G., Janssen, T.H., Mrowinski, D., Thoma, J.: Latenzverhalten früher, akustisch evozierter Potentiale bei Innenohrschwerhörigkeit, Laryng. Rhinol. Otol. 64, 162-168 (1985).

Gorga, M. P., Kaminski. J. R., Beauchaine, K. L., Jesteadt, W., Neely, S. T.: Auditory brainstem responses from children three months to three years of age: normal patterns of response II J. Speech. Hear. Res. 32, 281–288 (1989).

Gross, M., Finck-Kramer, U., Spormann-Lagodzinski, M.: Congenial hearing disorders in children. 1: Acquired heraring disorders HNO. 48: 879–886 (2000)

Gross, M., Finck-Kramer, U., Spormann-Lagodzinski, M.: Congenial hearing disorders in children. 2: Genetic hearing loss HNO. 48: 602–617 (2001)

Harris, F. P., Probst, R., Wenger, R.: Repeatability of Transiently Evoked Otoacoustic Emissions in Normally Hearing Humans. Audiology 30, 135–141 (1991).

Harrison, M., Roush, Wallace, J.: Trends in Age of Identification and Intervention in Infants with Hearing Loss. Ear and Hear 24:89–95 (2003)

Hauser, R.: Anwendungen der otoakustischen Emissionen. Enke, Stuttgart 1995.

Heinemann, M.: Praktische Durchführung der Kinderaudiometrie. In: HEINEMANN, M. (Hrsg.): Subjektive Audiometrie bei Kindern und akustisch evozierte Potentiale. R. Gross Verlag, Bingen 1990.

Heinemann, M., Bohnert, A., Lippert, K.L., Keilmann, A., Brantzen, P.: Anpassung von Hörgeräten bei Kindern auf der Basis von RECD-Messungen und des DSL [i/o]-Verfahrens. Z Audiol 40 (3): 104–112 (2001)

Herka, H., Stephan, K., Rieder, J.: Freifeldaudiometrie: Konzept unter dem Aspekt der Konditionierung. In: Gross, M.: Aktuelle Phoniatrie und Pädaudiologie 1995. Band 3. R. Gross Verlag, Berlin 1996.

Hochmair, E.S.: Advances in Cochlear Implants. Manz Wien, 37–39 (1994)

Hoth, S.: Der Einfluß der Innenohrhörstörungen auf verzögerte otoakustische Emissionen (TEOAE) und Distorsionsprodukte (DPOAE). Laryngo-Rhino-Otol. 75, 709–718 (1996).

Hoth, S., Bönnhoff, S.: Klinische Anwendung der transitorisch evozierten Emissionen zur therapiebegleitenden Verlaufskontrolle. HNO 41, 135–145 (1993).

Hoth, S., Lenarz, TH.: Elektrische Reaktions-Audiometrie. Springer-Verlag, Berlin 1994.

Hoth, S., Weber, C.: Kritische Wertung der Hörschwellenbestimmung mittels Hirnstammpotentialen: Teil 1. Audiolog. Akustik 29, 190–220 (1990).

Iemma, M., Maurer, J.: Distorsionsprodukte otoakustischer Emissionen zur Kontrolle der Mittel- und Innenohrfunktion bei Adenotomie, Tonsillektomie und Parazentese. Otorhinolaryngol Nova 7, 14–20 (1997).

Janssen, T.: Otoakustische Emissionen (OAE). In: Lehnhardt, E. (Hrsg.): Praxis der Audiometrie. 7. Auflage, 83–112. Thieme, Stuttgart 1996.

Kemp, D. T.: Stimulated acoustic emissions from the human auditory system. J Acoust Soc Am. 64, 1386–1391 (1978).

Kiessling, J.: Hörgeräte-Anpassung auf der Grundlage objektiver audiometrischer Verfahren. Median, Heidelberg 1983.

Konigsmark; B.W., R.L. Gorlin: Genetic and metabolic deafness. Saunders, Philadelphia 1976.

Küttner, K., Krausslach, R., Baumann, M.: Zu Veränderungen des frühen akustisch evozierten Potentials zwischen Neugeborenenperiode, Säuglings- und Kleinkindesalter. HNO 39, 32–36 (1991).

Kunze S., Schnell-Inderst P., Hessel F., Nickisch A., Siebert U., von Voß H., Wasem J.: Hörscreening für Neugeborene. Health Technology Assessment der medizinischen Effektivität und der ökonomischen Effizienz. Verlag Videel, Niebüll (2003).

Laccourreye, L., Tran Ba Huy, E., Francois, M., Narcy, P.: Bilateral evoked otoacoustic emissions in a child with bilateral profound hearing loss. Ann. Otol. Rhinol. Laryngol. 105, 286–288 (1996).

Lamprecht-Dinnesen, A.: Zur Notwendigkeit eines generellen Hörscreenings bei Neugeborenen. Sprache–Stimme–Gehör 20, 6–10 (1996).

Lehnhardt, E.: Praxis der Audiometrie. Thieme Stuttgart/New York 1996.

Lenarz, Th., E. Lehnhardt, B. Bertram: Cochlear Implant bei Kindern. Thieme Stuttgart/ New York 1994.

Leonhardt, A.(ed.): Das Cochlear Implant bei Kindern und Jugendlichen. E. Reinhardt München Basel. 1997.

Lonsbury-Martin, B. L., Martin, G. K., Whitehead, M. L.: Distorsion Product Otoacoustic Emissions. In: Robinette, M. S., Glattke, T. H. (Hrsg.): Otoacoustic Emissions, 83–109. Thieme, New York/ Stuttgart 1997.

Löwe, A.: Hausspracherziehung für hörgeschädigte Kleinkinder. Berlin 1/1962, 2/1965.

Löwe, A., Hildmann, A.: Hörmessungen bei Kindern. 4. Auflage. Universitätsverlag Heidelberg, Edition Schindele 1994.

Markides, A.: Age at fitting of hearing aids and speech intelligibility. Brit.J.Audiol.20, 165–167 (1986).

McCormick, B.: Behavioural Hearing Tests 6 Months to 5 Years. In: McCormick, B. (ed): Paediatric Audiology 0–5 years. 2nd edition. Taylor & Francis. London/New York/Philadelphia 1993.

Meister, H., v. Wedel, H.: Lautheitsskalierung bei Kindern. In: Kollmeier, B. (Hrsg.): Hörflächenskalierung – Grundlagen und Anwendung der kategorialen Lautheitsskalierung für Diagnostik und Hörgeräte-Versorgung, 191 –198. Median Verlag 1997.

Morton, NE.: Genetic epidemiology of hearing impairment. Ann. N. Y. Acad. Sci. 630: 16–31 (1991).

Nekahm, D., Weichbold, V., et al: Improvement in early detection of congenital impairmanet due to universal newborn hearing screening. Int J Pediatr Otolaryngol 59: 23–28 (2001)

Nickisch A.: Auditive Verarbeitungs- und Wahrnehmungsstörungen im Schulalter. Diagnostik und Therapie. Schriftenreihe der GEERS Stiftung, Band 14: 133–157 (2002).

Nickisch, A.: Diagnostik zentraler Hörstörungen im Kindesalter. Laryng. Rhinol. Otol. 67, 312–315 (1988).

Niehaus, N. N., Schroff, J., Kruse, E.: Qualitätskontrolle bei der kindlichen Hörgeräteversorgung. HNO 45, 86–90 (1997).

Österreichische Gesellschaft für HNO, Kopf- und Halschirurgie: Vorsorgeuntersuchungen auf Hörschäden bei Neugeborenen. Durchführungsrichtlinien. www.hno.at/texte/Hörscreening.pdf (2002)

Olsho, L. W., Koch, E. G., Carter, E. A., Halpin, Ch. F., Spetner, N. B.: Puretone sensitivity of human infants. J. Acoust. Soc. Am. 84, 1316–1324 (1988).

Probst, R.: Messung otoakustischer Emissionen und Mittelohrerkrankungen. HNO 42, 602–603 (1994).

Probst, R.: Otoacoustic Emissions: An Overview. In. PFALTZ, C. R.: New Aspects of Cochlear Mechanics an Inner Ear Pathophysiology. Advances in Oto-Rhino-Laryngolog 44, 1–91, Karger, Basel (1990).

Radü, H.J., G. Kaufmann: Multi-Channel Infant-Reflex-Audiometry. Laryngol.-Rhinol.-Otol. 62: 485–486 (1983).

Rennen-Allhoff, B., Allhoff, P.: Entwicklungstests für das Säuglings-, Kleinkind- und Vorschulalter. Springer Berlin, Heidelberg, New York. 1987.

Rosenkötter H.: Auditive Wahrmnehmungsstörungen. Klett-Cotta Verlag Stuttgart (2003)

Rowedder, R.: Technische Aspekte bei der Kinder- und Erwachsenenversorgung: Hörakustik 32, 4–15 (1997).

Schlorhaufer, W.: Das hörgestörte Kind. In Berendes, J., R.Link, F.Zöllner: Hals-Nasen-Ohren-Heilkunde in Praxis und Klinik, Bd.VI. Thieme Stuttgart 1980.

Schmid-Giovannini, S.: Sprich mit mir. Carl Marhold Verlag, Berlin, 1980.

Schönweiler, R., Ptok, M.: Hörschwellendiagnostik für frequenzspezifische akustisch evozierte Potentiale mit maskierten Stimuli. HNO 43, 378-382 (1995).

Sesterhenn, G.: Hörschäden durch nicht richtig eingestellte Hörgeräte. Hörakustik 29, 26–30 (1994).

Steffens, T.: Oldenburger Kinderreimtest (OLKI) im sprachsimulierenden Störgeräusch. HNO: 51: 1012–1018 (2003)

Stensland-Junker, K.: BOEL. Eine Methode zur Früherkennung von Kommunikationsstörungen und ihre Bedeutung für Kleinkinder. In: Sozialpädiatrie 8, 10–18 (1986).

Stephan; K, K. Welzl-Müller, H. Stiglbrunner: Acoustic reflex in patients with cochlear implants (analog Stimulation) Amer.J.Otol. 12: 48–51 (1991).

Thompson, G., Wilson, W.: Clinical Application of Visual Reinforcement Audiometry. Seminars in Hearing 5, Number 1, 85–99 (1984).

Uttenweiler; V.: Dichotischer Diskriminationstest für Kinder. Sprache – Stimme – Gehör 4: 107–111 (1980).

Uttenweiler, V.: Diagnostik zentraler Hörstörungen, auditiver Wahrnehmungs- und Verarbeitungsstörungen. Sprache–Stimme–Gehör 20, 80–90 (1996).

Uttenweiler, V.: Neugeborenenaudiometrie: Übersicht und Erfahrungen. Laryng. Rhinol. 61, 138–145 (1982).

van Camp G., Smith RJH.: The Heredity Hearing Loss Homepage (2003)

van Uden, A.: Das gehörlose Kind – Fragen seiner Entwicklung und Förderung. Groos, Heidelberg 1980.

Vischer, M., Kompis, M., Seifert, E., Häusler, R.: Das Cochlea Implant – Entwicklung von Gehör und Sprache mit einem künstlichen Innenohr. Ther Umsch 61: 53–60 (2004)

Wedel, H. v., Wedel, U.-Ch. V., Zorowka, P.: Aspekte zur Hörgeräte-Auswahl und -Anpassung aus pädaudiologischer Sicht. Audiolog. Akustik 28, 170–186 (1989).

Weimann, S., Vorek, U., Fecher, D., Hey, M., Begall, K.: Resonanzspektrum des äußeren Gehörgangs in bezug zu Alter, wachstumsspezifischen Parametern und Trommelfellimpedanz. Sprache, Stimme, Gehör 21, 91–95 (1997).

Welzl-Müller K.: Neugeborenen-Hörscreening: Siebtest nach Hörstörungen bei Neugeborenen. HNO 46: 704–707 (1998).

Welzl-Müller, K., Böheim, K., Stephan, K., Schlögl, H., Stadlmann, A., Nekahm, D.: Optimierung des Hörscreenings mittels Transient evozierter otoakustischer Emissionen (TEOAE) bei Neugeborenen. HNO 45, 227–232 (1997).

Welzl-Müller, K., Nekahm-Heis, D., Stephan, K.: Neugeborenen-Hörscreening. Z.Audiol 42: 148–159 (2003)

Welzl-Müller, K., Stephan, K., Kronthaler, M.: Transitorisch evozierte otoakustische Emissionen bei Schalleitungsstörungen. Otorhinolaryng Nova 3, 118–121 (1993).

Welzl-Müller, K., Stephan, K., Stadlmann, A.: Click-evoked otoacoustic emissions in a child with unilateral deafness. Eur. Arch Otorhinolarnygol 250, 366–368 (1993).

Wendler, J., Seidner, W., Kittel, G., Eysholdt, U.: Lehrbuch der Phoniatrie und Pädaudiologie. 3. Auflage. Thieme, Stuttgart/New York 1996.

Wiesner, T., Bohnert, A., Massinger, C.: Konsensuspapier Hörgeräteversorgung der DGPP (2002)

Zorowka, P.: Otoacoustic emissions: a new method to diagnose hearing impairment in children. Eur. J. Pediatr. 152 (8): 626–634 (1993).

Zorowka, P.G.: Hörgeräteversorung bei Kindern. Monatsschrift Kinderheilkunde 149: 883–889 (2001)

Zorowka, P., Heinemann, M.: Diagnostik kindlicher Hörstörungen: Fortschr. Med. 108: 411–414 (1990)

Zorowka, P., Lippert, KL.: One-channel and multichannel digitally programmable hearing aids in children with hearing impairment. Ann Otol Rhinol Laryngol Suppl. 166: 159–162 (1995).

Zorowka, P. G., Heinemann, M., Bohnert, A.: Der Einsatz der Lautheitsskalierung zur Hörgerät-Feinanpassung im Kindesalter. In: Gross, M. (Hrsg.): Aktuelle phoniatrisch-pädaudiologische Aspekte. Band 3. R. Gross Verlag, Berlin 1996.

Zorowka, P., Schmitt HJ., Eckel HE., Lippert KL., Schönberger W., Merz E.: Serial measurements of transient evoked otoacoustic emissions (TEOAEs) in healthy newborns and in newborns with perinatal infection: Int. J Pediatr. Otorhinolaryngol. 27: 245–254 (1993).

# Allgemeine Literatur

Ahlheim, K.-H.: Das Wörterbuch medizinischer Fachausdrücke – Bedeutung, Aussprache, Herkunft. Dudenverlag, Mannheim, Leipzig, Wien, Zürich, 1992.

Anderson, J.R.: Kognitive Psychologie. Spektrum, Heidelberg, 1988.

Arnold, G.E., Winckel, F., Wyke, B.D. (Hrsg.): Disorders of Human Communication. Springer, Wien, New York, 1980.

Arnold, W., Ganzer, U.: Hals-Nasen-Ohren-Heilkunde – Checklisten der aktuellen Medizin. Thieme, Stuttgart, New York, 1997.

Bachmann, D.L., Albert, M.L.: The Cerebral Organization of Language. In: Peters, A., Jones, E.G. (Hrsg.): Cerebral Cortex. Plenum, New York, 9: 213–262, 1991.

Becker, K., Sovak, N.: Lehrbuch der Logopädie. Verlagsgruppe Athenäum, Hain, Scriptor, Hanstein, Meisenheim, 1979.

Becker, W., Naumann, H.H, Pfaltz, C. R.: Hals-Nasen-Ohrenheilkunde. Thieme, Stuttgart, New York, 1983.

Benjamin B.: Endolaryngeal Surgery. Martin Dunitz Ltd. 1998.

Berendes, J., Link, R., Zöllner, F.: Hals-Nasen-Ohren-Heilkunde in Praxis und Klinik. Thieme, Stuttgart, New York, 1982.

Berendes, J.: Einführung in die Sprach- und Stimmheilkunde. Springer, Berlin, Heidelberg, New York, London, Paris, Tokyo, 1987.

Berghaus, A., Rettinger, G., Böhme, G.: Hals-Nasen-Ohren-Heilkunde. Hippokrates Verlag, Stuttgart, 1996.

Biesalski, P., Frank, F.: Phoniatrie – Pädaudiologie. 2. Aufl., .Thieme, Stuttgart, New York, 1994.

Biesalski, P., Frank, F.: Phoniatrie – Pädaudiologie. Thieme, Stuttgart, New York, 1982.

Biesalski, P.: Ärztlicher Rat bei Sprachstörungen im Kindesalter. Thieme, Stuttgart, 1978.

Biesalski, P.: Phoniatrie und Pädaudiologie. Thieme, Stuttgart, 1973.

Boeckl, O., Waclawiczek, H.W.: Standards in der Chirurgie. W. Zuckerschwerdt Verlag, München, Bern, Wien, New York,1995.

Boenninghaus, H.G.: Hals-Nasen-Ohrenheilkunde für Studierende der Medizin. Springer, Berlin, Heidelberg, New York, 1996.

Böhme, G.: Sprach-, Sprech- Stimmstörungen. Bd. 2: Klinik der Sprach-, Sprech- und Stimmstörungen. Fischer, Stuttgart, New York, 1983.

Böhme, G.: Sprach-, Sprech- und Stimmstörungen. Bd. 1: Methoden zur Untersuchung der Sprache, des Sprechens und der Stimme. Fischer, Stuttgart, New York, 1978.

Böhme, G.: Sprach-, Sprech-, Stimm- und Schluckstörungen. Bd. 1: Klinik. Fischer, Stuttgart, Jena, Lübeck, Ulm, 1998.

Böhme, G.: Sprach-, Sprech-, Stimm- und Schluckstörungen. Bd. 2: Therapie. Fischer, Stuttgart, Jena, Lübeck, Ulm, 2001.

Böhme, G.: Sprach-, Sprech-, Stimm- und Schluckstörungen. Bd. 3: Therapie der Sprach-, Sprech- und Schluckstörungen. Fischer, Stuttgart, New York, 1980.

Boor, H. de, Moser, H., Winkler, Chr.: Siebs Deutsche Aussprache. De Gruyter, Berlin, 1969.

Braitenberg, V., Schütz, A.: Cortex: Hohe Ordnung oder größtmögliches Durcheinander? In: Spektrum, Heidelberg, 74–86, 1989.

Bußmann, H.: Lexikon der Sprachwissenschaft. F. Deuticke, Leipzig, Wien, 1990.

Clausnitzer V., Clausnitzer R.: Logopädie für Studierende und Praktiker. Hüthig, 1997.

Daniloff, R., Schuckers, G., Feth, L.: The Physiology of Speech and Hearing. Pretince-Hall, 1980.

Deegener, G.: Neuropsychologie und Hemisphärendominanz. Enke, Stuttgart, 1978.

Denes, P.B., Pinson, E.N.: The Speech Chain. Freeman, New York, 1993.

Dorsch, F., Bergius, R., Ries, H.: Psychologisches Wörterbuch. Huber, Bern, Stuttgart, Wien, 1982.

Eccles, J.C.: Das Gehirn des Menschen. Piper, München, 1984.

Eibl-Eibesfeldt, I.: Grundriss der vergleichenden Verhaltensforschung. Piper, München, 1984.

Feneis, H.: Anatomisches Bildwörterbuch. 7. Aufl., Thieme, Stuttgart, New York, 1993.

Franke U.: Logopädisches Handlexikon. Ernst Reinhardt Verlag, München, Basel, 1998

Franke, U.: Logopädisches Handlexikon. UTB, Reinhardt, 1978.

Friederici, A.D.: Neurophysiologie der Sprache. Kohlhammer, Stuttgart, Berlin, 1984.

Friedrich, G.: Stimm-, Sprech- und Sprachstörungen im Kindes- und Jugendalter. In: Swoboda, W. (Hrsg.): Kompendium für Schulärzte. ÖAV, 1990.

Fröschels, E.: Lehrbuch der Sprachheilkunde. 2. Aufl., F. Deuticke, Leipzig, Wien, 1925.

Gadler, H.: Praktische Linguistik. 2. Aufl., Franke, UTB, 1992.

Geschwind, N.: Die Großhirnrinde. In: Gehirn und Nervensystem. Spektrum, Heidelberg, 1985.

Gould W J, Sataloff R T, Spiegel J R.: Voice Surgery. Mosby, St. Louis, Baltimore, Boston, Chicago, London, Philadelphia, Sydney, Toronto, 1993

Gross, R., Löffler, M.: Prinzipien der Medizin. Springer, Berlin, Heidelberg, New York, 1998.

Gundermann H.: Phänomen Stimme. Ernst Reinhardt Verlag, München, Basel, 1994

Gundermann, H.: Einführung in die Praxis der Logopädie. Springer, Berlin, Heidelberg, New York, 1981.

Haase, G.: Physik für Mediziner – Physikalische Grundlagen. Akademische Verlagsges., Wiesbaden, 1979.

Habermann, G.: Stimme und Sprache – Eine Einführung in ihre Physiologie und Hygiene. 2. Aufl., Thieme, Stuttgart, New York, 1986.

Habermann, G.: Stimme und Sprache – Eine Einführung in ihre Physiologie und Hygiene. Thieme, Stuttgart, 1978.

Hinghofer-Szalkay, H.: Praktische Physiologie. Blackwell, Berlin, 1994.

Hirano, M. Sato, K.: Histological Color Atlas of the Human Larynx. Singular Publishing Group, San Diego, Californien, 1993.

Hüttenbrink, K.B.: Manual der Untersuchungsmethoden. Hals-Nasen-Ohrenheilkunde. Biermann, Zürich, 1993.

Kail, R., Pellegrino, J.W.: Menschliche Intelligenz. Spektrum, Heidelberg, 1988.

Keidel, W.-D.: Biokybernetische Aspekte bei Hör-, Sprach- und Stimmstörungen. Sprache-Stimme-Gehör 1, 6, 1977.

Kent, R.D.: The Speech Sciences. Singular Publishing Group, San Diego, London, 1997.

Kittel, G.: Phoniatrie und Pädaudiologie. DÄV, Köln, 1989.

Krech, D., Crutchfield, R.S.: Grundlagen der Psychologie 1 – Theoretische Grundlagen und Entwicklungspsychologie. Beltz Verlag, Weinheim, Basel, 1985.

Krech, D., Crutchfield, R.S.: Grundlagen der Psychologie 2 – Wahrnehmungspsychologie. Beltz Verlag, Weinheim, Basel, 1985.

Krech, D., Crutchfield, R.S.: Grundlagen der Psychologie 3 – Lern- u. Gedächtnispsychologie. Beltz Verlag, Weinheim, Basel, 1985.

Lanz, T.v., Wachsmuth, W.: Praktische Anatomie. Springer, Berlin, Göttingen, Heidelberg, 1955.

Leiber, B., Olbrich, G.: Neubearbeitung von G. Adler u. Mitarbeiter (Hrsg.): Die klinischen Syndrome: Syndrome, Sequenzen, und Symptomenkomplexe. Bd. 1 und 2, 8. Aufl, Urban & Schwarzenberg München, Wien, Baltimore, 1996.

Leischner, A.: Aphasien und Sprachentwicklungsstörungen. Thieme, Stuttgart, 1979.

Lenneberg, E.H.: Biologische Grundlagen der Sprache. Suhrkamp, Frankfurt, 1972.

Lieberman, P.: On the Origins of Language. University Press of America, Lanham, 1985.

Lorenz, K.: Über tierisches und menschliches Verhalten. Piper, München, 1984.

Lotzmann, G.: Körpersprache – Diagnostik und Therapie von Sprach-, Sprech- u. Stimmstörungen. Reinhardt, München, Basel, 1993.

Lotzmann, G.: Psychologie in der Stimm-, Sprech- und Sprachrehabilitation. Fischer, Stuttgart, New York, 1979.

Lotzmann, G.: Psychomotorik in der Sprach-, Sprech- und Stimmtherapie. Fischer, Stuttgart, 1992.

Luchsinger R., Arnold G. E.: Handbuch der Stimm- und Sprachheilkunde, Bd.: 1: Luchsinger R.: Die Stimme und ihre Störungen, Bd. 2: Arnold G. E.: Die Sprache und ihre Störungen. Springer, Wien, New York, 1970.

Lullies, H.: Stimme und Sprache. In: Gauer, H., Kramer, K., Jung, R. (Hrsg.): Physiologie des Menschen,. Band XII. Urban & Schwarzenberg, München, 1972.

Lurija, A.R.: Das Gehirn in Aktion – Einführung in die Neurophsychologie. Rowohlt Taschenbuch Verlag GmbH., Reinbek bei Hamburg, 1992.

Martin, F.: Stimm- und Sprachstörungen. In: Naumann, H.H. (Hrsg.): Differentialdiagnostik in der Hals-Nasen-Ohrenheilkunde. Thieme, Stuttgart, New York, 1990.

Mathelitsch, L., Friedrich, G.: Die Stimme, ÖBV&HPT, Wien, 2000.

Müller, H.M.: Evolution, Kognition und Sprache. Paul Parey, Berlin, Hamburg, 1987.

Naumann, H.H., Helms, J., Herberhold, C., Kastenbauer, E.: Oto-Rhino-Laryngologie in Klinik und Praxis . Bd. 1 – 3. Thieme, Stuttgart, New York, 1994.

Naumann, H.H.: Differentialdiagnostik in der Hals-Nasen-Ohrenheilkunde. Thieme, Stuttgart, New York, 1990.

Niebergall, G.: Sprachentwicklungsstörungen – Funktionelle Hemisphärenasymmetrien. Enke, Stuttgart, 1989.

Oepen, G.: Psychiatrie des rechten und linken Gehirns. DÄV, Köln, 1988.

Pascher, W. Bauer, H.: Differentialdiagnose von Sprach-, Stimm- und Hörstörungen. Thieme, Stuttgart, New York, 1984.

Pascher, W., Bauer, H.: Differentialdiagnose von Sprach-, Stimm- und Hörstörungen. Edition Wötzel, Frankfurt am Main, 1998.

Pelz, H.: Linguistik für Anfänger. Hoffmann und Campe, 1982.

Perkins, W.H.: Current Therapy of Communication Disorders. Thieme, Stuttgart, New York, 1982.

Pöppel, E.: Gehirn und Bewusstsein. VCH Verlagsges.mbH., Weinheim, 1989.

Pöppel, E.: Grenzen des Bewusstseins. Dtv, München, 1987.

Prescher, A., Bohndorf, K.: Radiologische Anatomie und Topographie des Halses. Thieme, Stuttgart, New York, 1996.

Probst, R., Grevers, G., Iro, H.: Hals-Nasen-Ohren-Heilkunde. 2. Aufl., Thieme, Stuttgart, 2004.

Romrell, L.J.: Kopf und Hals, Schnittanatomie und Radiologie mit klinischen Bezügen. Übersetzung: Ullstein, Mosby, Berlin,1996.

Sataloff R T.: Professional Voice. Singular Publishing Group, Inc. San Diego, London,1997

Schmidt, D., Malin, J.-P.: Erkrankungen der Hirnnerven. Thieme, Stuttgart, New York, 1986.

Schmidt, R.F., Thews, G. (Hrsg.): Physiologie des Menschen. 20. Aufl., Springer, Berlin, Heidelberg, New York, 1980.

Schmidt, R.F.: Grundriss der Sinnesphysiologie. Springer, Berlin, Heidelberg, New York, Tokio, 1985.

Schwarz, C.: Systematische Logopädie – Grundlagen für die Erkennung und die Behandlung von Störungen. Huber, Bern, Stuttgart, Toronto, 1985.

Spiel, G.: Hemisphärendominanz – Lateralität. Thieme, Stuttgart, New York, 1988.

Spitz, R.A.: Vom Säugling zum Kleinkind. Klett-Cotta, Stuttgart, 1983.

Springer, R.A., Deutsch, G.: Linkes – rechtes Gehirn – Funktionelle Asymmetrien. Spektrum, Heidelberg, 1987.

Streit, B.: Evolution des Menschen. Spektrum, 1995.

Tembrock, G.: Evolution der Kommunikation. European Archives of Oto-Rhino-Laryngology, Suppl. 1: 1 – 14, 1994.

Theissing, J., Rettinger, G.: HNO-Operationslehre. Aufl.3, Thieme, Stuttgart, New York, 1996.

Thiel, W.: Photographischer Atlas der praktischen Anatomie. Springer, Berlin, 1996.

Uexküll, Th., Wesiack, W.: Theorie der Humanmedizin. 2. Aufl., Urban & Schwarzenberg, München, Wien, Baltimore, 1991.

Wasborn, S.I.: Die Evolution des Menschen. In: Evolution. Spektrum, Heidelberg, 1988.

Wendler, J., Seidner, W., Kittel, G., Eysholdt, U.: Lehrbuch der Phoniatrie und Pädaudiologie, 3. Aufl., Thieme, Stuttgart, New York, 1996.

Wirth, G.: Überarbeitung von Ptok M., Schönweiler, R.: Sprachstörungen, Sprechstörungen, Kindliche Hörstörungen. 5. Aufl., DÄV, Köln, 2000.

Wirth, G.: Stimmstörungen.. 4. Aufl., DÄV, Köln, 1995.

Wulff, H.: Diagnose von Sprach- und Stimmstörungen. Reinhardt, München, Basel, 1983.

Zimmer, D.E.: So kommt der Mensch zur Sprache. Haffmanns Verlag, Zürich, 1986.

# Glossar

**Abdomen**
Bauch

**Abduktion**
«Auseinanderführen», z. B. Öffnung der Glottis, davon abgeleitet abduzieren

**Abusus**
Missbrauch, übermäßige Verwendung (z. B. von Medikamenten)

**Achalasie**
Fehlende schluckreflektorische Öffnung der Kardia

**Adduktion**
«Zusammenführen», z. B. Schließung der Glottis, davon abgeleitet adduzieren

**Adenoide Vegetationen**
Vergrößerung der Rachenmandel, umgangssprachlich fälschlich als «Polypen» bezeichnet

**Adenotomie, Adenektomie, Adenoidektomie**
Chirurgische Entfernung der Rachenmandel

**afferent**
Aufsteigend, hinführend

**Agnosie, akustische**
Unvermögen, gehörte Schallereignisse zu erkennen und Lautsprache zu verstehen; Synonym: sensorische Hörstummheit

**Agrammatismus**
Unvermögen bzw. schwere Beeinträchtigung der Produktion grammatisch geordneter Strukturen; gekennzeichnet durch telegrammstilartige Redeweise, fehlende Konjugations- und Deklinationsendungen und Auslassung von Funktionswörtern (Artikeln, Pronomina, Präpositionen usw.)

**Aktionspotenzial (AP)**
Auf Ionenverschiebung (Einstrom von Natriumionen in das Zellinnere) beruhende bioelektrische Spannungsänderung an der Zellmembran

**Akustikuskerne**
Umschaltzentren des VIII. Hirnnervs im Hirnstamm

**Akustikusneurinom**
Tumor des VIII. Hirnnervs (von Nervenhüllzellen ausgehend, histologisch gutartig); führt bei Sitz im inneren Gehörgang zu Druckerscheinungen mit Schwerhörigkeit, Schwindel, Ohrensausen

**Akustische Phonetik**
Teilbereich der Phonetik, der die physikalische Struktur der Sprachlaute beschreibt

**Akzent**
Hervorhebung einer Einheit in einer Lautgruppe; melodischer A., dynamischer A., temporärer A.; vgl. Prosodie, suprasegmentale Phonologie

**Allomorph**
Die jeweilige lautliche Ausprägung eines Morphems

**Allophone**
Klangliche Varianten eines Phonems, die keine Bedeutungsänderung hervorrufen

**ALS-Syndrom**
Amyotrophe Lateralsklerose, Systemerkrankung des Rückenmarks mit Symptomen der aufsteigenden Muskelatrophie und der Pyramidenbahnläsion infolge Degeneration des I. und II. motorischen Neurons

**Altersschwerhörigkeit**
Presbyakusis (s. d.)

**alveolar (ling.)**
Artikulation, bei der sich die Zungenspitze am Zahndamm (Alveole) befindet

**Alveole**
1. knöchernes Zahnfach des Ober- und Unterkiefers
2. Lungenbläschen, Stätte des Gasaustausches

**Amnesie**
Zeitlich begrenzte, teilweise bis totale Erinnerungslücke (retrograde Amnesie: Erinnerungslücke für den Zeitabschnitt vor dem auslösenden Ereignis, z. B. vor Commotio cerebri)

**Anabolika, anabole Steroide**
Von den Androgenen (s. d.) abgeleitete Wirkstoffe, die den Aufbaustoffwechsel
fördern

**Anamnese**
Die Vorgeschichte des Kranken und seiner Krankheit

**Anatomie**
Lehre vom Bau des Körpers und seiner Organe

**anatomische Richtungsbezeichnungen**

| | |
|---|---|
| anterior (ventral) | vorne |
| posterior (dorsal) | hinten |
| superior (cranial) | oben |
| inferior (caudal) | unten |
| lateral | seitlich gelegen |
| medial | zur Körpermitte hin |
| median | in der Körpermitte |
| proximal | körpernah |
| distal | körperfern |
| Frontalebene | Stirnebene; parallel zur Stirn |
| Horizontalebene | parallel zum Boden |
| Sagittalebene | Pfeilebene; von vorne nach hinten |
| Medianebene | Mediansagittalebene; Sagittalebene genau durch die Körpermitte |

**Androgene**
Sammelbegriff für Hormone, die männliche Geschlechtsmerkmale und -funktio-
nen fördern

**Angina tonsillaris**
Akute Entzündung der Gaumenmandeln

**Angle**

| | |
|---|---|
| Angle-Klasse I | Neutralbiss |
| Angle-Klasse II | Distalbiss |
| Angle-Klasse III | Mesialbiss (Progenie) |

**Ankyloglossie**
Einschränkung der Zungenbeweglichkeit infolge zu kurzen Zungenbändchens
bzw. Verwachsung der Zunge mit dem Mundboden

**Anotie**
Angeborenes Fehlen der Ohrmuschel bzw. des äußeren Ohres

**Ansatzrohr**
Alle lufthaltigen Räume über der Glottis, die der Klang- und Lautbildung dienen

**Antagonismus**
Gegenwirkung

**Apallisches Syndrom**
Tiefes Koma nach Unfällen, Blutungen oder Tumoren, bedingt durch eine funktionelle Trennung von Endhirn und Hirnstamm

**Aphasie**
Zentral bedingte Sprachstörung; Verlust bzw. Störung des bereits ausgebildeten Sprachvermögens als Folge von Erkrankungen des Gehirns (Schädigung bestimmter Areale der dominanten Hemisphäre)

**Aphonie**
Stimmverlust; verbale Kommunikation nur mittels Flüstersprache möglich

**apikal**
An der Spitze gelegen; Artikulation, bei der die Zungenspitze beteiligt ist

**Appoggio**
Atemstütze (s. d.)

**Apraxie**
Unfähigkeit zur Ausführung erlernter Bewegungen trotz erhaltener Wahrnehmungs- und Bewegungsfähigkeit

**Articulatio temporomandibularis**
Kiefergelenk

**Artikulation**
Lautbildung; Bildung von Sprachlauten durch Bewegungen der peripheren Sprechwerkzeuge

**Artikulationsart**
Art und Weise, wie an einem bestimmten Artikulationsort der Luftstrom verändert wird

**Artikulationsort, Artikulationsstelle**
Bereich im Mundraum von den Lippen bis zum Zäpfchen, gegen den sich ein bewegliches Organ (z. B. Zunge) bewegt, wobei unterschiedliche Grade der Öffnung (von weiter Öffnung bis zum vollständigen Verschluss) gebildet werden

**Artikulationszonen**
Abschnitte des Ansatzrohres, denen die Sprachlaute nach ihrem Bildungsort gruppenweise zugeordnet werden können

**Artikulatorische Phonetik**
Teilbereich der Phonetik, der sich mit den Sprechwerkzeugen (Artikulationsorganen) und der Erzeugung der Laute durch sie befasst

**Aryepiglottische Falten**
Begrenzung des Kehlkopfeinganges, Falten zwischen Epiglottis (s. d.) und Aryknorpel (s.d.)

**Aryknorpel**
Stellknorpel, Cartilago arytaenoidea, Teil des Kehlkopfskelettes

**Aspiration**
Eindringen von Nahrung, Speichel oder Magensaft in die Luftwege unterhalb der Glottisebene. Bei fehlendem Hustenreflex kommt es zur stillen Aspiration (silent aspiration), die zunächst vom Patienten und seiner Umgebung nicht bemerkt wird. Je nach Zeitpunkt der Aspiration in Bezug auf die Triggerung des Schluckreflexes werden eine prä-, intra-, oder postdeglutitive Aspiration (Aspiration vor, während oder nach Auslösung des Schluckreflexes) bzw. kombinierte Formen unterschieden.

**Ataxie**
Störung der Bewegungskoordination, des geordneten Zusammenwirkens von Muskelgruppen

**Atemstütze**
Gegenspannung der Atemmuskulatur gegen das exspiratorische Zusammensinken des Atembehälters bei der Sprech- und Singatmung

**Ätiologie**
Lehre von den Krankheitsursachen

**ätiologisch**
Die Ursache einer Erkrankung betreffend

**Atrophie**
Gewebe- oder Organschwund

**audiogen**
Auf das Gehör bezogen, vom Hörnerv abhängig

**audiogene Dyslalie**
Durch eine Hörstörung verursachte Artikulationsstörung

**Audiologie**
Wissenschaftliche Disziplin, die sich mit dem Gehör befasst

**Audiometer**
Elektroakustisch arbeitendes Gerät zur Hörprüfung

**Audiometrie**
Sammelbegriff für Methoden zur Messung des Hörvermögens

**audiophonatorische Kontrolle**
Kontrolle der Stimmgebung durch das Gehör

**auditiv**
Das Hören betreffend

**Auditive Phonetik**
Teilbereich der Phonetik, der die Perzeption der Sprache bzw. der Sprachlaute untersucht

**Aufblähkurve**
Hörschwellenkurve eines Ohres unter Verwendung eines Hörgerätes (im Vergleich zur Kurve ohne Gerät)

**Autismus**
Grundsymptom der schizophrenen Psychose mit Ich-Versunkenheit, Verlust der Realitätsbeziehungen und Kontaktstörung. Zwei Hauptformen: Frühkindlicher Autismus (Kanner-Syndrom) und Autistische Psychopathie (Asperger-Syndrom)

**autonomes (vegetatives) Nervensystem**
Das der direkten willkürlichen Kontrolle weitgehend entzogene NS, bestehend aus zwei antagonistisch wirkenden Anteilen: Sympathikus und Parasympathikus

**Axon**
Fortsatz der Nervenzelle, vielfach mit Endverzweigungen; dient der Reizweiterleitung. Syn. Neurit

**Basilarmembran**
Membranöse Unterteilung der Schneckenwindungen in zwei perilymphgefüllte Tunnel mit Verbindung in der Schneckenspitze

**Betonung**
Verstärkung der Stimme, Erhöhung des Stimmtons, Verlängerung der Artikulationsdauer; dient der Hervorhebung einzelner sprachlicher Elemente; vgl. Akzent, Prosodie, suprasegmentale Phonologie

**bilabial (ling.)**
Artikulation, bei der beide Lippen beteiligt sind; der Artikulationsort zwischen Ober- und Unterlippe

**bilateral**
Beidseitig

**Binnenohrmuskulatur**
Zwei kleine Muskeln, die vom Hammer (M. tensor tympani) bzw. vom Steigbügel (M. stapedius) zur Paukenhöhlenwand ziehen und die Bewegungen der Gehörknöchelchen dämpfen können

**Blutgruppenunverträglichkeit**
Unverträglichkeit von Blutgruppenmerkmalen, z. B. der Mutter und des Foetus; kann zur Neugeborenengelbsucht und u. a. zu Schwerhörigkeit des Kindes führen

**Bogengänge**
Drei räumlich angeordnete ringförmige Teile des Gleichgewichtsorgans

**Bradyarthrie**
Verlangsamtes Sprechtempo durch Pausen und Langziehen der Silben bei hirnorganischen Läsionen

**Brillengerät**
Im Bügel einer Brille untergebrachtes Hörgerät

**Broca-Region**
Motorisches Sprachzentrum, in dem der «Bewegungs-Entwurf» zur Umsetzung gedanklicher Inhalte in verbale Sprache entsteht

**Bronchien**
Äste der Luftröhre in der Lunge

**Bruxismus**
Zähneknirschen, Parafunktionen (s. d.)

**bulbär**
Den Bulbus, das verlängerte Mark (zwischen Gehirn und Rückenmark) betreffend; bulbäre Erscheinungen kennzeichnen die Erkrankungen des verlängerten Marks; vgl. Medulla oblongata

**Cartilago arytaenoidea**
Stellknorpel, Aryknorpel (s. d.)

**Cartilago cricoidea**
Ringknorpel, Cricoid (s. d.)

**Cartilago thyroidea**
Schildknorpel, Thyroid (s. d.)

**Cartilago**
Knorpel

**Cerumen**
Ohrschmalz

**Choanalatresie**
Angeborener knöcherner oder membranöser Verschluss der hinteren Nasenöffnungen

**Choanen**
Hintere Öffnungen der Nasenhöhle in den Nasenrachen

**Cholesteatom**
Aggressive Form der chronischen Mittelohrentzündung mit Knochendestruktion

**Chronifizierung**
Übergang in eine andauernde (chronische) Verlaufsform

**Cochlea**
Schnecke; das Hörorgan beherbergender Teil des Innenohres

**cochleär**
In der Schnecke des Innenohres liegend oder dort wirksam

**Cochlear-Implantat (CI)**
Implantierte elektronische Hörprothese zur direkten elektrischen Stimulierung des Hörnerven

**Cochleographie**
Objektiv audiometrisches Prüfverfahren: Registrierung von elektrischen Potenzialen von der Schneckenkapsel als Antwort auf einen akustischen Reiz

**Commotio cerebri**
Gehirnerschütterung. Hirnschädigung infolge stumpfer Gewalteinwirkung auf den Schädel mit kurzzeitigem Bewusstseinsverlust, Übelkeit, Brechreiz, retrograder Amnesie, Sprachstörung, aber ohne neurologische Herdsymptome

**Computertomographie (CT)**
Röntgen-Schichtbilduntersuchung; Erstellung der Schichtbilder mittels Computerberechnung

**Corti'sches Organ**
Hör-Sinnesorgan in der Schnecke

**Costa**
Rippe, davon abgeleitet kostal

**Cricoid**
Ringknorpel, Cartilago cricoidea, Teil des Kehlkopfskelettes

**Debilität**
angeborener oder erworbener Intelligenzdefekt, geringster Grad des Schwachsinns

**Déjà-vu-Erlebnis**
Anmutungserlebnis («eine neue Situation wird als bereits bekannt erlebt»)

**Deklination**
Beugung. Grammatikalischer Formenwechsel von Substantiv, Artikel, Adjektiv, Pronomen, Numerale nach Kasus, Genus, Numerus, Flexion

**Delirium tremens (Delir)**
Endstadium des chronischen Alkoholismus mit motorischer Unruhe, Schrei- und Tobsuchtsanfällen sowie Halluzinationen

**Dendriten**
Feinverästelte Fortsätze der Nervenzelle

**dental (ling.)**
Artikulation, bei der sich die Zungenspitze an den Alveolen der oberen Schneidezähne befindet; der Artikulationsort (s. d.) an den Zähnen

**dentale Dysglossie**
Störung der Sprachlautbildung infolge pathologischer Veränderungen an Zähnen und Kiefer

**Deprivation**
Das Fehlen jeglicher Sprachanregung

**Dezibel (dB)**
In der Audiometrie verwendete Maßeinheit für den Schalldruck

**Diaphragma**
Zwerchfell

**Diastema**
Zwischenraum zwischen den Zähnen, besonders zwischen den Schneidezähnen

**Dichotisches Sprachverstehen**
Vermögen der zentralen Hörbahnen zur Fortleitung zweier voneinander unabhängiger Schallbilder. Normalhörende können zwei verschiedene Wörter getrenntohrig verstehen bzw. nacheinander nachsprechen

**Differenzialdiagnose**
Abgrenzung und Unterscheidung einander ähnlicher Krankheitsbilder

**Diphthong**
Folge von zwei Vokalen, die derselben Silbe angehören

**Diskrimination**
Unterscheidung; in der Sprachaudiometrie Einsilber-Wortverständnis

**Diskriminationsverlust**
Herabsetzung des Wortverständnisses bei der Sprachaudiometrie infolge einer Hörstörung

**Disposition**
Anlage eines Organismus für bestimmte Krankheiten, Charaktereigenschaften oder Fähigkeiten

**dominante Hemisphäre**
Hirnhälfte, die für die sprachlichen Leistungen zuständig ist (zerebrale Dominanz)

**Drooling**
Nahrungsaustritt aus der Mundhöhle nach vorne bei insuffizientem Lippenschluss

**Dysarthrie**
Störung des Sprechens und der Stimme aufgrund von Schädigungen zentraler Bahnen und Kerngebiete der Sprechmotorik

**Dysfunktionen, orofaziale**
Fehlfunktionen im orofazialen System; u. a. Zungenpressen, Mundatmung, dysregulierter Muskeltonus, Artikulationsstörungen

**Dysfunktion**
Funktionsstörung

**Dysglossie**
Störung der Sprachlautbildung aufgrund pathologischer Veränderungen an den Sprechwerkzeugen

**Dysgnathie**
Zahn- und Kieferfehlstellung

**Dyskinesien, orofaziale**
orofaziale Fehlfunktionen; Parafunktionen (s. d.)

**Dyslalie**
entwicklungsbedingte Störung der Lautproduktion und/oder der Lautanwendung

**Dyslogie**
Sprach-, Sprech- und Stimmauffälligkeiten bei geistigen Entwicklungsstörungen

**Dysphonie**
Stimmstörung

**Dysphrasie**
psychotische Störung der Sprache

**Dyspnoe**
Atemnot

**Dyspraxie**
mangelnde Fähigkeit, Körperteile zweckmäßig zu bewegen; vgl. Apraxie

**Dysprosodie**
Störung der prosodischen Elemente der Sprache, d. h. Störung der Sprechmelodie, des Sprechrhythmus, des Sprechtempos; meist monotone oder abgehackte Sprechweise (sog. Skandieren); vgl. Akzent, Prosodie, suprasegmentale Phonologie

**EEG-Audiometrie**
Messung akustisch evozierter Potenziale mit Hilfe gemittelter EEG-Ableitung (vgl. Elektrische Reaktionsaudiometrie)

**efferent**
Absteigend, herausführend (im besonderen aus dem ZNS in die Körperperipherie)

**Elektrische Reaktionsaudiometrie (ERA)**
Sammelbegriff für objektiv audiometrische Untersuchungen mittels Registrierung akustisch evozierter Potenziale

**Elektroenzephalographie (EEG)**
Über an der Kopfhaut angelegte Elektroden werden Potenzialschwankungen vom ZNS abgeleitet, welche die bioelektrische Aktivität der Großhirnrinde repräsentieren

**Elektroglottographie (EGG)**
Messung des elektrischen Widerstands für hochfrequenten Wechselstrom zwischen zwei Elektrodenplatten an beiden Seiten des Kehlkopfs

**Elektromyographie (EMG)**
Ableitung von elektrischen Muskelpotenzialen

**Ellipse (ling.)**
Auslassung; ein unvollständiger einfacher Satz

**Emotion**
Gemütsbewegung, Affekt

**endogen**
Von innen her bestimmt bzw. verursacht

**endokrin**
Zu innersekretorischen Drüsen gehörend oder aus diesen stammend

**Endolymphe**
Flüssigkeit innerhalb des Hör- und Gleichgewichtsorgans

**Entwicklungspsychologie**
Zweig der Psychologie, der sich mit der Erfassung und Erforschung menschlichen Verhaltens und Erlebens unter dem Aspekt der entwicklungsbedingten Veränderlichkeit befasst

**Entwicklungsretardierung**
Rückstand, Verzögerung in der Entwicklung

**Enzephalitis**
Gehirnentzündung

**Epiglottis**
Kehldeckel, Cartilago epiglottica, Teil des Kehlkopfskelettes

**Epilepsie**
Oberbegriff für Anfallsleiden verschiedener Ursachen z. B. bei hirnorganischen Erkrankungen

**Epipharynx**
Nasopharynx, Nasenrachen (s. d.)

**Epithel**
Ein- oder mehrschichtiger Zellverband, der die innere wie äußere Körperoberfläche bedeckt

**Etymologie**
Untersuchung der Herkunft und Entwicklung der Wörter

**Eufunktion**
Normaler, physiologischer Funktionsablauf

**Eugnathie**
Regelrechte Verzahnung

**Eustachische Röhre**
Ohrtrompete, «Tube». Verbindung vom Mittelohr zum Nasenrachen für den
Druckausgleich

**Eutonie**
Zustand ausgeglichener Körperspannung und innerer Stimmung

**evoked response-audiometry**
Elektrische Reaktionsaudiometrie (s. d.)

**exogen**
Von außen her bestimmt bzw. verursacht

**expressiv**
Bezogen auf den Ausdruck, die Verwendung von Sprache

**Extrapyramidal-motorisches System (EPS)**
Kerngebiete und Bahnen des Gehirns, die außerhalb des (den Bewegungsimpuls
fortleitenden) Pyramidensystems gelegen sind und der Modifizierung und Fein-
steuerung der Bewegungsimpulse der Großhirnrinde dienen

**Figur-Grundwahrnehmung**
Bezeichnung für eine allgemeine und grundlegende Eigenart der Bedingungen
einer Wahrnehmung

**Flexion (ling.)**
Wortabänderung, Wortbeugung; Oberbegriff für Deklination (s. d.), Konjugation
und Steigerung des Adjektivs

**Flimmerepithel**
Zellverband, der Teile der inneren Körperoberfläche deckt, so in den Atemwegen, mit einem feinen, gleichsinnig sich bewegenden Saum von Flimmerhaaren an seiner Oberfläche

**Formant**
Lautspezifischer hervorgehobener Obertonbereich (im Sonagramm als deutlich begrenzter dunkler Balken erkennbar)

**Formantbereiche**
Intensive Frequenzbereiche eines Klangspektrums, für jeden einzelnen Vokal in charakteristischer Verteilung

**Fossa articularis**
Gelenksgrube

**Fossa**
Grube

**Freifeldaudiometrie**
Hörprüfung im freien Schallfeld (für beide Ohren gleichzeitig)

**Frenulotomie**
Durchtrennung des Zungenbändchens bei Ankyloglossie

**Frenulum**
Bändchen; Frenulum linguae: Zungenbändchen; Frenulum labialis: Lippenbändchen

**Frequenz**
Zahl der Schwingungen pro Zeiteinheit; definiert bei Schallschwingungen die Tonhöhe; Einheit Hertz (s. d.)

**Frequenzspektrum**
Darstellung der in einem Schallereignis enthaltenen Einzelfrequenzen

**Frikativ**
Laut, der durch eine Verengung am jeweiligen Artikulationsort (s. d.) gebildet wird, wodurch ein hörbares Reibegeräusch entsteht

**fronto-kranial**
Nach vorne und oben gelegen

**Frühjahr-Sommer-Meningoenzephalitis (FSME)**
Im Frühsommer auftretende infektiöse Hirnhaut- und Gehirnentzündung, deren
Erreger durch Zecken übertragen wird

**funktionelle Dysphonie**
Stimmstörung ohne nachweisbare verursachende pathologische organische Veränderung am Stimmorgan

**Ganglienzelle**
Nervenzelle, Neuron (s. d.)

**Ganglion**
Nervenknötchen, Anhäufung von Nervenzellen

**Gaumenmandeln**
Tonsillen, Tonsilla palatina; Anhäufung lymphatischen (der Abwehr dienenden)
Gewebes in einer Nische zwischen vorderem und hinterem Gaumenbogen

**Gaumensegel**
Velum, weicher Gaumen, beweglicher Teil des Gaumens zum Abschluss des
Nasenrachens

**Gebärdensprache**
Gebärden, Gesten, Finger- und Handzeichen zur Kommunikation zwischen und
mit Gehörlosen

**Gehörgang, äußerer**
Ca. 3 cm langer Tunnel, der von der Ohrmuschel zum Trommelfell führt

**Gehörgang, innerer**
Knochenkanal vom Labyrinth zur Hinterfläche der Felsenbeinpyramide; beherbergt VII. und VIII. Hirnnerv

**Gehörknöchelchen**
Hammer (malleus), Amboss (incus) und Steigbügel (stopes); dienen zur Schallübertragung durch das Mittelohr

**Gehörlosensprache**
Durch Artikulationsfehler, gestörte Nasalität und fehlerhafte Prosodie charakterisiertes, ohne auditive Kontrolle erlerntes Sprechen

**genetische Risikofaktoren**
Krankhafte Veränderungen des Erbgutes, die zu einem erhöhten Risiko für Hör- und Sprachentwicklungsstörungen führen

**Geräusch**
Schallereignis, das im Gegensatz zum Klang aus nicht harmonischen Frequenzkomponenten aufgebaut ist

**geschlossene Silbe**
Silbe mit der Struktur VK (Vokal-Konsonant) oder KVK (Konsonant-Vokal-Konsonant)

**geschlossener Vokal**
Vokal mit absolut kleiner Öffnung des Mundes (z. B. /i/) oder mit relativ kleinerer Öffnung als ein Bezugsvokal

**Gleichgewichtsorgan**
Im Innenohr gelegenes Sinnesorgan zur Registrierung der Körperposition in Relation zur Schwerkraft sowie von linearen und Winkelbeschleunigungen; besteht aus den beiden Vorhofbläschen und den drei Bogengängen

**Gleichgewichtsprüfungen**
Standardisierte Reizung des Gleichgewichtsorgans mit thermischen oder Bewegungsreizen

**Gliedsatz (ling.)**
Untergeordneter Teilsatz, der an der Stelle eines Satzgliedes steht

**Glissando**
Gleitton

**Globus pharyngis (Globusgefühl)**
Fremdkörpergefühl bzw. Missempfindung in der vorderen Halsregion, vor allem beim Leerschlucken (Schlucken von Speichel), ohne Beeinträchtigung der Nahrungsaufnahme und des -transportes

**glottaler Reibelaut**
Der Laut /h/, bei dem die Glottis den Artikulationsort (s. d.) bildet

**glottaler Verschlusslaut**
Kehlkopfverschlusslaut

**Glottis**
Stimmritze; Raum zwischen den Stimmlippen

**Grammatik**
Teilgebiet der Linguistik, das die Bereiche Morphologie und Syntax umfasst

**Grundfrequenz**
Tonhöhe des 1. Teiltons (Grundton) eines harmonisch aufgebauten Schallereignisses (Klanges)

**Haarzellen**
Sinneszellen des Corti'schen Organs

**Habit, oral**
Lutschgewohnheit; Parafunktion (s. d.)

**harter Gaumen**
Vorderer Teil des Gaumens, knöcherner Abschluss zwischen Mund- und Nasenhöhle

**HdO-Gerät**
Hörgerät, das hinter dem Ohr getragen wird

**Hearing level (dB HL)**
Durchschnittliche Hörschwelle des Menschen

**Heiserkeit**
Sammelbegriff für alle Arten pathologischer Stimmklänge, akustisch charakterisiert durch das Auftreten von Geräuschkomponenten im Stimmklang

**Hemisphäre**
Gehirnhälfte

## Hemisphärendominanz

Bevorzugung einer Gehirnhälfte. Sie ist eine spezifisch menschliche Fähigkeit zur asymmetrischen Spezialisierung der Hirnhälften für verbale und nicht-verbale Funktionen

## Heredität

Erblichkeit

## Hereditäre Hörstörung

genetisch verursachte Hörstörung

## Hertz (Hz)

Maßeinheit für die Frequenz; Schwingungszahl pro Sekunde

## Heterochromasie

Verschiedene Irisfarben der beiden Augen eines Menschen

## Hirnerschütterung

Commotio cerebri (s. d.)

## Hirnnerven

Zwölf paarige Nerven, die aus dem Gehirn austreten und Kopf-, Brust- und Bauchorgane motorisch, sensibel, sensorisch und vegetativ versorgen; sie werden in der Reihenfolge ihres Austritts numeriert:

| | |
|---|---|
| I | Riechnerv (Olfactorius) |
| II | Sehnerv (Opticus) |
| III, IV, VI | Augenmuskelnerven (Oculomotorius, Trochlearis, Abducens) |
| V | Trigeminus |
| VII | Facialis |
| VIII | Statoacusticus |
| IX | Glossopharyngeus |
| X | Vagus |
| XI | Akzessorius |
| XII | Hypoglossus |

## Hirnstamm

Stammesgeschichtlich älterer Teil des Gehirns, schließt an das Rückenmark an und leitet zum Vorderhirn über

**Hirnstammaudiometrie**
Ableitung akustisch evozierter Potenziale vom Hirnstammniveau; wichtiges ERA-Verfahren

**Hörbahn, zentrale**
Nervenfaserbahnen, die akustisch ausgelöste Impulse von den Akustikuskernen zur Hörrinde im Großhirn leiten

**Hörgerät**
Miniaturisierter elektronischer Schallverstärkungsapparat zur Besserung des Hörvermögens von Schwerhörigen

**Hörgeräteakustiker**
Berufssparte mit spezieller Ausbildung auf dem Gebiet der Hörgeräteversorgung (Beratung, Anpassung, Reparatur, etc.)

**Hörgeräteanpassung**
Auswahl und Einstellung des geeignetsten Gerätes im Hinblick auf die vorliegende Hörstörung sowie individuelle Anpassung der Otoplastik

**Hörnerv**
Nervus statoacusticus (N.cochleovestibularis);
VIII. Hirnnerv

**Hörorgan**
Das in der Schnecke gelegene Corti'sche Organ (s. d.)

**Hörreste**
Hörvermögen bei an Taubheit grenzender Schwerhörigkeit; Hörschwelle an der Grenze zur Fühl- bzw. Unbehaglichkeitsschwelle

**Hörrinde**
Im Schläfenlappen gelegene Großhirnrindenregion (Heschl'sche Querwindung) zur Registrierung akustischer Reize

**Hörschwelle**
Minimalintensität, bei der ein Schallereignis (Sinuston bei der Tonschwellenaudiometrie) hörbar wird

**Hörsturz**
Plötzlich einsetzende Innenohrschwerhörigkeit bis Taubheit, idiopathisch bzw. infolge von Durchblutungsstörungen

**Hörtraining**
Logopädische Betreuung hörgeräteversorgter Patienten (speziell Kinder) zur Einübung der Trageroutine sowie zum systematischen Training auditiver Wahrnehmungsleistungen

**Hörverlust**
In dB oder % angegebene Abweichung vom normalen Hörvermögen

**Hyoid**
Zungenbein, Os hyoideum, Teil des Kehlkopfskelettes

**Hyperaktivität**
Überfunktion von motorischen Abläufen

**Hyperämie**
Steigerung der Durchblutung eines Organes, Blutüberfülle, Blutreichtum

**hyperfunktionelle Dysphonie**
Stimmstörung, die durch ein «Zuviel» an Spannung, Muskelaktivität und Atemdruck am Stimmorgan sowie auch am Ansatzrohr hervorgerufen wird; syn. hyperkinetische Dysphonie

**Hypersalivation**
Vermehrter Speichelfluss

**hypofunktionelle Dysphonie**
Stimmstörung, die durch ein «Zuwenig» an Spannung, Muskelkraft und Atemdruck am Stimmorgan sowie im Ansatzrohr charakterisiert ist; syn. hypokinetische Dysphonie

**Hypopharynx**
Kehlrachen (s. d.)

**Hypophyse**
Hirnanhangsdrüse am Boden des Zwischenhirns, unterteilt in Hypophysenvorder-, -mittel- und -hinterlappen, produziert ca. 20 verschiedene Hypophysenhormone

**Hypothalamus**
Teil des Zwischenhirns; zentrales Regulationsorgan der vegetativen Funktionen

**IdO-Gerät**
Im Gehörgang getragenes Hörgerät

**Impedanz**
In der Audiologie akustische Impedanz (akustischer Widerstand), speziell bei der Schallüberleitung von einem Medium (z. B. Luft) auf ein anderes (z. B. Trommelfell)

**Impedanzaudiometrie**
Objektiv audiometrische Prüfungen der Schallübertragungsfunktion des Mittelohres

**impressiv**
Über Sinnes- oder Gefühlseindruck zum Bewusstsein führend. In der Phoniatrie bezogen auf die Aufnahme und das Verständnis von Sprache

**Indifferenzlage**
Sprechstimmlage, mittlere (s. d.)

**Infiltration**
Meist umschriebene Einlagerung fremdartiger Zellen oder Flüssigkeiten (Sekret, Lymphe, Eiter) in normales Gewebe

**Innenohrschwerhörigkeit**
Hörstörung mit Ursache in der Cochlea

**Inspiration**
Einatmung

**Integrationsstörung**
Hirnfunktionsstörung, die die Verarbeitung und Einordnung sinnlicher Reizeinwirkungen erschwert; Grundlage vieler Lernstörungen

**Intelligenzquotient (IQ)**
Zahlenwert, der sich bei Kindern aus dem Verhältnis des Intelligenzalters (IA) zum Lebensalter (LA) gemäß der Formel IQ = (IA/LA)*100 ergibt; bei Erwachsenen: Verhältnis zur Durchschnittsintelligenz (=100)

**Interaktionen**
Wechselseitig sich beeinflussender Prozess von Handlungen und Sprechhandlungen mindestens zweier Personen, die sich direkt aufeinander beziehen

**interdental**
Zwischen den Zähnen; Artikulation, bei der die Zungenspitze zwischen der oberen und unteren Zahnreihe vortritt

**Interjektion**
Ausrufe-, Ausdrucks-, Empfindungswort

**interkostal**
Zwischen den Rippen

**intermodal**
Die Assoziation zwischen zwei Sinnen betreffend, z. B. Hören und Sehen

**International Phonetic Alphabet (IPA)**
International gebräuliche Lautschrift (s. d.)

**Intoxikation**
Vergiftung

**Intubationsnarkose**
Narkoseform, bei der der Patient mit Hilfe eines über Nase oder Mund durch die Stimmritze in die Luftröhre eingeführten Schlauchs oder Rohrs beatmet wird

**Iterationen**
Silbenwiederholungen

**Jargon**
Flüssige, oft überschießende Sprachproduktion mit sinnloser Aneinanderreihung von Wörtern, Redefloskeln oder Wortneubildungen

**Kardia**
Speiseröhren-Magen-Übergangszone

**Kardinalvokale**
Haupt- oder Grundvokale. Für den Vergleich der Vokalsysteme verschiedener Sprachen festgelegte Positionen von Vokalen (s. d.)

**Katarakt**
Grauer Star, Trübung der Linse des Auges verschiedener Ursachen

**Karzinom**
Krebsgeschwulst; im engeren Sinne bösartiger Tumor, der von Epithelzellen ausgeht

**Kästchengerät**
Nur mehr wenig verwendeter Hörgerätetyp in Kästchenform, mit externem Lautsprecher

**Kehlkopfmuskulatur, innere**
Bewirkt Öffnen und Schließen der Stimmritze und Spannen der Stimmlippen

**Kehlkopfventrikel**
Ventriculus laryngis, Sinus Morgagni, Morgagnische Ventrikel; seitliche Ausbuchtung zwischen Stimmlippen und Taschenfalten

**Kehlrachen**
Hypopharynx; unterer Teil des Rachenraumes

**Kiefer-Gaumenspalte**
Missbildung, Kombination einer ein- oder beidseitigen Kiefer- und Gaumenspalte

**Kiefer**
Oberkiefer (Maxilla); Unterkiefer (Mandibula)

**Kieferorthopädie (KFO)**
Fachgebiet der Zahnheilkunde, das sich mit der Behandlung von Kiefer- und Gebissanomalien und der Vermeidung ihrer Entstehung befasst

**kinästhetisch**
Betrifft Lage- und Bewegungsempfindung sowie Qualität der Tiefensensibilität (Schwere-, Widerstandsempfindung; Muskel-, Sehnen-, Gelenkempfindung)

**kinästhetische Rückkoppelung**
Wahrnehmung und Kontrolle der Feineinstellung der an Stimmbildung und Sprechen beteiligten Muskeln

**kinetisch**
Bewegend, auf Bewegung bezogen

**Kinnmuskel**
M. mentalis

**Klang**
Schallereignis mit harmonischem Teiltonaufbau

**klavikulär**
Unter Beteiligung des Schlüsselbeins (z. B. klavikuläre Atmung)

**Kloni**
Schnelle Wechsel zwischen Verkrampfungen und Entspannungen

**klonisch**
Mit rasch aufeinanderfolgenden, gleichförmig ablaufenden Muskelkontraktionen einhergehend

**Knochenleitung**
Direkte Schallzuleitung ins Innenohr über einen direkt auf den Warzenfortsatz aufgesetzten Vibrator

**Koartikulation**
Durch den Redefluss bedingte gegenseitige Beeinflussung von Nachbarlauten in Klang und Artikulationsbewegung

**Kochlea**
Cochlea (s. d.)

**kochleär**
Cochleär (s. d.)

**Kochlear-Implantat**
Cochlear-Implantat (s. d.)

**Kognition**
Sammelbezeichnung für alle Vorgänge oder Strukturen, die mit dem Gewahrwerden und Erkennen zusammenhängen, wie Wahrnehmung, Erinnerung, Vorstellung, Begriff, Gedanke, aber auch Vermutung, Plan, Erwartung

**kognitiv**
Das Erkennen (Wahrnehmen, Denken) betreffend

**kombinierte Schwerhörigkeit**
Hörstörung mit Schallleitungs- und Schallempfindungskomponente

**Kommunikationswissenschaft**
Die wissenschaftliche Untersuchung der Übermittlung (das Senden, Empfangen [Aufnehmen] und Verarbeiten) von Nachrichten durch Symbole verschiedenster Art (Zeichen, Wörter usw.) zwischen einem Sender und einem Empfänger

**Kommunikative Kompetenz**
Fähigkeit eines Sprechers/Hörers, in verschiedenen Redekonstellationen sprachlich zu handeln (sprechen und verstehen)

**Kompetenz, sprachliche**
Bezieht sich auf das unbewusste Wissen eines Sprechers von seiner Sprache, das ihn befähigt, eine unendliche Zahl von Sätzen zu produzieren und zu verstehen, sowie grammatikalische Fehlleistungen und auch Mehrdeutigkeiten zu erkennen

**Konsonant**
Mitlaut; Sprachlaut, der durch Modifikation des Luftstroms durch Verschlüsse oder Verengungen gebildet wird

**Kontext**
Nichtverbale situative, auch gesellschaftliche Einbettung von Sätzen und verbalen Texten

**kortikal**
Hirnrindenwärts gelegen, auf die Hirnrinde bezogen

**kostoabdominale Atmung**
Gemischter, physiologischer Atemtyp, der sich aus Anteilen von Brust- und Bauchatmung zusammensetzt

**kranial**
Kopfwärts, scheitelwärts, nach oben gerichtet

**labial**
An den Lippen

**labiale Dysglossie**
Artikulationsstörung aufgrund pathologischer Veränderungen an den Lippen

**labiodental (ling.)**
Artikulation, bei der Lippen und Schneidezähne beteiligt sind; Artikulationsort (s. d.) zumeist zwischen Unterlippe und oberen Vorderzähnen

**Labyrinth**
Schlauch- und bläschenförmige Aushöhlungen des Felsenbeinknochens (knöchernes L.) mit den Strukturen des Hör- und Gleichgewichtsorgans (häutiges L.)

**Labyrinthitis**
Entzündung der Strukturen des Innenohres

**Lähmung**
Ausfall der motorischen Funktion eines Nervs bzw. seines Erfolgsorganes, des Muskels. Unvollständige Lähmung = Parese; vollständige Lähmung Plegie; nach der Lokalisation der Schädigung unterscheidet man eine periphere (schlaffe) Lähmung von einer zentralen (spastischen) Lähmung

**(Laryngeale) Penetration**
Eindringen von Nahrung oder Speichel in die Luftwege bis in Höhe der Glottis, d. h. in den Aditus laryngis.

**Laryngektomie**
Operative Entfernung des Kehlkopfs

**Laryngitis**
Kehlkopfentzündung

**Laryngoskopie**
Untersuchung des Kehlkopfes mit Kehlkopfspiegel, Endoskop oder Mikroskop

**Larynx**
Kehlkopf

**Läsion**
Schädigung, Verletzung

**Latenz**
Zeitliche Abstände zwischen den Wellen (generierter Potenziale) der auditorisch evozierten Potenziale (ERA)

**Lateralität**
Seitigkeit; Bevorzugung der peripheren Organe einer Körperhälfte, wie z. B. Händigkeit, Beinigkeit, Züngigkeit, Ohrigkeit

**Laut**
Sprachlaut; Teil eines sprachlichen Zeichens. Der Beobachter (Hörer) löst den L. aus einem zeitlichen Kontinuum von verschiedenartigen «Geräuschen» heraus. Der L. ist eine von den Sprechorganen erzeugte und innerhalb einer Lautkette unterscheidbare Einheit. Ein L. kann unter artikulatorischen, akustischen und auditiven Aspekten untersucht werden (vgl. artikulatorische, akustische und auditive Phonetik)

**Lautheitsausgleich**
Rekruitment (s. d.)

**Lautinventar**
Aufstellung der in einer Datensammlung aufscheinenden Laute (z. B. aus der spontanen und/oder evozierten Sprachproduktion eines Patienten)

**Lautproduktion**
Produktion von Lauten (s. d.) durch das Zusammenwirken der einzelnen Artikulationsorgane mit Hilfe des aus der Lunge kommenden Luftstroms (pulmonaler Luftstrom); Artikulation (s. d.)

**Lautschrift**
Schrift- und Zeichensystem zur mehr oder weniger genauen Wiedergabe gesprochener Sprache

**Lautstärke**
Subjektive Wahrnehmung der Schallintensität, angegeben in Phon (relative Messskala mit Bezug auf einen in dB SPL definierten 1 kHz-Vergleichston)

**Leaking**
Vorzeitiges Abgleiten des Bolus nach hinten in den Pharynx vor Auslösung des Schluckreflexes

**Legato**
Verbindung einzelner Töne miteinander

**Lexem**
Freies Morphem mit referenzieller Funktion

**Lexikon (ling.)**
Vokabular einer Sprache; Gesamtheit der Wörter einer natürlichen Sprache; Wortschatz

**limbisch**
Das limbische System im Hirninnern dient endokrinen und vegetativ-nervösen Regulationen, der Verarbeitung von Signalen aus dem Körper und der Umwelt sowie dem Instinktverhalten

**lingual**
Zungenwärts, zur Zunge gehörig

**linguale Dysglossie**
Artikulationsstörung aufgrund pathologischer Veränderungen der Zunge

**Linguistik**
Sprachwissenschaft; wissenschaftliche Untersuchung der menschlichen Sprache mit dem Ziel der Beschreibung und Erklärung ihrer inneren Struktur. Sie gliedert sich in Teilbereiche Phonetik-Phonologie, Morphologie-Syntax (Grammatik), Semantik-Lexikon, Pragmatik-Kommunikation

**Lippen-Kiefer-Gaumenspalte (LKGS)**
Missbildung, angeborene ein- oder beidseitige Spaltbildung im Lippen-Kiefer-Gaumenbereich

**Liquor zerebrospinalis**
Gehirn- und Rückenmarksflüssigkeit, zirkuliert in den Liquorräumen und dient dem Schutz des ZNS

**Logoneurosen**
Neurotische Störung der Sprache, des Sprechens und der Stimme, wobei der Kranke die kortikale Kontrolle über seine Phonations- und Artikulationsleistungen verliert

**Logopädie**
Methodenlehre zur Prävention, Beratung, Diagnose, Behandlung und wissenschaftlichen Erforschung von Kommunikationsstörungen im verbalen und nonverbalen Bereich sowie von Schluckstörungen und den damit verbundenen Beeinträchtigungen und Behinderungen

**Logophobie**
Sprechangst, Sprechscheu, Lampenfieber

**Logorrhoe**
Ungehemmter, überschießender Redefluss

**Lombard-Reflex**
Reflektorische Erhöhung der Stimmstärke (und meist auch Stimmlage) bei beidohriger Vertäubung (s. d.)

**Luftleitung**
Schallzuleitung über Lautsprecher oder Kopfhörer

**Magnetresonanztomographie (MRT)**
Kernspintomographie, Magnetic Resonance Imaging (MRI); bildgebendes Verfahren zur Darstellung von Schnittbildern des Körpers in beliebigen Ebenen, welches das Verhalten der Spins (Eigendrall) von Atomkernen in hochfrequenten Magnetfeldern nutzt und die dabei ausgesandte elektromagnetische Hochfrequenzstrahlung computermäßig auswertet

**Makroglossie**
Übergroße Zunge, angeboren oder erworben, z. B. bei M. Down, Kretinismus, Akromegalie, Quinke-Ödem, Glossitis granulomatosa

**Malokklusion**
Okklusionsstörung, fehlerhafter Zusammenbiss der Zähne

**Mastoid**
Processus mastoideus, (s. d.) Warzenfortsatz

**Matrixsatz**
Syntaktisches Muster, das übergeordnete und untergeordnete Teilsätze enthält

**Mechanorezeptoren**
Nervenendorgane für mechanische Reize

**Medulla oblongata**
Verlängertes Mark; Teil des Hirnstamms, Kopfwärtsverlängerung des Rückenmarks, Sitz von Atem-, Herz-, Kreislaufzentrum und anderen wichtigen Reflexzentren wie z. B. Schlucken, Niesen; vgl. bulbär

**Meniere'sche Erkrankung**
Erkrankung des Innenohres mit Überdruck in den Endolymphräumen, charakterisiert durch anfallsartiges Auftreten von Drehschwindel, Ohrensausen und Schwerhörigkeit

**Meningitis**
Hirnhautentzündung

**Mesenzephalon**
Mittelhirn

**Mesopharynx**
Oropharynx, (s. d.) Mundrachen

**Mikrotie**
Angeborener Ohrmuscheldefekt; vielfach mit weiteren Ohrmissbildungen einhergehend

**Modulation**
Abstimmen von Lautstärke und Tonhöhe in der Sprech- und Singstimme: Frequenz- oder Periodizitätsmodulation, Veränderung der Tonhöhe; Amplitudenmodulation, Veränderung der Lautstärke

**Moebius-Syndrom**
Angeborene oder frühmanifeste motorische Ausfälle infolge Atrophie von Hirnnervenkernen (III, VI und VII)

**monokausal**
Auf eine Ursache zurückzuführen

**monosymptomatisch**
Nur ein Symptom aufweisend

**Morbus Down**
Mongolismus, Trisomie 21

**Morgagnischer Ventrikel**
Kehlkopfventrikel (s. d.)

**Morph**
Kleinste bedeutungstragende, aber noch nicht klassifizierte Einheit der Sprache

**Morphem**
Kleinste bedeutungtragende Einheit der Sprache

**Morphologie**
1. (ling.) Teilbereich der Grammatik; Lehre von den kleinsten sprachlichen Zeicheneinheiten unter dem Aspekt ihres Vorkommens und ihrer Kombination bei der Wortbildung und ihrer Stellung im Sprachsystem
2. (ling.) Formenlehre; Untersuchung der Formen und Strukturen der Wörter (Konjugation und Deklination, s. d.), der Wortverbindungen und der Wortbildungen Wort, Flexion (s. d.), Morph und Morphem (s. d.), Allomorph (s. d.)
3. (anat.) Lehre von Bau und Gestalt der Lebewesen und ihrer Organe

**Motorik**
Aktive Bewegungsvorgänge

**motorische Leitungsbahnen**
zur Peripherie absteigende (sog. efferente) Leitungsbahnen, die der willkürlichen Bewegung und der Bewegungskontrolle dienen und vor allem in die Endorgane im Muskel (Muskelendplatten) ziehen

**Multiple Sklerose (MS)**
Entmarkungskrankheit des ZNS mit Hirnnervenausfällen, skandierender Sprache, spastischen Lähmungen, Kleinhirnsymptomen, Sensibilitätsstörungen u. a.

**Mundrachen**
Oropharynx, Mesopharynx; mittlerer Teil des Rachenraumes

**Musculus**
Muskel, Abkürzung M., im Plural Mm.

| | |
|---|---|
| M. anticus | M. cricothyroideus; innerer Kehlkopfmuskel, Stimmlippenspanner |
| M. arytaenoideus transversus | M. transversus (s. d.) |
| M. buccinator | Backen- oder Trompetenmuskel, bildet die Grundlage der Wange; Druck- und Kauantagonist der Zunge, zusammen mit dem M. orbicularis oris verkleinert er den Mundvorhof |
| M. cricoarytaenoideus lateralis | s. u. M. lateralis |
| M. cricoarytaenoideus posterior | s. u. M. posticus |
| M. cricothyroideus | s. u. M. anticus |
| M. internus | s. u. M. vocalis |

| | |
|---|---|
| M. lateralis | M. cricoarytaenoideus lateralis; innerer Kehlkopfmuskel, Stimmritzenschließer |
| M. masseter | gefiederter Kaumuskel mit oberflächlichem und tiefem Anteil, bedeckt die Außenfläche des aufsteigenden Unterkieferastes; Heben und Vorschieben des Unterkiefers beim Kauen |
| M. mentalis | Kinnmuskel; wirkt indirekt auf die Mundmuskeln, unterstützt beim festen Mundspaltschluss |
| M. orbicularis oris | bildet die muskuläre Grundlage der Lippe; Ringmuskel des Mundes, für vielfältige Bewegungen wie z. B. Saugen, Pfeifen, Blasen nötig |
| M. posticus | M. cricoarytaenoideus posterior; innerer Kehlkopfmuskel, Stimmritzenöffner |
| M. thyroarytaenoideus | s. u. M. vocalis |
| M. transversus | M. arytaenoideus transversus; innerer Kehlkopfmuskel, Stimmritzenschließer |
| M. vocalis | M. internus, M. thyroarytaenoideus; Stimmlippenmuskel, innerer Kehlkopfmuskel, Stimmlippenspanner |

**Mutation**
Stimmwechsel in der Pubertät, ausgelöst durch hormonell induziertes Wachstum des Larynx

**Mutismus**
«Stummheit». Verweigerung jeglicher Lautäußerungen bei bereits abgeschlossenem oder partiell vollzogenem Erwerb der Sprache

**Muttersprache**
Erstsprache, die von der frühen Kindheit an erworben wurde

**Myasthenia gravis**
Krankhafte Muskelschwäche oder -ermüdbarkeit infolge einer Störung an den motorischen Endplatten

**Myoelastisch-aerodynamische Theorie**
Theorie zur Erklärung der periodischen Stimmlippenschwingungen bei der Stimmgebung

**Myofunktionelle Therapie (MFT)**
Muskelfunktionstherapie (i. bes. nach Garliner)

**Myopie**
Kurzsichtigkeit

**nasal (ling.)**
Auf die Nase als Resonanzraum bezogen; Nasenraum (s. d.)

**nasale Dysglossie**
Artikulationsstörung aufgrund pathologischer Veränderungen innerhalb der Nase

**Nasale Regurgitation (Penetration)**
Eindringen von Bolusanteilen in den Nasopharynx aufgrund eines inkompletten velopharyngealen Abschlusses oder hypopharyngealen/ösophagealen Passagehindernisses mit sekundärem Aufstau

**nasalierte Laute**
Entstehen, wenn die Luft sowohl über die Nase als auch den Mund ausströmt

**Nasalität**
Normale Beimischung nasalen Klanganteiles beim Sprechen

**Nasallaute**
Die Laute /m/, /n/, /ng/ (in der deutschen Sprache)

**Nasalraum**
Resonanzraum, der durch Senken des weichen Gaumens an das Ansatzrohr angekoppelt wird

**Näseln**
Abweichung von der normalen Nasalität; ein «Zuviel» oder «Zuwenig» an nasalem Klanganteil

**Nasenmuscheln**
Schleimhautüberzogene Knochenleisten an der seitlichen Nasenwand

**Nasennebenhöhlen**
Hohlräume in den Knochen des Gesichtsschädels, die mit der Nase in Verbindung stehen: Stirnhöhlen, Kieferhöhlen, Siebbeinzellen, Keilbeinhöhlen

**Nasenrachen**
Nasopharynx, Epipharynx; oberer Teil des Rachens

**Nasenseptum**
Nasenscheidewand, Trennwand zwischen den beiden Nasenhöhlen

**Nasopharynx**
Epipharynx, Nasenrachen (s. d.)

**Neglect**
halbseitige Vernachlässigung des eigenen Körpers und/oder des Außenraumes

**Neologismen**
Wortneubildungen, d. h. Wörter, die in der Standardsprache aus lautischen (phonematischen) bzw. bedeutungsmäßigen (semantischen) Gründen nicht vorkommen

**Nervus**
Nerv, Abkürzung N., im Plural Nn.

| | |
|---|---|
| N. facialis | VII. Hirnnerv, Gesichtsnerv |
| N. hypoglossus | XII. Hirnnerv, Zungennerv |
| N. laryngeus inferior | N. recurrens (s. d.) |
| N. laryngeus superior | oberer Kehlkopfnerv; Ast des N. vagus, versorgt den M. anticus (motorisch) und die Kehlkopfschleimhaut (sensibel) |
| N. recurrens | unterer Kehlkopfnerv; Ast des N. vagus, versorgt die innere Kehlkopfmuskulatur |
| N. vagus | X. Hirnnerv |

**Neugeborenenaudiometrie**
Audiometrische Überprüfung von Hörreaktionen in den ersten Lebenswochen, meist als Reflexaudiometrie oder in Form der objektiven Audiometrie

**Neurolinguistik**
Untersucht die der Sprachperzeption und der Sprachproduktion zugrunde liegenden Prozesse mit Hilfe von Erkenntnissen der Neurologie, Psychologie und Linguistik; die Erforschung des Zusammenhanges von Sprache und ihrer Repräsentation im Gehirn aufgrund der Analyse gestörter Prozesse bei der Produktion und der Perzeption bzw. dem Verstehen von Sprache; vgl. Patholinguistik, Psycholinguistik

**Neurologie**
Nervenheilkunde

**neuromuskuläre Phonationskontrolle**
Kontrolle der Stimmgebung durch neuromuskuläre Reflexmechanismen

**Neuron**
Nerveneinheit, entspricht der Ganglienzelle mit ihren Fortsätzen

**Neurose**
Durch Störungen der Erlebnis- und Konfliktverarbeitung bedingte psychische Syndrome mit unterschiedlichem Erscheinungsbild; im Gegensatz zu den Psychosen besteht eine ausreichende Realitätskontrolle

**Noxe**
Schädlichkeit, krankheitserregende Ursache, Schadstoff

**Nystagmus**
Konjugierte Augenbewegung mit schneller und langsamer Komponente, schnelle Komponente bestimmt die Richtung. Er wird durch den vestibulookulären Reflex ausgelöst und dient der Blickstabilisierung bei Kopfbewegungen

**Obertöne**
Zweiter und folgende Teiltöne eines aus harmonischen Teiltönen aufgebauten Schallereignisses (Klanges)

**objektive Audiometrie**
Registrierung von Reaktionen auf akustische Reize, die nicht von der Mitarbeit des Patienten abhängig sind

**Objektpermanenz**
Bewusstheit über die Existenz eines Objektes ohne dessen Präsenz

**Ödem**
Schmerzlose und nicht gerötete Schwellung infolge Ansammlung wässriger (seröser) Flüssigkeit in den Gewebsspalten, z. B. der Haut, so vor allem bei Venenstauung oder Lymphstauung

**ösophageale Phase**
Speiseröhrenphase des Schluckaktes

**offene Silbe**
Silbe mit der Struktur KV (Konsonant + Vokal)

**offener Vokal**
Vokal (s. d.) mit absolut großer Öffnung des Mundes oder mit relativ größerer Öffnung als ein Bezugsvokal

**Ohrensausen**
Tinnitus: Subjektiv wahrgenommenes Zischen, Pfeifen, Klingen, welches im Ohr selbst entsteht und meist Ausdruck einer Innenohrschädigung ist; in seltenen Fällen objektivierbar (z. B. Strömungsgeräusche) oder vom Mittelohr (Otosklerose) bzw. vom Hörnerven (Akustikusneurinom) ausgehend

**Ohrpassstück**
Otoplastik (s. d.)

**Ohrschmalz**
Wachsartiges, klebriges Sekret der Ohrschmalzdrüsen im äußeren Gehörgang; Dunkelfärbung durch Haftenbleiben von kleinen Partikeln, dabei Austrocknung und kontinuierliche Ablösung. Bei Störung dieses Vorgangs Bildung eines Ohrschmalzpfropfens (Ceruminalpfropf)

**Ohrtrompete**
Eustachische Röhre (s. d.)

**Okklusion**
Zahnreihenschluss, Stellung der unteren zur oberen Zahnreihe beim Schlussbiss

**Oligophrenie**
Schwachsinn; Obergriff für alle Ausprägungsgrade angeborenen oder früh erworbenen Intelligenzmangels

**Ontogenese**
Keimesentwicklung des Einzelwesens

**oral (ling.)**
Auf den Mund als Artikulations- und Resonanzraum bezogen

**orale Habits**
Lutschgewohnheiten, s. u. Parafunktionen

**orale Phase**
Mundphase des Schluckaktes

**Orallaute**
Sprachlaute, denen gemeinsam ist, dass die Luft bei ihrer Bildung durch den Mundraum ausströmt

**Oropharynx**
Mesopharynx, Mundrachen (s. d.)

**Ösophagus(ersatz)stimme**
Speiseröhrenstimme, Ersatzstimmbildung bei Kehlkopflosen

**Otitis**
Ohrentzündung

**Otitis externa**
Gehörgangsentzündung

**Otitis media**
Mittelohrentzündung

**Otoakustische Emissionen**
Eigenschwingungen des kochleären Verstärkers im Bereich der äußeren Haarzellen, die als Schallaussendung vom Innenohr retrograd über das Mittelohr zum äußeren Gehörgang abgestrahlt werden

**Otologie**
Ohrenheilkunde; Lehre vom Ohr und seinen Erkrankungen

**Otoplastik**
Individuell der Form des Gehörgangs und der Ohrmuschel angepasstes Kunststoffpassstück, durch welches beim Hörgeräteträger der verstärkte Schall zum Trommelfell geleitet wird; zur Vermeidung eines Rückkopplungspfeifens muss dabei der Gehörgang abgedichtet sein. IdO-Geräte sind zur Gänze in die Otoplastik integriert. Schwimmotoplastik: individuell angefertigte Otoplastik ohne Schallzuleitungsfunktion für Patienten, bei denen kein Wasser in die Ohren gelangen darf (z. B. bei liegendem Paukenröhrchen)

**Otosklerose**
Erkrankung der knöchernen Labyrinthkapsel mit knöcherner Fixierung des Steigbügels im ovalen Fenster und konsekutiver progredienter Schallleitungsschwerhörigkeit

**ototoxisch**
Auf das Hörorgan toxisch (durch Giftstoff schädigend) wirkend (z. B. Streptomycin; s. d.)

**ovales Fenster**
Durch die beweglich eingepasste Steigbügelfussplatte ausgefüllte Öffnung von der Paukenhöhle ins Innenohr

**Ovum**
Ei

**Pädaudiologie**
medizinische Disziplin, die neben audiometrischen Methoden die Abklärung und Behandlung hörgestörter Kinder sowie deren medizinische Betreuung und Förderung beeinhaltet

**palatal (ling.)**
Artikulation, bei der sich der Zungenrücken zum harten Gaumen bewegt; der Artikulationsort am harten Gaumen

**palatale Dysglossie**
Artikulationsstörung infolge pathologischer Veränderungen am Gaumen; vgl. velare Dysglossie

**Parafunktionen, orofaziale**
Orale Habits (z. B. Lutschgewohnheiten); Dyskinesien (z. B. Lippenbeißen); Bruxismus (Zähneknirschen)

**Paragrammatismus**
Störung der syntaktischen Produktion, die durch falsche Flexionsformen und fehlerhafte Satzstrukturen aufgrund der Vermengung von verschiedenen Satzmustern gekennzeichnet ist

**Paralyse**
Plegie (s. d.); vollständige Lähmung

**Paraphasie, phonematische**
Lautliche Veränderungen eines Wortes durch Ersetzung, Auslassung, Umstellung oder Hinzufügung einzelner Laute z. B. Tock statt Stock, Bansane statt Banane

**Paraphasie, semantische**
Fehlerhaftes Auftreten eines Wortes der Standardsprache, das zum Zielwort eine bedeutungsmäßige Ähnlichkeit hat; z. B. Stuhl statt Tisch, Mutter statt Frau

**Paraplegie**
Schlaffe oder spastische Lähmung beider Beine infolge einer Läsion der im Rückenmark absteigenden Pyramidenbahnen

**Parese**
Leichte und unvollständige Lähmung (partielle Lähmung)

**Pathogenese**
Krankheitsentstehung

**Patholinguistik**
Auch Sprachpathologie; Teilbereich der Linguistik (s. d.), der sich mit der Erforschung der expressiven und rezeptiven Sprachstörungen befasst

**Pathologie**
Lehre von den Krankheiten

**pathologisch**
Krankhaft verändert

**peer-group**
Gleichaltrigengruppe

**Performanz**
Gebrauch der Sprache in konkreten Situationen

**Perilymphe**
Innenohrflüssigkeit, in welche das endolymphgefüllte Schlauch- und Bläschensystem des häutigen Labyrinths eingebettet ist

**perinatale Risikofaktoren**
Schädigungsfaktoren im Zusammenhang mit der Geburt, die mit einem erhöhten Risiko für eine Hörstörung einhergehen (z. B. Sauerstoffmangel)

**periphere Innervation**
Nervenversorgung im Außenbereich des Körpers

**Perseveration**
Unbeabsichtigte und unpassende Wiederholung von Lauten, Wörtern, Satzteilen und Sätzen

**Perzeption**
Wahrnehmung

**pharyngeal (ling.)**
Artikulationsort im Rachen (Pharynx)

**pharyngeale Phase**
Gaumen-Rachenphase des Schluckaktes

**Pharynx**
Rachen

**Phon**
1. Segment eines Lautkontinuums; noch nicht klassifizierter Laut (s. d.).
2. Einheit der subjektiven Lautstärkeempfindung

**Phonation**
Stimmgebung

**Phonationsatmung**
Atemform bei der Stimmgebung

**Phonationsstellung**
geschlossene Stimmritze mit entsprechender Position der Aryhöcker und Stimmlippen bei der Phonation

**phonatorische Stimmlippenbewegung**
Schwingungen der Stimmlippen bei der Stimmgebung, mit freiem Auge nicht differenzierbar

**phonatorisches Kontrollsystem**
Kontrolle und Steuerung der Stimmgebung durch das Zentralnervensystem

**Phonem**
Kleinste bedeutungsunterscheidende lautliche Einheit

**Phonemrealisation**
Aktuelle Realisierung eines Phonems (s. d.); Allophon (s. d.)

**Phonetik**
Lehre von der Lautbildung und deren Analyse; beschäftigt sich mit artikulatorischen, akustischen und auditiven Faktoren der Laute (s. d.), d. h. mit jenen Merkmalen der Laute, die bei der Produktion und Perzeption durch den Menschen eine Rolle spielen

**phonetische Bedeutung**
Lauten einer Sprache werden bestimmte Bedeutungen zugesprochen, d. h. es wird eine Verbindung zwischen den Lauten eines Wortes und seiner Bedeutung hergestellt (so scheint «Klirren» bereits aufgrund seiner Laute auf ein Geräusch hinzuweisen, das vorwiegend aus höheren Tönen besteht)

**Phoniater**
Facharzt für Stimm- und Sprachstörungen

**Phoniatrie**
(Stimm- und Sprachheilkunde): medizinische Disziplin, die sich mit Störungen der Stimme, des Sprechens, der Sprache und des Schluckens diagnostisch, therapeutisch und wissenschaftlich beschäftigt; basierend auf den diagnostischen und therapeutischen Grundlagen der Hals-Nasen-Ohrenheilkunde und anderer medizinischer sowie fachbezogener nicht-medizinischer Disziplinen

**Phonochirurgie**
operative Eingriffe mit dem Ziel der Verbesserung, Erhaltung oder Wiederherstellung der Stimme

**Phonologie**
Lehre von den Phonemen (s. d.), ihren Vorkommen, Verbindungsmöglichkeiten und ihrer Funktion im Sprachsystem

**Phylogenese**
Stammesentwicklung

**Physiologie**
Lehre von den normalen Lebensvorgängen

**physiologisch**
Normal, den natürlichen Lebensvorgängen bzw. der Gesundheit entsprechend

**Pia mater**
Weiche Hirnhaut; liegt der Hirn- und Rückenmarkoberfläche unmittelbar auf

**Pierre-Robin-Syndrom**
Frühfetale Hemmungsmissbildung des Mund-, Kiefer- und Zungenbereiches mit unterentwickeltem Unterkiefer, Gaumenspalte, kleiner Zunge, röchelnder Mundatmung, erschwerter Nahrungsaufnahme, Brechneigung, Aspirationsgefahr

**Plegie**
Vollständige Lähmung, syn. Paralyse (alte Bezeichnung)

**Pleura**
Überzieht als dünne Haut einerseits die Innenseite der Brustwand (Rippenfell), andererseits die Lunge (Lungenfell)

**Plosiv**
Verschlusslaut

**Pneumatisation**
Hohlraumbildung in den Knochen des Gesichtsschädels sowie im Schläfenbein; der Pneumatisationsgrad ist Ausdruck der biologischen Potenz der auskleidenden Schleimhaut

**postnatale Risikofaktoren**
Nach der Neugeborenenperiode auftretende Krankheiten mit einem erhöhten Risiko für das Eintreten einer Hörstörung (z. B. Mumps)

**Potenzial**
Elektrische Ladung

**Pragmatik (ling.)**
Lehre von der Sprachverwendung

**pränatale Risikofaktoren**
Erbkrankheiten bzw. Krankheiten in der Schwangerschaft, die ein erhöhtes Risiko für eine Hörstörung bedeuten (z. B. Röteln)

**präverbale Phase**
Phase der Sprachentwicklung, die das erste Lebensjahr des Kindes umfasst; Schreiperiode, Gurrperiode, Lallperiode

**Presbyakusis**
Altersschwerhörigkeit; Innenohrschwerhörigkeit mit zunehmendem Hörverlust für hohe Frequenzen

**primärer Kehlkopfklang**
Durch periodische Stimmlippenschwingungen im Kehlkopf entstehender Klang

**Primärfunktionen**
Vitalfunktionen wie Atmen, Saugen, Beißen, Kauen und Schlucken

**progrediente Hörstörung**
Im Verlauf der Zeit immer stärker in Erscheinung tretende Schwerhörigkeit

**Progressive Paralyse**
Spätsyphilitische (luetische) Krankheit des ZNS mit Gedächtnisstörungen, Persönlichkeitsveränderungen, Störungen der Artikulation u. a.

**propriozeptiver Reflex**
Eigenreflex; Reflex, bei dem Reiz- und Erfolgsort identisch ist

**Propriozeptoren**
Sinneszellen, die Bewegungen und Lageveränderungen des Körpers registrieren und entsprechende Empfindungen vermitteln

**Prosodie**
Gliederung der Rede mittels melodischen (Tonhöhenvariation), dynamischen (Lautstärkenvariation), rhythmischen (Sprechtempo und -rhythmus) Akzents; (vgl. Akzent, suprasegmentale Phonologie)

**prosodisch**
Sprechmerkmale wie Rhythmus, Melodie, Dynamik betreffend

**Psellismus**
Stammeln, Dyslalie (s.d.)

**Pseudoglottis**
Schleimhautfalten im untersten Abschnitt des Pharynxtrichters beim Laryngektomierten, die bei der Ösophagusstimme (s. d.) zum Schwingen gebracht werden

**Pseudo-Makroglossie**
Scheinbar «zu große» Zunge aufgrund muskulärer Dysfunktionen

**Psycholinguistik**
Untersucht die mentalen Vorgänge, die der Planung von Äußerungen, der Produktion, der Perzeption und dem Verstehen von Sprache zugrunde liegen; weitere Untersuchungsbereiche sind der Spracherwerb sowie Mechanismen, die sprachlichen Fehlleistungen zugrundeliegen; vgl. Patholinguistik, Neurolinguistik

**Punktion**
Einstechen einer Kanüle (Hohlnadel) zwecks Absaugen von Flüssigkeiten, Gewinnung von Gewebeproben, Spülung von Hohlräumen, Injektion von Medikamenten

**Rachenmandel**
Rachendachtonsille; Adenoide Vegetationen (s. d.)

**Randkantenverschiebung**
Wellenförmige Schleimhautbewegung auf dem Muskelkörper während des Schwingungsablaufes

**Reaktometrie**
Verhaltensaudiometrisches Screeningverfahren

**Recessus piriformis**
Teil des Kehlrachens (s. d.); birnenförmige Aussackung am Übergang vom untersten Rachen zum Speiseröhreneingang

**Redundanz**
Im Sprachsystem angelegte mehrfache Kennzeichnung derselben Information

**Reflexaudiometrie**
Auslösung von Bewegungsreflexen durch einen Schallreiz bei Säuglingen

**Reflexe**
Automatische (unwillkürliche), im allgemeinen reproduzierbare, über das Nervensystem erfolgende Reaktionen des Organismus auf sensible Reize, deren Aufnahme (Perzeption) über einen Reflexbogen zur Reflexauslösung am Erfolgsorgan (Effektor) führt

**Reflux**
Genauer gastro-ösophagealer bzw. gastro-pharyngo-laryngealer Reflux: Das pathologische Zurückfließen von saurem Magensaft in die Speiseröhre und weiter bis in den Rachen, Kehlkopf und sogar Luftröhre und Lunge; führt zu chronischen Entzündungen in den betroffenen Organen.

**Register**
Reihe von aufeinanderfolgenden, gleichartig gebildeten und klingenden Tönen

**Regurgitation**
Rückfluss von Bolusanteilen in den Pharynx, Larynx oder die Mundhöhle infolge retrograder Bewegungen/Passagebehinderungen im Ösophagus

**Reissner'sche Membran**
Trennmembran zwischen der perilymphgefüllten Vorhoftreppe und dem Endolymphraum des Corti'schen Organs

**Rekruitment**
Lautheitsausgleich bei einseitiger Schwerhörigkeit; positiv, wenn auf dem schlechter hörenden Ohr im überschwelligen Bereich bei zunehmender Intensität die angebotenen Sinustöne gleich laut wie auf dem besser hörenden Ohr empfunden werden

**Remission**
Rückbildung von Krankheitserscheinungen

**REM-Schlaf**
REM (rapid eye movements): Schlaf mit raschen Augenbewegungen, ähnelt dem Leichtschlaf und enthält die Traumphasen

**Resonanz**
Schallverstärkung durch Mitschwingen der Luftsäule in Hohlräumen

**Respiration**
Atmung

**Respirationsstellung**
Geöffnete Stimmritze bei der Atmung

**respiratorische Motilität**
Respiratorische Stimmlippenbewegungen; Öffnungs- und Schließungsbewegung der Stimmlippen beim Wechsel zwischen der Respirations- und der Phonationsstellung, mit freiem Auge sichtbar

**Restgehör**
Hörreste (s. d.)

**Retardierung**
Rückständigkeit

**Retention**
Ansammlung von Bolusresten in der Mundhöhle, den Valleculae, an der Hypopharynxwand oder in den Sinus piriformes

**retrocochleäre Hörstörung**
Hörstörung infolge einer Schädigung des Hörnerven in seinem Verlauf zwischen innerem Gehörgang und Akustikuskerngebiet

**Rezeptoren**
Aufnahmeorgane für Sinnesreize; Nervenendorgane für spezielle Reize

**Rhagaden**
Vom Mundwinkel ausgehende Hautschrunden

**Rhinitis**
Entzündung der Nasenschleimhaut; Schnupfen

**Rhinolalia aperta**
Offenes Näseln; pathologisch gesteigerter Anteil an nasaler Resonanz sowie Abschwächung der oralen Konsonanten infolge velopharyngealer Insuffizienz

**Rhinolalia clausa**
Geschlossenes Näseln; herabgesetzte Nasenresonanz und gestörte Nasallautbildung infolge verlegter Nase und/oder Verlegung des Epipharynx

**Rhinolalia mixta**
Gemischtes Näseln; Kombination von offenem und geschlossenem Näseln (z. B. chronischer Schnupfen mit verlegter Nase und Gaumenspalte mit velopharyngealer Insuffizienz)

**Rhinophonia aperta/clausa**
Resonanzstörung wie bei der jeweiligen Rhinolalieform, jedoch ohne gleichzeitige Störung der Lautbildung

**Richtungshören**
Fähigkeit zur Lokalisation von Schallquellen durch unterschiedliche Schallaufnahme auf beiden Ohren

**Rugae palatinae**
Derbe Schleimhautverdickungen am Vorderrand des harten Gaumens

**Ruheatmung**
Atmung bei offener Stimmritze (im Gegensatz zur Sprech- bzw. Singatmung)

**rundes Fenster**
Membranös verschlossene Öffnung in der Labyrinthkapsel zwischen Paukenhöhle und Innenohrräumen

**Sängerformant**
Akustische Energieanreicherung im Obertonbereich bei 3 kHz; wichtig für die Tragfähigkeit (s. d.) der Stimme

**Säuglingsaudiometrie**
Audiometrische Verfahren zum Ausschluss behandlungsbedürftiger Hörstörungen im Säuglingsalter, in Form der Reflexaudiometrie, Verhaltensaudiometrie, objektiven Audiometrie

**Schädelbasisfraktur**
Verletzungsbedingter Knochenbruch im Bereich der vorderen bzw. seitlichen Schädelbasis

**Schädelhirntrauma (SHT)**
Kopfverletzung mit Beteiligung des Gehirns

**Schall**
Mechanische Schwingungen im Frequenzbereich des menschlichen Hörens (ca. 20–20000 Hz), die sich in gasförmigen (Luftschall) sowie nicht gasförmigen (Körperschall) Medien wellenförmig ausbreiten

**Schalldruck**
Der in einem Schallfeld herrschende Wechseldruck, ausgedrückt in Pa (Pascal, absoluter Schalldruckwert)

**Schalldruckpegel**
Sound Pressure Level (SPL); relativer Schalldruck, Verhältnis zwischen aktuellem Schalldruck und Bezugsschalldruck, gemessen in dB

**Schallleitungsschwerhörigkeit**
Hörstörung mit Verursachung im äußeren Ohr oder Mittelohr

**Schallempfindungsschwerhörigkeit**
Sensorineurale Hörstörung, deren Ursache im Innenohr (Innenohrschwerhörigkeit) oder im Hörnerv (retrocochleäre Hörstörung) liegt

**Schalltrauma**
Akustisches Trauma mit Innenohrschädigung

**Schluckphasen**
Der Schluckakt wird nach anatomischen und funktionellen Gesichtspunkten in vier aufeinanderfolgende Phasen unterteilt: orale Vorbereitungsphase, orale, pharyngeale und ösophageale Phase

**Schmalbandrauschen**
Audiometrisch erzeugtes Geräusch, dessen Frequenzkomponenten in einem schmalen Frequenzband liegen

**Schnecke**
Cochlea (s. d.)

**Schwerhörigensprache**
Charakteristische Auffälligkeiten der Lautsprache bei Vorliegen einer Schwerhörigkeit (speziell Nasalität und Zischlaute)

**Screening-Audiometrie**
Orientierende audiometrische Hörschwellenbestimmung, z. B. bei Reihenuntersuchungen

**Sekundärfunktionen, orofaziale**
Spezifisch menschliche Funktionen wie Artikulation, Phonation und mimische Ausdrucksfähigkeit

**Semantik**
Lehre von den Bedeutungen und Inhalten von Wörtern und Zeichen

**Semiotik**
Wissenschaft von den allgemeinen Eigenschaften der Zeichen und der Zeichensysteme

**sensible Leitungsbahnen**
Hirnwärts aufsteigende (afferente) Leitungsbahnen für sämtliche Empfindungsqualitäten (Berührungs-, Druck-, Schmerz-, Temperaturempfindung, Lokalisationsempfindung, Tiefenempfindung für Lage, Schwere, Bewegung)

**sensomotorisch**
Sinnesreize (sensorische Reaktion) und die dadurch veranlasste Muskelreaktion (motorische Reaktion) betreffend

**sensorineurale Schwerhörigkeit**
Schallempfindungsschwerhörigkeit (s. d.)

**sensorisch**
Bezeichnung für alle mit der Sinneswahrnehmung zusammenhängenden Prozesse einschließlich der beteiligten Nervenleitungen und Gehirnzentren

**sensorische Integration**
sinnvolles Ordnen und Eingliedern von Sinnesempfindungen bei der Wahrnehmung und Erfassung des Körpers oder der Umwelt durch die erfolgreiche Zusammenarbeit der jeweils erforderlichen Abschnitte des Zentralnervensystems

**Sensorium**
Bewusstsein

**Septumdeviation**
Verkrümmung der Nasenscheidewand

**Silbe**
Sprachliche Einheit, die aus einem Vokal oder Diphthong und einem oder mehreren Konsonanten besteht

**Sinnesmodalitäten**
Arten der Sinne (Hören, Sehen, Riechen etc.)

**Sinus Morgagni**
Kehlkopfventrikel (s. d.)

**Sinusitis**
Nasennebenhöhlenentzündung

**Sinustöne**
Reine, d. h. aus Schwingungen einer einzigen Frequenz bestehende Töne

**skandieren**
Silbentrennende, abgehackte, schleppende Sprechweise

**somatisch**
Körperlich, den Körper betreffend

**Sonagraphie**
Spezielle Form der Spektralanalyse, die es ermöglicht, die physikalisch-akustischen Eigenschaften des Sprachschalls bzw. der Laute abzubilden; die horizontale Achse stellt die Zeit dar, die vertikale Achse die Frequenz; die unterschiedlichen Schwärzungsgrade geben die Intensität wieder

**Sonographie**
Bildgebendes Verfahren mittels Ultraschall

**Sound Pressure Level (SPL)**
Schalldruckpegel (s. d.)

**Spielaudiometrie**
Audiometrisches Prüfverfahren zur Bestimmung der Hörschwelle bei Kindern im Kindergartenalter (ab 3 Jahren), bei dem die Wahrnehmung eines Prüftones mit einer Spielhandlung verknüpft wird

**Spiralganglion**
In der Schneckenspindel gelegene Anhäufung von Ganglienzellen, deren Fortsätze den Hörnerv bilden

**spontane Sprache**
Gesprochene Sprache, die in natürlichen Kommunikationssituationen verwendet wird

## Sprachanbahnung

Logopädische Therapieverfahren zur Anbahnung der Sprachentwicklung, speziell bei hörgestörten Kindern, durch möglichst optimale Ausnützung der durch Hörgeräteversorgung geschaffenen Aufnahmemöglichkeiten des auditiven Sinneskanals

## Sprachaudiometrie

Prüfung des Sprachhörvermögens zur Feststellung des Grades der Hörstörung sowie des Sprachverständnisses (Diskriminationsleistung)

## Sprachautomatismen

Formstarre Wörter oder Satzfragmente, die in der Spontansprache immer wiederkehren

## Sprachdominanz

Bevorzugung einer Hirnhälfte für sprachliche Funktionen (sprachdominante Hemisphäre)

## Sprache

Hochdifferenzierte Ausdrucksform des Menschen, vermittelt geistige Inhalte und ist eine Summationsleistung von Intelligenz, Psyche, Sprechantrieb, Konstitution, Motorik, Sinnesorganen und Umwelt

## Sprachfeld

Teil des Hörfelds, in dem die Sprachlaute nach Frequenz und Intensität lokalisiert sind

## Sprachperzeption

Sprachverständnis

## Sprachstörung

Störung der Sprachperzeption, des Sprachverstehens, der Planung und/oder der Produktion sprachlicher Äußerungen

## Sprachzentren

Broca-Region, motorisches Sprachzentrum im Stirnlappen der dominanten Hemisphäre; Wernicke-Region, sensorisches Sprachzentrum im Schläfenlappen der dominanten Hemisphäre

**Sprechanstrengung**
Sprechmotorische Schwierigkeiten aufgrund einer Beeinträchtigung der Artikulation, Stimmgebung und Sprechatmung

**Sprechen**
Fähigkeit, Gedanken durch hörbare Wörter mit Hilfe der Sprech- und Stimmorgane auszudrücken

**Sprechgeschwindigkeit**
Anzahl von Wörtern pro Minute (W/min): sehr langsame Sprechgeschwindigkeit weniger als 50 W/min; langsame Sprechgeschwindigkeit bei 50–90 W/min; normale Sprechgeschwindigkeit mehr als 90 W/min; übersteigerte Sprechgeschwindigkeit mehr als 120 W/min

**Sprechstimmlage, mittlere**
Mittlerer Tonhöhenwert, um den die Stimme während des Sprechens (auf und ab) schwankt

**Stammeln**
Psellismus, Dyslalie (s. d.)

**Steroidhormone**
Werden in hormonproduzierenden Drüsen (Nebennierenrinde, Geschlechtsorgane) gebildet; z. B. Kortikosteroide, Geschlechtshormone

**Stimmband**
Ligamentum vocale; elastisches Band in der Stimmlippe

**Stimmeinsatz**
Art und Weise, wie die Stimmgebung beginnt

**Stimmfeld**
Graphische Registrierung der Minimal- und Maximalintensität der im Stimmumfang enthaltenen Töne

**stimmhafte Konsonanten**
Konsonanten, zu deren Bildung auch Klangkomponenten gehören, wie z. B. /w/, /l/, /m/, /r/

**Stimmhaftigkeit**
Das als kontinuierliche Vibration wahrgenommene schnelle Öffnen und Schließen der Glottis; vs. Stimmlosigkeit (s. d.)

**Stimmklang**
Durch spektrale Zusammensetzung (Formantstruktur) und zeitlichen Ablauf (Periodizität) definierte Qualitätskriterien der Stimme

**Stimmlautstärke**
Durch Intensität und Form des Kehlkopfsignals und Resonanzfunktion des Ansatzrohres bestimmt; die Messung erfolgt in dB

**Stimmlippe**
Lippenartiger Vorsprung von der seitlichen Kehlkopfwand zwischen Stellknorpel und Schildknorpel, bestehend aus Schleimhaut, Bindegewebe (Stimmband) und Muskulatur (M. vocalis)

**stimmlose Laute**
Konsonanten, die keine klangliche Komponente enthalten, wie z. B. /p/, /t/, /k/, /f/

**Stimmlosigkeit**
Infolge fehlender Vibrationen der Stimmlippen wird im Kehlkopf kein Klang erzeugt

**Stimmregister**
Register (s. d.)

**Stimmstörung**
Organisch bedingte oder funktionell ausgelöste Störung der Stimmbildung bzw. der stimmlichen Leistungsfähigkeit

**Stimmumfang**
Bereich der individuell produzierbaren Töne vom tiefsten bis zum höchsten Ton

**Stimuli**
Reize

**Stomatognathes System**
Kauapparat, umfasst die harten und neuromuskulären Kaustrukturen

**Streptomycin**
Antibiotikum mit bekannter Ototoxizität

**Stroboskopie**
Laryngoskopie mit phonationssynchroner Blitzlichtbeleuchtung zur Sichtbarmachung der phonatorischen Stimmlippenvibrationen

**Stützzellen**
Gliazellen; Zellen im ZNS, die vornehmlich Stütz- und Isolierfunktion besitzen

**Subglottis**
Raum unterhalb der Glottis (s. d.)

**subglottischer Druck**
Luftdruck in der Luftröhre unterhalb der Glottis, speziell der für die Aufrechterhaltung der phonatorischen Stimmlippenschwingungen erforderliche Druck

**subjektive Audiometrie**
Hörprüfmethoden, bei denen die Mitarbeit des Patienten erforderlich ist

**submuköse Gaumenspalte**
Unter der Schleimhaut gelegene Spaltmissbildung des Gaumens

**Supraglottis**
Raum oberhalb der Glottis (s. d.) bis zum Kehlkopfeingang

**suprasegmentale Phonologie**
Bereich der Phonologie, der sich mit der Funktion der prosodischen Elemente beschäftigt; vgl. Akzent, Prosodie

**suprasegmentale Störungen**
Störungen der sprachlichen Produktion, die den Bereich der Prosodie (s. d.) betreffen

**Synapsen**
Verbindungsstellen zwischen Nervenzellen bzw. Nervenzellen und Muskel- oder Drüsenzellen, in denen mit Hilfe von Transmittersubstanzen die Übertragung der Aktionspotenziale (nur in einer Richtung) erfolgt

**Syndrom**
Symptomenkomplex; Gruppe gleichzeitig zusammen auftretender Krankheitszeichen

**Syntax**
Teil der Grammatik, beschäftigt sich mit Bau und Gliederung von Sätzen

**taktil**
Den Tastsinn betreffend

**Taschenfalten**
Faltenartige Vorwölbungen der seitlichen Kehlkopfwand vom Aryknorpel bis zum Schildknorpel, über den Stimmlippen liegend

**Taubheit**
Gehörlosigkeit

**Taubstummensprache**
Gehörlosensprache (s.d.)

**Taubstummheit**
Fehlende Entwicklung der verbalen Sprache aufgrund einer Gehörlosigkeit

**Tetraplegie**
Vollständige Lähmung aller vier Extremitäten

**Thyroid**
Schildknorpel, Cartilago thyroidea, Teil des Kehlkopfskelettes

**Tinnitus**
Ohrensausen (s. d.)

**Ton**
Akustisch wahrnehmbare mechanische Schwingung mit definierter Frequenz

**Tonaudiogramm**
Standardisiertes Formular zur Dokumentation der Hörschwelle (in dB) im Frequenzbereich von 125 Hz bis 8 kHz

**tongue-thrust**
Zungenpressen, Zungenstoß, infantiles Schlucken

**Tonhöhe**
Wird bei der Stimme (wie bei allen anderen harmonisch aufgebauten Schallereignissen) durch die Frequenz des Grundtones bestimmt, welcher der Frequenz der Stimmlippenschwingungen entspricht

**Toni**
Krampfartige längere Kontraktionen der Artikulationsmuskulatur

**tonisch**
Auf den Tonus (Grundspannung) bezogen

**Tonotopie**
Frequenz-Ortsabbildung als Prinzip der Frequenzanalyse der Cochlea: Abbildung bestimmter Frequenzen auf definierten Bereichen der Basilarmembran und damit die Zuordnung zu bestimmten Nervenfasern

**Tonschwellenaudiometrie**
Tonaudiometrie; Bestimmung der Hörschwelle (in dB) in Oktav- bzw. Halboktavschritten im Bereich von 125 Hz bis 8 kHz; die Prüfung erfolgt für jedes Ohr getrennt über Luft- und Knochenleitung

**Tonsilla palatina**
Tonsille, Gaumenmandel (s. d.)

**Tonsillektomie (Te)**
Chirurgische Entfernung der Gaumenmandeln

**Tonsillenhyperplasie**
Übergroße Gaumenmandeln, die unter anderem zu Zungenfehlfunktionen während des Schluckens und Sprechens führen können

**Tonus**
Grundspannung des ruhenden, nicht willkürlich kontrahierten (angespannten) Muskels

**Trachea**
Luftröhre

**Trachealkanüle**
Nach Luftröhrenschnitt vom Hals her in die Luftröhre eingebrachte gebogene Kanüle zur Offenhaltung des Atemweges

**Tracheostoma**
Die durch einen Luftröhrenschnitt hergestellte Öffnung in der Luftröhre

**Tragfähigkeit der Stimme**
Durchdringungsfähigkeit der Stimme im Störschall (Orchesterbegleitung, Lärm);
Qualitätsmerkmal der Stimme; vgl. Sängerformant

**Transkription**
«Umschreiben» der Laute der gesprochenen Sprache in Lautschrift (s. d.)

**Transduktion**
Umwandlung des physikalischen Reizes (akustische Schwingung) in Nervenimpulse

**traumatisch**
Durch äußere Gewalteinwirkung, durch Verletzung entstanden

**Tremor**
Zittern; rasch aufeinanderfolgende rhythmische Zuckungen

**Tube**
Eustachische Röhre (s. d.)

**Tubenfunktionsstörung**
Störung des Druckausgleichs zwischen Mittelohr und Außenwelt, kann u. a. durch
adenoide Vegetationen, chronische Sinusitis, Missbildungen im Gaumenbereich
hervorgerufen werden

**Tubenmittelohrkatarrh**
Akute und chronische Form einer nicht eitrigen Entzündung der Tuben- und
Mittelohrschleimhaut mit konsekutiver Schalleitungsschwerhörigkeit

**Tympanometrie**
Messung der Schallimpedanz des Trommelfells; audiometrisches Verfahren zur
Beurteilung der Mittelohrfunktion; vgl. Impedanzaudiometrie

**Tympanoplastik**
Sammelbegriff für mikrochirurgische Ohroperationen mit dem Ziel der Beseitigung pathologischer Zustände und der Verbesserung der Schallübertragung zum
Innenohr

**Tympanotomie**
Chirurgische Eröffnung des Mittelohres zur direkten mikroskopischen Inspektion der Mittelohrstrukturen

**überschwellige Audiometrie**
Hörprüfverfahren mit überschwelligen akustischen Reizen, hauptsächlich zur Differenzierung von Schallempfindungsstörungen

**Umgangssprache**
Mitteilendes Sprechen mit normaler, durchschnittlicher Lautstärke (im Gegensatz zur Flüstersprache)

**Uvula**
Gaumenzäpfchen, Fortsatz des weichen Gaumens

**uvular (ling.)**
Artikulationsort (s. d.) am Zäpfchen

**vegetativ**
Funktion des vegetativen (autonomen) Nervensystems, das ohne Einfluss des Willens der Regulierung der Lebensfunktionen dient

**velare Dysglossie**
Störung der Sprachlautbildung infolge von pathologischen Veränderungen am Gaumensegel; meist als offenes Näseln in Erscheinung tretend

**Velopharyngoplastik**
phonochirurgischer Eingriff zur Verbesserung des velopharyngealen Abschlusses bzw. zur Reduzierung einer velopharyngealen Insuffizienz

**Velum**
Gaumensegel (s. d.)

**Ventrikel**
Ausbuchtung, Kammer; Ventriculus laryngis, Kehlkopfventrikel (s. d.)

**verbale Phase der Sprachentwicklung**
Umfasst die Abschnitte Einwortsatzstadium, Zweiwortsatzstadium, Mehrwortsatzstadium, Stadium der komplexeren Sätze sowie Stadium der Perfektionierung

**Verhaltensaudiometrie**
Hörprüfverfahren zum Nachweis bzw. Ausschluss von Hörstörungen bei Säuglingen ab dem Alter von 4–6 Monaten; dabei werden Verhaltensänderungen des Säuglings auf einen definierten akustischen Reiz als adäquate Hörreaktion interpretiert

**Verschlusslaut**
Laut, der durch kurzzeitiges Blockieren des Luftstroms und «explosionsartige» Lösung der Blockade gebildet wird

**Vertäubung**
Ausschaltung der audio-phonatorischen Stimmkontrolle durch lautes Geräusch oder Lärm

**vestibulär**
Den Gleichgewichtssinn betreffend

**Vestibularapparat**
Gleichgewichtsorgan (s. d.)

**Vestibularistest**
Gleichgewichtsprüfung (s. d.)

**Vestibulum oris**
Mundvorhof; Teil der Mundhöhle zwischen Lippen und Zahnreihen

**Vibrant**
Art eines Verschlusslautes, es alterniert in schneller Abfolge der Verschluss mit einer friktionslosen Enge

**Viertelungsregel**
Grobklinische Klassifikation des Schweregrades einer Hörstörung unter Zugrundelegung der Hörweite für Umgangssprache

**visuell**
Das Sehen betreffend

**Vokal**
Selbstlaut; Sprachlaut von Klangcharakter, bei dem der Luftstrom den vokalspezifisch geformten Mund- und Nasenraum (s. d.) frei passieren kann

**Vokalformant**
Formant; durch Resonanz im Ansatzrohr hervorgehobener, für den jeweiligen Vokal charakteristisch ausgeprägter Obertonbereich

**Vokaltrakt**
Ansatzrohr (s. d.)

**Vokalviereck**
Schematische Darstellung der Zungenstellung bei der Artikulation (s. d.) der Kardinalvokale (s. d.)

**Vorhofbläschen**
Bestandteil des Gleichgewichtsapparates; sie dienen der Registrierung von geradlinigen Beschleunigungen sowie der Lageorientierung in Bezug zur Schwerkraft

**Wahrnehmungsintegration**
Sensorische Integration (s. d.)

**Wanderwelle**
Durch Bewegungen der Steigbügelfußplatte ausgelöste Flüssigkeitsdruckwelle in der Schnecke mit frequenzabhängiger Lage des Wellenmaximums

**Warzenfortsatz**
Mastoid; Knochenhöcker hinter der Ohrmuschel, welcher eine vom Mittelohr ausgehende, individuell unterschiedliche Pneumatisation aufweist

**weicher Gaumen**
Gaumensegel (s. d.)

**Wernicke Region**
Sensorisches Sprachzentrum im Schläfenlappen der dominanten Hemisphäre; auch als «Depot» für Wortklangbilder anzusehen

**Wobbel-Töne**
«to warble (engl.): trillern»: frequenzmodulierte Töne mit einer Mittenfrequenz des Prüftones und einer einstellbaren Modulationsfrequenz. Für Kinder besonders attraktiv. Anwendung im freien Schallfeld, da Dauertöne stehende Wellen mit völlig unterschiedlichen Pegeln im Raum hervorrufen können

**Zäpfchen**
Uvula (s. d.)

**zentrale Hörbahn**
Bahnen für die Leitung akustischer Informationen zwischen Hirnstamm und Schläfenlappen des Großhirns

**zentrale Hörstörung**
Herabminderung der Hörleistung (verkürzte auditive Aufmerksamkeitsspanne; akustische Agnosie) durch krankhafte Schädigung der zentralen Hörbahn bzw. der Hörrinde

**zerebral**
Das Großhirn betreffend

**ZNS**
Zentralnervensystem

**Zungenstoß**
Zungenpressen, tongue thrust (s. d.)

**Zwischenhirn**
Hirnabschnitt zwischen Großhirnhemisphären und Mittelhirn, mit Kerngebieten für die Umschaltung aller afferenten Bahnen sowie den obersten vegetativen Zentren

**Zyste**
Ein- oder mehrkammerige, durch eine Kapsel abgeschlossene sackartige Geschwulst, mit Flüssigkeit verschiedener Art und Konsistenz gefüllt; davon abgeleitet zystisch

# Sachwortverzeichnis

G. Böhme / K. Welzl-Müller

# *Audiometrie*

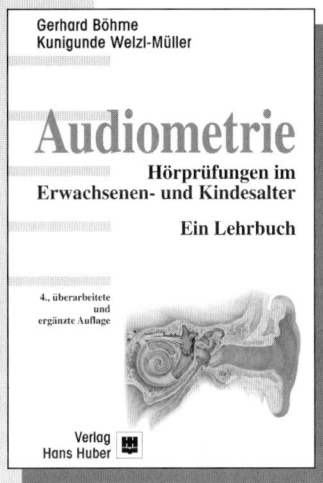

Hörprüfungen im Erwachsenen-
und Kindesalter

4., überarb. und erg. Aufl. 1998.
318 S., 87 Abb., 24 Tab., Kt
€ 49.95 / CHF 85.00
(ISBN 3-456-82972-8)

Lehrbuch der gesamten Audiometrie, einschließlich
Sprachaudiometrie, otoakustische Emissionen, auditorisch
evozierte Potentiale und Hörgeräteversorgung.

Für die vierte Auflage wurde das Lehrbuch erneut aktualisiert. Eine wesentliche Überarbeitung besonders der Kapitel
über Sprachaudiometrie, otoakustische Emissionen,
auditorisch evozierte Potentiale und Hörgeräteversorgung
war erforderlich.

**Verlag Hans Huber**
**Bern Göttingen Toronto Seattle**

http://verlag.hanshuber.com

Martin Kompis

# *Audiologie*

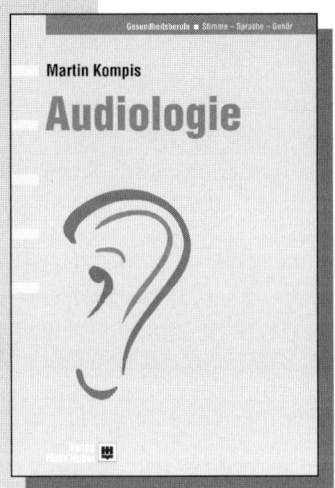

2004. 221 S., 84 Abb., 27 Tab., Kt
+ Audio-CD € 22.95 / CHF 39.90
(ISBN 3-456-84061-6)

Dieses Lehrbuch erklärt eingehend und
leicht fassbar alle gängigen Methoden
der Gehörsabklärung bei Erwachsenen
und Kindern.

Reintonaudiometrie, Vertäubung, Sprachaudiometrie in Ruhe
und im Störschall, Tympanometrie, die Messung otoakustischer Emissionen und die Ableitung und Auswertung
akustisch evozierte Potentiale werden anhand von zahlreichen
Schemazeichnungen und typischen Befunden anschaulich
dargestellt. Informative Kapitel über Hörgeräte, Cochlea-
Implantate und Tinnitus geben eine Übersicht über Möglichkeiten und Grenzen moderner therapeutischer Ansätze.

**Verständliche Einführung in die Audiologie.**

## Verlag Hans Huber
## Bern Göttingen Toronto Seattle

http://verlag.hanshuber.com